2023

# 보건행정

단기완성

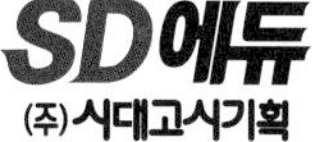

2023 SD에듀
보건행정 단기완성

# 머리말

보건행정은 국민이 정신 · 육체 건강을 유지하게 하고, 나아가 적극적으로 건강증진을 도모하도록 하는 것을 목표로 보건정책을 세우고 이를 실행하는 것을 말합니다.

보건행정학은 보건학의 기본지식을 습득하여 보건의료정책과 보건의료기관의 운영에 적용하는 학문입니다. 보건기획, 보건정책론, 보건조직론, 보건인사행정론, 보건의료체계, 사회보장 및 의료보장, 보건의료관계법규 등 보건행정분야의 중요한 영역을 다루고 있습니다.

「2023 SD에듀 보건행정 단기완성」은 서울시 · 지방직 보건직, 교육청 보건직, 보건복지부(방역직) 공무원 등의 시험을 준비하는 수험생들을 위한 기본서입니다. 본서는 간결하고 이해하기 쉬운 핵심이론과 최근 기출문제 그리고 출제 가능성 높은 예상문제를 통하여 수험생들이 효율적으로 시험에 대비할 수 있도록 구성하였습니다.

최근 몇 년간 공무원을 준비하는 수험생들이 감소하고 있으나, 9급 보건직 공무원 임용시험은 경쟁률이 높아지고 있습니다. 이에 따라 보다 체계적인 수험 준비가 필요하게 되었고, 수험생의 입장에서 무엇이 더 필요하고 중요한지를 생각하며 본서를 출간하게 되었습니다.

아무쪼록 본서가 보건직 공무원 시험을 준비하는 수험생들에게 합격의 지름길을 제시 하는 안내서가 될 것을 확신하면서, 모든 수험생들에게 행운이 함께하기를 기원합니다.

**편저자** 일동

# 2022년 서울특별시 지방공무원 보건직 보건행정 출제분석

2022년 서울특별시 지방공무원 보건직 보건행정 문제는 그동안의 시험과 비교했을 때 난도는 약간 높은 수준으로 출제되었으나 새롭거나 수험생이 전혀 모를만한 문제가 출제되지는 않았습니다.

2022년 서울특별시 지방공무원 보건직 보건행정 기출문제를 분석해보면 보건행정의 발전 및 보건행정조직에서는 고려시대 보건행정기관, COVID-19와 같은 신종 및 해외 유입 감염병 등 2문항이 출제되었으며, 보건조직론에서는 명령통일의 원리, SWOT 분석, 공식적 의사소통 등 3문항이 출제되었습니다. 보건인사행정론에서는 직렬, 평정요소, 보건의료인력 등 3문항이 출제되었으며, 보건의료서비스에서는 보건사업의 평가유형, 국가보건의료체계의 하부구조 등 2문항이 출제되었습니다. 사회보장 및 의료보장에서는 베버리지(Beveridge)가 정의한 사회보장, 국가보건서비스(NHS)방식 등 4문항이 출제되었으며, 건강증진 및 보건교육에서는 건강접근 모형, 건강증진 국제회의 등 2문항이 출제되었습니다. 보건의료관계법규에서는 의료기관 인정기준, 요양급여 등 4문항이 출제되었습니다.

| 구 분 | 출제 문항수 | 출제율 |
|---|---|---|
| 보건행정의 개념 | 0 | 0% |
| 보건행정의 발전 및 보건행정조직 | 2 | 10% |
| 보건기획 | 0 | 0% |
| 보건정책론 | 0 | 0% |
| 보건조직론 | 3 | 15% |
| 보건인사행정론 | 3 | 15% |
| 예산행정론 | 0 | 0% |
| 보건의료서비스 | 2 | 10% |
| 사회보장 및 의료보장 | 4 | 20% |
| 건강증진 및 보건교육 | 2 | 10% |
| 보건의료관계법규 | 4 | 20% |

# 시험안내

## 보건직 업무

보건직 공무원은 기술직 공무원으로서 보건복지부 산하의 각 기관, 보건소, 시 · 군 · 구청, 병원 및 의료원 등에서 보건에 관련한 업무를 수행한다.

- 국민보건 행정계획 및 집행에 관한 업무
- 환경위생, 식품위생, 산업보건, 검역, 예방접종 등에 관한 업무
- 방역업무 및 감염병의 국내침입과 국외 전파를 막는 검역 업무

## 임용과정

| 구 분 | | 내 용 |
|---|---|---|
| 필기시험 | 필수과목(5) | 국어, 영어, 한국사, 공중보건, 보건행정 |
| | 구성내용 | 매 과목당 100점 만점, 과목당 20문항 |
| 면접시험 | | 필기시험에 합격한 자만 응시할 수 있으며, 인성검사(서울시)와 면접시험을 실시한다. |
| 최종합격 | | 최종발표일에 해당 응시처의 인터넷 홈페이지를 통해서 확인이 가능하다. |

## 응시자격

| 구 분 | 내 용 |
|---|---|
| 연 령 | 18세 이상 |
| 응시자격 | 「지방공무원법」 제31조(결격사유) 또는 제66조(정년)에 해당되는 자 또는 「지방공무원 임용령」 제65조(부정행위자 등에 대한 조치) 및 「부패방지 및 국민권익위원회의 설치와 운영에 관한 법률」 등 관계법령에 따라 응시자격이 정지된 자는 응시할 수 없다. |

## 2022년 서울특별시 지방공무원 보건직 필기시험 결과

| 구 분 | 직 급 | 선발예정 인원 | 접 수 | | 응 시 | 필기합격 |
|---|---|---|---|---|---|---|
| | | | 인 원 | 경쟁률 | 응시율 | 합격선 |
| 보 건 (일반) | 9급 | 7 | 600 | 85.7:1 | 59.3% | 93 |
| 보 건 (장애인) | 9급 | 3 | 18 | 6:1 | 72.2% | 44 |
| 보 건 (저소득층) | 9급 | 1 | 26 | 26:1 | 38.5% | 67 |

## 2023년 서울특별시 지방공무원 보건직 임용시험 시험일정

| 구 분 | | 시험일정 |
|---|---|---|
| 필기시험 | 응시원서 접수 | 2023. 3. 13. ~ 2023. 3. 17. |
| | 시험일자 | 2023. 6. 10. |
| | 합격자 발표 | 2023. 7. 12. |
| 인성검사 및 면접시험 | 인성검사 | 2023. 7. 29. |
| | 면접시험 | 2023. 8. 9. ~ 2023. 8. 23. |
| 최종합격자 발표 | | 2023. 9. 13. |

※ 2023년 서울특별시 지방공무원 보건직 임용 공개기준으로 작성

# 구성과 특징

## STEP 1 핵심이론 학습

### 핵심이론

CHAPTER별로 출제경향을 분석한 출제포인트와 출제된 내용을 중심으로 구성한 핵심이론

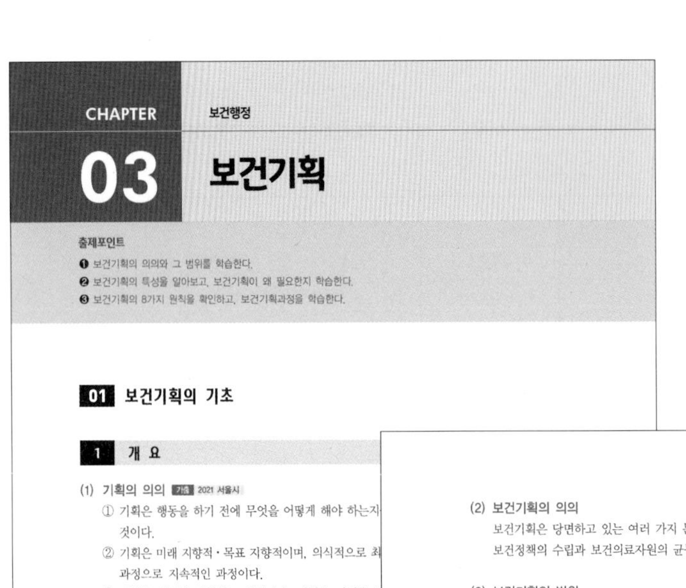

CHAPTER 03 보건행정

보건기획

출제포인트

❶ 보건기획의 의의와 그 범위를 학습한다.
❷ 보건기획의 특성을 알아보고, 보건기획이 왜 필요한지 학습한다.
❸ 보건기획의 8가지 원칙을 확인하고, 보건기획과정을 학습한다.

01 보건기획의 기초

1 개 요

(1) 기획의 의의 기출 2021 서울시

① 기획은 행동을 하기 전에 무엇을 어떻게 해야 하는지 ... 것이다.
② 기획은 미래 지향적·목표 지향적이며, 의식적으로 최 ... 과정으로 지속적인 과정이다.
③ 기획은 계획을 작성하는 과정이며, 계획은 기획을 통 ...
④ 기획은 절차와 과정을 의미하고, 계획은 문서화된 휘 ...

행정의 일반적 관리과정 : 귤릭(Gulick)의 7단계 관리과정(...
Planning(기획) → Organization(조직) → Staffing(인사) → ...
→ Reporting(보고) → Budgeting(예산)

심화Tip 기획과 정책

1. 기획이 정책보다 상위적인 개념이다.
2. 기획이 정책보다 장기적이며, 미래 지향적이다.
3. 기획은 이상적이고 정책은 치유적인 경우가 많다.
4. 기획은 정책보다 포괄적이고 일관적이다.
5. 기획이 정책보다 더 합리적이다.
6. 기획은 정책보다 덜 구체적이다.

50 보건행정

(2) 보건기획의 의의

보건기획은 당면하고 있는 여러 가지 문제를 해결하여 보건복지를 증진시키기 위한 합리적인 보건정책의 수립과 보건의료자원의 균등한 배분을 효과적으로 하기 위한 제반활동을 말한다.

(3) 보건기획의 범위

| | |
|---|---|
| 인적자원기획 | 각종 보건의료 인력을 양성하고 관리하며, 의료 인력의 지역적 분포 및 활용목표에 대한 기획을 말한다. |
| 물적자원기획 | 각종 보건의료 시설과 의료장비 및 소모품의 생산, 분배 및 처리에 관한 사항과 관련된 기획을 말한다. |
| 행정조직기획 | 보건의료체계의 발전과 재원의 조달, 분배 및 산업정보체계의 개발 등을 포함한다. |
| 환경기획 | 쾌적한 생활환경의 확보에 관련되는 보건사업, 즉 기본환경관리, 공해관리 및 상하수도관리 등을 포함한다. |
| 보건교육기획 | 예방보건사업과 건강한 생활을 영위하기 위한 국민보건교육 및 홍보에 관한 것을 포함한다. |
| 조사 및 연구기획 | 국민보건 실태를 분석하기 위한 제반 활동과 보건과학 및 의학기술의 향상에 관련된 조사연구에 관한 것을 포함한다. |

2 보건기획의 특성 및 필요성

(1) 보건기획의 특성 기출 2021 서울시

① 목표 지향적이어야 한다. 목표를 설정하고 이를 달성하기 위한 과정을 결정한다.
② 관련 자료를 수집 및 분석하여 문제점을 파악한다.
③ 목표달성을 위한 최적의 수단을 선택하는 과정이다. 실현가능성, 형평성, 효과성 등을 고려하여 대안을 평가하며, 경제적 합리성, 정치적 합리성 등을 고려하여 최종 대안을 선택한다.
④ 미래 지향적이어야 한다.
⑤ 질서정연해야 한다.
⑥ 동적인 것(적응성을 가진 것)이어야 한다.

The 알아보기

적응성
개인, 집단 등이 환경의 변화에 적응하는 정도를 말한다.

(2) 보건기획의 필요성 기출 2014 지방직

① 자원의 효과적인 배분
기관의 사업별로 요구되는 인력, 시설 및 예산 등의 자원을 충족시키기 위하여 자원의 효과적인 배분이 필요하다.

② 합리적 의사결정
보건정책 과정과 희소자원의 효과적인 배분을 위한 합리적인 의사결정을 하기 위해서는 상황분석과 장래추이분석, 우선순위 및 목표설정 등을 통한 효율성의 원리가 기초되어야 한다.

CHAPTER 03 | 보건기획 51

### 심화 Tip & The 알아보기

심화내용 및 용어를 더 쉽게 이해할 수 있도록 구성한 심화 Tip & The 알아보기

# STEP 2 기출·출제예상문제로 실전대비

## 기출문제 & 출제예상문제

혼자서도 학습이 가능하도록 자세한 해설이 수록된 기출문제와 다양한 출제예상문제

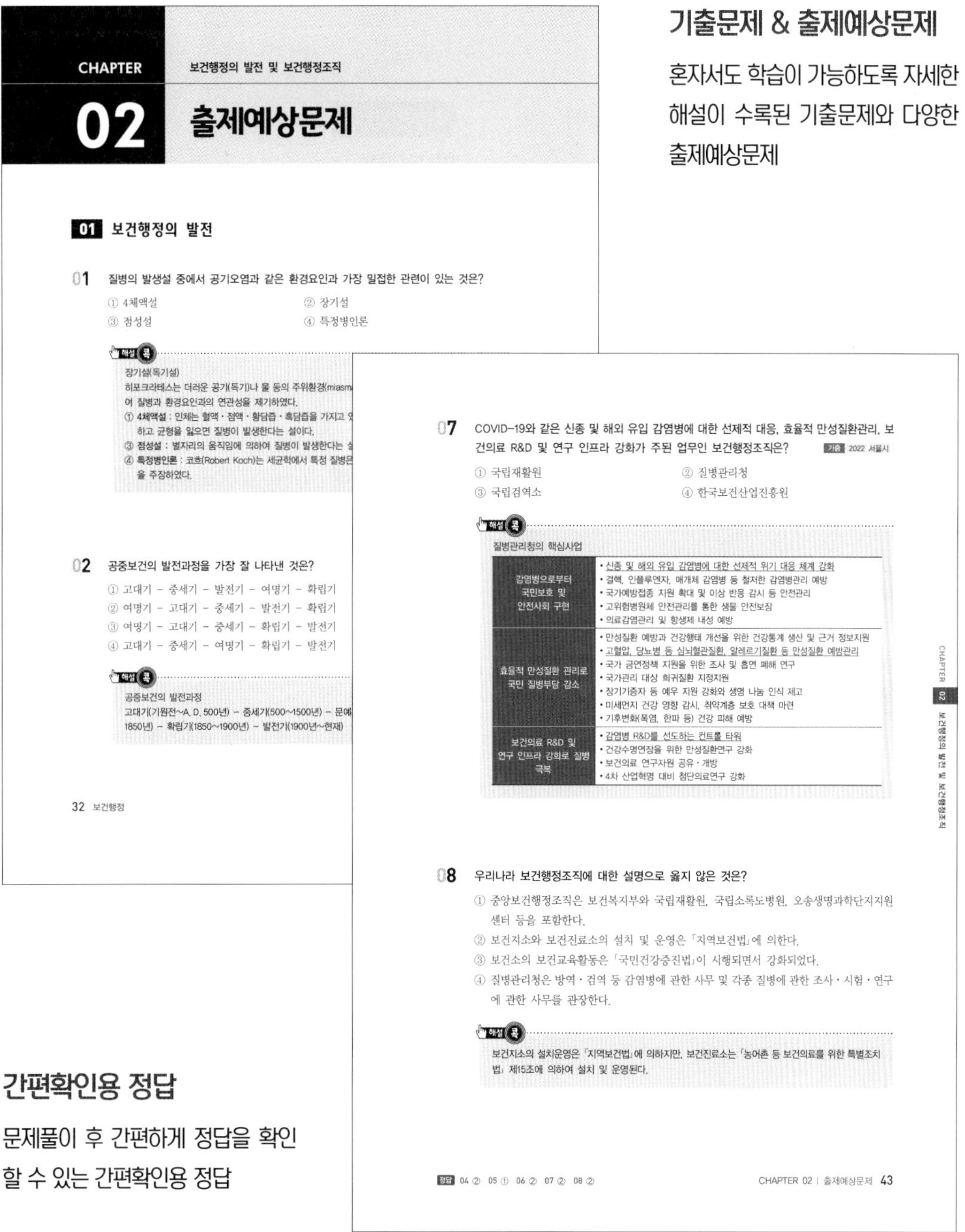

CHAPTER 보건행정의 발전 및 보건행정조직

02 출제예상문제

**01 보건행정의 발전**

01 질병의 발생설 중에서 공기오염과 같은 환경요인과 가장 밀접한 관련이 있는 것은?

① 4체액설 ② 장기설
③ 점성설 ④ 특정병인론

해설 콕
장기설(독기설)
히포크라테스는 더러운 공기(독기)나 물 등의 주위환경(miasm
여 질병과 환경요인과의 연관성을 제기하였다.
① 4체액설 : 인체는 혈액 · 점액 · 황담즙 · 흑담즙을 가지고 있
하고 균형을 잃으면 질병이 발생한다는 설이다.
③ 점성설 : 별자리의 움직임에 의하여 질병이 발생한다는 설
④ 특정병인론 : 코흐(Robert Koch)는 세균학에서 특정 질병은
을 주장하였다.

02 공중보건의 발전과정을 가장 잘 나타낸 것은?

① 고대기 – 중세기 – 발전기 – 여명기 – 확립기
② 여명기 – 고대기 – 중세기 – 발전기 – 확립기
③ 여명기 – 고대기 – 중세기 – 확립기 – 발전기
④ 고대기 – 중세기 – 여명기 – 확립기 – 발전기

해설 콕
공중보건의 발전과정
고대기(기원전~A. D. 500년) – 중세기(500~1500년) – 문예
1850년) – 확립기(1850~1900년) – 발전기(1900년~현재)

32 보건행정

07 COVID–19와 같은 신종 및 해외 유입 감염병에 대한 선제적 대응, 효율적 만성질환관리, 보건의료 R&D 및 연구 인프라 강화가 주된 업무인 보건행정조직은? 기출 2022 서울시

① 국립재활원 ② 질병관리청
③ 국립검역소 ④ 한국보건산업진흥원

해설 콕
질병관리청의 핵심사업

| | |
|---|---|
| 감염병으로부터 국민보호 및 안전사회 구현 | • 신종 및 해외 유입 감염병에 대한 선제적 위기 대응 체계 강화<br>• 결핵, 인플루엔자, 매개체 감염병 등 철저한 감염병관리 예방<br>• 국가예방접종 지원 확대 및 이상 반응 감시 등 안전관리<br>• 고위험병원체 안전관리를 통한 생물 안전보장<br>• 의료감염관리 및 항생제 내성 예방 |
| 효율적 만성질환 관리로 국민 질병부담 감소 | • 만성질환 예방과 건강행태 개선을 위한 건강통계 생산 및 근거 정보지원<br>• 고혈압, 당뇨병 등 심뇌혈관질환, 알레르기질환 등 만성질환 예방관리<br>• 국가 금연정책 지원을 위한 조사 및 흡연 폐해 연구<br>• 국가관리 대상 희귀질환 지정지원<br>• 장기기증자 등 예우 지원 강화와 생명 나눔 인식 제고<br>• 미세먼지 건강 영향 감시, 취약계층 보호 대책 마련<br>• 기후변화(폭염, 한파 등) 건강 피해 예방 |
| 보건의료 R&D 및 연구 인프라 강화로 질병 극복 | • 감염병 R&D를 선도하는 컨트롤 타워<br>• 건강수명연장을 위한 만성질환연구 강화<br>• 보건의료 연구자원 공유 · 개방<br>• 4차 산업혁명 대비 첨단의료연구 강화 |

08 우리나라 보건행정조직에 대한 설명으로 옳지 않은 것은?

① 중앙보건행정조직은 보건복지부와 국립재활원, 국립소록도병원, 오송생명과학단지지원센터 등을 포함한다.
② 보건지소와 보건진료소의 설치 및 운영은 「지역보건법」에 의한다.
③ 보건소의 보건교육활동은 「국민건강증진법」이 시행되면서 강화되었다.
④ 질병관리청은 방역 · 검역 등 감염병에 관한 사무 및 각종 질병에 관한 조사 · 시험 · 연구에 관한 사무를 관장한다.

해설 콕
보건지소의 설치운영은 「지역보건법」에 의하지만, 보건진료소는 「농어촌 등 보건의료를 위한 특별조치법」 제15조에 의하여 설치 및 운영된다.

CHAPTER 02 보건행정의 발전 및 보건행정조직

정답 04 ② 05 ① 06 ② 07 ② 08 ②

CHAPTER 02 | 출제예상문제 43

## 간편확인용 정답

문제풀이 후 간편하게 정답을 확인할 수 있는 간편확인용 정답

# 차 례

# 보건행정

# 단기완성

보건행정 단기완성

# CHAPTER 01
# 보건행정의 개념

CHAPTER 보건행정

# 01 보건행정의 개념

**출제포인트**

❶ 행정과 보건행정의 개념 및 목적을 학습한다.
❷ 보건행정의 특성 및 특징을 학습한다.
❸ 보건행정의 범위와 분류를 확인하고, 행정의 과정을 이해한다.

## 01 행정의 기초

### 1 행정의 개념

(1) 일반행정의 정의

① 행정이란 '국가 또는 공공기관에서 행하는 행정'을 말한다.

② 행정은 일반국민에게 봉사하는 것을 목적으로 하므로, 행정은 수행에 있어서 고도의 일관성과 평등성을 유지해야 한다.

③ 행정은 본질적으로 정치적 성격을 내포하고 있으며, 강제적 권력을 지니고 있다.

(2) 보건행정의 정의 기출 2021 서울시

① 보건행정이란 '지역사회주민의 건강을 유지·증진시키고 정신적 안녕 및 사회적 효율을 도모할 수 있도록 하기 위한 공적인 행정활동'을 일컫는다. 즉 국가나 지방자치단체가 주도적으로 수행하는 국민의 건강을 위한 제반활동으로 간주된다.

② 보건행정은 '공중보건의 목적을 달성하기 위하여 공중보건의 원리를 적용하여 행정조직을 통하여 행하는 일련의 과정'이라고 할 수 있다.

③ 보건행정은 '공적인 책임하에 공중보건을 향상시킬 수 있는 여러 가지 조건을 정비하도록 행정적인 원리와 기법을 적용하는 전략적인 정책결정과 전술적인 집행방향 설정 및 실무기법을 포함시키고 있는 분야'라고 할 수 있다.

**심화Tip 보건행정에 대한 학자들의 견해**

- W. G. Smillie : "보건행정이란 공적(official) 또는 사적(unofficial) 기관이 사회복지를 위하여 공중보건의 원리와 기법을 응용하는 것이다."
- **카메야마 고오이치(龜山孝一)** : "보건행정이란 공중의 보건에 관한 행정으로서 일반공중의 건강을 유지·증진하기 위하여 행하는 행정을 지칭한다."
- **하시모토 미치오(橋本道夫)** : "보건행정이란 공중보건의 기술을 행정조직을 통하여 주민의 생활 속에 도입하는 사회적 과정이다."

### (3) 보건행정의 목적 기출 2017 지방직 기출 2019 서울시

① 대응성(민주성)

국민의 요구에 부응하는 보건정책을 수행하였는가를 묻는 것으로 정책수혜자의 요구와 기대, 그리고 환경변화에 얼마나 융통성 있게 대처해 나가느냐에 대한 능력을 의미한다.

② 형평성

보건행정이 정책을 통해 달성하게 될 성과 및 이익을 모든 사람들에게 공평하게 골고루 분배하려고 하는 것이다.

③ 능률성(효율성)

비용 대비 효과를 높이고자 하는 목적이다.

④ 효과성

보건행정이 추진하고 있던 정책들이 원래 의도하고 있던 목표대로 달성되도록 하는 것이다. 효율성과 달리 비용은 고려하지 않는다.

⑤ 합법성

법치국가의 요청에 따라 행정이 국가가 제정한 법규에 부합해야 함을 의미한다.

⑥ 공익성

정책을 통한 이익이 국가 전체적으로 배분되는 것을 목적으로 한다.

## 2 보건행정의 특성 및 특징

### (1) 보건행정의 특성 기출 2014, 2016 지방직 기출 2019 서울시

① 공공성 및 사회성

㉠ 보건행정은 국민건강의 유지·증진을 위해 조직된 지역사회의 노력이다. 그러므로 보건행정은 공공복지와 집단적 건강을 추구함으로써 이윤추구에 몰두하는 사행정과는 다르며, 행정행위가 사회 전체 구성원을 대상으로 한 사회적 건강향상에 있으므로 사회·행정적 성격을 띠고 있다.

㉡ WHO 헌장전문에 "건강이란 질병이 없거나 허약하지 않다는 것만을 말하는 것이 아니라 신체적, 정신적 및 사회적으로 완전히 안녕한 상태에 놓여 있는 것이다(Health is a complete state of physical, mental and social well-being and not merely the absence of disease or infirmity)"라고 정의되어 있다. 이는 건강이 건전한 개인은 물론 지역사회 또는 국가를 통하여 파악되어야 하는 사회성을 의미하고 있다고 볼 수 있다.

② 봉사성

㉠ 행정국가의 개념이 과거 보안국가로부터 복지국가의 개념으로 변화됨에 따라, 공공행정 또한 소극적인 질서유지로부터 국민의 행복과 복지를 위해 직접 개입하고 간섭하는 봉사행정으로 바뀌게 되었다.

㉡ 그 대표적 예가 사회보장에 관한 것이며, 넓은 의미에서 보건행정도 국민에게 적극적으로 봉사하는 봉사행정이다.

③ 조장성 및 교육성

㉠ 오늘날의 행정을 자치행정, 조장행정, 지방행정 시대로 부르고 있다.

㉡ 보건행정 역시 지역사회 주민의 자발적인 참여 없이는 그 성과를 기대하기 어려우므로 지역사회 주민을 위한 교육 또는 조장함으로써 목적을 달성할 수 있다.

**The 알아보기**

**조장성**

보건행정의 원활한 수행은 국민들의 자발적인 참여를 전제로 하며 국민 스스로 질병예방과 건강증진을 위해 노력하도록 조장하여야 소기의 목적을 달성할 수 있다.

④ 과학성 및 기술성

㉠ 보건행정에서 응용되고 있는 과학적인 지식은 지역사회 건강증진을 위하여 이용되고 실천적이며 실제적인 기술을 제공하고 있다. 따라서 보건행정은 과학행정인 동시에 기술행정이라 할 수 있다.

㉡ 보건행정에 이용되는 과학과 기술은 이용도와 적용도가 높아야 하므로 가격이 비교적 저렴하고 장치가 간단하며, 조작이 쉬워야 한다.

㉢ 예를 들어 B.C.G 접종은 값이 비교적 저렴하고 시설과 조작이 용이하면서 정확한 면역효과를 얻을 수 있기 때문에 보건사업에 많이 이용되고 있다.

### (2) 보건행정의 특징

① 보건행정의 목적은 지역사회 주민의 건강증진에 주안점을 두어야 한다.

② 지역사회 주민의 욕구와 수요를 반영하며, 시대와 환경의 변화에 부응하여야 한다.

③ 국가나 지방자치단체가 주도적으로 업무를 관장한다.

④ 관리적 측면에서 볼 때 보건의료사업을 기획, 집행 및 통제함으로써 국민의 건강증진을 달성하는 기능을 수행한다.

⑤ 공공행정으로서의 역할과 공익성을 수행한다.

# 02 보건행정의 범위와 분류 및 행정과정

## 1 보건행정의 범위와 분류

### (1) 보건행정의 범위

① 의 의

㉠ 보건행정의 범위는 각국의 역사적 배경과 사회・정치적 이념 등에 따라 나라마다 조금씩 다르다.

㉡ 전통적으로 자유방임적인 체제를 갖고 있는 국가에서는 보건행정을 민간주도형으로 운영하여 보건의료에 대하여 국가의 간섭이 없었으며, 형평을 강조하는 체제의 나라에서는 보건의료에 대하여 국가의 주도적 또는 완전한 개입이 있어 왔다.

② 보건행정의 범위 및 포함되어야 할 사업

보건행정이 공중보건에 관한 내용을 행정적으로 계획・조정・통제하는 일차의 과정으로 볼 때, 보건행정의 범위에 포함되어야 할 사업으로는 보건교육, 보건통계, 보건간호, 학교보건, 산업보건, 모자보건, 구강보건, 감염병관리 및 역학, 정신보건, 보건검사, 환경위생, 식품위생, 영양개선, 성인병관리, 지역사회보건, 국제보건사업 등이 있다.

③ 에머슨(Emerson), 세계보건기구(WHO) 및 미국공중보건협회에서 규정한 보건행정의 범위

기출 2017 지방직 기출 2015 서울시

| 에머슨(Emerson) | 세계보건기구(WHO) | 미국공중보건협회 |
|---|---|---|
| • 보건통계<br>• 대중에 대한 건강교육<br>• 환경위생<br>• 감염병관리<br>• 모자보건<br>• 만성병관리<br>• 보건검사실 운영 | • 보건관계 기록의 보존<br>• 대중에 대한 보건교육<br>• 환경위생<br>• 감염병관리<br>• 모자보건<br>• 의 료<br>• 보건간호 | • 보건자료의 기록과 분석<br>• 보건교육과 홍보<br>• 감독과 통제<br>• 직접적 환경서비스<br>• 개인 보건서비스의 실시<br>• 보건시설의 운영<br>• 사업과 자원간의 조정 |

### (2) 보건행정의 분류

① 일반보건행정

㉠ 예방보건행정

예방의학적 기술을 적용하여 질병예방을 주 업무로 하는 행정으로, 시대적으로 급성감염병 예방에서 만성감염병 예방을 거쳐 이제는 비감염성인 암, 뇌졸중, 심장병 및 당뇨병 등과 같은 성인병 예방을 중심으로 이루어지는 행정을 말한다.

㉡ 건강증진행정

질병예방이라는 소극적인 면에 그치지 않고 영양개선, 정신보건, 인구문제 등의 내용을 포함한 건강과 체력의 적극적인 증진을 목적으로 하는 행정이다.

㉢ 환경위생행정

생활환경의 개선을 통하여 근원적으로 질병을 예방하여 적극적으로 건강과 생산능률을 증가시키는 것을 목적으로 생활환경을 대상으로 하는 행정을 말한다.

② 의무행정

의료의 보급과 의료의 질 향상을 추구하는 분야로서 의료에 관계하는 사람의 면허·자격시험, 양성 등의 문제와 의료를 담당하는 기관의 정비 등에 관한 행정을 말한다.

③ 약무행정

국민의 건강과 관계된 의약품, 의료용구 등의 생산·배급·판매 등에 관한 행정과 약사의 면허, 업무 등의 문제, 독물·극물의 단속, 마약·대마·각성제 등의 단속 등에 관한 분야를 다루고 있는 행정을 말한다.

④ 관리적 측면에 의한 분류와 행정과정론적 측면에 의한 분류

| | | |
|---|---|---|
| 관리적 측면에 의한 분류 | 환경관리 분야 | 환경위생, 식품위생, 환경오염, 산업보건 |
| | 질병관리 분야 | 감염병관리, 역학, 비감염성관리, 기생충관리 |
| | 보건관리 분야 | 보건행정, 보건교육, 모자보건, 의료보장제도, 보건영양, 인구보건, 가족계획, 보건통계, 정신보건, 영유아보건, 사고관리, 교통사고관리, 약물남용, 학교보건, 보건의료정보관리 등 |
| 행정과정론적 측면에 의한 분류 | 투 입 | 인력, 시설, 재정, 기술, 물자 |
| | 전 환 | 보건의료조직 내의 각종 활동, 관리 |
| | 산 출 | 중간산출물, 최종산출물 |
| | 환류, 통제 및 조정 | 정부, 공급자단체, 소비자단체 |
| | 환 경 | 정부시책, 보건의료체계, 경제동향, 사회의 기대, 기술 및 생산요소의 발달 |

## 2 행정과정(운영원리)

### (1) 목표설정과정

① 목표설정이란 행정이 달성하고자 하는 바람직한 미래의 상태를 설정하는 것을 말한다.

② 여기에서 목표란 발전 목표를 말한다. 즉, 구체적으로 말하면 부처별, 국·과별로 매년 발전 목표가 규정되어 나오고 있는 것을 의미한다.

### (2) 의사결정과정

① 여러 대안 중에서 최적의 안을 선택하는 과정이다.

② 정보를 수집하여 각 대안을 수립한 후에 각 대안을 평가하고 가장 수용 가능한 대안을 선택하는 과정이다.

### (3) 기획과정

① 기획이란 목표를 구체화하며, 목표달성을 위한 합리적인 수단을 선택하는 과정이다. 즉 행동하기 전에 무엇을 어떻게 해야 하는지를 결정하는 것이며, 미래를 예측하는 과정이다.

② 기획에는 구체적인 목표 설정, 관련 정보 수집 및 가용자원 검토, 목표 달성을 위한 대안적 방법의 모색, 대안의 실시 조건 및 기대효과 평가, 최종대안의 선택, 구체적 실행계획의 수립으로 이루어진다.

### (4) 조직화과정 기출 2015 지방직

① 조직화는 작업의 할당이 규정되고 조정되는 공식적인 구조의 설정을 요한다. 여기에는 구조, 인사, 예산의 문제를 포함한다.

② 역할과 책임이 분명하지 않을 때 직원간의 갈등이 초래되며, 비효율적이고 비효과적인 기관이 된다. 강하고 생동력 있는 조직을 유지하기 위해서는 행정가가 그 조직을 모든 직원에게 명백하게 이해시켜야 하며, 기관의 목적의 변화와 능력, 그에 따라 요구되는 과업과 방법의 변화에 보조를 맞추어야 한다.

③ 인사는 직원을 채용하고 능력을 개발하는 것을 말한다.

### (5) 동기부여과정

① 동기부여는 근무의욕을 고취시키는 것이다.

② '사람이 왜 행동하는가?'하는 문제에 대한 동기부여(motivation)이론은 욕구단계이론(A. Maslow), 2요인이론(F. Herzberg), 기대이론(V. Vroom), XY이론(D. McGregor) 등이 있다.

**심화Tip**

**매슬로우(A. Maslow)의 욕구단계이론**
인간의 욕구를 '**생리적 욕구, 안전의 욕구, 사회적 욕구, 존중의 욕구, 자아실현의 욕구**' 5단계로 구분하였다.

**브룸(V. Vroom)의 기대이론**
자신의 행동이 어떤 성과를 가져오고, 그 성과에 따른 보상에 대한 기대가 동기를 유발한다는 이론이다. 기대이론의 구성 요소는 '유인가(Valence), 수단성(Instrumentality), 기대감(Expectancy)'이다.

### (6) 수행과정

조직 내에서 행동을 실제 추진하는 과정이다.

### (7) 통제평가과정

① 통제는 조직활동을 감시하는데 초점을 두고 있다.
② 통제에는 조직의 활동결과를 측정하는 기준을 결정하며, 이러한 평가기법과 변화가 필요할 때 교정의 기준을 설정하는 활동 등을 포함한다.

### (8) 환류(Feedback)과정

발전을 위해서는 언제나 보다 향상된 행정을 해야 하므로 일단 시도된 것의 결과를 환류시켜 다음에 일을 하는데 다시 이용하거나, 발전하는데 이바지하도록 해야 한다.

# CHAPTER 01 보건행정의 개념

# 출제예상문제

## 01 행정의 기초

**01** 보건행정의 개념에 대한 설명으로 옳지 않은 것은?

① 행정조직을 통해 공중보건의 목적을 달성하기 위한 일련의 과정이다.
② 수행에 있어서 고도의 일관성과 평등성을 유지해야 한다.
③ 보건과 행정의 조화를 통해 국민건강증진의 목표를 달성해 가는 제 과정이다.
④ 공공기관보다 민간주도하에 수행하는 행정활동이다.

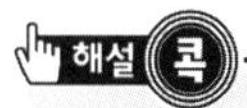


보건행정이란 '지역사회주민의 건강을 유지·증진시키고 정신적 안녕 및 사회적 효율을 도모할 수 있도록 하기 위한 공적인 행정활동'을 말한다. 즉 국가나 지방자치단체가 주도적으로 수행하는 국민의 건강을 위한 제반활동으로 간주된다.

**02** 일반행정과 비교할 때 보건행정이 갖는 차이점은?

① 인 사
② 법적규제
③ 조 직
④ 기술행정

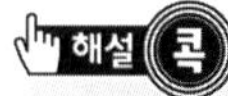


보건행정에서 응용되고 있는 과학적인 지식은 지역사회 건강증진을 위하여 이용되고, 실천적이며, 실제적인 기술을 제공하고 있다. 따라서 보건행정은 과학행정인 동시에 기술행정이라는 점에서 일반행정과 차이가 있다.



정답 01 ④ 02 ④

**03** 한정된 보건의료자원으로 최대한의 보건의료서비스를 제공할 수 있도록 유도하는 보건행정의 가치는? 기출 2019 서울시

① 능률성(Efficiency)
② 대응성(Responsiveness)
③ 접근성(Accessibility)
④ 효과성(Effectiveness)

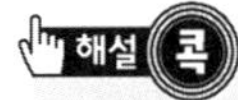


비용 대비 효과를 높이고자 하는 목적은 능률성(효율성)이다.
② 대응성은 국민의 요구에 부응하는 보건정책을 수행하였는지를 묻는 것으로 정책수혜자의 요구와 기대, 그리고 환경변화에 얼마나 융통성 있게 대처해 나가느냐에 대한 능력을 의미한다.
③ 접근성은 모든 사람들이 보건의료서비스에 접근할 수 있어야 하며, 특히 취약계층에 어떠한 차별도 없어야 한다는 개념이다.
④ 효과성은 행정이 추진하고 있던 정책들이 원래 의도하고 있던 목표대로 달성되도록 하는 것으로, 효율성과 달리 비용은 고려하지 않는다.

**04** 보건행정을 '공중보건의 목적을 달성하기 위해 행정조직을 통하여 행하는 일련의 과정'이라고 정의할 때 내포된 특징으로 가장 옳지 않은 것은? 기출 2021 서울시

① 보건행정은 지역사회 주민의 건강증진에 중점을 둔다.
② 지역사회 주민의 욕구와 수요를 반영하여야 한다.
③ 지역사회 주민이 주도적으로 업무를 관장해야 한다.
④ 보건사업의 기획, 집행 및 통제를 통해 공중보건의 목적을 달성하기 위한 업무를 수행한다.

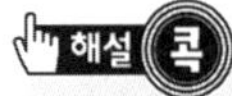


보건행정은 지역사회 주민의 건강증진을 위해 국가나 지방자치단체가 주도적으로 업무를 관장해야 한다.

**05** 다음은 보건행정이 추구하는 목적 중 무엇에 대한 내용인가? 기출 2017 지방직

> 국민의 요구에 부응하는 보건정책을 수행하였는가를 묻는 것으로 정책수혜자의 요구와 기대, 그리고 환경변화에 얼마나 융통성 있게 대처해 나가느냐에 대한 능력을 의미한다.

① 대응성(responsiveness)
② 형평성(equity)
③ 능률성(efficiency)
④ 효과성(effectiveness)

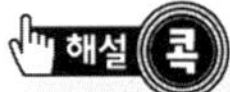


대응성에 대한 설명이다.

**06** 보건행정의 기본특성으로만 조합된 것은?

| | |
|---|---|
| 가. 과학성 | 나. 조장성 |
| 다. 기술성 | 라. 신속성 |

① 가, 나  ② 다, 라
③ 가, 나, 다  ④ 가, 나, 다, 라

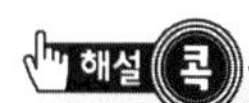

보건행정의 특성은 공공성, 사회성, 봉사성, 과학성, 기술성, 조장성, 교육성 등이 있다.



**07** 보건행정의 특징으로 옳은 것은? 기출 2009 지방직

① 공공성, 봉사성, 조장성  ② 사회성, 교육성, 개혁성
③ 과학성, 공공성, 수동성  ④ 응급성, 사회성, 조장성

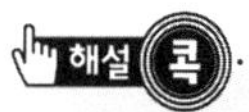

보건행정의 특성

- 공공성 및 사회성
- 봉사성
- 조장성 및 교육성
- 과학성 및 기술성

**08** 보건행정의 특성으로 볼 수 없는 것은? 기출 2016 지방직

① 공공성  ② 사회성
③ 교육성  ④ 규제성

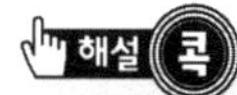

보건행정의 특성은 공공성 및 사회성, 봉사성, 조장성 및 교육성, 과학성 및 기술성 등이다.

정답 03 ① 04 ③ 05 ① 06 ③ 07 ① 08 ④

**09** 보건행정의 특성으로 옳은 것을 모두 고르면? 기출 2014 서울시

| | |
|---|---|
| 가. 통합성 | 나. 조장성 |
| 다. 정치성 | 라. 봉사성 |

① 가, 나, 다
② 가, 다
③ 나, 라
④ 라
⑤ 가, 나, 다, 라

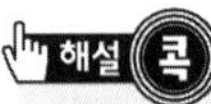

**보건행정의 특성** : 공공성 및 사회성, 봉사성, 조장성 및 교육성, 과학성 및 기술성

**10** 다음 중 보건행정의 봉사성과 관련이 없는 것은?

① 복지국가
② 소극적 질서유지
③ 국민의 행복과 복지를 위해 직접 개입하고 간섭
④ 사회보장

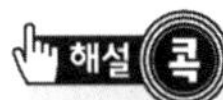

행정국가의 개념이 과거 보안국가로부터 복지국가의 개념으로 변화됨에 따라 공공행정 또한 소극적인 질서유지로부터 국민의 행복과 복지를 위해 직접 개입하고 간섭하는 봉사행정으로 바뀌게 되었다.

**11** 보건사업의 수행에 있어 주민의 자발적인 참여를 유도하는 것은? 기출 2006 행안부

① 과학적
② 공공성
③ 봉사성
④ 사회성
⑤ 조장성

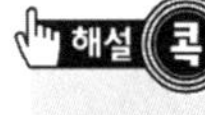

**조장성**

보건행정의 원활한 수행은 국민들의 자발적인 참여를 전제로 하며, 국민 스스로 질병예방과 건강증진을 위해 노력하도록 조장하여야 소기의 목적을 달성할 수 있다.

## 12 지역사회 주민의 자발적 참여 없이는 그 성과를 기대하기 어렵다는 보건행정의 특성은?

기출 2019 서울시

① 봉사성 ② 공공성 및 사회성
③ 과학성 및 기술성 ④ 교육성 및 조장성

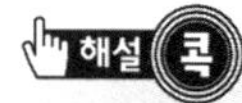

보건행정의 특성

- **공공성 및 사회성** : 보건행정은 국민건강의 유지·증진을 위해 조직된 지역사회 노력이므로 공공성 및 사회성을 갖는다.
- **봉사성** : 행정국가의 개념이 과거 보안국가로부터 복지국가의 개념으로 변화됨에 따라 공공행정 또한 소극적인 질서유지로부터 국민의 행복과 복지를 위해 직접 개입하고 간섭하는 봉사행정으로 바뀌게 되었다.
- **조장성 및 교육성** : 보건행정 역시 지역사회 주민의 자발적인 참여 없이는 그 성과를 기대하기 어려우므로 지역사회 주민을 위한 교육 또는 조장함으로써 목적을 달성할 수 있다.
- **과학성 및 기술성** : 보건행정에서 응용되고 있는 과학적인 지식은 지역사회 건강증진을 위하여 이용되고, 실천적이며, 실제적인 기술을 제공하고 있다. 따라서 보건행정은 과학행정인 동시에 기술행정이라 할 수 있다.



## 13 보건행정의 특성에 대한 설명으로 옳지 않은 것은?

기출 2012 지방직

① 사회 전체 구성원을 대상으로 사회적 건강향상을 추구한다.
② 강제적 권력을 지니지 않는다.
③ 국민 스스로 건강증진을 위해 노력하도록 조장한다.
④ 과학적이고 실천 가능한 기술을 이용한다.

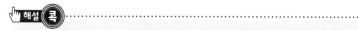

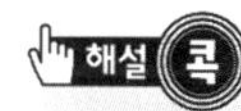

관리는 원칙적으로 강제적 권력을 지니지 않지만 행정은 강제적 권력을 지니고 있다.

## 14 보건행정의 특징으로 옳지 않은 것은?

① 보건행정의 목적은 지역사회 주민의 질병치료에 주안점을 두어야 한다.
② 지역사회 주민의 욕구와 수요를 반영하며, 시대와 환경의 변화에 부응하여야 한다.
③ 국가나 지방자치단체가 주도적으로 업무를 관장한다.
④ 관리적 측면에서 볼 때 보건의료사업을 기획, 집행 및 통제함으로써 국민의 건강증진을 달성하는 기능을 수행한다.

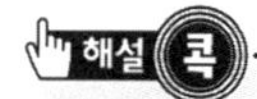

보건행정의 목적은 지역사회 주민의 <u>건강증진</u>에 주안점을 두어야 한다.

정답 09 ③ 10 ② 11 ⑤ 12 ④ 13 ② 14 ①

## 02 보건행정의 범위와 분류 및 행정과정

**01** 에머슨(Emerson)의 보건행정 범위에 해당되지 않는 것은? 기출 2015 지방직

① 보건시설의 운영
② 만성병관리
③ 보건검사실 운영
④ 감염병관리

해설 콕

에머슨(Emerson)의 보건행정 범위
- 보건교육
- 보건통계
- 환경위생
- 만성병관리
- 감염병관리
- 모자보건
- 보건검사실 운영

**02** 세계보건기구(WHO)가 규정한 보건행정의 범위에 포함된 영역으로 묶이지 않은 것은? 기출 2017 지방직

① 보건교육 - 보건관련 기록보존
② 환경위생 - 감염병관리
③ 노인보건 - 구강보건
④ 모자보건 - 보건간호

해설 콕

세계보건기구(WHO)의 보건행정 범위
- 보건관계 기록의 보존
- 대중에 대한 보건교육
- 환경위생
- 감염병관리
- 모자보건
- 의 료
- 보건간호

## 03 보건행정을 관리적 측면에 의하여 분류할 때 환경관리 분야에 해당하는 것은?

① 산업보건 ② 기생충관리
③ 영유아보건 ④ 학교보건

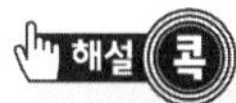

관리적 측면에 의한 분류

| 구분 | 내용 |
|---|---|
| 환경관리 분야 | 환경위생, 식품위생, 환경오염, 산업보건 |
| 질병관리 분야 | 감염병관리, 역학, 비감염성관리, 기생충관리 |
| 보건관리 분야 | 보건행정, 보건교육, 모자보건, 의료보장제도, 보건영양, 인구보건, 가족계획, 보건통계, 정신보건, 영유아보건, 사고관리, 교통사고관리, 약물남용, 학교보건, 보건의료정보관리 등 |



## 04 보건행정을 행정과정론적 측면에 의하여 분류할 때 다음 〈보기〉의 내용에 해당하는 것은?

> 보건의료조직 내의 각종 활동・관리

① 투 입 ② 전 환
③ 산 출 ④ 환 류

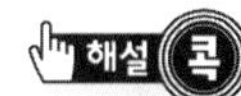

행정과정론적 측면에 의한 분류

| 구분 | 내용 |
|---|---|
| 투 입 | 인력, 시설, 재정, 기술, 물자 |
| 전 환 | 보건의료조직 내의 각종 활동・관리 |
| 산 출 | 중간산출물, 최종산출물 |
| 환류, 통제 및 조정 | 정부, 공급자단체, 소비자단체 |
| 환 경 | 정부시책, 보건의료체계, 경제동향, 사회의 기대, 기술 및 생산요소의 발달 |

## 05 행정과정 중 구조, 인사, 예산의 문제를 포함하게 되는 단계는?

① 의사결정과정 ② 조직화과정
③ 통제과정 ④ 기획과정

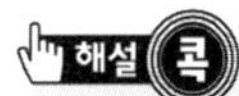

조직화과정은 작업의 할당이 규정되고 조정되는 공식적인 구조의 설정을 요구한다. 여기에는 구조, 인사, 예산의 문제를 포함하게 된다.

정답 01 ① 02 ③ 03 ① 04 ② 05 ②

## 06 보건행정의 운영원리 중 공동의 목표를 달성하기 위하여 업무를 분담하는 과정은?

기출 2015 지방직

① 의사결정과정
② 조직화과정
③ 통제과정
④ 기획과정

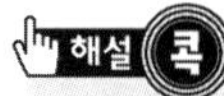

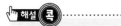

보건행정의 운영원리

- **목표설정과정** : 행정이 달성하고자 하는 바람직한 미래의 상태를 설정하는 과정
- **의사결정과정** : 여러 대안 중에서 최적의 안을 선택하는 과정
- **기획과정** : 행동하기 전에 무엇을 어떻게 해야 하는지를 결정하는 것이며, 미래를 예측하는 과정
- **조직화과정** : 공동의 목표를 달성하기 위하여 업무를 분담하는 과정
- **동기부여과정** : 조직원들의 동기유발 및 지휘, 감독과 의사소통을 하여 공식 조직 내에서 계획된 활동을 실행하여 성취될 수 있도록 하는 과정
- **수행과정** : 조직 내에서 행동을 실제 추진하는 과정
- **통제, 평가 및 환류과정** : 조직활동을 감시·평가하여 변화가 필요할 때 수정, 보완하는 활동까지 포함



06 ② 정답

# CHAPTER 02
# 보건행정의 발전 및 보건행정조직

CHAPTER 02 보건행정

# 보건행정의 발전 및 보건행정조직

**출제포인트**

❶ 공중보건의 발달 및 보건행정의 발전과정을 학습한다.
❷ 우리나라 보건행정의 역사에 대하여 알아보고, 각 시대의 의료기관을 학습한다.
❸ 우리나라 보건행정조직의 구성과 세계보건기구(WHO)에 대하여 학습한다.

## 01 보건행정의 발전

### 1 공중보건의 발달

(1) 고대(기원전 ~ A. D. 500년)

① 그리스

㉠ 히포크라테스(Hipocratese)는 「공기, 물 그리고 토지」라는 저서에서 장기설과 4체액설을 주장하였다. 특히, 그의 저서에 기록되어 있는 보건과 위생에 관한 내용은 보건에 관한 학문의 효시라고 할 수 있다.

**심화Tip 장기설과 4액체설**

- **장기설(독기설)** : 오염된 공기(독기)나 물 등의 주위환경(miasma ; 장기)이 질병을 발생시킨다는 장기설을 주장하여, 질병과 환경요인의 연관성을 제기하였다.
- **4체액설** : 인체 내부에 혈액 · 점액 · 황담즙 · 흑담즙 네 가지 체액이 있으며, 이 네 가지 체액이 균형 잡힌 상태일 때 건강하고 균형을 잃게 되면 질병이 발생한다고 주장하였다.

㉡ 장티푸스 등이 유행하면서 유행병(epidemic)이라는 용어가 처음 사용되었다.

**The 알아보기**

**장티푸스**
살모넬라 타이피균(*Salmonella Typhi*)이 장 속에 침투하여 복통, 구토, 발열 등을 일으키는 전신질환이다.

② 이집트

㉠ 도시의 상 · 하수도시설, 화장실, 사체매장, 목욕장, 수육검사제도 등이 있었을 뿐만 아니라, 위생이나 주택청결법 등에 관한 기록도 남아 있다.

㉡ 함무라비 법전에 의료제도와 의사의 지위 등에 관한 기록이 있다.
㉢ 유태인들은 모세 계율에 따라 신체의 청결이나 나환자 관리, 식품보호, 모자보건, 오물처리 같은 사업을 실시하였다.

③ 로 마

㉠ 대규모적인 상·하수도시설이 건설되었으며, 노예등록법에 따라 인구조사를 실시하였다.
㉡ 위생이란 용어가 처음 사용되었고, 집집마다 목욕장이 설비되었다.
㉢ 시내에서는 시체의 매장 및 화장을 금하였으며, 부패하지 않은 음식물의 유통과 같은 공중 보건서비스가 발달하였고, 효과적인 행정조직체계를 갖추었다.

### (2) 중세(500~1500년) 기출 2016 지방직

① 이 시기는 종교가 모든 분야를 지배한 암흑기로서 보건분야도 선악설에 의존하였으며, 보건행정분야 역시 암흑기에 있었다.
② 질병의 원인은 죄에 대한 벌이거나, 악마의 저주에 의한 것이라고 믿었으며, 신에 의한 기도나 구원에 의하여 치유될 수 있다고 믿었다.
③ 중세 초기에 콜레라, 나병, 페스트와 같은 무서운 감염병이 유행하였다. 그 중에서도 '흑사병'이라 불리는 페스트로 인한 사망이 많아 프랑스에서 검역법이 제정되기도 하였으며, 1348년 이후 영국에서는 2년 동안 영국 인구의 1/3 이상이 사망하기도 하였다.
④ 방역의사, 빈민구제의사, 경찰의 및 감정의 등의 활동이 활발하였다.

### (3) 문예부흥기(1500~1760년)

문예부흥(르네상스)으로 근대과학기술이 태동한 시기이며, 이를 바탕으로 감염성 질환의 원인과 본태를 증명하였으며, 이 시기에 얻어진 각종 지식은 그 후 근대 보건운동의 기초가 되었다.

> **The 알아보기**
> **문예부흥기와 여명기(요람기)**
> 문예부흥기(1500~1760년)와 여명기(요람기)를 합하여 여명기라고도 부른다.

① 1530년대 : 이탈리아 프레카스트로(G. Fracastro)에 의해 감염병이 최초로 이론화되었다.
② 1662년 : 영국의 그라운트(J. Graunt)는 「사망표에 관한 자연적 및 정치적 관찰」을 저술하여, 사망자수, 남녀수, 기혼자와 독신자수 등을 최초로 수량적으로 분석하였다.
③ 1670년대 : 영국의 통계학자 윌리암 페티(William Petty)는 "인구의 사망, 질병, 기타 생리적 통계에 대한 업적 등은 신뢰할 수 있는 통계적 수치로서 정부의 정책 확립의 기본이 된다"고 역설하여 보건행정의 과학화를 뒷받침하였다.
④ 1683년 : 네덜란드의 레벤후크(Antonie van Leeuwenhoek)는 현미경을 발견하고, 미생물학을 창시하였다.
⑤ 1713년 : 이탈리아 라마치니(B. Ramazzini)는 「직업병에 관하여」란 서적을 저술하여 근대 산업보건의 기초를 쌓았다.

### (4) 여명기(1760~1850년)

18세기 중반 산업혁명(1760~1830년)의 영향으로 근로자들의 도시집중화를 초래하여 보건문제가 사회문제화 되었다. 즉 인구의 도시집중화로 도시가 팽창되면서 환경위생상태 불량, 비위생적인 오물과 오수처리문제 발생, 작업환경 불량으로 인한 근로자의 건강악화, 불량주택의 개선문제가 논의되었다.

① 1798년 : 영국의 제너(E. Jenner)는 천연두 접종법을 개발하였다.

② 1800년경 : 영국의 프랭크(P. Frank)는 최초의 공중보건학 저서인 「전의사 경찰체계」(12권)를 출간하였다.

③ 1822년 : 프랑스에 최초로 고등공중위생회의가 설치되어 세계적으로 공중위생의 중요성을 일깨웠다.

④ 1842년 : 영국의 채드윅(E. Chadwick)은 「영국 노동인구의 위생상태에 관한 보고서」에서 감염병은 불결한 환경, 즉 좋지 못한 급수와 배수 그리고 가옥이나 거리의 쓰레기 등과 밀접한 관계를 가지고 유행한다는 사실을 입증함으로써, 보건행정의 기틀을 마련함과 아울러 공중보건법이 제정될 수 있는 계기를 만들었다. 1843년 도시빈민지역 생활환경을 조사하기 위한 특별위원회가 구성되고, 그 후 1846년 「공해방지법」과 「질병예방법」, 1847년 「도시개선법」, 1848년 「공중보건법(Public Health Act)」이 제정되었다.

⑤ 1848년 : 영국에서 국립위생국이 설립되고, 「공중보건법」이 제정되었으며, 이 법에 의하여 중앙보건국이 설립됨으로써 보건행정의 기초가 확립되었다.

### (5) 확립기(1850~1900년)

모든 질병은 세균의 침입에 의한 것이며, 적절한 치료는 생의학적 측면에서 세균의 활동을 억제하거나 제거하는 것이라고 하여 20세기 공중보건을 확립한 시기이다. 세균학, 면역학 발전 등 예방의학적 사상이 시작된 시기이며, 역학조사가 대두된 시기이다.

① 1855년 : 영국의 존 스노우(J. Snow)는 「콜레라 전파에 대한 보고서」를 저술하여 근대 역학의 시조로 불린다. 히포크라테스의 장기설을 뒤집고 접촉감염설을 주장하였다.

② 1862년 : 영국의 라스본(W. Rathborne)이 리버풀시에서 최초로 방문간호사업을 실시하여 오늘날 보건소제도의 효시가 되었다.

③ 1866년 : 독일의 페텐코퍼(M. Pettenkofer)는 1866년에 최초로 뮌헨대학에 위생학 교실을 창립하고, 실험위생학의 기초를 확립하여 자연환경이 인체에 미치는 영향을 과학적으로 규명하였다.

④ 1875년 : 프랑스 파스퇴르(L. Pasteur)는 질병도 미생물에 의해 발생한다는 '미생물 병인설'을 발표하였다. 이후에 닭콜레라 백신(1880년), 탄저병백신(1881년), 광견병백신(1895년) 등을 개발함으로써 근대 의학의 창시자가 되었다.

⑤ 1876년 : 독일의 코흐(R. Koch)는 1876년에 역사상 최초로 예방이 가능한 박테리아성 질병인 '탄저병'을 발견하고, 1882년엔 '결핵균'을 발견했으며 1883년에는 '콜레라균'을 발견하여 세균학의 선구자가 되었다. 결핵의 경우 1890년에 연구의 성과로 '투베르쿨린 반응요법'을 창제했다.

**심화Tip 특정병인론**

코흐(Robert Koch)는 세균학에서 특정 질병은 특정 균에 의해 발병한다는 '특정병인론'을 주장하였다. 예를 들면 결핵균이 없으면 결핵에 걸리지 않는다는 것이다. 현재는 너무나도 당연하게 받아들여지는 이론이지만 파스퇴르와 코흐가 살아 있을 당시 만해도 이 이론이 통용되지는 않았다. 결핵은 심한 과로나 영양결핍으로 인하여 발병한다고 생각되었기 때문이다.

⑥ 1883년 : 독일의 비스마르크(O. Bismarck)는 사회보장제도의 창시자로 노동자를 위한 최초의 사회보험법인 「근로자질병 보호법」을 제정하였다.

### (6) 발전기(1900~현재)

이 시기에는 프랑스, 독일 등의 유럽 각국이나 미국 등에 큰 영향을 주어 영·미를 중심으로 공중보건사업이 전문적인 분화와 체계적인 협동을 이루어 나가기 시작하였으며, 근대보건의 급진적인 발전을 이룩하였다. 즉, 환경위생학, 위생공학, 보건행정조직의 확립과 보건소 보급, WHO 창설 등 눈부신 발전을 해왔다.

① 환경위생의 개선과 질병의 원인균의 발견, 항생제와 백신의 개발, 사회보건 및 사회보장의 체계화로 사망률이 계속 감소하여 인구가 급격하게 증가하였고, 도시화·산업화로 인한 환경문제가 발생하였다.

② 1919년 세계 최초로 영국에 보건부가 설치되었다.

③ 1935년 세계 최초로 미국에서 「사회보장법」이 제정되어 노령연금, 실업연금 등이 운영되었고, 극빈노인, 맹인, 보호를 요하는 아동을 위한 공적부조제도와 사회복지서비스가 제공되었다.

④ 1942년 발표된 '베버리지 보고서'는 무상의료서비스와 실업급여 제공, 자녀수에 따른 최저생계비 지원 등을 담고 있다.

⑤ WHO(세계보건기구) : WHO는 뉴욕회의에서 만들어졌으며, 회원국으로서의 자격은 UN의 가입 여부와 관계없이 회원국이 될 수 있다. 그 후 UN 가입국의 비준서가 스위스에 도착한 날인 1948년 4월 7일 효력이 발생하였으며, 이 날을 기념하여 '세계보건의 날'이 제정되었다.

⑥ 1974년 발표된 「라론드보고서」는 보건정책을 의료중심에서 건강증진중심으로 바꾸는 계기를 제공하였다.

⑦ 러시아는 1978년 일차보건의료를 확립하였으며, 사회보장의 확충으로 의료보장, 의료보호사업을 전개하여 양질의 의료를 주민 모두에게 공급하고자 하였다.

## 2 우리나라 보건행정의 역사

### (1) 삼국시대 및 통일신라시대

① 고구려

중국의학과 더불어 소수림왕 때 불교가 전파되면서 불교의학이 들어오게 되었고, 왕실 치료자인 시의(侍醫)가 있었다.

② 백 제

약부(藥部), 의박사(醫博士), 채약사(採藥士), 주금사(呪噤師) 등이 있는 것으로 보아 의약이 분화되어 있음을 추측할 수 있다. 또한 일본으로 많은 의박사, 의서 등을 전수하여 일본 고대의술에 지대한 영향을 끼쳤다.

| 약 부 | 단순히 약물만을 취급하는 것이 아니고 의약에 관한 일체의 업무를 관리하였던 기관 |
|---|---|
| 의박사 | 의학을 담당 |
| 채약사 | 약초를 담당 |
| 주금사 | 주문(呪文)을 읽어 질병을 물리치는 것을 담당한 것으로 추측 |

③ 신 라

고구려나 백제와 비슷했을 것으로 추측된다. 중국의학의 수입이 다소 늦었으나, 불교가 융성함에 따라 승의들이 많이 배출되었다. 의사 양성을 위한 의학교육기관이 설치되었다.

④ 통일신라시대

약전(보명사), 공봉의사, 내공봉의사, 승의, 국의제도 등이 있었다.

| 약 전 | 의료행정을 담당하고 처방에 쓸 약을 맡은 곳으로 경덕왕 때에 보명사로 개명되었다가 다시 약전으로 바뀜 |
|---|---|
| 내공봉의사 | 왕실의 진료를 맡은 시의 |
| 공봉의사(의관) | 약전에 근무 |

### (2) 고려시대 기출 2022 서울시

초기에는 신라의학을 계승하였으며, 성종 때 의학제도가 정비되어 의사(시어의, 상약, 직장, 태의, 의정 등)를 두었다. 감염병 유행지역에 의원을 파견하고 약재를 보냈다는 기록이 있는 것으로 보아 의료의 조직화가 되었음을 알 수 있다. 개성과 평양에 의학원을 설립하고 의박사를 두었다.

① 중앙의료제도

| 태(대)의감 | 왕실의 의약과 질병치료 담당. 문종 때 전의사로 개칭됨 |
|---|---|
| 상약국 | 왕실의 어약 담당. 문종 때 봉의서로 개칭됨 |
| 상식국 | 궁중에 반찬감 및 수라상을 맡아보던 관아식의를 배치, 충렬왕 때 사선서로 개칭됨 |

② 서민의료로는 빈민구제와 질병치료 사업기관인 제위보를 신설하였고, 역병의 유행시에는 방역구호도 하였다.

| 제위보 | 백성의 구호와 질병치료를 맡은 기관 |
|---|---|
| 동서대비원 | 빈민의 질역자(감염병환자)를 구호하는 기관으로, 감염병으로 죽은 시체의 처리 및 굶주림과 추위, 그리고 질병으로 오갈데 없는 이들을 거처하게 하면서 의복과 식량을 지급 |
| 혜민국 | 시약을 맡은 의료 및 구제기관으로, 감염병이 퍼지는 것을 막고 백성들에게 약을 무료로 나누어 주는 기관 |

### (3) 조선시대 기출 2014 지방직 기출 2020 서울시

① 전 기

조선 전기에는 고려 의학을 계승하여 중국의학의 수입과 더불어 이들을 소화, 발전시키는 작업이 매우 활발하게 이루어졌다.

| 제생원 | 조선 초 서민들의 질병치료를 위해 만들어진 의료기관이며, 의녀제도를 만들어 제생원에 근무하도록 함 |
|---|---|
| 내의원 | 왕실의 의료 담당 |
| 전의감 | 궁중에서 쓰는 의약의 공급과 임금이 하사하는 의약에 관한 일을 관장하였던 관서 |
| 혜민국(혜민서) | 의약과 일반서민의 치료를 맡아본 관청 |
| 동서대비원(활인서) | 감염병환자의 치료 및 구호를 담당 |

② 말 기

㉠ 조선 말기에 이르러 서양의학이 도입되었다.

㉡ 근대적 의미의 보건행정기관이라 할 수 있는 위생국이 1894년 내무아문 안에 설치되었다. 당시 위생국에서는 감염병의 예방 및 의약업무를 담당하였으며, 같은 해에 공포된 종두규칙업무, 검역 기타 일체의 공중위생에 관한 업무를 총괄하였다. 이때부터 본격적인 보건행정 활동이 시작되었다.

### (4) 일제시대

① 1910년 경무총감부를 설치하여 경찰업무를 총괄하였는데, 그 산하 경찰국에 위생과를 두어 공중위생업무, 의사 등의 면허업무, 병원 및 의약품 등의 관리업무를 수행토록 하였다.

② 1911년 대한제국 최고의 보건의료기구였던 내무부 지방국 위생과를 폐지하고 업무를 경찰국 위생과로 이관하여 경찰에 의해 보건위생업무가 무단적으로 행하여졌다.

### (5) 해방 이후~현재

#### ① 미군정기

| | |
|---|---|
| 1945년 | • 9월 24일 미군정 법령 제1호 "위생국설치에 관한 건"에 의하여 위생국을 설치하였다.<br>• 10월 27일에 미군정 법령 제18호에 의하여 보건후생국으로 개편하였다.<br>• 11월 7일에 미군정법령 제25호에 의하여 지방에 보건후생부가 설치되었다. |
| 1946년 | 3월 19일 미군정 법령 제64호에 의하여 중앙에 보건후생국을 보건후생부로 개칭하였다. |

#### ② 정부수립 후

| | |
|---|---|
| 1948년 | 11월 4일 미군정청 당시의 보건후생부와 노동부는 폐지되고 사회부가 창설되었다. 사회부에는 보건국, 노동국, 후생국, 부녀국, 주택국 및 비서실로 5국 1실을 두었다. |
| 1949년 | • 7월 29일 사회부의 보건국이 보건부로 독립되었다.<br>• 8월 17일에는 세계보건기구에 65번째 회원국으로 가입하게 되었다. |
| 1955년 | 2월 17일 보건사회부 직제(대통령령 제1004호)에 의하여 보건부와 사회부가 보건사회부로 통합되었다. |
| 1994년 | 명칭이 보건사회부에서 보건복지부로 변경되었다. |
| 2000년 | 국가가 중점 관리해야 할 주요 질병(암, 당뇨병, 고혈압, 간염, 결핵 등)에 대한 종합대책을 수립하였다. |
| 2001년 | 6월 국립 암센터를 개원하였다. |
| 2008년 | 2월 보건복지부를 보건복지가족부로 개편하였다. |
| 2010년 | 보건복지가족부의 청소년·가족 기능을 여성부로 이관하고 보건복지정책 중심으로 사무를 관장하기 위해 3월 보건복지가족부를 보건복지부로 개편하였다. |
| 2013년 | 식품·의약품안전정책 기능을 식품의약품안전처로 이관하였다. |

# 02 보건행정조직

## 1 개 요

### (1) 의 의

보건사업은 지역사회가 기본 단위이나 보건사업의 특성상 중앙정부의 책임하에 사업을 수행하여야 하는 경우가 많으며, 사업의 성격과 내용에 따라 중앙정부와 지방자치단체간에 균형 있는 사업 수행이 이루어지고 있다.

**심화Tip 보건사업을 중앙정부의 책임하에 수행하여야 하는 이유**

1. 감염병관리와 같이 지역 단위만으로는 목적달성을 할 수 없거나 효율성이 없는 사업들이 있다.
2. 정부 각 부처간의 조직이나 기술, 인력의 협력 없이는 어려운 보건사업들이 있다.
3. 보건사업의 일관성을 유지하여 업무의 중복을 피할 수 있다.

### (2) 보건의료행정의 이원화

① 우리나라의 보건의료행정은 보건복지부가 주관하고 있다.

② 보건의료사업에 관한 중추적 일선조직인 시・군・구 보건소와 읍・면 보건지소, 그리고 시・도의 보건과는 행정안전부 행정체계를 통해 운영되고 있다.

## 2 우리나라의 보건행정조직

### (1) 중앙보건행정조직 기출 2020 서울시

① 우리나라의 보건행정조직의 중앙조직은 보건복지부이며, 그 소속기관으로 국립소록도병원, 오송생명과학단지지원센터, 국립장기조직혈액관리원 및 국립망향의동산관리원 등을 두고 있다.

**심화Tip 보건복지부와 그 소속기관 직제**

제2조(소속기관)

① 보건복지부장관의 관장 사무를 지원하기 위하여 보건복지부장관 소속으로 국립소록도병원, 오송생명과학단지지원센터, 국립장기조직혈액관리원 및 국립망향의동산관리원을 둔다.

② 건강보험분쟁조정위원회의 사무를 처리하기 위하여 「국민건강보험법」 제89조 제5항에 따라 보건복지부장관 소속하에 건강보험분쟁조정위원회 사무국을 둔다.

③ 첨단재생의료 및 첨단바이오의약품 심의위원회의 사무를 처리하기 위하여 「첨단재생의료 및 첨단바이오의약품 안전 및 지원에 관한 법률」 제13조 제5항에 따라 보건복지부장관 소속으로 첨단재생의료 및 첨단바이오의약품 심의위원회 사무국을 둔다.

④ 보건복지부장관의 관장 사무를 지원하기 위하여 「책임운영기관의 설치 · 운영에 관한 법률」 제4조 제1항, 같은 법 시행령 제2조 제1항 및 [별표 1]에 따라 보건복지부장관 소속의 책임운영기관으로 국립정신건강센터 · 국립나주병원 · 국립부곡병원 · 국립춘천병원 · 국립공주병원 및 국립재활원을 둔다.

**제4조(하부조직)** 기출 2014 지방직

① 보건복지부에 운영지원과, 인사과, 사회복지정책실, 장애인정책국, 인구정책실, 연금정책국, 사회보장위원회 사무국, 보건의료정책실, 건강보험정책국, 건강정책국 및 보건산업정책국을 둔다.

② 장관 밑에 대변인 1명, 감사관 1명 및 장관정책보좌관 2명을 두고, 제1차관 밑에 기획조정실장 1명을 둔다.

② 보건복지부는 생활보호 · 자활지원 · 사회보장 · 아동(영 · 유아 보육을 포함한다) · 노인 · 장애인 · 보건위생 · 의정(醫政) 및 약정(藥政)에 관한 사무를 관장하고 있다.

③ 질병관리청 기출 2017 지방직 기출 2022 서울시

㉠ 업 무

질병관리청은 방역 · 검역 등 감염병에 관한 사무 및 각종 질병에 관한 조사 · 시험 · 연구에 관한 사무를 관장한다. 질병관리청의 핵심사업은 다음과 같다.

| | |
|---|---|
| 감염병으로부터 국민보호 및 안전사회 구현 | • 신종 및 해외 유입 감염병에 대한 선제적 위기 대응 체계 강화<br>• 결핵, 인플루엔자, 매개체 감염병 등 철저한 감염병관리 예방<br>• 국가예방접종 지원 확대 및 이상 반응 감시 등 안전관리<br>• 고위험병원체 안전관리를 통한 생물 안전보장<br>• 의료감염관리 및 항생제 내성 예방 |
| 효율적 만성질환 관리로 국민 질병부담 감소 | • 만성질환 예방과 건강행태 개선을 위한 건강통계 생산 및 근거 정보지원<br>• 고혈압, 당뇨병 등 심뇌혈관질환, 알레르기질환 등 만성질환 예방관리<br>• 국가 금연정책 지원을 위한 조사 및 흡연 폐해 연구<br>• 국가관리 대상 희귀질환 지정지원<br>• 장기기증자 등 예우 지원 강화와 생명 나눔 인식 제고<br>• 미세먼지 건강 영향 감시, 취약계층 보호 대책 마련<br>• 기후변화(폭염, 한파 등) 건강 피해 예방 |
| 보건의료 R&D 및 연구 인프라 강화로 질병 극복 | • 감염병 R&D를 선도하는 컨트롤 타워<br>• 건강수명연장을 위한 만성질환연구 강화<br>• 보건의료 연구자원 공유 · 개방<br>• 4차 산업혁명 대비 첨단의료연구 강화 |

㉡ 소속기관

ⓐ 질병관리청장의 관장 사무를 지원하기 위하여 질병관리청장 소속으로 국립보건연구원 및 질병대응센터를 둔다.

ⓑ 질병관리청장의 관장 사무를 지원하기 위하여 「책임운영기관의 설치 · 운영에 관한 법률」 제4조 제1항, 같은 법 시행령 제2조 제1항 및 [별표 1]에 따라 질병관리청장 소속의 책임운영기관으로 국립마산병원 및 국립목포병원을 둔다.

### (2) 지방 보건행정조직

① 시・도 보건행정조직

보건에 관한 지방행정조직은 각 시・도마다 약간의 차이가 있으며, 대체적으로 보건의료정책과, 건강증진과, 식품안전과, 생활보건과, 동물보호과, 사회복지과, 여성정책과, 보건과, 위생과 등을 두고 있다.

② 시・군・구 보건행정조직 : 보건소 기출 2018 서울시

시・군・구에 두는 보건행정조직은 주민과 직접 접촉이 많은 보건행정조직의 최일선 조직으로 보건소를 두고 있다. 실질적인 의미에서 주민이 느끼는 보건행정의 대부분은 보건소를 통해서 이루어지고 있으므로 보건행정에 있어서 보건소가 차지하는 비중은 크다고 할 수 있다.

**심화Tip 보건소의 역사**

1. **서양 보건소의 역사**
   ① 보건소 활동의 효시 : 1862년에 영국의 윌리엄 라스비렌(W. Rathbirne)이 리버풀시를 18개 지정구로 나누어 각 구에 방문간호원을 1명씩 배치하여 모자보건상담과 보건지도를 시작한 것이 효시로 알려져 있다.
   ② 현대적 의미의 보건소 개념 : 1920년 영국의 도우슨 위원회(Dawson Committee)에서 경제적 효율성 및 일반주민과 의료전문직이 만족할 수 있는 조직을 만들어 가난한 사람만이 아니고 일반 지역주민에게 예방보건사업과 치료사업을 종합적으로 제공할 것을 제창하였다.
2. **우리나라 보건소의 역사**
   ① 해방 이후 미군정 법령 제1호(1945.9.24.)를 공포하여 예방보건사업 중심의 보건소사업을 추진하였다.
   ② 1946년 10월에 서울 및 각 도의 대도시에 모범보건소가 설립된 것이 보건소의 시초이다.
   ③ 1949년 7월 대한민국정부가 수립되어 국립중앙보건소 직제가 공포되었고, 1959년에는 국립보건원으로 발족되었다.
   ④ 1956년 12월 13일 처음으로 「보건소법」이 제정되었다.
   ⑤ 1988년부터 지방자치제가 시작됨과 더불어 1995년 12월 29일 「지역보건법」으로 전면 개정되어 지역보건 의료계획의 수립 등의 기능을 보강하여 종합적인 지역보건사업을 수행할 수 있는 법적인 근거를 제도화하고 있다.

## 3 세계보건기구(WHO ; World Health Organization)

### (1) 연 혁

① 1946년에 샌프란시스코 회의에서 국제연합헌장이 기초될 때 국제보건기구의 필요성이 인정되었다.

② 1946년 6월 19일부터 7월 22일까지 뉴욕에서 61개국의 대표가 참석하여 개최된 국제보건회의 의결에 의하여 UN헌장 제57조를 근거로 세계보건기구 헌장을 기초하여 서명하였다.

③ 1948년 4월 7일에 세계보건기구 헌장의 효력을 발생하게 되어 UN의 경제사회이사회전문기관의 하나로 세계보건기구가 정식으로 출범하게 되었다.

**The 알아보기**

**WHO의 설립목적**
모든 사람들이 가능한 최상의 건강수준에 도달하는 것을 목적으로 한다.

### (2) 우리나라와의 관계

① 우리나라는 1949년 8월 17일 65번째로 가입하였으며, 북한은 1973년 5월 19일에 138번째 회원국으로 가입하였다.

② 우리나라는 서태평양 지역사무소에 소속되어 있으며, 북한은 동남아시아 지역에 소속되어 있다.

### (3) 구 성 기출 2014 지방직

① **본부** : 스위스 제네바

② **운영** : 세계를 6개 지역으로 나누어 지역사무소를 두어 운영하고 있다.

| 지 역 | 본 부 |
|---|---|
| 동지중해 지역 | 이집트의 알렉산드리아 |
| 동남아시아 지역 | 인도의 뉴델리(북한 소속) |
| 서태평양 지역 | 필리핀의 마닐라(우리나라 소속) |
| 범미주 지역(남북아메리카 지역 : PAHO) | 미국의 워싱턴 D.C. |
| 유럽 지역 | 덴마크의 코펜하겐 |
| 아프리카 지역 | 콩고의 브라자빌 |

### (4) 기 능

| | |
|---|---|
| 주요 기능 | • 국제적인 보건사업의 조정 및 지휘<br>• 회원국에 대한 기술지원 및 자료의 제공<br>• 전문가의 파견에 의한 기술자문 활동 등 |
| 세계보건기구 헌장 제2조에 의한 기능 | • 국제 검역대책<br>• 각종 보건문제에 대한 협의, 규제 및 권고안 제정<br>• 식품, 약물 및 생물학적 제재에 대한 국제적 표준화<br>• 과학자 및 전문가들의 협력에 의한 과학의 발전 사업<br>• 보건통계 자료 수집 및 의학적 조사 연구사업<br>• 공중보건과 의료 및 사회보장 향상 사업<br>• 회원국의 요청이 있을 경우에 의료봉사<br>• 모자보건의 향상<br>• 감염병관리<br>• 진단검사 기준의 확립<br>• 환경위생 및 산업보건 개선사업<br>• 재해예방<br>• 정신보건 향상<br>• 보건요원의 훈련 및 기술협력사업 |

### (5) 국제보건규칙(IHR ; International Health Regulation)

① 개 요

㉠ 각종 신종 감염병의 유행으로 국제협력 및 공조체계강화를 위해 제58차 세계보건기구총회에서 국제보건규칙(이하 "IHR2005") 최종개정안이 통과되었으며(2005.5.23.), 이어서 사무총장의 인준(2005.6.15.) 후, 24개월 후인 2007.6.15.일자로 발효되었다.

㉡ WHO는 IHR2005 시행과 관련해서 국가를 대표하는 담당기관을 지정·설치하도록 요구하고 있는데, 2006년 8월 29일에 질병관리본부(현재 질병관리청)를 국가대표기관으로 지정하여 통보하였다.

② 목 적

'국제적인 질병확산을 예방·방어·관리·대응하는 것'으로 규정하면서, 그 방법은 '공중보건에 대한 위험에 상응하고 제한된 방식으로 국제교통에 대한 불필요한 방해를 피하여야 한다'라고 규정하고 있다.

③ 국제보건규칙의 적용 원칙

㉠ 인간의 존엄·권리·근본적인 자유의 전적인 존중

㉡ 국제연합헌장과 세계보건기구 헌장의 준수

㉢ 질병의 국가간 전파에서 세계 모든 사람을 보호하기 위한 보편적 적용

㉣ 자국의 보건정책을 수행하기 위한 법률제정과 시행에 관한 각 국가의 주권 존중

④ 국제보건규칙에서 규정한 신고대상 질병

새로운 국제보건규칙은 각 회원국이 자국의 질병발생 상황을 "국제공중보건 비상사태의 평가 및 보고를 위한 결정도구"에 따라 평가하고 그 결과에 따라 세계보건기구에 신고토록 하고 있다.

[세계보건기구 신고대상 질병]

| 신고대상 질병 | 신고 방법 |
|---|---|
| 두창, 야생 폴리오바이러스에 의한 폴리오, 신규 아형으로 인한 인체감염 인플루엔자, 중증급성호흡기증후군(SARS) 등 4종 감염병 | 1건이 발생한 경우에도 신고하여야 한다. |
| 콜레라, 페스트, 황열, 바이러스성 출혈열(에볼라, 라싸, 마버그), 웨스트나일열 및 국가 또는 지역에서 특히 우려 대상이 되는 기타 전염병(뎅기열, 리프트벨리열, 수막구균감염증 등)과 원인 또는 출처 미상의 사건을 포함한, 잠재적으로 국제공중보건상 우려사항이 될 수 있는 사건 | 다음의 경우에 신고한다.<br>• 사건이 공중보건에 미칠 영향이 심각하고 이례적이거나 예기치 않은 것일 때, 국제적으로 확산될 위험이 상당할 때<br>• 국제여행이나 교역을 제한할 위험이 상당할 때<br>※ 답변이나 수신확인을 24시간 내에 해야 한다. |

CHAPTER 02 보건행정의 발전 및 보건행정조직

# 출제예상문제

## 01 보건행정의 발전

**01** 질병의 발생설 중에서 공기오염과 같은 환경요인과 가장 밀접한 관련이 있는 것은?

① 4체액설　　② 장기설

③ 점성설　　④ 특정병인론

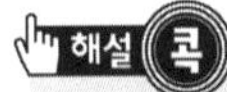

장기설(독기설)

히포크라테스는 더러운 공기(독기)나 물 등의 주위환경(miasma ; 장기)이 질병을 발생시킨다고 주장하여 질병과 환경요인과의 연관성을 제기하였다.

① **4체액설** : 인체는 혈액 · 점액 · 황담즙 · 흑담즙을 가지고 있으며, 이들이 균형 잡힌 상태일 때 건강하고 균형을 잃으면 질병이 발생한다는 설이다.

③ **점성설** : 별자리의 움직임에 의하여 질병이 발생한다는 설이다.

④ **특정병인론** : 코흐(Robert Koch)는 세균학에서 특정 질병은 특정균에 의해 발병한다는 '특정병인론'을 주장하였다.

**02** 공중보건의 발전과정을 가장 잘 나타낸 것은?

① 고대기 – 중세기 – 발전기 – 여명기 – 확립기

② 여명기 – 고대기 – 중세기 – 발전기 – 확립기

③ 여명기 – 고대기 – 중세기 – 확립기 – 발전기

④ 고대기 – 중세기 – 여명기 – 확립기 – 발전기

해설 콕

공중보건의 발전과정

고대기(기원전~A. D. 500년) – 중세기(500~1500년) – 문예부흥기(1500~1760년) – 여명기(1760~1850년) – 확립기(1850~1900년) – 발전기(1900년~현재)

## 03 다음 중 검역제도의 기원이 된 감염병은?

기출 2016 지방직

① 콜레라 ② 페스트
③ 결 핵 ④ 두 창

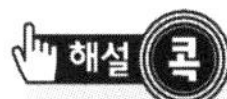

검역은 14세기 이탈리아에서 흑사병(페스트)으로부터 해안가 도시를 보호하기 위하여 도입되었다. 감염병 유행지역으로부터 출발하여 베니스로 입항하는 모든 배는 항구에 접안하기 전 40일 동안 억류조치를 당하였으며, 40일 이후 감염병에 감염되지 않았음이 인정된 이후에야 항구로 들어올 수 있었다. 오늘날 사용되고 있는 검역(quarantine)이라는 용어는 라틴어로 억류기간 40일을 의미하는 'quaresma'에서 유래된 말이다.

## 04 포괄적인 보건의료의 개념이 정착된 시기는?

① 고대기 ② 중세기
③ 확립기 ④ 발전기

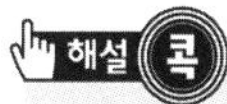

포괄보건의료는 예방, 진단, 치료, 건강증진, 재활, 사회복지 등을 총괄적으로 다루는 의료를 의미하며, 20세기 발전기에 근대보건이 급진적인 발전을 이룩하면서 정립된 개념이다.

## 05 다음 중 연결이 잘못된 것은?

① 방역의사, 경찰의, 감정의 – 중세시대
② 페스트 대유행 – 검역제도의 기원
③ 네덜란드의 레벤후크 – 근대 산업보건의 기초 확립
④ 독일의 비스마르크 – 최초의 사회보험법 제정

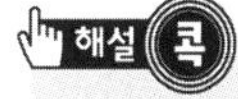

1713년에 이탈리아 라마치니(B. Ramazzini)는 「직업병에 관하여」란 서적을 저술하여 근대 산업보건의 기초를 쌓았다.



정답 01 ② 02 ④ 03 ② 04 ④ 05 ③

## 06 공중보건학적 사고가 싹트기 시작한 시기는?

① 장기설이 제기된 고대 희랍시대
② 페스트가 창궐했던 중세 로마시대
③ 산업혁명이 있었던 1760년대
④ 병원체가 밝혀지기 시작한 1800년대

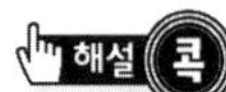


18세기 중반 산업혁명(1760~1830년)의 영향으로 근로자들의 도시집중화를 초래하여 보건문제가 사회문제화 되었다. 즉 인구의 도시집중화로 도시가 팽창되면서 환경위생상태 불량, 비위생적인 오물과 오수처리문제 발생, 작업환경 불량으로 인한 근로자의 건강악화, 불량주택의 개선문제가 논의되면서 공중보건학적 사고가 싹트기 시작하였다.

## 07 질병의 자연발생설을 부정하고 미생물설(Germ Theory)을 주장하였으며, 근대 의학의 창시자로 불리는 사람은?

① E. Jenner
② R. Koch
③ L. Pasteur
④ B. Ramazzini

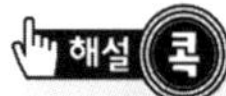


프랑스 **파스퇴르(L. Pasteur)**는 질병도 미생물에 의해 발생한다는 '미생물병인설'을 발표하였다. 이후에 닭콜레라 백신(1880년), 탄저병 백신(1881년), 광견병 백신(1895년) 등을 개발함으로써 근대 의학의 창시자가 되었다.
E. Jenner는 종두법을 개발하였고, R. Koch는 결핵균을 발견하였다. B. Ramazzini는 근대 산업보건의 기초를 확립하였다.

## 08 보건행정의 발전단계 중 확립기에 속하는 것은?

① 라스본(W. Rathborne)의 간호보건사업
② 영국에서 세계 최초의 공중보건법 제정・공포
③ 문예부흥(르네상스)으로 근대과학기술이 태동한 시기
④ 환경위생학, 위생공학, 보건행정조직의 확립

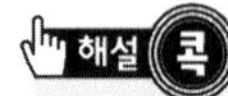


1862년(확립기) 영국 리버풀(Livapool)시에서 라스본(W. Rathborne)이라는 간호사가 방문간호사업을 시작한 것이 오늘날 보건소제도의 효시가 되었다.
② 여명기
③ 문예부흥기
④ 발전기

## 09 세계 최초로 사회보장법을 공포한 국가와 연도가 알맞게 된 것은?

① 1935년 프랑스
② 1925년 미국
③ 1935년 미국
④ 1935년 영국

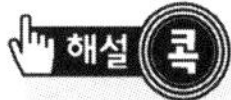


1935년 미국에서 최초로 사회보장법을 제정·공포하였다.

## 10 고려시대 보건행정기관과 그 역할을 옳게 짝지은 것은?

기출 2022 서울시

① 혜민서 - 서민의 구료사업을 담당
② 활인서 - 감염병환자의 치료 및 구호를 담당
③ 제위보 - 서민의 구료사업을 담당
④ 약전 - 의료행정을 담당

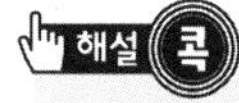


① **혜민서** : 조선시대에 서민의 구료사업을 담당
② **활인서** : 조선시대에 감염병환자의 치료 및 구호를 담당
④ **약전** : 통일신라시대에 의료행정을 담당



## 11 고려시대 왕실의 의료를 담당했던 부서는?

① 동서대비원
② 제위보
③ 대의감
④ 혜민국

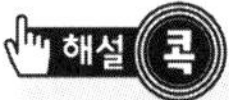


대의감
고려시대 왕실의 의약과 질병치료를 담당하였으며, 문종 때 전의사로 개칭되었다.
① **동서대비원** : 빈민의 감염병을 환자를 구호하는 기관이다.
② **제위보** : 백성의 구호와 질병치료를 맡은 기관이다.
④ **혜민국** : 시약을 맡은 의료 및 구제기관으로, 감염병이 퍼지는 것을 막고 백성들에게 약을 무료로 나누어 주는 기관이다.

정답 06 ③ 07 ③ 08 ① 09 ③ 10 ③ 11 ③

## 12 다음 중 고려시대의 빈민구제기관과 가장 관련이 없는 기관은?

① 제위보
② 혜민국
③ 흑 창
④ 동서대비원

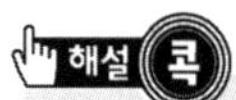

①, ②, ④는 고려시대의 빈민구제 및 서민의료기관이다.
흑창은 의창과 더불어 고구려시대 빈민구호기관이다.

## 13 조선시대 보건행정기관과 그 역할에 대한 연결로 옳은 것은?

기출 2014 서울시

① 대의감 – 의약행정 총괄
② 활인서 – 감염병환자의 치료 및 관리
③ 혜민서 – 왕실의 의료 담당
④ 약전 – 의약교육의 시행
⑤ 상식국 – 서민을 위한 구료제도

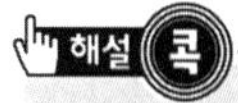

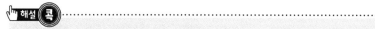

① **대의감(大醫監)** : 의약총괄(고려시대)
③ **혜민서** : 의약과 일반서민의 의료 담당
④ **약전** : 신라시대 의료행정을 담당하고 처방에 쓸 약을 맡은 곳으로 경덕왕 때에 보명사로 개명되었다가 다시 약전으로 바뀜
⑤ **상식국** : 조선시대 후궁과 왕실 여인들의 의약을 관리하는 기관

## 14 조선시대 의료담당기관의 설명으로 옳지 않은 것은?

① 내의원 : 왕실의 의료 담당
② 전의감 : 일반의료 행정 및 의과고시 담당
③ 혜민서 : 의약과 일반서민의 치료사업
④ 혜민국 : 일반서민의 의료 담당

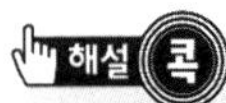

혜민국은 고려시대의 서민의료기관이다.

조선시대 의료기관 및 활동 내용

- **의녀제도** : 의녀는 도성과 지방에 배치되어 부녀자의 질병치료와 의인의 진료와 치료를 돕는 역할을 하였다.
- **제생원** : 조선 초기 서민의 질병치료 및 의녀의 양성을 맡아 보던 의료기관이다(후에 혜민서에 병합).
- **전의감** : 일반의료 행정 및 의과고시 담당기관이다.
- **내의원** : 왕실의 의료 담당기관이다.
- **혜민서** : 의약과 일반서민의 치료사업을 하였다.
- **활인서** : 감염병환자 담당기관이다.
- **전향사** : 예조 산하의 의약 담당기관이다.



## 15 고려시대의 상약국과 그 성질이 같은 조선 전기의 기관은?

① 위생국 ② 제생원
③ 활인서 ④ 내의원

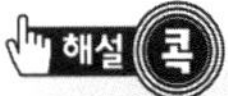

상약국과 내의원은 중앙의료기관으로서 왕실의료와 관련하여 의료를 수행한 기관이다.
① **위생국** : 위생국은 1894년에 설치된 기관으로 조선말에 해당한다.
② **제생원** : 조선 전기 서민의 질병치료기관
③ **활인서** : 조선 전기 감염병환자의 치료 및 구호를 담당하는 기관

## 16 왕실의 내용(內用) 및 사여(賜與) 의약을 담당하며, 의학교육과 의과취재 등의 일반 의료행정을 수행한 조선시대 중앙의료기관은?

기출 2020 서울시

① 내의원 ② 전의감
③ 활인서 ④ 혜민서

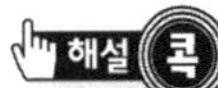

전의감은 내의원이 설치되기 이전에 왕실의 내용(內用) 약재 조달과 왕실 및 조관(朝官)의 진료, 약재의 사여(賜與), 약재의 재배와 채취, 외국 약재의 구입 및 판매, 의서 편찬, 의학 교육 그리고 취재(取才) 등 국가의 모든 의료사업을 관장하였다.
① **내의원** : 왕실의 의료 담당
③ **활인서** : 감염병환자의 치료 및 구호를 담당
④ **혜민서** : 조선시대에 의약과 일반서민의 치료를 맡아본 관청

정답 12 ③ 13 ② 14 ④ 15 ④ 16 ②

## 17 조선시대 의과고시를 담당하던 기관은?

① 전향사　　② 전의감
③ 내의원　　④ 혜민서

**해설 콕**

① **전향사** : 의약
③ **내의원** : 왕실의료
④ **혜민서** : 서민치료

## 18 조선시대 왕실의 의료를 담당한 곳은?

① 전향사　　② 내의원
③ 전의감　　④ 혜민서

**해설 콕**

조선 전기 왕실의 의료를 담당한 곳은 내의원이다.

## 19 조선시대 후기에 설치된 최초의 근대식 병원은?

① 대비원　　② 혜민국
③ 광혜원　　④ 제생원

**해설 콕**

광혜원은 1885년 선교사 알렌에 의하여 세워진 우리나라 최초의 근대식 병원이다.

## 20 궁중에서 쓰는 의약의 공급과 임금이 하사하는 의약에 관한 일을 관장하였던 관서는?

① 활인서　　② 전의감
③ 전향사　　④ 혜민서

**해설 콕**

전의감은 궁중에서 쓰는 의약의 공급과 임금이 하사하는 의약에 관한 일을 관장하였고, 전향사는 의약업무, 제사 등을 관장하였다.

**21** 우리나라에서 서양의학적 지식이 도입된 시기는?

① 조선 고종　　② 조선 초기
③ 조선 중기　　④ 일제시대

해설 콕

고종 31년(1894년)에 갑오개혁을 전후하여 서양의학적 지식이 도입되어 위생국이 설치되었다.

**22** 일제시대의 보건행정의 특성은?

① 계몽행정　　② 봉사행정
③ 경찰행정　　④ 민원행정

해설 콕

일제시대에는 조선총독부 경찰국과 각 시·도 경찰부에 위생과를 두어 경찰위생 보건행정을 실시하였다.

**23** 일제 총독부 시대의 보건행정 담당부서는?

① 위생국 보건과　　② 보건국 보건과
③ 경찰국 위생과　　④ 사회부 보건국

해설 콕

경무총감부 산하에 경찰국 위생과를 두어 보건행정을 담당하게 하였다.

**24** 국내 최초의 보건소가 설치되어 넓은 의미의 공중보건사업이 시작된 시기는?

① 미군정시대　　② 일제시대
③ 조선 말기　　④ 정부수립시대

해설 콕

미군정시대인 1946년 국내 최초의 보건소가 설치되면서 광의의 공중보건사업이 시작되었다.



정답 17 ② 18 ② 19 ③ 20 ② 21 ① 22 ③ 23 ③ 24 ①

## 25 우리나라에 시범 보건소가 최초로 설립된 시기는?

① 조선후기 ② 일제강점기
③ 미군정시대 ④ 대한민국정부 수립 후

해설 콕

미군정시대인 1946년 10월 서울에 시범 보건소가 설치되었으며, 오늘날 보건소의 효시가 되었다.

## 26 미군정령 제1호로 공포된 내용은?

① 경찰국 위생과 설치 ② 위생국 설치
③ 보건후생부 설치 ④ 광혜원 설립

해설 콕

1945년 미군정장관은 미군정령 제1호로 위생국 설치에 관한 사항을 공포하였다.

## 27 대한민국 정부수립 후의 중앙보건행정조직에 대한 명칭 변경 순서로 맞는 것은?

① 위생국 – 보건후생국 – 보건후생부 – 보건사회부 – 보건복지부
② 위생국 – 보건후생부 – 보건후생국 – 보건사회부 – 보건복지부
③ 사회부 – 보건부 – 보건후생부 – 보건사회부 – 보건복지부
④ 사회부 – 보건부 – 보건사회부 – 보건복지부

해설 콕

사회부(1948) – 보건부(1949) – 보건사회부(1955) – 보건복지부(1994)

# 02 보건행정조직

**01** 공중보건사업에 있어서 최소 단위는?

① 개 인 ② 가 족
③ 직 장 ④ 지역사회

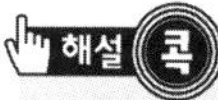


공중보건사업의 목적은 지역 전체 주민의 건강유지 · 증진이므로 그 최소 단위는 지역사회가 된다.

**02** 우리나라에서 보건사회부가 보건복지부로 직제가 개편된 시기는?

① 1992년 ② 1980년
③ 1994년 ④ 1996년

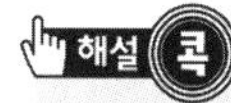


보건복지부는 1955년 2월 사회부와 보건부를 통합하여 출범한 보건사회부로 시작하여 1994년 12월 23일 「정부조직법」, 「보건복지부와 그 소속기관 직제」에 의해 보건복지부로 개편되었다.

**03** 〈보기〉 중 보건복지부의 소속기관을 모두 고른 것은? 기출 2020 서울시

| | |
|---|---|
| ㄱ. 국립재활원 | ㄴ. 국립암센터 |
| ㄷ. 국립중앙의료원 | ㄹ. 건강보험분쟁조정위원회 사무국 |

① ㄱ, ㄷ ② ㄱ, ㄹ
③ ㄴ, ㄷ ④ ㄴ, ㄹ

해설 콕

ㄱ. 보건복지부장관의 관장 사무를 지원하기 위하여 「책임운영기관의 설치 · 운영에 관한 법률」 제4조 제1항, 같은 법 시행령 제2조 제1항 및 별표 1에 따라 보건복지부장관 소속의 책임운영기관으로 국립정신건강센터 · 국립나주병원 · 국립부곡병원 · 국립춘천병원 · 국립공주병원 및 국립재활원을 둔다(보건복지부와 그 소속기관 직제 제2조 제4항).
ㄴ. 국립암센터는 「암관리법」에 의거 설치되는 보건복지부 산하 기타 공공기관이다.
ㄷ. 국립중앙의료원은 「국립중앙의료원의 설립 및 운영에 관한 법률」에 의거 설치되는 기타 공공기관이다.
ㄹ. 건강보험분쟁조정위원회의 사무를 처리하기 위하여 「국민건강보험법」 제89조 제5항에 따라 보건복지부장관 소속하에 건강보험분쟁조정위원회 사무국을 둔다(보건복지부와 그 소속기관 직제 제2조 제2항).



정답 25 ③ 26 ② 27 ④ / 01 ④ 02 ③ 03 ②

**04** 〈보기〉 중 보건복지부의 소속기관을 모두 고르면? **기출** 2010 지방직 변형

| | |
|---|---|
| ㄱ. 질병관리청 | ㄴ. 한국산업안전보건공단 |
| ㄷ. 국립재활원 | ㄹ. 보건소 |

① ㄱ, ㄴ, ㄷ ② ㄷ
③ ㄴ ④ ㄱ, ㄴ, ㄷ, ㄹ

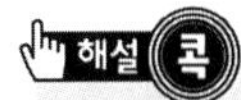

ㄱ. 질병관리청은 2020년 보건복지부 소속기관에서 보건복지부 외청으로 독립하였다.
ㄴ. 한국산업안전보건공단은 고용노동부 소속이다.
ㄹ. 보건소는 중앙정부조직인 보건복지부에서 보건행정과 보건의료사업의 기능을 지도, 감독을 받고, 행정안전부에서 인력, 예산, 조직 지원을 받는 하부행정단위로서 이원화된 지도·감독체제로 이루어져 있으며, 행정안전부 소속이다.

**05** 보건복지부 조직도에서 6국의 현재 직제로 옳지 않은 것은? **기출** 2014 지방직 변형

① 사회보장정책국 ② 보건산업정책국
③ 장애인정책국 ④ 건강정책국
⑤ 연금정책국

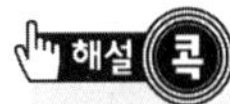

보건복지부에 운영지원과, 인사과, 사회복지정책실, 장애인정책국, 인구정책실, 연금정책국, 사회보장위원회 사무국, 보건의료정책실, 건강보험정책국, 건강정책국 및 보건산업정책국을 둔다(보건복지부와 그 소속기관 직제 제4조 제1항).

**06** 보건복지부에서 독립한 질병관리청의 주요 기능에 해당하지 않는 것은?

① 방역·검역 등 감염병에 관한 사무
② 국민건강증진사업의 지원 및 평가
③ 각종 질병에 관한 조사·시험·연구에 관한 사무
④ 신종 및 해외 유입 감염병에 대한 선제적 위기 대응 체계 강화

해설 콕

국민건강증진사업의 관리, 기술지원 및 평가는 한국건강증진개발원의 업무에 해당한다(국민건강증진법 제5조의3 제2항 제6호).
질병관리청은 방역·검역 등 감염병에 관한 사무 및 각종 질병에 관한 조사·시험·연구에 관한 사무를 관장한다(질병관리청과 그 소속기관 직제 제3조).

## 07 COVID-19와 같은 신종 및 해외 유입 감염병에 대한 선제적 대응, 효율적 만성질환관리, 보건의료 R&D 및 연구 인프라 강화가 주된 업무인 보건행정조직은? 기출 2022 서울시

① 국립재활원 ② 질병관리청
③ 국립검역소 ④ 한국보건산업진흥원

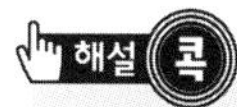

질병관리청의 핵심사업

| | |
|---|---|
| 감염병으로부터 국민보호 및 안전사회 구현 | • 신종 및 해외 유입 감염병에 대한 선제적 위기 대응 체계 강화<br>• 결핵, 인플루엔자, 매개체 감염병 등 철저한 감염병관리 예방<br>• 국가예방접종 지원 확대 및 이상 반응 감시 등 안전관리<br>• 고위험병원체 안전관리를 통한 생물 안전보장<br>• 의료감염관리 및 항생제 내성 예방 |
| 효율적 만성질환 관리로 국민 질병부담 감소 | • 만성질환 예방과 건강행태 개선을 위한 건강통계 생산 및 근거 정보지원<br>• 고혈압, 당뇨병 등 심뇌혈관질환, 알레르기질환 등 만성질환 예방관리<br>• 국가 금연정책 지원을 위한 조사 및 흡연 폐해 연구<br>• 국가관리 대상 희귀질환 지정지원<br>• 장기기증자 등 예우 지원 강화와 생명 나눔 인식 제고<br>• 미세먼지 건강 영향 감시, 취약계층 보호 대책 마련<br>• 기후변화(폭염, 한파 등) 건강 피해 예방 |
| 보건의료 R&D 및 연구 인프라 강화로 질병 극복 | • 감염병 R&D를 선도하는 컨트롤 타워<br>• 건강수명연장을 위한 만성질환연구 강화<br>• 보건의료 연구자원 공유・개방<br>• 4차 산업혁명 대비 첨단의료연구 강화 |

## 08 우리나라 보건행정조직에 대한 설명으로 옳지 않은 것은?

① 중앙보건행정조직은 보건복지부와 국립재활원, 국립소록도병원, 오송생명과학단지지원센터 등을 포함한다.
② 보건지소와 보건진료소의 설치 및 운영은 「지역보건법」에 의한다.
③ 보건소의 보건교육활동은 「국민건강증진법」이 시행되면서 강화되었다.
④ 질병관리청은 방역・검역 등 감염병에 관한 사무 및 각종 질병에 관한 조사・시험・연구에 관한 사무를 관장한다.

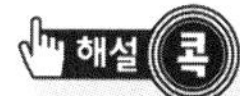

보건지소의 설치운영은 「지역보건법」에 의하지만, 보건진료소는 「농어촌 등 보건의료를 위한 특별조치법」 제15조에 의하여 설치 및 운영된다.

정답 04 ② 05 ① 06 ② 07 ② 08 ②

## 09 중앙정부의 책임하에 보건사업을 실시하는 사업으로 볼 수 없는 것은?

① 지역 특성을 고려한 사업인 경우
② 전국적으로 실시해야 하는 사업인 경우
③ 정부 부처간 협력이 필요한 사업인 경우
④ 업무의 중복을 피하고자 하는 사업인 경우

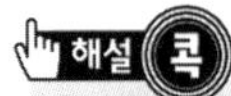

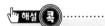

보건사업을 중앙정부의 책임하에 수행하여야 하는 이유
• 감염병관리와 같이 지역 단위만으로는 목적달성을 할 수 없거나 효율성이 없는 사업들이 있다.
• 정부 각 부처간의 조직이나 기술, 인력의 협력 없이는 어려운 보건사업들이 있다.
• 보건사업의 일관성을 유지하여 업무의 중복을 피할 수 있다.

## 10 우리나라의 지방보건행정조직을 사실상 관장하는 중앙기관은?

① 보건복지부
② 행정안전부
③ 교육과학기술부
④ 기획재정부

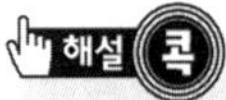


우리나라의 보건행정체계는 보건복지부와 행정안전부로 이원화되어 있다. 지방보건행정기관은 직제상 행정안전부에 속한다.

## 11 정부 조직상 서울시 각 자치구에 위치되어 있는 보건소는 어느 조직 소속인가?

기출 2018 서울시 변형

① 행정안전부
② 보건복지부
③ 질병관리청
④ 식품의약품안전처

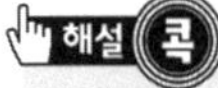


보건소는 중앙정부조직인 보건복지부에서 보건행정과 보건의료사업의 기능을 지도·감독 받는다. 그러나 소속은 행정안전부이고, 행정안전부에서 인력, 예산, 조직 지원을 받는다. 즉 행정안전부의 하부행정단위로서 이원화된 지도·감독체제로 운영되고 있다.

## 12 보건복지부와 보건소의 관계에서 주요 요소는?

① 기술행정　② 인사관리
③ 행정기능　④ 예산관리

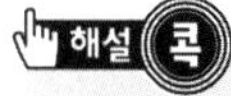

보건복지부는 보건행정의 일선기관에 대한 인사권, 예산권이 없으며, 중앙정부의 보건정책 결정기관으로서 보건행정 활동에 대한 기술적인 지원만을 하고 있다.

## 13 보건행정의 조직상 사업실시 말단기관은?

① 군 청　② 시 청
③ 보건소　④ 읍·면사무소

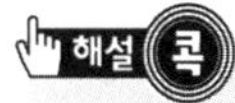

시·군·구에 두는 보건행정조직은 주민과 직접 접촉이 많은 보건행정조직의 최일선 조직으로 보건소를 두고 있다. 실질적인 의미에서 주민이 느끼는 보건행정의 대부분은 보건소를 통해서 이루어지고 있다.

## 14 보건소는 보건행정에서 어떤 역할을 수행하는 기관인가?

① 정책수립기관　② 사업수행기관
③ 사업평가기관　④ 인력훈련기관

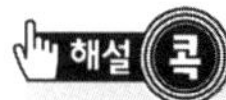

보건소는 보건행정, 보건사업 및 보건진료를 수행하는 기관이다.



정답 09 ① 10 ② 11 ① 12 ① 13 ③ 14 ②

## 15 우리나라 보건행정조직의 문제점으로 옳지 않은 것은?

① 보건복지부의 고유사무는 행정안전부의 감독을 받고 있지 않다.

② 말단 보건조직은 대민 진료기관으로서의 전문성을 충분히 살리지 못하고 있다.

③ 적정 보건의료 구역이 반드시 일반행정 구역과는 반드시 일치하지 않는다는 사실이 무시되고 있다.

④ 말단 보건조직은 명령계통의 이원화로 업무 수행에 혼란이 초래되고 있다.

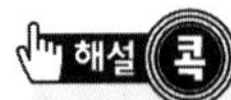


현실적으로 보건복지부의 고유사무는 행정안전부의 일선행정기관을 통해서 지도·감독되고 있다.

## 16 세계보건기구 헌장에 규정된 기능이 아닌 것은?

① 국제 검역 대책

② 방사능화학물질 등의 관리 및 통제

③ 회원국의 요청이 있을 경우에 의료봉사

④ 재해예방

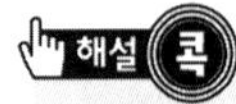


세계보건기구 헌장 제2조에 의한 기능

1. 국제 검역 대책
2. 각종 보건문제에 대한 협의, 규제 및 권고안 제정
3. 식품, 약물 및 생물학적 제재에 대한 국제적 표준화
4. 과학자 및 전문가들의 협력에 의한 과학의 발전 사업
5. 보건통계 자료 수집 및 의학적 조사 연구사업
6. 공중보건과 의료 및 사회보장 향상 사업
7. 회원국의 요청이 있을 경우에 의료봉사
8. 모자보건의 향상
9. 감염병관리
10. 진단검사 기준의 확립
11. 환경위생 및 산업보건 개선사업
12. 재해예방
13. 정신보건 향상
14. 보건요원의 훈련 및 기술협력사업

**17** **우리나라가 소속되어 있는 세계보건기구(WHO) 지역 사무소는?** 기출 2014 서울시

① 동지중해 지역
② 동남아시아 지역
③ 서태평양 지역
④ 범미주 지역
⑤ 유럽 지역

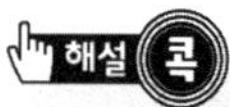

우리나라는 서태평양 지역사무소에 소속되어 있으며, 북한은 동남아시아 지역에 소속되어 있다.

**18** **세계보건기구에 한 건이 발생한 경우에도 신고하여야 하는 감염병은?**

① 중증급성호흡기증후군(SARS)
② 콜레라
③ 페스트
④ 바이러스성

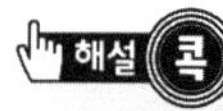

한 건이 발생한 경우에도 신고하여야 하는 질병
두창, 야생 폴리오바이러스에 의한 폴리오, 신규 아형으로 인한 인체감염 인플루엔자, 중증급성호흡기증후군(SARS) 등 4종 감염병이다.



**19** **국제보건규칙(IHR)의 시행과 관련하여 우리나라를 대표하는 기관은?**

① 국립서울대병원
② 질병관리청
③ 건강보험공단
④ 건강보험심사평가원

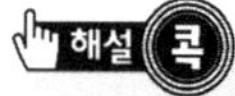

WHO는 IHR2005 시행과 관련해서 국가를 대표하는 담당기관을 지정・설치하도록 요구하고 있는데, 2006년 8월 29일 질병관리본부(현재 질병관리청)를 국가대표기관으로 지정하여 통보하였다.

정답 15 ① 16 ② 17 ③ 18 ① 19 ②

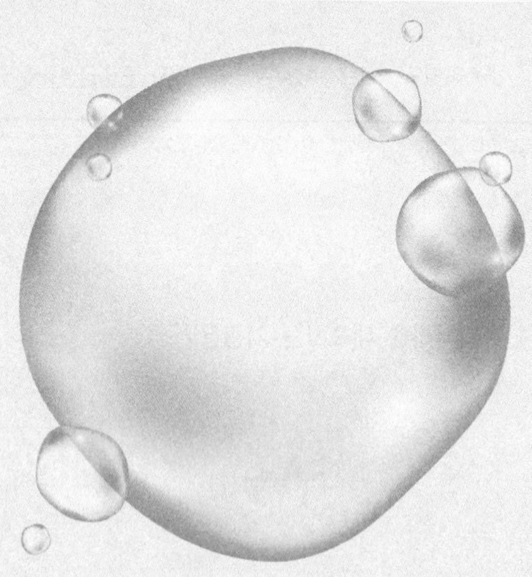

우리가 해야할 일은 끊임없이 호기심을 갖고

새로운 생각을 시험해보고

새로운 인상을 받는 것이다.

– 월터 페이터 –

# CHAPTER 03
# 보건기획

CHAPTER 03 보건행정

# 보건기획

**출제포인트**

❶ 보건기획의 의의와 그 범위를 학습한다.
❷ 보건기획의 특성을 알아보고, 보건기획이 왜 필요한지 학습한다.
❸ 보건기획의 8가지 원칙을 확인하고, 보건기획과정을 학습한다.

## 01 보건기획의 기초

### 1 개 요

#### (1) 기획의 의의 기출 2021 서울시

① 기획은 행동을 하기 전에 무엇을 어떻게 해야 하는지를 결정하는 것이며, 미래를 예측하는 것이다.

② 기획은 미래 지향적 · 목표 지향적이며, 의식적으로 최적수단을 탐색하고 선택하는 의사결정 과정으로 지속적인 과정이다.

③ 기획은 계획을 작성하는 과정이며, 계획은 기획을 통해 산출된 결과이다.

④ 기획은 절차와 과정을 의미하고, 계획은 문서화된 활동목표와 수단을 의미한다.

**행정의 일반적 관리과정 : 귤릭(Gulick)의 7단계 관리과정(POSDCoRB)**
Planning(기획) → Organization(조직) → Staffing(인사) → Directing(지휘) → Coordination(조정) → Reporting(보고) → Budgeting(예산)

**심화Tip 기획과 정책**

1. 기획이 정책보다 상위적인 개념이다.
2. 기획이 정책보다 장기적이며, 미래 지향적이다.
3. 기획은 이상적이고 정책은 치유적인 경우가 많다.
4. 기획은 정책보다 포괄적이고 일관적이다.
5. 기획이 정책보다 더 합리적이다.
6. 기획은 정책보다 덜 구체적이다.

### (2) 보건기획의 의의

보건기획은 당면하고 있는 여러 가지 문제를 해결하여 보건복지를 증진시키기 위한 합리적인 보건정책의 수립과 보건의료자원의 균등한 배분을 효과적으로 하기 위한 제반활동을 말한다.

### (3) 보건기획의 범위

| 구분 | 내용 |
|---|---|
| 인적자원기획 | 각종 보건의료 인력을 양성하고 관리하며, 의료 인력의 지역적 분포 및 활용목표에 대한 기획을 말한다. |
| 물적자원기획 | 각종 보건의료 시설과 의료장비 및 소모품의 생산, 분배 및 처리에 관한 사항과 관련된 기획을 말한다. |
| 행정조직기획 | 보건의료체계의 발전과 재원의 조달, 분배 및 산업정보체계의 개발 등을 포함한다. |
| 환경기획 | 쾌적한 생활환경의 확보에 관련되는 보건사업, 즉 기본환경관리, 공해관리 및 상하수도관리 등을 포함한다. |
| 보건교육기획 | 예방보건사업과 건강한 생활을 영위하기 위한 국민보건교육 및 홍보에 관한 것을 포함한다. |
| 조사 및 연구기획 | 국민보건 실태를 분석하기 위한 제반 활동과 보건과학 및 의학기술의 향상에 관련된 조사연구에 관한 것을 포함한다. |



## 2 보건기획의 특성 및 필요성

### (1) 보건기획의 특성 기출 2021 서울시

① 목표 지향적이어야 한다. 목표를 설정하고 이를 달성하기 위한 과정을 결정한다.

② 관련 자료를 수집 및 분석하여 문제점을 파악한다.

③ 목표달성을 위한 최적의 수단을 선택하는 과정이다. 실현가능성, 형평성, 효과성 등을 고려하여 대안을 평가하며, 경제적 합리성, 정치적 합리성 등을 고려하여 최종 대안을 선택한다.

④ 미래 지향적이어야 한다.

⑤ 질서정연해야 한다.

⑥ 동적인 것(적응성을 가진 것)이어야 한다.

> **The 알아보기**
>
> **적응성**
>
> 개인, 집단 등이 환경의 변화에 적응하는 정도를 말한다.

### (2) 보건기획의 필요성 기출 2014 지방직

① 자원의 효과적인 배분

기관의 사업별로 요구되는 인력, 시설 및 예산 등의 자원을 충족시키기 위하여 자원의 효과적인 배분이 필요하다.

② 합리적 의사결정

보건정책 과정과 희소자원의 효과적인 배분을 위한 합리적인 의사결정을 하기 위해서는 상황분석과 장래추이분석, 우선순위 및 목표설정 등을 통한 효율성의 원리가 기초되어야 한다.

③ 이해대립의 조정 및 결정

각 정책간에는 목표달성을 위한 방법과 수단의 결정과정에서 상호 상충되는 가치와 의견을 가질 수 있으므로 이러한 갈등을 사전에 해결하기 위하여 기획이 요구된다.

④ 새로운 지식과 기술개발

현대 정보사회와 같이 정보가 급속도로 발전하는 사회에서는 보건정책에 필요한 새로운 지식과 기술을 필요로 한다. 따라서 사전에 검토나 조정 없이 새로운 지식과 기술만 도입한다면 지역사회 발전에 장애가 될 수 있다.

⑤ 조직관리 통제의 용이성

기획은 보건의료조직의 목표와 그에 필요한 직무가 수행되어야 할 일정 등을 명시함으로써 구성원의 직무를 통제하는 기준으로 삼을 수 있다. 조직경영에 있어서 기획의 예상목표를 기준으로 삼아 제반활동이 수행되는 과정을 판단할 수 있고 문제가 있을 경우 필요한 조치를 취할 수 있다.

**심화Tip 보건기획의 제약요인** 기출 2021 서울시

| 구분 | 내용 |
|---|---|
| 보건기획 수립상의 제약요인 | • 목표의 갈등 대립 및 계량화 곤란<br>• 미래 예측의 어려움과 자료 및 정보의 부족<br>• 비용의 과중과 시간의 제약<br>• 개인적 창의력 저해(위축)<br>• 자료 · 정보의 부족과 부정확성<br>• 기획의 그레샴 법칙의 적용 |
| 보건기획 집행상의 제약요인 | • 경직화 경향과 수정의 곤란성<br>• 미래 예측의 어려움과 자료 및 정보의 부족<br>• 즉흥적 권위적 결정에 의한 빈번한 수정<br>• 반복적 사용의 제한<br>• 자원 배분의 비효율성<br>• 신축성의 결여 |
| 보건기획에 대한 정치적 · 행정적 제약요인 | • 기획요원의 능력 부족<br>• 번잡한 행정절차 및 회계제도<br>• 재원의 제약성<br>• 조정의 결여<br>• 정치적 불안정과 정치적 개입<br>• 기획 과정의 참여부족<br>• 행정조직의 비효율성 |

# 02 보건기획의 원칙 및 과정

## 1 보건기획의 원칙

### (1) 목적성의 원칙

보건기획은 그 실시과정에 있어서 비능률과 낭비를 피하고, 그 효과성을 높이기 위해 명확하고 구체적인 목적이 제시되어야 한다.

### (2) 단순성의 원칙

보건기획은 간명하여야 하며, 가능한 한 난해하고 전문적인 용어는 피해야 한다.

### (3) 표준화의 원칙

보건기획의 대상이 되는 예산, 서비스 및 사업방법 등의 표준화를 통하여 용이하게 보건기획을 수립할 수 있으며, 장래의 보건기획에도 이바지 할 수 있다.

### (4) 신축성(탄력성)의 원칙

유동적인 보건행정 상황에 대응하여 수정될 수 있도록 작성되어야 한다.

### (5) 안전성의 원칙 기출 2017 지방직

보건기획은 소기의 목적을 달성하기 위하여 고도의 안전성이 요구된다. 즉 불필요한 수정을 피하고 일관성과 안정감이 있도록 해야 한다.

### (6) 경제성의 원칙

보건기획의 작성에는 막대한 물적・인적자원과 시간이 소요되므로 가능한 한 현재 사용가능한 자원을 활용하도록 한다.

### (7) 장래예측성의 원칙

보건기획에 있어서 예측은 그 달성 여부에 결정적인 영향을 미치므로 명확할 것이 요구된다.

### (8) 계속성의 원칙

보건기획은 조직의 계층을 따라 연결되고 계속되어야 하며, 구체화 되어야 한다.

## 2 보건기획의 과정(Planning Process)

기획이란 행동하기 전에 무엇을 어떻게 해야 하는지를 결정하는 것이며, 미래를 예측하는 것이라고 할 수 있다. 기획 과정에는 전제를 세우고, 예측을 하며, 목표를 설정 또는 재설정하고, 구체적 행동계획을 전개하는 과정을 거치게 된다.

### (1) 전 제

① 전제란 내적 환경이나 외적 환경에 대하여 가정하는 것을 말한다. 기획의 본질은 장래에 대한 종합적인 전망과 합리적인 기획 가정(planning assumption)에 입각하고 있다.

② 즉, 대상주민의 건강상황에 직접 또는 간접적으로 영향을 미치는 결정요인을 규명하고, 요인간의 상호관계를 파악하여 대상주민들의 건강상태를 향상시키기 위한 보건사업 설계에 소요되는 기초자료를 얻는 과정이다.

### (2) 예 측

① 예측이란 과거와 현재에 대한 정보를 수집하고, 그것을 분석하여 미래에 대하여 추정하는 것을 말한다.

② 양질의 보건행정서비스를 위해서는 적절한 시설과 인력, 장비, 물자 등을 준비해야 되기 때문에 미래 보건행정 수요에 대한 예측은 중요하다.

### (3) 목표설정

① 목표설정은 궁극적으로 달성하려는 목적을 구체화하는 것이다.

② 기획의 목표는 현실에 대한 불만이나 장래에 대한 희망 등에서 도출되는 것이 가장 큰 목표가 된다.

③ 목표의 요건은 표방된 목표와 실제 목표 사이에 괴리가 없어야 하고, 목표설정에 있어서 타당성과 내적 일관성이 있어야 하며, 실제적이고 현실가능성이 있어야 한다.

④ 최근 보건정책의 기조는 국민의 삶의 질을 향상시키기 위한 방법으로 생산적 복지를 추구한다는 것이다. 전통적으로 보건의료 분야의 목표는 보건의료의 접근성과 생산성, 의료비 절감, 보건의료서비스의 질 향상 등이었다.

### (4) 정보의 수집과 분석(현황분석)

① 목표가 정립되면 현재적 실제상황에 대한 분석과 판단이 필요하게 된다. 조직이 달성하려는 바가 결정되었을 때 기획과정의 활동과정을 어떻게, 언제, 누구에 의해서 달성할 것인가를 구체화한다.

② 즉, 보건의료서비스를 생산·공급함으로써 보건부문의 목표를 달성하는데 직접적으로 기여하는 사업들의 목표, 발전방법, 소요자원, 예산, 인력계획 등을 구체화시키는 작업이다.

### (5) 대안의 검토 및 최적대안의 선택

대안의 검토는 사업의 실현가능성, 그 사업의 예견되는 성과와 능률을 분석하고 확정하여 내용을 충실히 하는 과정이다. 보건부문 대안의 검토에 있어서도 보건의료의 발전뿐만 아니라 국가발전이라는 차원에서 접근해야 한다.

① 대안의 검토기준

㉠ 보건과학적 타당성

'보건학적 문제점을 충분히 파악했는지', '그 문제점들을 해결하기 위한 수단은 기술적으로 가능하며 효과가 있는지' 등을 검토한다. 이때 보건의료체계의 기술적 과정에 관한 기준과 규범을 주요 검토 기준으로 삼는다.

㉡ 경제적 타당성분석 기출 2015, 2016, 2017 지방직 기출 2019 서울시

ⓐ 경제적 타당성은 능률의 제고, 즉 자원 대 성과비의 극대화 내지 적정화에 초점을 맞춘다.

ⓑ 경제성 평가의 분석법은 측정하는 비용과 결과(편익)의 종류와 그 측정방법에 따라서 여러 가지가 있을 수 있으나, '비용(최소화)분석, 비용효과분석, 비용효용분석, 비용편익분석' 방법이 대표적이다.

| | |
|---|---|
| 비용(최소화)분석 | • 모든 면에서 동일한 결과를 낳는 두 가지 이상의 대안 중에서 최소 비용이 소요되는 안을 선택하는 방법이다.<br>• 비용의 크기 순서로 대안을 나열하여 최소 비용을 낳는 선택 대안을 선택한다. |
| 비용편익분석 | • 의사결정을 하는데 있어 가능한 모든 사회적 비용과 가능한 모든 사회적 편익을 따져 대안들 중 최적대안을 선정하는 방법이다.<br>• 의사결정자는 대안들 중 비용이 같다면 그 중 편익이 가장 큰 대안을 선택하거나, 반대로 편익이 같다면 그 비용이 가장 적게 드는 대안을 선택한다.<br>• 비용편익분석의 기법에서 가장 중요한 사항<br>– 연구대상이 화폐 단위로 측정되어야 한다(공통된 척도).<br>– 화폐의 가치가 시간에 따라 변화하므로, 미래에 발생하는 비용과 편익은 현재가치로 할인한다(현재가치, 할인율).<br>※ **할인율** : 미래에 발생하는 비용과 편익을 현재가치로 환산할 때 사용하는 비율을 말한다. |
| 비용효과분석 | • 편익을 현금 가치로 환산하기 어려운 경우, 그 산출 값을 화폐 가치가 아닌 효과로 측정하여 여러 대안 가운데 가장 효과적인 대안을 찾는 방법이다.<br>• 산출 단위당 비용(cost per unit of outcome)의 크기 순서로 선택대안을 나열하는 것이 비용효과분석의 목적이다. 즉, 제한된 자원의 가장 효과적인 사용방법을 찾는 방법이다.<br>• 효과를 화폐 가치로 환산하기 어려운 사업, 즉 효과가 무형적인 사업의 분석에 적합하다.<br>• 기술적 합리성을 요약해서 나타낸 기법으로서, 효과를 화폐 단위로 측정하지 않아도 되기 때문에 비용편익분석보다 훨씬 쉽게 적용할 수 있다.<br>• 비용효과분석에서는 '삶의 양'만을 고려할 뿐 '삶의 질'은 간과하게 된다. 어떤 의료적 개입은 생존년을 증가시켜 주지만 삶의 질은 낮추는 반면에, 생존년을 증가시켜 주진 못하지만 삶의 질을 높여 주는 경우가 있다. |

| | |
|---|---|
| 비용효용분석 | • 비용효과분석의 단점을 보완하기 위해 고안된 방법으로서 생존년 그 자체보다도 생존년의 가치 또는 생존년으로부터 얻는 '효용'의 크기를 결과로 삼는다. 즉, 결과를 비용효과분석처럼 비화폐적으로 표현하되 생존기간이라는 생명의 양뿐만 아니라, 그 기간 중 삶의 질을 효용 개념으로서 명시적으로 표현하고 있다.<br>• **질 보정 수명**(Quality adjusted life of years ; QALY) : 비용효용분석의 결과지표로 가장 흔히 사용되는 것이 질 보정 수명(QALY)인데, QALY는 생존기간 동안 경험하는 건강상태의 질을 보정하여 계산된다. QALY는 생존년수로 건강수준의 양적인 관점을 반영할 뿐만 아니라, 질 가중치로 반영한 건강상태의 질적인 관점도 같이 반영할 수 있으며, 어떤 질병이나 환자에서도 공통 결과 지표로 사용할 수 있다는 장점이 있다. |

**심화Tip 비용편익분석을 통한 대안비교의 평가기준**

1. **순현재가치**(Net Present Value)

   현재가치법이란 서로 다른 시간에 발생하는 다양한 항목의 편익과 비용을 현재가치로 환산하여 정책을 평가하는 방법을 말한다.
   - 현시점으로 전환된 편익이 비용보다 클 경우 : 정책으로 채택
   - 현시점으로 전환된 편익이 비용보다 작을 경우 : 정책으로 비채택

2. **편익 – 비용비**(B/C Ratio)

   편익 – 비용비는 가장 널리 이용되고 있는 경제적 능률성의 척도로서 정책의 총편익을 정책에 투입된 총비용으로 나눈 값, 즉 단위비용당 편익을 말한다.
   - 편익 – 비용비가 1보다 큰 경우 : 비용에 비해 더 큰 편익이 발생하므로 그 대안을 채택한다.
   - 편익 – 비용비가 1보다 작은 경우 : 비용에 비해 낮은 편익이 발생하므로 그 대안을 채택하지 않는다.
   - 상호 배타적인 사업대안에서 편익 – 비용비로 표현되는 지수를 검토하여 이들 가운데 가장 큰 지수를 가진 사업대안을 선택한다. 이때 올바른 결정에 이르도록 유의하여야 한다.

3. **내부수익률**(Internal Rate of Return)

   투자 자본에 대한 수익을 비율로 나타내 분석하는 방법이다. 이 방법은 투자에 대한 현금유입량의 현재가치와 현금유출량의 현재가치를 같도록 하여 수익률을 찾아낸다. 즉 순현재가치가 0이 되도록 하는 할인율이다.
   - 내부수익률이 투자자가 요구하는 수익률보다 클 경우 : 해당 투자대안을 선택한다.
   - 내부수익률이 투자자가 요구하는 수익률보다 작을 경우 : 해당 투자대안을 기각한다.

ⓒ 사회적 타당성

보건의료의 제공에 관여하는 개인이나 조직, 개별이용자나 조직들 사이의 관계나 역할 및 발전에 계획된 사업이 미칠 영향과 이로 인한 변화가 계획의 집행과정 및 결과에 주게 되는 영향을 검토한다.

ⓓ 정치적 타당성

보건계획이 집행됨으로써 혜택을 입은 것은 누구이며, 손해를 보는 것은 누구인지 그리고 집행과정에서 주도권은 누구에게 주어져야 하는지를 검토한다.

② 기술적 · 행정적 검토의 내용

보건기획에서는 기술적 관점, 정치적 관점에서 기획을 검토한다. 정치적 기준은 상황에 따라 가변적인데 반해, 기술적 기준과 행정적 기준은 어느 정도 보편성이 유지되므로 기술적 · 행정적 관점에서 검토내용을 살펴보면 다음과 같다.

㉠ 사업의 필요성과 의의 검토

ⓐ 사업이 해결하려고 하는 문제점의 존재 여부를 확인한다.

ⓑ 문제점에 관해서 옳게 이해했는지 여부를 확인한다.

ⓒ 계획된 활동을 전개함으로써 문제점을 완화하고 또는 해결될 수 있는지의 여부를 확인한다.

ⓓ 계획된 사업이 효과적으로 확정되었는지 확인한다.

ⓔ 문제점의 중대성에 비해 계획된 사업의 비용이 정당한지 여부 등을 검사하여 계획된 각 사업의 필요성과 추진할 가치가 있는지에 대한 판단기준으로 삼는다.

㉡ 대체방안의 검토

사업의 의의와 필요성이 확정되면 보다 효과적이고 능률적인 방안이 있는지 검토할 필요가 있다. 이때 시간, 비용 등의 제약을 고려하여 사업기술, 사업자원, 사업대상 및 사업주체에 관한 각 대안을 결정하여야 한다.

㉢ 사업대상지역의 특성을 감안한 실현가능성

대안의 검토 후 계획의 타당성이 인정되면 그 사업을 전개할 지역사회의 특성들, 즉 대상지역사회의 사업수용성 여부, 동기조작 가능성 및 자원상태 등을 고려하여 실현가능성을 검토해야 한다.

㉣ 사업수행능력의 검토

사업수행능력의 검토를 위해서는 다음의 사항을 고려함으로써 사업을 집행할 능력이 있는지의 여부를 판단할 수 있다.

ⓐ 자원의 질, 양, 구성 및 분포

ⓑ 집행과정의 합리성

ⓒ 물자와 정보의 적합성

ⓓ 관리인과 체계의 통합성 등

㉤ 사업의 경제적 효율성 검토

경상예산의 추산, 자본예산의 추산, 단위사업 성과를 얻는데 드는 비용 및 단위비용의 적합성 등을 고려함으로써 사업의 경제적 효율성을 판단할 수 있다.

㉥ 관리정보체계와 평가방법의 검토

관리정보체계와 평가방법의 검토에서 타당성이 인정된 사업이 전개되는 과정에서 계속적으로 검토와 수정이 필요하다. 그러므로 계획 초기부터 사업에 관해서 수시로 파악할 수 있도록 항상 정보체계에 유의하여야 하며, 그 정보에 기초하여 평가방법도 마련해야 한다. 이를 위해서는 다음의 사항 등을 검토할 필요가 있다.

ⓐ 평가를 위한 접근이 충분히 구체적인지의 여부

ⓑ 문제점과 사업 활동의 측정방법

ⓒ 평가기준의 구체적 설정

ⓓ 정보 및 자료의 수집방법자료의 처리 및 활용 방안

③ 최적대안의 선택

발굴된 대안들에 대한 충분한 검토를 거친 후 최적대안을 선택한다.

## (6) 계획의 집행

행정관리과정에서 계획의 집행은 기획, 조직, 지휘, 조정, 통제와 같은 각 요소별 절차를 밟는데, 이들을 크게 집행계획과 실제 시행으로 나눌 수 있다.

| 집행계획 | 예비단계를 거쳐 계획추진방안을 구상하며, 추진계획을 작성하는 작업이다. |
|---|---|
| 시 행 | 시행은 집행계획을 보건사업화 하여 실제적으로 추진(동작화)하는 것을 의미한다. 이러한 과정에서 사업의 궁극적 목적을 달성하기 위하여 각 행정수준에서의 각종 보건사업체들간의 협조와 기능적 분업이 요구된다. 이 단계에서 가장 문제가 되는 것은 업무조정 및 통제 그리고 구체적인 자원동원계획을 수립하는 일이다. |

## (7) 평 가

사업목적의 달성이 효과적으로 이루어지고 있는가를 분석하는 과정이라고 할 수 있다. 사업평가가 가능하려면 우선 사업의 목적과 가정이 타당한지를 검토해야 한다. 즉, 사업의 목적이 무엇인가, 사업의 대상은 누구인가, 사업의 효과가 나타나는 시기는 언제인가, 기대하는 효과의 크기는 어느 정도인가, 목적달성을 위한 접근법은 무엇인가 등을 파악하여 사업의 목적과 가정의 타당성 여부를 검토하게 된다. 이 과정이 끝나면 결과를 평가하는 단계에 들어서는데 다음 5가지 내용을 중심으로 평가 분석하게 된다.

| 업무량분석 | 무엇을 어느 정도 충실히 수행하였는지를 평가 · 분석한다. |
|---|---|
| 업적분석 | 사업의 목표량을 달성하기 위해 노력했다면 그 결과가 어느 정도인가를 평가한다. |
| 업적의 적절도 | 실제로 기대 또는 요구되는 목표량에 대한 업무량의 비율이 어느 정도 큰가를 평가 · 분석한다. |
| 효율성분석 | 투입된 노력이 과연 적절한 것이었는지, 좀 더 경제적인 방법은 없었는지 등을 분석한다. |
| 과정분석 | 사업이 어떤 기전에 의하며 또는 어떤 과정을 밟아 나타났는가를 분석한다. |

CHAPTER 보건기획

# 03 출제예상문제

## 01 보건기획의 기초

**01** 기획에 대한 설명으로 옳지 않은 것은?

① 기획은 행동을 하기 전에 무엇을 어떻게 해야 하는지를 결정하는 것이며, 미래를 예측하는 것이다.
② 기획은 무의식적으로 최적수단을 탐색하고 선택하는 의사결정과정이다.
③ 기획은 계획을 작성하는 과정이며, 계획은 기획을 통해 산출된 결과이다.
④ 기획은 절차와 과정을 의미하고, 계획은 문서화된 활동목표와 수단이다.



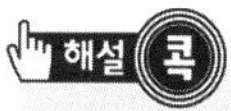

기획은 미래 지향적·목표 지향적이며, 의식적으로 최적수단을 탐색하고 선택하는 의사결정과정으로 지속적인 과정이다.

**02** 보건행정에서 조직관리의 순서로 옳은 것은?

① 기획 – 조정 – 조직 – 평가
② 기획 – 평가 – 조직 – 실행
③ 목적 – 조직 – 평가 – 실행
④ 기획 – 조직 – 실행 – 평가

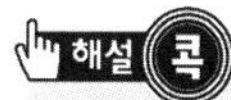

행정에서 조직관리의 일반적인 과정은 '기획 – 조직 – 실행 – 평가' 순으로 이루어진다.

정답 01 ② 02 ④

## 03 보건정책과 기획에 관한 설명으로 옳지 않은 것은?

① 기획은 이상적이고 정책은 보다 치유적인 경우가 많다.
② 기획은 정책보다 장기적이다.
③ 기획은 정책보다 더 포괄적이고 일관성이 높다.
④ 정책은 기획보다 더 합리적이다.

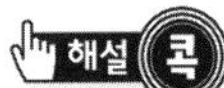

정책은 정치적 영향으로 인해 분석적 결정에 한계가 있기 때문에 기획이 정책에 비하여 훨씬 더 합리적으로 수행된다.

## 04 다음 〈보기〉의 내용과 관련이 있는 보건기획은?

| 보건의료체계의 발전과 재원의 조달, 분배 및 산업정보체계의 개발 등을 포함한다. |
|---|

① 인적자원기획
② 물적자원기획
③ 행정조직기획
④ 조사 및 연구기획

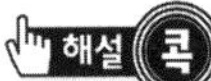

① **인적자원기획** : 각종 보건의료 인력을 양성하고 관리하며, 의료 인력의 지역적 분포 및 활용목표에 대한 기획을 말한다.
② **물적자원기획** : 각종 보건의료 시설과 의료장비 및 소모품의 생산, 분배 및 처리에 관한 사항과 관련된 기획을 말한다.
④ **조사 및 연구기획** : 국민보건 실태를 분석하기 위한 제반 활동과 보건과학 및 의학기술의 향상에 관련된 조사연구에 관한 것을 포함한다.

## 05 보건기획의 특성에 대한 설명으로 옳지 않은 것은?

① 목표 지향적이어야 한다.
② 목표달성을 위한 최적의 수단을 선택하는 과정이다.
③ 미래 지향적이어야 한다.
④ 정적인 것이어야 한다.

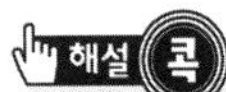

보건기획은 동적인 것, 즉 적응성을 가진 것이어야 한다.

## 06 보건계획을 수립할 때 기획이 필요한 이유로 옳지 않은 것은?

① 합리적 결정
② 새로운 지식과 기술개발
③ 최첨단 기술도입
④ 각종 요구와 희소자원 배정

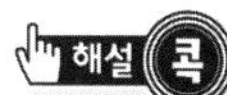

현대 정보사회와 같이 정보가 급속도로 발전하는 사회에서는 보건정책에 필요한 새로운 지식과 기술을 필요로 한다. 따라서 사전에 검토나 조정 없이 새로운 지식과 기술만 도입한다면 지역사회 발전에 장애가 될 수 있다.

## 07 다음 중 기획의 필요성으로 옳은 것을 모두 고르면?

기출 2014 서울시

ㄱ. 이해대립의 조정 및 결정
ㄴ. 새로운 지식과 기술개발
ㄷ. 자원의 효과적인 배분
ㄹ. 재정의 균등한 배분

① ㄱ, ㄴ, ㄷ
② ㄱ, ㄷ
③ ㄴ, ㄹ
④ ㄹ
⑤ ㄱ, ㄴ, ㄷ, ㄹ

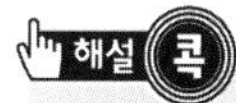

보건기획의 필요성
1. 자원의 효과적인 배분
2. 합리적 의사결정
3. 이해대립의 조정 및 결정
4. 새로운 지식과 기술개발
5. 조직관리 통제의 용이성

## 08 보건기획 수립상의 제약요인에 해당하지 않는 것은?

기출 2021 서울시

① 미래 예측의 곤란성
② 개인적 창의력 위축
③ 기획의 경직화 경향
④ 자료·정보의 부족과 부정확성

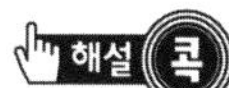

기획의 경직화 경향은 '보건기획 집행상의 제약요인'에 해당한다.

정답 03 ④ 04 ③ 05 ④ 06 ③ 07 ① 08 ③

## 02 보건기획의 원칙 및 과정

**01** 보건기획을 할 때 고려해야 할 원칙을 모두 고르면? 기출 2012 지방직

| | |
|---|---|
| ㄱ. 목적성의 원칙 | ㄴ. 표준화의 원칙 |
| ㄷ. 계속성의 원칙 | ㄹ. 장래예측성의 원칙 |
| ㅁ. 수익성의 원칙 | |

① ㄱ, ㄴ
② ㄱ, ㄴ, ㄷ
③ ㄱ, ㄴ, ㄷ, ㄹ
④ ㄱ, ㄴ, ㄷ, ㄹ, ㅁ

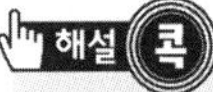


보건기획의 원칙

1. 목적성의 원칙
2. 단순성의 원칙
3. 표준화의 원칙
4. 신축성(탄력성)의 원칙
5. 안전성의 원칙
6. 경제성의 원칙
7. 장래예측성의 원칙
8. 계속성의 원칙

**02** 메르스(MERS)에 대한 예방 및 관리대책을 기획할 때 지켜야 할 원칙은? 기출 2017 지방직

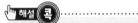

① 불분명하지만 포괄적인 목적이 제시되어야 한다.
② 불필요한 수정은 피하고 일관성이 있도록 해야 한다.
③ 전문적인 용어를 많이 사용하는 것이 더 좋은 기획이 된다.
④ 기획수립에는 가능한 한 모든 자원을 동원하고 경제성은 고려하지 말아야 한다.

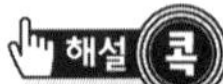


① 분명하고 목표달성을 위한 구체적인 목적이 제시되어야 한다.
③ 전문적인 용어보다는 간결하고 평이한 용어가 필요하다.
④ 기획수립에는 가능한 한 모든 자원을 동원하고 경제성을 충분히 고려하여야 한다.

## 03 보건기획의 원칙에 해당하지 않는 것은?

① 신축성(탄력성)의 원칙
② 안전성의 원칙
③ 상세성의 원칙
④ 장래예측성의 원칙

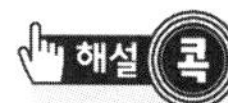


보건기획은 간명하여야 하며, 가능한 한 난해하고 전문적인 용어는 피해야 한다.

## 04 보건기획의 과정을 순서대로 바르게 나열한 것은?

기출 2009, 2012 지방직

① 대안의 작성 – 목표설정 – 현황분석 – 대안의 비교・평가 – 최종안 선택
② 대안의 비교・평가 – 최종안 선택 – 목표설정 – 현황분석 – 대안의 작성
③ 목표설정 – 현황분석 – 대안의 작성 – 대안의 비교・평가 – 최종안 선택
④ 현황분석 – 목표설정 – 대안의 비교・평가 – 최종안 선택 – 대안의 작성

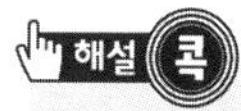


보건기획의 과정

1. 정책목표의 설정
2. 정보의 수집과 분석(현황분석)
3. 대안의 작성 및 검토(탐색과 개발, 결과예측)
4. 대안의 비교・평가
5. 최적대안의 선택

## 05 보건소에서 시행 중인 여러 가지 보건사업의 경제적 타당성을 비용편익분석(CBA)에 의해 평가하고자 할 때, 옳지 않은 방법은?

기출 2010 지방직

① 일반적으로 편익/비용의 비(比)가 1 이상이면 경제적 타당성이 있다.
② 순편익이 높은 보건사업일수록 그 사업은 선호된다.
③ 직접편익과 직접비용만을 포함시킨다.
④ 미래에 발생하는 비용과 편익은 현재가치로 할인한다.

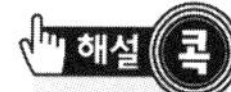


비용편익분석(CBA)은 의사결정을 하는데 있어 가능한 모든 사회적 비용과 가능한 모든 사회적 편익을 따져 대안들 중 최적대안을 선정하는 기법으로 직접편익뿐만 아니라 간접편익도 포함된다.

정답 01 ③ 02 ② 03 ③ 04 ③ 05 ③

## 06 보건사업을 시행할 경우 건강증진상의 효과를 질 보정 수명(QALY)으로 측정하여 사업 대안 간의 경제성을 비교하고자 할 때 가장 적합한 분석방법은?

기출 2015 지방직

① 비용효용분석
② 비용효율분석
③ 비용효과분석
④ 비용최소화분석

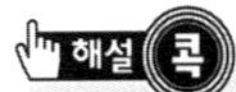

보건의료 정책의 경제학적 평가는 효율적인 자원배분을 담당하는 의사결정자들에게 중요한 근거를 제공한다. 이 경제학적 평가과정에서 비용효용분석(Cost utility analysis ; CUA)은 단순히 삶의 양뿐만 아니라, 질적인 측면도 함께 반영한 지표를 결과단위로 사용한다. CUA의 결과지표로 가장 흔히 사용되는 것이 질 보정 수명(Quality adjusted life of years ; QALY)인데, QALY는 생존기간 동안 경험하는 건강상태의 질을 보정하여 계산된다. QALY는 생존년수로 건강수준의 양적인 관점을 반영할 뿐만 아니라 질 가중치로 반영한 건강상태의 질적인 관점도 같이 반영할 수 있다는 장점이 있으며, 어떤 질병이나 환자에서도 공통결과지표로 사용할 수 있다는 장점도 있다. QALY를 측정하기 위해서는 각각의 건강상태에 대한 선호도, 즉 질 가중치(quality weight)의 산출이 필요한데, 이 가중치는 일반인구집단에서 측정되는 것이 권고된다.

## 07 비용편익분석(CBA)과 비용효과분석(CEA)에 대한 설명으로 가장 옳지 않은 것은?

기출 2019 서울시

① 비용편익분석(CBA)은 화폐가치로 환산이 가능해야 한다.
② 비용편익분석(CBA)은 공공분야 적용에 한계가 있다.
③ 비용효과분석(CEA)은 산출물이 화폐적 가치로 표시된다.
④ 비용효과분석(CEA)이 추구하는 목적은 목표달성도와 관련된다.

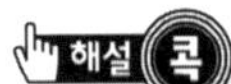

비용편익분석은 화폐가치로 환산이 가능해야 하며, 비용효과분석은 효과를 화폐적 가치로 환산하기 어려운 사업(효과가 무형적인 사업)의 분석에 적합하다.

## 08 〈보기〉에 해당하는 보건기획의 분석방법은?

기출 2016 지방직

- 적용이 비교적 용이하다.
- 외부효과와 무형적인 것을 분석하는데 적합하다.
- 시장가격으로 그 가치를 측정할 수 없는 재화를 다룰 수 있다.

① 비용분석
② 주공정분석
③ 비용편익분석
④ 비용효과분석

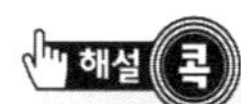


비용효과분석은 기술적 합리성을 요약해서 나타낸 기법으로서, 효과를 화폐단위로 측정하지 않아도 되기 때문에 비용편익분석보다 훨씬 쉽게 적용할 수 있다. 따라서 효과를 화폐가치로 환산하기 어려운 사업, 즉 효과가 무형적인 사업의 분석에 적합하다.

CHAPTER 03 보건기획

## 09 비용－편익분석(Cost–Benefit Analysis)에서 대안선택을 위한 판단기준으로 가장 옳지 않은 것은?

기출 2017 지방직

① 순현재가치(Net Present Value)
② 비용편익비(Benefit/Cost Ratio)
③ 내부수익률(Internal Rate of Return)
④ 질 보정 수명(Quality Adjusted Life Years)

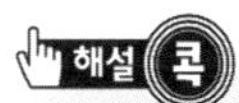


비용－편익분석(Cost–Benefit Analysis)에서 대안선택을 위한 판단기준은 순현재가치, 비용편익비, 내부수익률이 있고, 질 보정 수명은 비용효용분석에서 판단기준으로 사용된다.

정답 06 ① 07 ③ 08 ④ 09 ④

## 10 다음 제시문의 ㉠, ㉡에 각각 들어갈 용어가 바르게 연결된 것은?

기출 2009 지방직

> 여러 보건사업 중 경제적으로 가장 효율적인 것을 선택하기 위해 경제성 평가를 실시한다. ( ㉠ )은 비교되는 사업들의 산출물 성격이 동일하여 하나의 단위로 측정할 수 있을 때 사용되는 반면, ( ㉡ )은 사업들마다 서로 다른 성격의 산출물을 화폐가치로 환산하여 비교할 때 쓰인다.

| | ㉠ | ㉡ |
|---|---|---|
| ① | 비용-효과분석 | 비용-편익분석 |
| ② | 비용-편익분석 | 비용-효과분석 |
| ③ | 효용-산출분석 | 비용-편익분석 |
| ④ | 비용-효과분석 | 효용-산출분석 |

해설 콕

- **비용-효과분석** : 선택대안마다 결과는 다르지만 그 결과를 동일한 단위로 측정할 수 있는 두 가지 이상의 대안 중에서 최소 비용이 소요되는 안을 선택하기 위해 사용되는 방법이다.
- **비용-편익분석** : 사업들마다 서로 다른 성격의 산출물을 화폐가치로 환산하여 비교할 때 쓰인다. 또한 화폐의 가치가 시간에 따라 변화하므로, 미래에 발생하는 비용과 편익은 현재가치로 할인한다.

## 11 건강증진사업의 효과를 화폐가치로 환산하여 분석하는 방법은?

기출 2011 지방직

① 비용-효과분석(cost-effectiveness analysis)

② 비용-효용분석(cost-utility analysis)

③ 비용-편익분석(cost-benefit analysis)

④ 비용분담분석(cost sharing analysis)

해설 콕

비용-편익분석은 의사결정을 하는데 있어 가능한 모든 사회적 비용과 가능한 모든 사회적 편익을 따져 대안들 중 최적대안을 선정하는 기법으로 연구대상이 화폐단위로 측정된다.

## 12 다음 글에 해당하는 경제성 평가방법으로 옳은 것은?

기출 2012 지방직

> 동일한 예산하에서 '치매 노인 의료비 지원사업'보다는 '영유아 예방접종사업'이 건강한 생존수명 연장에 더 큰 기여를 할 것으로 예측되어 '영유아 예방접종사업'을 시행하기로 결정하였다.

① 비용 – 효과분석
② 비용 – 효용분석
③ 비용 – 편익분석
④ 생존분석

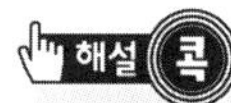


'비용 – 효용분석'은 '비용 – 효과분석'의 단점을 보완하기 위해 고안된 방법으로서 생존년 그 자체보다도 생존년의 가치 또는 생존년으로부터 얻는 효용의 크기를 결과로 삼는다. 즉, 결과를 비용 – 효과분석처럼 비화폐적으로 표현하되 생존기간이라는 생명의 양뿐만 아니라, 그 기간 중 삶의 질을 효용 개념으로서 명시적으로 표현하고 있다.

CHAPTER 03 보건기획

## 13 투입된 노력이 과연 적절한 것이었는지, 좀 더 경제적인 방법은 없었는지 등을 분석하는 평가방법은?

① 업무량분석
② 업적분석
③ 효율성분석
④ 과정분석

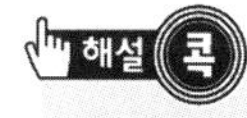


평가방법

| 구분 | 내용 |
|---|---|
| 업무량분석 | 무엇을 어느 정도 충실히 수행하였는지를 평가・분석한다. |
| 업적분석 | 사업의 목표량을 달성하기 위해 노력했다면 그 결과가 어느 정도인가를 평가한다. |
| 업적의 적절도 | 실제로 기대 또는 요구되는 목표량에 대한 업무량의 비율이 어느 정도 큰가를 평가・분석한다. |
| 효율성분석 | 투입된 노력이 과연 적절한 것이었는지, 좀 더 경제적인 방법은 없었는지 등을 분석한다. |
| 과정분석 | 사업이 어떤 기전에 의하며 또는 어떤 과정을 밟아 나타났는가를 분석한다. |

정답 10 ① 11 ③ 12 ② 13 ③

## 14 귤릭(Gulick)의 7단계 관리과정(POSDCoRB)에 해당하지 않는 것은?

기출 2021 서울시

① 인사(Staffing)
② 지휘(Directing)
③ 통제(Controlling)
④ 예산(Budgeting)

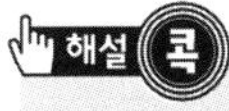

귤릭(Gulick)의 7단계 관리과정(POSDCoRB)

기획(Planning) – 조직(Organizing) – 인사(Staffing) – 지휘(Directing) – 조정(Coordinating) – 보고(Reporting) – 예산(Budgeting)

## 15 관리과정을 기획, 조직, 지휘, 통제로 분류하였을 때 〈보기〉의 특징에 해당하는 단계는?

기출 2021 서울시

- 목표를 설정하고 이를 달성하기 위한 과정을 결정한다.
- 관련 자료를 수집 및 분석하여 문제점을 파악한다.
- 실현가능성, 형평성, 효과성 등을 고려하여 대안을 평가하며, 경제적 합리성, 정치적 합리성 등을 고려하여 최종 대안을 선택한다.

① 기 획
② 조 직
③ 지 휘
④ 통 제

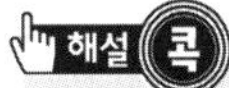

② **조직** : 조직의 목적을 달성하기 위해 공식적 구조를 만드는 것

③ **지휘** : 관리자가 무엇을 할 것인지 계획을 하고, 그 일을 어떻게 할지 조직을 하고 직원에게 할당한 후 조직의 목표를 달성하기 위해 직원에게 업무를 지시하는 것

④ **통제** : 통제의 목적은 질을 높게 유지하면서 조직의 목표를 달성하는 것



14 ③ 15 ① 정답

# CHAPTER 04
# 보건정책론

# 04 보건정책론

**출제포인트**

❶ 정책의 3대 구성요소를 확인하고, 각 기준에 따른 정책의 유형을 분류하여 학습한다.
❷ 정책과정으로 의제설정부터 정책이 결정되고 실행되어 평가되고 환류되는 전 과정을 학습한다.
❸ 정책을 평가하는데 있어 중요한 타당성에 대하여 학습한다.

## 01 보건정책의 개요

### 1 정책의 개념

(1) 정책의 개요

① 정책의 의의

㉠ 정책은 일반적으로 공공문제를 해결하거나 목표달성을 위해 정부에 의해 결정된 행동방침이다.

㉡ 정책은 공공기관이 주체이기 때문에 정치권력성을 띤다.

㉢ 정책은 목표 지향적 활동이기 때문에 미래성과 방향성을 갖는다.

㉣ 정책은 목표와 함께 그 실현수단을 핵심으로 한다.

㉤ 공공정책은 비용과 편익의 배분을 통해 국민들의 이해관계에 영향을 미친다.

㉥ 정책은 의도적인 행위뿐만 아니라 의식적인 부작위, 즉 무의사결정도 포함한다.

**The 알아보기**

**정책문제 특성**
- 상호의존성
- 주관성
- 인공성
- 동태성

**정책의 정의**
- **라스웰(H. Lasswell)** : 목적가치와 실행을 투사한 계획(course of action)
- **예츠켈 드로어(Y. Dror)** : 정부기관에 의하여 결정이 되는 미래를 지향하는 행동의 주요지침이며, 이 지침은 최선의 수단에 의하여 공익을 달성할 것을 공식적인 목표로 삼는 것
- **윌다브스키(A. Wildavsky)** : 목표와 그 목표의 실행을 위한 행동으로 구성된 것
- **달(Dahl)과 린드블롬(Lindblom)** : 집단간의 타협과 조정의 산물
- **다이(T. Dye)** : 정부가 하는 일이나 하지 않기로 결정한 모든 것

**심화Tip** 의사결정과 정책결정

| 구 분 | 의사결정 | 정책결정 |
|---|---|---|
| 의 의 | 일회의 선택을 의미 | 서로 관련된 많은 의사결정들간에 발생하는 상호작용의 결과인 일련의 선택 |
| 결정주체 | 민 간 | 공공기관 |
| 이 익 | 사익 추구 | 공익 추구 |
| 평 등 | 비평등성 | 평등성 |
| 계량화 | 계량화 · 통계화 용이 | 계량화 · 통계화 곤란 |

② 정책의 3대 구성요소

| | |
|---|---|
| 정책목표 | • 정책목표란 정책을 통해서 달성하고자 하는 바람직한 상태를 말한다. 보건정책의 목표는 국민건강의 향상이다.<br>• 정책목표는 바람직한 상태를 판단하는 가치판단에 의존하기 때문에 주관적이며, 규범성을 가진다. 또한 앞으로의 방향과 미래지향성을 지닌다.<br>• 정책목표의 종류에는 문제발생 이전에 존재하던 상태를 정책목표로 삼는 소극적 목표(예 공해방지)와 과거에 경험해보지 못한 새로운 상태를 창조하려는 적극적 목표(예 후진국가의 경제개발 정책)가 있다. |
| 정책수단 | • 정책수단은 정책목표를 달성하기 위한 행동방안으로 정책의 실질적 내용으로서 가장 중요한 정책의 구성요소이다.<br>• 정책수단은 국민들에게 직접적인 영향을 미치므로 이해당사자간의 갈등이 발생한다.<br>• 정책수단의 종류에는 상위 목표를 달성하기 위한 실질적 정책수단(규제, 유인, 자원투입)과 현실적으로 실현하기 위해서 실시하는 보조적 정책수단(집행기구, 요원, 예산, 공권력)이 있다. |
| 정책대상집단 | • 정책대상집단은 정책집행으로 영향을 받는 집단을 말한다.<br>• 종류에는 정책의 집행에 대하여 적극적으로 찬성하는 집단(수혜집단)과 정책집행 때문에 희생을 당하는 집단, 즉 정책의 비용을 부담하는 집단(비용부담집단)이 있다. |

### (2) 보건정책의 개념

① 정 의

보건정책은 한 국가의 근본적이고 필수적인 정책으로, 인구집단의 건강상태를 유지 · 증진시키는 것을 목표로 하는 정부나 기타 단체들의 활동을 말한다.

② 보건정책이 추구하는 이념

㉠ 모든 국민은 양질의 의료서비스를 적시에 경제적으로 편리하게 제공받을 수 있어야 한다.

㉡ 의료인 및 의료기관은 진료와 연구 등 의료관련 행위를 보장받을 수 있어야 한다.

㉢ 국가는 보건의료자원의 효율적이고 효과적인 활용으로 생산성과 국가 경쟁력을 제고할 수 있어야 한다.

### (3) 보건정책의 목표

① 의료이용의 적절성과 형평성 증진
② 의료서비스의 경제적 효율성 제고
③ 국민의료비 지출의 적정화
④ 목표추구 과정에서 소비자 선택의 자유와 공급자의 적절한 자율성을 보장

### (4) 보건정책의 특징 기출 2018 서울시

① 시장경제의 원리 적용에 한계가 있다.

보건 분야는 일반정책과 달리 시장경제의 원리가 항상 적용되는 것은 아니다. 수요와 공급의 법칙에 의해 보건의료 인력이 과다 공급되면 전체 국민의료비가 절감되어야 하나 현실은 그렇지 못하다. 또한 보건의료 인력이 과다 공급된다 하더라도 타 분야로의 전용이 불가능하여 국가적인 낭비를 초래하며, 공급부족시에도 단기간에 인력을 공급할 수 없는 한계를 가지고 있다.

> **The 알아보기**
>
> **시장경제의 원리**
> 수요와 공급이 만나는 점에서 시장의 가격이 결정되고, 참가자들은 국가의 개입이 최소화된 상태에서 수요–공급의 원리에 따라 자유경쟁한다.

② 국가 경제력과의 밀접한 관련성을 가지고 있다.

국가정책에서 보건정책의 우선순위는 대체로 경제력과 비례한다. 경제개발단계에서 보건정책은 우선순위가 그다지 높지 않다. 보건정책은 경제정책의 부산물 정도로 간주하는 경향이 있다. 따라서 보건정책은 경제발전 후의 과제로 미루어진다.

③ 정책파급효과가 광범위하다.

보건의료서비스는 외부효과를 가지고 있기 때문에 보건정책은 국민 모두에게 지대한 영향을 준다. 보건정책의 대상은 국민 모두를 포함하고 있다고 해도 과언이 아니다. 보건정책은 효과의 범위가 광범위하고 파급기간도 장기간에 걸치기 때문에 국가의 적극적인 개입과 간섭이 정당화되고 있다.

④ 형평성을 강조한다.

일반정책과는 달리 보건정책은 효율성에 제한을 받는다. 즉, 보건정책은 인간생명을 다루어야 하는 위험의 절박성 때문에 효율성보다는 형평성이 강조된다. 보건정책의 수립시에는 특유의 형평성 문제로 인해 정책수단의 활용에 제한을 받는다.

⑤ 보건의료서비스 욕구가 급속히 증가한다.

소득과 의식수준이 향상되면 보건의료서비스에 대한 국민들의 요구는 급속히 증가한다. 또한 이러한 증가에 발맞추어 서비스 수준에 대한 요구도 급속히 변화한다. 국민들의 다양한 의료요구에 대한 정책 대처 능력이 절실히 필요하다.

⑥ 구조적 다양성을 가진다.

보건의료부문은 구조적 연결고리가 다양하다. 보건의료부문은 학교교육, 건강보험, 참여주체의 다양성이나 정책, 재원관계 등을 총체적으로 고려해 보면 우리나라 정책 또는 사회경제부문에서 구조적으로 가장 복잡하고 해결하기 힘들게 서로 얽혀져 있다.

## 2 정책의 성격 및 유형

### (1) 정책의 성격

| | |
|---|---|
| 목적 지향성 | 정책은 개인 또는 단체가 의도하는 것을 실현시키기 위하여 선택한 행동의 지침이기 때문에 정책주체의 의지를 반영하고, 그 목적의지를 실현시키려는 성격을 지니고 있다. |
| 행동 지향성 | • 정책은 실천적 행동을 통하여 정책주체의 목적의지를 실현하려는 노력의 표현이다. 따라서 정책은 현실적으로 동원 가능하고 이용할 수 있는 자원의 한계성 내에서 능률적인 행동을 합리적으로 기획하고 실현하는 방안을 모색해야 한다.<br>• 보건정책에는 국민건강을 실현할 구체적인 수단과 방법이 내포되어 있어야 한다. |
| 변화 지향성·변동 유발성 | • 정책은 불만스럽고 바람직하지 않은 현실 또는 문제시되는 상황을 수정하고 소망스러운 것을 실현시키려는 의지 표현이다.<br>• 정책이 초래하는 변화는 양적인 것만이 아니라, 질적인 것을 포함해야 한다. |
| 미래 지향성 | 정책은 소망하는 미래상을 실현시키는 의지의 표현이다. 정책이 지향하는 행동이 일어나는 시점은 현재이지만 정책이 의도하는 변화가 일어나는 시점은 항상 미래이다. 따라서 정책은 미래를 설계하고 구축하는 미래 지향성을 지닌다. |
| 공익 지향성 | 정책은 많은 사람들에게 이익과 손해를 주는 것이기 때문에 비록 정도의 차이는 있으나, 모든 정책은 여러 사람의 이익을 실현시키려는 성향을 보인다. 정책을 국민들이 권위 있는 것으로 생각하고 규범성과 당위성, 정당성, 강제성, 구속성을 지니게 된 것은 정책이 가지고 있는 공익 지향성 때문이다. |
| 정치 지향성·정치 관련성 | 정책은 정치적 관련성 안에서 형성, 집행, 평가된다. 즉, 정책은 항상 협상과 타협 또는 권력적 작용과 연관되어 있다. 특히 공공정책은 가치 또는 이익을 강제적으로 배분하는 성질, 즉 가치배분의 강제성을 지니기 때문에 정치적으로 대단히 민감하다. 또한 공공정책은 모든 사람들에게 이익과 손해를 균등하게 배분하는 것이 아니라, 항상 편파적으로 불균등하게 배분하는 성질, 즉 부분이익의 선택성을 지니기 때문에 정치적으로 매우 복잡한 갈등을 일으킨다. |

### (2) 정책의 유형

#### ① 전통적 분류방식

| | |
|---|---|
| 실질적 정책 | 정책이 실질적으로 담당하는 역할이나 기능이 무엇인가와 관련된 정책이다.<br>예 노동정책, 복지정책, 민권정책, 외교정책 등 |
| 기구적 정책 | 정부의 기구 분류에 따라 분류하는 방식이다.<br>예 입법정책, 사법정책, 각 부처별 정책 등 |
| 시기적 정책 | 정책을 시기에 따라 분류하는 방식이다.<br>예 제1공화국, 제2공화국, 제6공화국 정책 등 |

#### ② 정책의 역할에 따른 분류방식

| | |
|---|---|
| 실질적 정책 | 정부가 하려는 역할(what)과 관련된 정책이다.<br>예 고속도로의 건설, 국민기초생활보장비 지급 등 |
| 절차적 정책 | 정부가 무엇(what ; 실질적 정책)을 할 것인지가 결정되면, 누가(who), 어떤(how) 역할을 수행할 것인가가 결정되어야 하는데 절차적 정책은 이와 관련된 정책이다.<br>예 환경정책의 효율적 수립 및 집행을 위한 환경부 신설, 노사간의 효율적인 문제해결을 위한 노사정위원회 설치 등 |

③ 제공하는 편익에 따른 분류(E. Anderson)

| | |
|---|---|
| 물질적 정책 | 정책수혜자들에게 가시적·실질적인 자원들을 제공하는 것과 관련된 정책이다.<br>예 최저임금제도 등 |
| 상징적 정책 | 정책대상집단에게 실질적인 영향을 부과하지 못하고, 상징적인 의미만을 부여하는 정책이다.<br>예 기념비 건립, 참전용사증, 뱃지 등 |

④ 정책의 영향에 따른 분류방식 기출 2019 서울시

㉠ 로이(T. J. Lowi)의 분류

| | |
|---|---|
| 분배정책 | • 특정한 개인, 기업체, 집단 등에 공적 재원을 통해 공공서비스와 편익을 배분하는 것을 말한다. 예 국가보조금 지급<br>• 수혜자집단과 비용부담집단간 갈등이 발생하지 않는다. |
| 규제정책 | • 특정한 개인, 기업체, 집단에 제재나 통제 및 제한을 가하는 정책을 말한다.<br>예 의료기관 광고규제<br>• 규제 대상 집단들의 많은 반발을 불러일으키게 된다. |
| 재분배정책 | • 자산을 많이 소유하고 있는 집단으로부터 그렇지 못한 집단으로 자산을 이전시키는 정책을 말한다. 예 소득수준에 따라 건강보험료 차등 부과<br>• 재분배정책은 계급 대립적 성격을 띠고 있으며, 이 때문에 정책을 둘러싸고 사회적 갈등이 야기되기 쉬우며, 집행이 어렵다는 특징을 지닌다. |
| 구성정책 | 의료기관의 신설이나 변경, 보건소의 조정 등과 같이 체제의 구조 및 운영과 관련된 정책을 말한다. |

㉡ 알몬드와 포웰(G. A. Almond & G. B. Powell)의 분류

| | |
|---|---|
| 추출정책 | 환경으로부터 인적·물적 자원을 확보하는 정책이다.<br>예 징세, 징집, 노력동원, 모집, 성금모금, 준조세, 토지, 물자수용 등 |
| 규제정책 | 개인, 집단행동의 제약과 관련된 정책이다.<br>예 환경규제, 안전규제, 진입규제 등 |
| 분배정책 | 행정서비스의 제공이나 이득, 기회의 배분과 관련된 정책으로 공공재원, 즉 세금을 재원으로 서비스를 특정 또는 나누어 주는 정책이다.<br>예 도로, 공원, 비행장, 항만 등 사회간접자본 건설이나 기업에 대한 보조금, 출산장려금 등 |
| 상징정책 | 정부가 정치체제에 대한 정당한 신뢰성 및 국민 통합성을 증진시키기 위하여 국내외 환경에 산출시키는 이미지나 상징과 관련된 정책이다.<br>예 국경일, 국기, 국화의 제정, 인물의 영웅화, 스포츠 행사, 궁궐 복원 등 |

㉢ 리플리와 프랭클린(R. Ripley & G. A. Franklin)의 분류

| | |
|---|---|
| 분배정책 | 안정적 정책집행을 위한 루틴화(제도화)의 가능성이 높고, 반발이 별로 없어 집행이 용이한 정책이다. |
| 경쟁적 규제정책 | 희소한 자원의 분배와 관련된 정책이다. 이권이 걸린 서비스 공급권을 특정기업에 부여하고 이들을 적절히 통제한다. 분배정책과 재분배정책의 양면성을 띤다.<br>예 항공기산업, 텔레비전주파수의 할당, 버스나 선박의 운항노선 할당 등 |
| 보호적 규제정책 | 독과점규제, 직업 및 작업장의 안전규제, 식품 및 의약품 안전규제, 소비자보호정책이 대표적이다. |
| 재분배정책 | 감축을 위한 압력이나 반발이 심하여 집행이 어려운 정책으로 도중에 분배정책으로 변질될 우려도 있다.<br>예 영세민 취로사업, 임대주택의 건설, 저소득층을 위한 재개발정책 |

# 02 정책과정

## 1 정책의제의 형성

### (1) 의 의

① 정책의제는 수많은 사회문제들 중에서 정부가 그것에 대한 정책적 해결을 의도하여 공식적으로 채택한 문제를 말한다.

② 정책의제 형성은 정책당국이 심각성을 인정하여 해결해야 하는 정책문제를 선정하는 단계이다.

**The 알아보기**

**정책의제 설정과정**
(Cobb & Elder, 1972)
사회문제 제기 ⇒ 사회적 이슈 ⇒ 공중의제 ⇒ 정부의제

### (2) 정책의제의 유형

① 공중의제(public agenda)

정부에 의해 공식적으로 채택되기 전이지만 많은 개인이나 집단의 관심이 집중되어 있으며, 정부에 의해 해결되어야 한다고 여겨지는 의제이다.

**공중의제**
공중의제 = 체제의제 = 토의의제

② 공식의제(official agenda)

공중의제들 중 정부에 의해 공식적으로 정책의제로 채택된 의제이다.

### (3) 정책의제의 형성이 정책과정에 미치는 영향

① 정책결정과정에 대한 영향

㉠ 누구에 의해 어떠한 형태로 문제가 제시되었느냐에 따라 대안의 범위가 결정된다.

㉡ 정책의제 설정과정에서 주도적 역할을 담당한 집단은 합법화 단계에서 그들의 안을 통과시키기 위해 노력하는 반면 정책의제 설정의 반대집단은 저지하려고 노력한다.

② 정책집행과정에 대한 영향

정책의제 설정과 결정과정에서 패배한 집단이나 세력은 집행과정에서 정책의 집행의 저지・지연시키려는 노력을 하는 반면, 승리한 집단은 그들의 정책이 소기의 성과를 거둘 수 있도록 집행과정에 개입한다.

③ 정책평가과정에 대한 영향

㉠ 정책의제 설정과 결정과정에서 승리한 집단이나 세력은 호의적인 평가가 나오도록 노력하거나 불리한 평가결과가 발표되었을 때 이를 반박하고 불신하는 활동을 전개한다.

㉡ 반면에 정책의제 설정 및 결정과정에서 반대한 집단은 정책 자체를 반대하고 불신하는 노력을 지속적으로 전개한다.

**심화Tip 정책의제 설정모형**

1. **외부주도형**
   사회문제가 외부집단의 주도하에 정부의 정책의제로 채택되는 경우로, 이를 '강요된 문제'라고도 한다.
2. **동원형**
   정부가 의제를 일방적으로 채택한 후 문제를 행정PR을 하여 공중의제화 한다. 주로 정부의 힘이 강하고 이익집단이 발달하지 못한 후진국에서 이루어지는 형태이다.
3. **내부접근형**
   관료집단 내부 또는 외부집단에 의하여 문제가 제기되고, 이들이 최고정책결정자에게 은밀하게 접근하여 그 문제가 정책의제로 채택되도록 하는 것으로 '음모형'이라고도 한다.

## 2 정책대안의 수립 및 분석 단계

### (1) 정책분석의 의의

① 정책분석은 기본적으로 인간의 이성과 증거를 토대로 정책문제 해결을 위한 정책대안을 마련(탐색, 개발)하고 각 대안의 장·단점(채택결과)을 미리 예측, 분석하는 활동이다.

② 목표를 달성하기 위한 정책대안을 개발하여 이들의 장·단점, 제약 요인, 실현가능성 등을 따져보는 것이다. 여기에는 과학적 수치분석뿐만 아니라, 가치갈등분석도 포함된다.

③ 정책대안은 채택 가능한 정책 하나하나를 의미하며, 정책목표와 정책수단으로 구성된다. 일정한 정책목표를 달성하기 위해 여러 정책수단을 강구하므로 대부분 정책대안의 차이는 정책수단의 차이에서 비롯되지만 정책수단에 따라 달성되는 정책목표의 측면과 수준이 달라진다.

④ 정책수단의 선택은 정책효과 이외에 정책목표 달성수준, 부수적 효과, 정책비용, 부작용(크기 및 종류), 정책비용 및 사회적 비용의 부담자 및 수준을 결정하고 정책갈등의 대상이 되므로 정책수단선택은 매우 중요하다.

### (2) 정책분석의 절차 기출 2020 서울시

① 해결할 정책문제 파악

㉠ 정책문제에 대한 파악이 잘못되면 정책목표의 설정도 잘못될 수 있고, 이에 따라 정책목표 달성을 위한 정책대안의 탐색과 개발, 정책수단의 선택까지도 잘못될 수 있다.

㉡ 정책문제의 파악은 타당한 정책목표의 설정을 위해서 필요하다. 문제를 정확히 파악하지 못하면 타당한 목표설정이 불가능하게 되고, 실제로 문제가 되고 있는 것을 해결하지 못하며, 엉뚱한 문제를 해결하는 오류에 빠지게 된다. 정책문제의 정의가 잘못된 경우를 제3종 오류(메타오류)라 한다.

**심화Tip** 오류의 유형

- **제1종 오류** : 검증하고자 하는 가설(귀무가설)이 옳은데도 그것을 기각하는 경우이다.
- **제2종 오류** : 가설이 올바르지 못한데도(즉, 틀렸음에도) 불구하고 그 가설이 올바르다고 판정하는 경우를 말한다. 즉, 우리가 검증하고자 하는 가설(귀무가설)이 옳지 않은데도 그것을 채택하는 경우를 말한다.
- **제3종 오류** : 제1종 오류 및 제2종 오류가 문제설정의 자체는 올바르다는 것을 전제로 하고 있는 오류인데 반하여, 제3종 오류는 의사결정의 대상이 되는 문제 자체를 잘못 정의한 오류이다.
  예 의사가 병명을 잘못 진단한 오류

② 정책목표의 설정

㉠ 정책목표는 정책을 통하여 달성하고자 하는 바람직한 미래의 상태이다.

㉡ 정책목표는 정책문제를 파악하여 무엇이 정책문제의 핵심인가를 밝혀낸 다음, 이를 해결함으로써 얻게 되는 효과와 이를 해결하기 위한 비용 및 문제의 해결가능성을 검토하여 설정하게 된다.

③ 정책대안 탐색 및 개발 기출 2017 지방직

㉠ 정책문제가 어떻게 정의되느냐에 따라 정책대안의 탐색과 개발방향도 달라진다.

㉡ 정책대안의 탐색과 개발은 합리적·분석적 정책결정과정에 있어서 가장 핵심적인 과정의 하나이며, 정책대안의 탐색과 개발과정에서 바람직한 대안들을 개발하지 못한다면 최적대안의 선택은 이루어질 수 없다.

㉢ 정책대안의 탐색과 개발방법은 기존에 알려진 정책으로부터 도출하는 방법과 새로운 대안을 창조하는 방법으로 나눌 수 있다.

ⓐ 전자는 점증적 접근방법이라 할 수 있는데, 이미 알려진 정책이나 타 정부의 정책을 토대로 정책대안을 도출하는 방법이다.

ⓑ 후자는 과학적 지식이나 모형에 의한 대안개발, 주관적 판단, 즉 토론, 정책 델파이법, 브레인스토밍 등의 방법에 의해 새로운 대안을 탐색·개발하는 방법이다.

| | | |
|---|---|---|
| 델파이기법 | 전통적(일반) 델파이법 | 개별적으로 익명성이 보장된 설문지를 통해 전문가들의 의견을 동등하게 수집, 중재, 타협의 방식으로 반복적인 피드백을 통한 의견을 도출하는 방법으로 문제를 해결하는 기법이다. |
| | 정책 델파이법 | 전통적 델파이법의 한계점을 극복하여 복잡한 정책문제에 맞는 새로운 절차를 만들어 내고자 창안된 방법으로 정책대안 개발과 결과 예측을 위해서 정책전문가와 정책관계자를 대상으로 주관적 입장에서 서로 대립되는 의견을 표출하고 점검하는 방법이다. |
| 브레인스토밍 | | 창의적이고 비구조화된 방법으로 머리속에서 떠오른 창의적인 아이디어를 자유롭게 발표하도록 격려하고 비판을 금지함으로써 좀 더 다양하고 우수한 아이디어를 얻는 방법이다. |

**심화Tip** 전통적(일반) 델파이법과 정책 델파이법의 비교

| 구 분 | 전통적(일반) 델파이법 | 정책 델파이법 |
|---|---|---|
| 대상자 | 일반 전문가 | 정책전문가와 정책관계대상자 |
| 익명성 | 철저한 격리성과 익명성 보장 | 선택적 익명성 보장(중간에 상호 교차 토론) |
| 분석방법 | 의견의 평균치를 중시함 | 극단적이거나 대립된 견해도 존중하고 이를 유도함 |

④ 정책대안이 가져올 결과에 대한 미래예측과 목표설정

㉠ 합리적인 정책을 결정하기 위해서는 정책목표가 설정되고, 이를 달성하기 위한 정책대안들이 개발된 후에 각 정책대안이 집행될 경우 어떠한 결과를 가져오게 될 것인지 예측해 보아야 한다.

㉡ 정책대안의 결과를 예측하기 위한 방법은 관점에 따라 여러 가지로 분류할 수 있다.

| 구 분 | 특 징 | 예 시 |
|---|---|---|
| 연장적 예측 : 투사 (귀납적 방법) | 현재까지의 역사적 사실의 경향을 장래에 연장하여 예측하는 것이다. | 시계열분석, 구간외추정, 선형경향추정, 지수가중법, 자료전환법 등 |
| 이론적 예측 : 예견 (연역적 방법) | 이론을 전제로 한 예측방법이다. | 선형계획, 투입산출분석, 상관분석, 구간추정, 이론지도, 경로분석, 회귀분석, 선형회귀분석, 인과분석, PERT, CPM 등 |
| 주관적 예측 : 추측 (직관적 예측) | 객관적 이론보다는 주관적인 통찰에 의존하는 예측이다. | 브레인스토밍, 전통적 델파이, 정책 델파이, 교차영향분석, 실현가능성 분석, 역사적 유추, 명목집단기법, 변증법적 토론 등 |

⑤ 정책대안의 비교・분석

정책대안의 평가기준으로는 크게 소망성 차원의 기준과 실현가능성 차원의 기준으로 나눌 수 있다.

㉠ <u>소망성</u>

정책대안의 집행결과가 얼마나 바람직스러운가를 나타내는 것으로서 효과성, 능률성, 공평성, 대응성(적응성), 주민의 만족도, 위험성, 일관성 등 여러 가지가 있다.

| 효과성 | 일반적으로 목표달성의 정도를 의미한다. |
|---|---|
| 효율성(능률성) | '산출 / 투입' 또는 '편익 / 비용'의 비율이고, '일을 잘 하는 것'(Doing things right)을 의미한다. 투입(비용)은 정책대안을 집행하는데 소요되는 자원을 의미하며, 산출(편익)은 대안의 결과로 나타나는 긍정적 결과와 부정적 결과를 의미한다. |
| 공평성(형평성) | 정책대상인 고객들의 기회는 균등하게 주어졌는지, 사람들은 자신의 능력과 공헌도에 따라 대우를 받고 있는지, 부의 배분은 인간의 최소한의 욕구를 충족시킬 수 있도록 배분되었는지 하는 것 등을 측정하는 기준이다. |

| 주민만족도 | 정책집행의 대상인 주민들이 실제로 정책을 집행하는 과정이나 결과에 대한 만족의 정도에 따라 정책대안의 소망성을 판단하는 기준이다. |
|---|---|
| 대응성 | 정책이나 프로그램이 그 정책의 수혜자인 고객들의 필요(needs)와 소망을 어느 정도나 충족시킬 수 있는지를 검토하는 기준이며, 만일 어떤 정책이 고객들의 필요나 소망을 충족시킬 수 있다면 그만큼 그 정책은 바람직한 것이라 할 수 있다. |
| 위험성 | 불확실성과 밀접하게 관련된 것으로, 위험의 극소화와 적정한 분산이 이루어질 때 바람직한 정책대안으로 평가된다. |
| 일관성 | 어떤 한 정책이 시계열적으로 보아 그 이전의 정책과 얼마나 지속성을 유지하고 있으며, 또한 어떤 한 시점에서의 정책이 동시에 추진되고 있는 다른 정책들과 비교하여 목표들간, 목표와 수단들간, 그리고 수단과 수단들간에 상호 보완 또는 계층제적 관련성을 가지고 있는가 하는 것이다. |

㉡ <u>실현가능성</u>

어떤 정책대안이 집행될 수 있는 가능성의 정도를 의미하는 측정기준으로 기술적 실현가능성, 경제적 실현가능성, 사회·윤리적 실현가능성, 정치적 실현가능성 등으로 나눌 수 있다.

| 기술적 실현가능성 | 정책대안이 현재 이용 가능한 기술로서 실현이 가능한 정도를 의미한다. |
|---|---|
| 경제적 실현가능성 | 정책대안이 실현되는데 소요되는 비용을 현재의 재정적 수준 또는 이용 가능한 자원으로 부담할 수 있는 정도를 의미한다. |
| 사회적·윤리적 실현가능성 | 정책대안의 결정과 집행이 사회적으로 인정되고 수용될 가능성을 의미한다.<br>예 호주제 폐지 |
| 법적 실현가능성 | 정책대안이 헌법의 기본 이념이나 다른 법률의 내용과 모순되지 않으며, 법적 뒷받침을 받고 있는지를 의미한다. |
| 행정적 실현가능성 | 정책대안의 집행을 위해 필요한 행정조직, 인력 등의 이용 가능성을 의미한다. |
| 정치적 실현가능성 | 정책대안이 정치체제에 의해 정책결정과정에서 정책으로 채택되고, 이것이 집행될 가능성을 의미한다. |

⑥ 최선의 정책대안 선택

정책 목표를 달성하기 위한 정책대안들이 탐색·검토되어 각 대안들의 예상되는 결과들이 예측되고, 이들을 비교·평가할 평가기준까지 검토되고 나면 최선의 정책대안이 선정된다. 먼저 여러 가지 정책대안들 가운데 실현가능성이 없는 대안은 제외시키고 나머지 대안들 가운데 가장 소망스러운 정책대안을 선정하게 된다.

**심화Tip 보건정책 결정과정** 기출 2020 서울시

문제의 인지 → 정보의 수집 및 분석 → 대안의 작성 및 평가 → 대안의 선택 → 환류

## 3 정책결정

### (1) 개 요

① 정책결정의 의의

정책결정은 "어떤 문제가 정책문제로 제기될 경우 이를 해결할 정책목표를 설정하고 이를 달성할 수 있는 여러 가지 대안들을 고안, 검토하고 정책대안을 채택하는 일체의 활동"을 가리킨다. 이러한 정의에 따르면 정책은 정책결정의 산물(output)이라고 할 수 있다.

② 정책결정의 특징

㉠ 정책결정은 문제해결을 위한 공식적 목표와 수단을 개발하는 과정이다.

㉡ 공식적·비공식적 성격을 가진 하위구조가 관련되는 다원적 과정이다.

㉢ 공익을 추구하며, 불확실한 미래를 예측하고 행동대안을 탐색한다.

㉣ 의사결정의 한 형태로서 가능한 최선의 수단을 선택하는 과정이다.

㉤ 공공성·정치성·규범성과 복잡성을 띠고 있으며, 동태적 과정이다.

③ 정책결정의 유형

㉠ 정형적 결정과 비정형적 결정

| 정형적(programmed) 결정 | 비정형적(non-programmed) 결정 |
|---|---|
| 선례나 프로그램에 따라 기계적·반복적으로 이루어지는 정책결정이다. | 선례나 프로그램이 없었던 정책결정으로, 고도의 판단력과 통찰력을 필요로 한다. |

㉡ 전략적 결정과 전술적 결정

| 전략적(strategic) 결정 | 전술적(tactical) 결정 |
|---|---|
| 목표달성이나 존속·발전과 같은 문제에 관한 결정이며, 무엇을 하는가에 관한 결정이다. | 전략적 결정을 실천에 옮기기 위한 수단적·기술적 결정이며, 어떻게 하는가에 관한 결정이다. |

㉢ 가치결정과 사실결정

| 가치결정 | 사실결정 |
|---|---|
| • 목표나 방향의 설정 등 윤리성과 당위와 선에 관련된 결정이다.<br>• A. Etzioni의 통합적 결정 | • 수단이나 방법의 채택 등 경험적으로 관찰할 수 있고, 대상에 대한 검증이 가능한 결정이다.<br>• A. Etzioni의 수단적 결정 |

### (2) 정책결정의 참여자 기출 2014 지방직

① 공식적 참여자

정책결정 과정에 직접적으로 관여하는 공식적 참여자로는 중앙정부 차원에서 대통령, 입법부, 행정기관과 관료 등을 들 수 있으며, 지방정부 차원에서는 자치단체장, 지방의회, 지방공무원, 국가 일선행정기관 등을 들 수 있다.

② 비공식적 참여자

시민단체, 이익단체, 언론, 전문가 및 학자, 일반국민, 정당 등이 해당한다.

**The 알아보기**

**정 당**

대의정치의 기본요소이다. 정당은 다양한 국민 의사를 집결하여 그러한 의사가 정책에 반영될 수 있도록 하는 매개역할을 수행하고 있다. 그러나 정당은 비공식적 참여자이지 공식적 참여자가 아니라는 사실에 주의하여야 한다.

### (3) 정책결정의 이론모형

정책결정의 이론모형으로는 합리모형, 만족모형, 점증모형, 회사모형, 혼합탐사모형, 최적모형, 쓰레기통모형, 앨리슨(G. Allison)모형 등 다양한 모형이 있다.

#### ① 합리모형(rational model) 기출 2017 지방직 기출 2021 서울시

㉠ 의 의

합리모형은 공공문제를 해결하기 위한 모든 가능한 정책대안을 철저하게 검토하고, 각 대안이 초래할 모든 결과를 분석·예측하며, 각 대안 가운데서 최선의 유일한 대안(one best way)을 선택한다는 이론모형이다.

㉡ 전 제

ⓐ 정책결정자나 정책분석가가 고도의 합리성을 가지고 있고, 주어진 목적의 달성을 극대화하기 위하여 최선의 정책대안을 찾아낼 수 있다는 전제하에 제시된 정책결정모형이다.

ⓑ 이를 기반으로 문제해결을 위한 대안을 모두 알 수 있으며, 이들간의 경제적·정치적·사회적 이익관계에 기반을 둔 비용과 편익을 완벽하게 비교하여 최적의 대안을 선택해야 한다고 주장한다.

㉢ 비 판

ⓐ 합리모형에서는 정책결정과 관련된 모든 정보를 입수할 수 있고 모든 대안을 비교·평가할 수 있다고 가정되지만, 현실적으로 인간의 능력에 한계가 있고 또한 시간적 한계도 따르므로 비현실적이라고 할 수 있다. 즉, 엄청난 분석비용과 시간의 낭비를 초래함으로써 바람직한 의사결정에 도움이 되지 않는다.

ⓑ 현실적 설명력이 미흡하다. 즉, 실제 의사결정은 습관이나 직관 등의 방법에 의해서 이루어지고 모든 대안을 탐색할 수도 없으며, 미래는 불확실하고 인간의 능력에는 한계가 있다. 특히 이미 자원이 많이 투입되어 있는 매몰비용 때문에 합리적인 새로운 대안을 선택하기가 곤란하다.

**심화Tip 매몰비용 문제**

합리모형에서 더 나은 대안이 이미 다른 정책대안에 투자된 비용 때문에 채택되지 못하는 문제를 말한다. 다음의 사례를 통하여 매몰비용 문제를 살펴본다.

대안 1 : 20억을 투자하여 총 40억의 이익발생(순익 20억)
대안 2 : 20억을 투자하여 총 30억의 이익발생(순익 10억)

위 경우에 대안 1이 선택되어 10억이 이미 투자(매몰비용) 되었다고 가정한다.
추후에 20억을 투자하여 총 50억의 이익(순익 30억)이 발생하는 대안 3이 나타났다고 하자. 이때는 대안 1의 경우 앞으로 10억만 더 투자하면 순익 20억이 발생하지만, 대안 3은 20억을 투자하여야 30억의 순익이 발생하므로 대안 3은 채택되지 못하는 현상을 말한다.

② 만족모형(satisficing model)

㉠ 의 의

사이먼과 마치(H. A. Simon & J. G. March)에 의해 주장된 정책결정 이론모형으로, 인간의 절대적, 순수합리성보다는 제한된 합리성을 기준으로 최선의 대안보다는 현실적으로 만족할 만한 대안의 선택에 타당성을 두는 모형이다.

㉡ 전 제

ⓐ 합리모형에서 상정하는 것만큼 인간의 완전한 합리성을 전제로 하지는 않지만, 정책결정자나 정책분석가가 비교적 합리적으로 정책을 결정한다고 가정한다.

ⓑ 그들은 현실적인 인간은 극히 소수의 대안을 알고 있는데 지나지 않으며, 이 소수의 대안에 관해서도 그 결과의 일부를 예측할 수 있을 뿐이라고 지적한다. 현실 속의 인간은 그 능력의 한계 때문에 모든 대안이 아닌 소수의 대안만을 선택하여, 각 대안의 주요 결과 일부만을 비교·분석하고, '최적의 대안'이 아닌 단지 '동의할 만한 대안'을 선택하게 된다는 것이다. 즉, 만족이론의 중심 개념은 '<u>제한된 합리성</u>'이다.

㉢ 비 판

ⓐ 규범적 측면에서 보면 최선의 대안이 아니라 '동의할 만한 대안'을 찾은 후에 대안 모색을 중단하게 되면, 검토되지 않은 대안 중에 더 중요한 대안이 있다 하더라도 이것을 탐색하지 않고 포기하게 된다는 한계를 지닌다.

ⓑ 결정자의 만족 여부는 기대 수준에 달려 있는데, 이 기대 수준 자체가 극히 유동적이므로 어느 것이 만족할 만한 대안인지를 객관적으로 판단하기 어려운 경우가 많다.

ⓒ 일반적이고 경미한 의사결정에서는 무작위로 대안을 고려하고 만족할 만한 대안이 있으면 대안의 탐색이 중단된다는 사이먼의 주장이 옳겠지만, 이례적이고 중대한 의사결정에서는 이러한 식의 의사결정이 아니라 분석적 결정이 이루어질 가능성이 크다.

③ 점증모형

㉠ 의 의

ⓐ 점증모형은 현실 속의 정책결정 현상을 보면 "기존의 정책에서 소폭적인 변화만을 가감한 정책, 즉 점증적 정책이 채택"되더라는 의사결정의 이론모형을 말한다.

ⓑ 합리모형에서는 모든 정책대안이 광범위하게 탐색될 것이 요구되는데 비해 점증모형에서는 현존의 정책보다 약간 수정·보완된 것이 정책대안으로 고려된다.

ⓒ 예산안은 전형적인 점증모형의 예에 해당한다.

㉡ 비 판

ⓐ 보수주의에 빠지기 쉽다.

ⓑ 변동과 혁신을 설명하기 곤란하다.

ⓒ 현존의 정책에 오류가 존재할 때 '잘못된 정책에 의한 악순환' 현상이 발생할 소지가 많다.

④ 혼합주사(탐사)모형 기출 2020 서울시

㉠ 의 의

ⓐ 혼합주사모형은 실제적인 정책결정에서 합리적・근본적 결정과 세부적・점증적 결정의 혼합된 의사결정이 이루어지는 이론모형을 말한다.

ⓑ 에치오니(A. Etzioni)가 이스라엘의 군사 전략에서 아이디어를 얻어 제시한 이론모형이다.

ⓒ 근본적 결정은 합리모형 방식이 적용되고, 세부적 결정에서는 점증적 방식을 적용하여 약간만 변화된 대안들에 대해 세밀한 분석이 이루어진다.

㉡ 평 가

ⓐ 정책이 크게 잘못되는 것을 줄이고 정책목표 달성이라는 핵심에 좀 더 근접하는 의사결정을 작성하는데 효과적인 것으로 볼 수 있다.

ⓑ 의사결정을 근본적 결정과 세부적 결정으로 구분하고, 합리모형의 지나친 엄밀성과 점증주의의 보수성을 극복하려고 시도하였다.

ⓒ 합리모형과 점증모형에서 제시된 내용 이외에 새로운 내용이 없다는 비판을 받고 있다.

⑤ 연합모형(회사모형)

㉠ 의 의

ⓐ 사이어트와 마치(R. Cyert & J. March)가 주장한 의사결정모형으로, 느슨하게 연결되어 있는 조직의 정책결정을 다루고 있다.

ⓑ 많은 조직은 각 단위 사업 부서별로 준독립적인 운영을 하는 경우가 많은데 이런 조직에선 다른 부서 상황을 고려하면서 조직 전체의 목적을 극대화하는 결정을 해야 한다.

㉡ 특 징

ⓐ <u>갈등의 준해결</u> : 결정에서는 관련 집단들의 요구가 모두 다 성취되기 보다는 서로 나쁘지 않을 정도의 수준에서 타결점을 찾는 경향이 있다. 이때 밀접한 관련이 있는 이웃 집단의 가치와 목표는 고려해야 할 제약조건으로 다루어진다.

ⓑ <u>불확실성의 회피</u> : 결정자들은 가능한 한 불확실성을 줄이거나 회피하는 경향을 보인다. 그래서 장기 전략보다는 단기 전략에 치중하고, 관련자들과 타협을 하며, 예측가능한 결정 절차를 선호한다.

ⓒ <u>문제 중심의 탐색</u> : 결정자들은 시간과 능력의 제약 때문에 모든 상황을 다 고려하기보다는 특별한 관심을 끄는 문제 부분에 대해서만 고려한다.

ⓓ <u>표준 운영절차(SOP ; Standard Operating Procedure)</u> : 경험이 축적되어 감에 따라 가장 효율적이라고 생각되는 결정 절차를 마련해 두고, 이를 활용해 결정한다.

⑥ 최적모형 기출 2015, 2017 지방직

㉠ 의 의

ⓐ 드로어(Y. Dror)가 주장한 것으로, 기존의 합리적 결정 방식이 지나치게 수리적 완벽성을 추구해 현실성을 잃는 것을 경계하고, 그 반대로 다른 접근방식들이 너무 현실 지향적이 되는 것을 막는다는 의도로 제시된 것이다.

ⓑ 최적모형은 경제적 합리성 외에, 직관, 판단력, 창의력과 같은 초합리적인 요인을 고려한 규범적, 처방적 정책결정모형이다. 합리적 요소와 초합리적 요소, 즉 경제적 합리성(economic rationality)과 초합리성(extra-rationality)을 바탕으로 하는 질적 모형이다. 소위 메타의사결정(meta-decision making)을 도입하면서 초정책결정단계(meta-policymaking stage)와 환류(feedback) 작용을 중시한다.

**심화Tip 메타의사결정(meta-decision making)**

어떻게 결정할 것인가를 결정하는 것(보통의 의사결정보다 한 단계 높은 혹은 한 단계 전의 의사결정)을 말한다. 예컨대 광고효과를 높이기 위한 결정을 하는 경우, 광고효과의 의미를 "매출이 증대하는 것"으로 정의할 것인지 "인지도를 높이는 것"으로 정의할 것인지를 결정하는 것을 말한다.

ⓒ 드로어의 최적모형은 정책결정 단계를 다음과 같이 세 단계로 나눈다.

| | |
|---|---|
| 초정책결정 단계<br>(meta-policymaking stage) | 정책결정을 어떻게 할 것인가에 대한 결정을 하는 단계를 말한다. 즉 결정참여자, 시기, 결정을 위한 조직과 비용, 결정방식들을 미리 결정하는 단계이다.<br>• 가치의 처리<br>• 현실의 처리<br>• 문제의 처리<br>• 자원의 조사, 처리 및 개발<br>• 정책시스템의 설계, 평가 및 재설계<br>• 문제, 가치 및 자원의 할당<br>• 정책결정 전략의 결정 |
| 정책결정 단계<br>(policymaking stage) | 일반적인 결정 과정단계를 말한다.<br>• 자원의 세부적 할당<br>• 조작적 목적의 설정과 그들간의 우선순위 결정<br>• 여타의 주요가치들의 설정과 그들간의 우선순위 결정<br>• '좋은' 대안을 포함한 한 세트의 주요 정책대안의 마련<br>• 여러 가지 대안들이 갖는 중요한 편익과 비용에 대한 신뢰할 수 있는 예측의 실시<br>• 여러 가지 대안들에 대하여 추정된 중요한 편익과 비용을 비교하여 최선의 대안을 식별<br>• 최선의 대안들에 대하여 추정된 비용과 편익이 좋은가 또는 그렇지 않은가를 결정하는 것 |
| 후정책결정 단계<br>(post-policymaking stage) | 결정이 이루어진 이후에 집행 준비와 집행 과정에서 나타나는 정보에 따른 결정의 수정 작업이 이루어지는 단계이다.<br>• 정책을 집행하도록 하는 동기부여<br>• 정책의 집행<br>• 정책이 집행된 후 정책결정에 대한 평가<br>• 커뮤니케이션과 피드백 단계 – 앞의 모든 국면들을 가로 지르고 연결하는 역할 |

⑦ 쓰레기통모형

> **The 알아보기**
> **킹던(J. Kingdon)의 정책창 모형**
> 정책문제의 흐름, 정책대안의 흐름, 정치의 흐름이 어떤 계기로 교차하여 서로 만나게 되면 정책의 창이 열리고, 정책결정이 이루어진다.

㉠ 의의 : 코헨(M. Cohen), 마치(J. March), 올슨(J. Olsen) 등이 제시한 쓰레기통모형은 기본적으로 '조직화된 혼란상태(organized anarchies)'에서의 의사결정을 다루고 있다.

㉡ 특 징

ⓐ 현실 속의 정책결정은 어떤 일정한 규칙에 따라 움직이는 것이 아니라 문제, 해결책, 선택기회, 참여자의 네 가지 요소가 독자적으로 흘러 다니다가 어떤 계기로 교차하여 서로 만나게 될 때 정책결정이 이루어진다는 것이다.

ⓑ 조직화된 무정부상태에서의 대표적인 의사결정방식으로 진빼기방식(관련문제들이 떠날 때까지 결정을 미룸), 날치기통과방식(관련문제들이 제기되기 전에 결정) 등이 있다.

⑧ 조직모형

㉠ 의의 : 사이먼과 마치(H. A. Simon & J. G. March)가 주장한 이론으로 분업화된 계층제적 구조를 갖는 조직에서의 의사결정모형이다.

㉡ 의사결정의 2가지 방법

| | |
|---|---|
| 상례화된(프로그램화된) 의사결정 | 과거의 경험한 적이 있는 문제의 경우 적용된다. |
| 문제해결식(비프로그램화된) 의사결정 | 경험한 적이 없는 이례적인 문제의 경우 다른 조직의 프로그램을 참조하는 등 새로운 대안을 탐색하여 해결하게 된다. 이때 대안의 탐색은 무작위적, 순차적 대안 탐색으로 만족수준이 그 기준이 된다. |

⑨ 엘리슨모형

㉠ 형성배경 : 엘리슨모형은 미국에서 쿠바 미사일 사태(1962)가 벌어졌을 당시, 해상봉쇄령 결정이 내려진 것을 분석하여 만들어진 모형이다.

㉡ 의의 : 엘리슨(Graham T. Allison)은 정책결정을 이해하는 모형으로서 다음과 같은 세가지를 제시한다.

| | |
|---|---|
| 합리적 행위자모형 (rational actor model) | 정책결정자로서의 정부를 잘 조정된 유기체로 보는 모형으로, 정책결정을 명확한 목표를 지닌 행위자의 합리적 선택행위로 본다. |
| 조직과정모형 (organizational process model) | 정책결정자로서의 정부를 느슨하게 연결된 준독립적인 하위조직체들의 집합으로 보는 모형으로, 정책결정을 합리적 선택행위로 보는 것이 아니라 조직행태의 산출(output)로 보는 것이다. |
| 관료정치모형 (bureaucratic politics model) | 정부를 서로 독립적인 정치적 참여자들의 집합체로 보는 모형으로, 정책결정을 정치체제 내의 집단이나 개인간의 협상의 결과로 보는 것이다. |

㉢ 평 가

ⓐ 정치모형은 공식적 권위가 강한 조직의 상층부에서 적용가능성이 높고, 조직과정모형은 기능적 권위가 강한 조직의 하층부에서 적용가능성이 높으며, 합리모형은 조직계층에 따라 큰 차이가 없다.

ⓑ 실제의 정책결정에는 3가지 모형 모두 적용가능하며, 국방, 외교정책 이외에 일반정책의 경우에도 적용가능하다.

ⓒ 엘리슨은 위기결정(crisis decisions)이나 외교정책 분야에서는 합리적 행위자모형이 대부분의 정책결정 맥락을 구성한다고 주장한다.

## 4 정책집행

### (1) 정책집행의 개요

① 의 의

정책집행은 목표를 설정하는 행위와 목표를 달성하려는 행위들간의 상호작용과정이다.

② 고전적 집행이론에 대한 비판(정책집행의 중요성 증대)

㉠ 정책만능주의의 비판

과거에는 사회문제를 해결하기 위해서 정책을 수립하고 법률을 제정하면 모든 문제가 해결된다고 생각하였다. 그러나 실제로 많은 법률(정책)이 제정되지만 사회문제가 실제로 해결되지 않는 경우는 수없이 많았다.

**The 알아보기**

**잃어버린 연계고리(missing link)**

하그로브(Hargrove, E. C.)는 정책과정론에서 정책집행을 우리가 망각했던 중요한 단계라고 하여 '잃어버린 연계고리'라는 표현을 사용하였다.

㉡ 정태적 정책관에 대한 비판

정책은 한 번 결정되면 끝나는 것이 아니라, 집행되면서도 끊임없이 수정되어 집행되는 경우도 많다.

㉢ 계층적 조직관

과거에는 결정은 피라미드 상층에서 이루어지고 집행은 일선 관료들에 의해 이루어진다고 생각하였다. 그러나 정책집행을 담당하는 일선관료들은 정책 대상집단의 특성은 물론 정책의 실효성에 대해 그 누구보다도 많은 정보를 가지고 있는 계층이며, 최근에는 이러한 이유로 인해 일선관료들의 재량으로 현지 집행실정에 맞도록 수정을 가하는 경우가 많아졌다.

### (2) 정책집행의 단계

| 단계 | 내용 |
|---|---|
| 자원확보단계 | 집행을 담당할 기관이 예산・인력・장비 등을 확보하는 단계 |
| 해석・기획단계 | 법률・프로그램 등과 같은 정책내용을 토대로 하여 구체적인 지침・규칙 등을 제정하고 계획을 수립하는 단계 |
| 조직단계 | • 프로그램을 실천에 옮기는데 필요한 기구나 조직을 설치・구성하는 단계<br>• 업무처리를 위한 루틴(routine)을 확립함으로써 각종 활동을 조직화하는 단계 |
| 혜택・제한 전달단계 | • 집행담당기관이 수혜집단에게 혜택을 제공하고 대상집단에게 통제를 가하는 단계<br>• 즉, 서비스나 금전적 혜택과 같은 프로그램의 목적이나 도구에 해당되는 것을 제공하는 단계 |

### (3) 정책집행의 유형

① 고전적 기술자형

㉠ 정책결정자가 정책목표를 명확히 기술하면 정책집행자는 이 목표를 그대로 받아들인다.

㉡ 정책결정자는 계층제적 명령구조를 확립하고서 목표달성을 위해 특정 정책집행자에게 기술적(technical) 권한을 위임한다.

㉢ 정책집행자는 목표를 달성하기 위해 기술적인 능력을 지니고 있다.

㉣ 이 유형은 정책결정자가 정책집행과정에서도 강력한 통제를 행사하고, 정책집행자는 다만 약간의 기술적인 재량권만 가질 뿐이다.

㉤ 정책집행이 실패하는 이유는 정책집행자들이 그 정책에 대해 정치적으로 반대해서가 아니라 정책집행에 요구되는 기술적인 능력이 부족하기 때문이다.

② 지시적 위임자형

㉠ 정책결정자는 목표를 명확히 기술하며, 정책집행자는 그러한 목표를 바람직스럽다고 생각한다.

㉡ 정책결정자는 하나 또는 여러 집단의 정책집행자들에게 목표달성을 지시하고 정책집행자들에게 상당한 정도의 행정적 권한을 위임한다.

㉢ 정책집행자는 그러한 목표달성에 요구되는 기술적, 행정적 능력뿐만 아니라 협상하는 능력도 지니고 있다.

㉣ 지시적 위임자형은 정책집행자가 어느 정도 정치적 재량권을 갖는다. 그러나 정책결정자는 정책의 목표를 자세하게 기술하며 정책집행자는 그러한 목표를 받아들이고, 다만 수단의 선택시에는 상당한 정도의 재량권을 지니게 된다.

㉤ 다른 유형에서와 마찬가지로 만일에 정책집행자가 목표를 달성하는데 요구되는 전문성이나 기술을 지니고 있지 않다면 정책집행의 기술적 실패가 발생하게 된다.

㉥ 여러 정책집행자 집단이 개입하게 되므로 그들간에 정책목표의 달성에 적당하다고 생각되는 수단의 선택문제에서 의견충돌이 생길 수 있다.

③ 협상가형

㉠ 고전적 기술자형이나 지시적 위임자형에서는 정책목표의 필요성에 대해 합의를 이루고 있는데 반해 협상자형에서는 정책결정자와 정책집행자가 정책목표나 그 목표를 달성하는 수단에 대해서 반드시 합의를 이루고 있는 것은 아니라는 점이 특징이다.

㉡ 공식적인 정책결정자가 정책목표를 기술한다.

㉢ 정책목표와 그 목표를 달성하는 수단에 대해 정책결정자와 협상할 뿐만 아니라, 그들 상호간에도 협상을 한다.

㉣ 정책집행자들은 정책결정자와 반드시 동일한 목표를 공유하고 있지 않기 때문에 집행을 하지 않거나, 복종을 하지 않겠다고 위협함으로써 자신들의 지위를 높일 수 있다.

㉤ 정책결정자와 정책집행자간의 협상의 최종 결과는 누구의 힘이 더 강하냐에 따라 달라진다.

ⓐ 정책결정자가 권력을 독점하고 있다면 정책집행자가 그 정책을 선호하지 않더라도 정책결정자는 정책집행자에게 그 정책의 집행을 강요할 수 있다.

ⓑ 양자가 권력을 균등하게 지니고 있다면 협상과 타협을 통해 정책집행이 이루어질 것이다.

ⓒ 정책집행자가 권력을 독점하고 있다면 그들은 협상을 원하지 않을 것이며, 정책은 집행되지 않을 것이다.

④ 재량적 실험가형

㉠ 정책결정자가 구체적인 정책을 형성할 능력이 없어 정책집행자에게 광범위한 재량적 권한을 위임하는 경우이다.

㉡ 공식적 정책결정자는 추상적이고 일반적인 목표를 지지하지만 지식부족, 기타 불확실성으로 인해 목표를 명확히 수립하지 못한다.

㉢ 정책결정자는 목표를 구체화하고 목표 달성을 위한 수단을 개발할 수 있도록 정책집행자들에게 광범위한 재량권을 위임한다.

㉣ 정책집행자는 이 과업을 수행할 능력과 의사를 가지고 있다.

㉤ 애매모호한 정책으로 인해서 혼란이 야기될 수 있다.

㉥ 집행자들이 속임수를 부릴 수 있다.

㉦ 책임한계가 불분명하기 때문에 정책결정자나 집행자에 책임을 추궁하기 어려운 경우가 발생할 수 있다.

⑤ 관료적 기업가형 기출 2017 지방직

㉠ 관료적 기업가형에서는 집행자가 정책결정자의 권력을 장악하고 과정을 지배하는 경우이다.

㉡ 집행자가 그들의 정책목표를 형성하고 권력을 동원하여 공식적인 정책결정자에게 그러한 목표를 받아들이도록 설득시킨다.

㉢ 집행자는 그들 자신의 정책목표를 달성하는데 필요한 수단을 확보하기 위하여 정책결정자와 협상을 벌인다.

㉣ 집행자는 그들 정책목표를 달성하기를 원할 뿐만 아니라 달성할 능력도 지니고 있다.

**거버넌스(Governance)** 기출 2019 서울시

제도화된 정책공동체 내의 이해관계자들(국가기관, 지방자치단체, 시민단체, 일반시민, 직능 단체 등)을 정책과정에 참여시켜 문제를 해결하고 책임을 지게 하는 공적 의사결정의 한 형태이다(Peter, 2001).

**심화Tip** 정책집행 유형에 따른 정책평가기준

| 유 형 | 정책평가기준 |
|---|---|
| 고전적 기술자형 | 능률성 |
| 지시적 위임자형 | 목표달성도(효과성) |
| 협상가형 | 주민만족도 |
| 재량적 실험가형 | 수익자 대응성 |
| 관료적 기업가형 | 체제유지도 |

## 5 정책평가

### (1) 의 의

① 정책평가는 정부의 정책이나 공공사업이 달성하고자 하는 목표를 얼마나 효과적으로 달성하였는가에 대한 객관적·체계적·경험적인 분석연구라고 할 수 있다.

② 홀리(J. S. Wholey)에 의하면 정책평가란 현재 집행 중에 있는 프로그램이 그 목적을 달성하는 데 효과적인가 하는 효과성을 따져보는 것이다. 프로그램의 효과를 그 상황에 작용하는 다른 여타 요인들의 영향으로부터 분리·구분하기 위해 연구 설계의 원리에 의존하며, 현재 운용하고 있는 프로그램을 수정함으로써 프로그램 개선을 목적으로 하는 의도적인 노력으로 정의하고 있다.

### (2) 정책평가의 유형

① 평가주체에 의한 분류

| 구분 | 내용 |
|---|---|
| 자체평가 | 정책의 집행을 담당하고 있는 사람들 자신이 수행하는 평가이다. |
| 내부평가 | 정책집행자는 아니나 그것의 실시에 책임을 지고 있는 기관의 직원에 의해 수행하는 평가이다. |
| 외부평가 | 제3자적 위치에 있는 외부전문가가 수행하는 평가로서 가장 객관적인 평가라고 할 수 있다. |

② 평가시기에 따른 분류

| 구분 | 내용 |
|---|---|
| 형성평가 | 정책이 집행과정에 있으며, 아직 유동적일 때 그것의 개선을 위해 실시되는 평가이다. |
| 총괄평가 | 정책의 종료 후에 주로 그 결과를 평가하는 것이다. |

**심화Tip 정책평가의 유형**

정책평가는 형성평가와 총괄평가로 나눌 수 있다.

| 구분 | | 내용 |
|---|---|---|
| 형성(과정)평가 | 사전적 형성평가 | • 형성평가(프로그램모니터링 ; 사업감시)는 프로그램의 문제점을 발견하여 시정하려는 사전적 과정평가이다.<br>• 평가성 검토(사정)는 일종의 예비적 평가로서 미래의 평가작업을 위한 분위기를 제공하기 위하여 취해지는 프로그램 설계에 대한 하나의 예비적 평가이다. 주로 '프로그램이 의도하는 결과를 가져오도록 관리할 수 있는 준비가 되어 있는가' 혹은 '평가가 프로그램의 성과를 향상시키는데 공헌할 수 있는가' 등 평가의 소망성과 가능성을 검토하는 사전적 과정평가이다. |
| | 사후적 형성평가 | • 협의의 과정평가는 총괄평가를 보완하기 위하여 프로그램의 인과경로를 구축하는 사후적 과정평가이다.<br>• 집행과정평가(일반적인 감사)는 투입 및 활동상황에 대한 평가이다. |
| 총괄평가 | 사전적 총괄평가 | 사전분석(착수직전분석)은 새로운 프로그램의 개시를 결정하기 바로 직전에 수행하는 평가작업으로서 기획과 유사하며, 맥락분석 또는 조망적 평가종합이라고도 한다. |
| | 사후적 총괄평가 | • 협의의 총괄평가는 정책의 실제 효과나 영향을 측정하는 사후적 총괄평가이다.<br>• 평가결산(평가종합)이란 평가결과를 다시 평가하는 메타평가(상위평가)로서 사후적 총괄평가에 해당한다. |

③ 평가방법에 따른 분류

| | |
|---|---|
| 기술적 평가 | 평가대상에 대하여 묘사하거나 또는 이들을 상호 비교시키고, 특정의 정책이 그 혜택을 받을 자격이 있는 모든 대상자에게 제대로 도달되었는지 여부를 발견하고, 정책이 제대로 권한을 부여받은 자에 의해 결정, 집행되었는지 여부에 관심을 가진다. |
| 인과적 평가 | 정책의 효과성 측정을 목적으로 한 평가로서 어떤 특정의 결과가 수많은 정책 가운데 어떤 정책에 의해 유발되었는지, 또는 어느 특정한 정책이 수많은 결과 가운데 어느 특정한 결과의 원인이 되었는지 탐색하는 평가이다. |

④ 정책대상에 따른 분류

㉠ 정책결과평가 기출 2015 지방직

정책결과평가란 정책의 실시로 사회에 미친 모든 영향을 측정하는 것이다.

| | |
|---|---|
| 효과성 평가 | 정책의 효과성이란 정책목표의 달성정도를 의미하므로, 효과성 평가란 정책이 의도했던 목표의 달성정도를 측정하는 것을 말한다. 효과성 평가는 다음과 같은 내용을 포함한다.<br>• 의도했던 효과가 나타났는지의 여부<br>• 의도했던 효과가 과연 그 정책 때문에 나왔는지의 여부<br>• 나타난 효과의 크기는 어느 정도이며, 통계적으로 유의미한 변화인지의 여부<br>• 나타난 효과의 크기가 정책목표와 대비하여 어느 정도인지의 판단<br>• 정책효과의 크기가 해결하고자 했던 원래의 정책문제의 해결에 충분한 정도인지의 판단(효과의 충분성) |
| 능률성 평가 | • 능률성이란 흔히 투입과 산출의 비율로서 표현된다. 그런데 산출대신에 효과를 사용하게 되면 효율성이 되고, 넓은 의미의 능률성이라고 볼 수 있다.<br>• 능률성 평가를 하기 위해서는 먼저 효과성 평가를 통해 정책효과의 크기를 판단해야 하고, 아울러 실제의 정책비용(직접비용, 간접비용, 부작용)도 측정해야 할 것이다. |
| 공평성 평가 | 정책효과와 비용이 사회집단 또는 지역간의 배분 등에 공평한지를 평가하는 것이다. |
| 대응성 평가 | 정책이 수혜자 집단의 욕구, 선호, 가치를 충족시키는 정도를 평가하는 것이다. |

㉡ 집행과정평가

ⓐ 집행과정평가는 정책이 원래 의도한대로 정확하게 충실히 집행되었는지의 여부를 확인, 점검하는 것이다.

ⓑ 집행과정평가가 다루어야 할 내용을 구체적으로 살펴보면 다음과 같다.

- 원래 사업계획에 명시되었던 제 활동이 이루어졌는가?
- 자원이 기획된 대로 사용되었는가?
- 세부시행계획이 원래 계획했던 대로 진척되었는가?
- 정책이 원래 의도했던 집단(target group)을 대상으로 실시되었는가?
- 정책이 미리 정해진 법률이나 규정에 순응하고 있는가?

㉢ 정책구조평가

ⓐ 정책구조평가는 정책구조 및 정책결정과정에 대한 평가이다.

ⓑ 정책이 정확하게 실시되었는데도 그것이 실패한 것으로 나타난 경우에는 그 원인이 정책 그 자체 더 나아가 그러한 정책을 낳은 정책결정과정에 문제가 있을 것이다.

ⓒ 정책구조평가를 통하여 정책수단의 구성요소 중 효과가 있거나 없는 것을 발견해 냄으로써 정책의 구조를 수정·변경하고, 또한 효과가 없는 구성요소가 결정된 과정을 검토함으로써 정책결정과정상의 문제점을 발견하여 이를 개선할 수 있다.

ⓓ 정책구조평가는 다음과 같은 내용을 포함하게 된다.

- 정책수단은 그것이 의도하는 목표를 달성할 수 있는 요소들로 구성되어 있는가?
- 정책수단의 구성요소 가운데 어느 것이 다른 것에 비해 전체적 효과달성에 기여했는가?
- 정책효과가 발생하지 않은 경우에 어떤 경로에 잘못이 있었는가?
- 보다 강한 영향을 미치는 경로는 없는가?
- 목적과 정책요소들을 연관시키는 가정들은 건전한 것인가?
- 이러한 정책내용이 주먹구구식으로 이루어진 것인가, 아니면 어떤 논리적 바탕 위에서 이루어진 것인가?

㉣ 정책문제평가

ⓐ 정책문제평가는 정책담당자가 해결하기로 결정한 정책문제가 제대로 인지된 것이냐를 평가하는 것이다.

ⓑ 정책담당자는 문제의 파악에 필요한 정보가 부족하고 중요성 판단에 편견 또는 선입견이 작용하기 때문에 문제를 잘못 정의하여 흔히 제3종 오류를 범할 수 있다.

ⓒ 한편 문제정의가 제대로 안 된 경우, 그 원인은 정책의제 설정과정에 있으므로 정책문제평가는 이러한 과정에 대한 평가도 포함하게 된다.

**심화Tip** **제3종 오류(Type Ⅲ Error)**

문제의 구성요소 중에서 해결하고자 하는 것을 잘못 선택한 것을 의미한다.
제3종 오류는 잘못된 문제정의가 잘못된 정책목표결정으로 연결되는 현상을 잘 나타내 준다.
예 사회 전체의 입장에서 보아 만원버스 문제가 더욱 심각하고 중요한데도 불구하고 교통체증 문제를 교통문제의 가장 중요한 핵심으로 보고 이를 해결하려고 하는 경우이다.

### (3) 보건정책평가의 기준

① 보건정책을 비롯한 공공정책을 평가하는 기준을 설정하기란 매우 어렵기 때문에 정책의 성질에 따라 그 기준이 달라져야 한다.

② WHO에서 제시한 평가기준으로는 적절성, 적정성, 과정, 능률성, 효과성, 그리고 영향평가 등이 있다.

| | |
|---|---|
| 능률성 | • 능률성이란 산출 대 투입의 비율을 의미하며, 이것은 정책의 평가기준으로서 매우 중요하다.<br>• 제한된 자원과 수단을 사용하여 산출의 극대화를 기하는 것을 의미하며, 설정하는 목표를 최소의 비용을 투입하여 달성한다는 것과 일정한 비용으로 최대의 효과를 획득한다는 것을 내용으로 하고 있다. |
| 효과성 | • 효과성은 정책목표의 달성도를 의미한다.<br>• 정책의 목표나 목적에 대한 업무의 달성도를 의미한다. 목표의 달성도는 조직의 효율성을 측정하는 하나의 기준이 되며, 또한 정책성공 여부를 판단하는 기준이 되므로 평가결과 효과성이 높으면 일단 정책이 성공한 것으로 판단한다. |
| 적절성 | 문제해결을 위해 사용한 수단이나 방법들이 바람직한 정도와 바람직한 수준에서 이루어졌는가를 평가하는 것이다. |
| 적정성 | • 문제의 해결정도를 의미한다.<br>• 문제를 일으킨 욕구, 가치, 기회를 만족시키는 효과성의 수준 정도를 말한다. |
| 과 정 | 프로그램이 효과적으로 시행되고 있는가를 파악하기 위해 집행과정을 점검하는 평가이다. |
| 영향평가 | 단순히 기술된 프로그램 목표의 성취정도를 떠나 사회의 후생이 어느 정도 증진되었는가를 평가하는 것이다. |

### (4) 정책평가의 타당성

① 개념 및 분류

㉠ 정책평가의 타당성은 정책평가가 정책의 효과를 얼마나 사실에 가깝게 추정하고 있느냐의 정도를 의미한다.

㉡ 정책평가의 타당성의 개념은 다음 4가지로 분류된다.

| | |
|---|---|
| 구성적 타당성 | 처리, 결과 모집단 및 상황들에 대한 이론적 구성요소들이 성공적으로 조작화된 정도 |
| 통계적 결론의 타당성 | • 연구설계를 정밀하게 구성하여 평가과정에서 제1종 및 제2종 오류가 발생하지 않는 정도<br>• 정책으로 인한 효과를 찾아낼 만큼 충분히 정밀하고 강력하게 연구설계가 이루어진 정도 |
| 내적 타당성 | 조작화된 결과에 대하여 찾아낸 효과가 다른 경쟁적 원인들에 의해서가 아니라 조작화된 처리에 의한 것이라는 추정의 정도 |
| 외적 타당성 | 특정한 상황에서 얻은 정책평가가 다른 상황에도 그대로 적용할 수 있는 정도 또는 평가결과를 일반화할 수 있는 정도 |

**내재적 요소와 외재적 요소**

내재적 요소란 실험이 진행되는 과정에서 발생하는 내재적인 요인을 말하고, 외재적 요소란 실험에 들어가기 전 집단을 구성할 때 발생하는 요인을 말한다.

② 타당도의 저해요인

㉠ 내적 타당도 저해요인

| | |
|---|---|
| 선발요소 | 조사자가 자의로 실험집단을 배정하거나 지원자를 신청받아 실험집단을 구성할 경우, 실험집단과 비교집단간 구성원이 다르기 때문에 나타나는 현상이다. |
| 사건효과 | 실험기간 동안 일어난 비의도적 사건발생이 실험에 영향을 미치는 현상이다. |
| 성숙효과 | 시간 경과에 따라 실험집단 특성이 자연스럽게 성장, 발전함에 따라 실험에 영향을 미치는 현상이다. |
| 선발과 성숙의 상호작용 | 실험집단과 비교집단이 선발과정에도 차이가 있었고, 이에 따라 자연적 성장이나 발전과정에 있어서도 차이를 나타내는 것이다. |
| 상실요소 | 연구기간 중 실험집단의 일부가 탈락해 남아 있는 실험집단 구성원이 최초와 다른 특성을 가짐에 따라 발생하는 것이다. |
| 처리와 상실의 상호작용 | 실험처리기간 동안에 구성원의 상실로 실험의 내적 타당성이 저해되는 현상이다. |
| 측정요소 | 측정 그 자체가 실험에 영향을 주는 것이다. |
| 측정수단요소 | 정책집행 전과 후에 측정자가 측정기준이나 측정도구가 변화함으로써 정책효과가 왜곡되는 현상이다(평가의 신뢰도와도 관련됨). |
| 회귀인공요소 | 프로그램 집행 전의 1회 측정에서 극단적인 점수를 얻은 것을 기초로 개인들을 선발하게 되면 다음의 측정에서 그들의 점수가 덜 극단적인 방향으로 이동하게 되는 현상이다. |
| 오염효과 | 통제집단의 구성원이 실험집단 구성원의 행동을 모방하여 실험의 내적 타당성이 저해되는 현상이다. |

㉡ 외적 타당도 저해요인 기출 2019 서울시

| | |
|---|---|
| 실험조작반응효과 (호손효과) | 실험집단 구성원이 실험대상이라는 사실을 인식함으로써 평소와는 다른 특별한 심리적 행동을 보이는 현상으로 1927년 호손실험을 통하여 알려졌다. |
| 다수적 처리에 의한 간섭 | 한 집단에 여러 번의 실험적 처리를 반복하여 가할 경우 실험조작에 익숙해짐으로써 영향을 받게 되어 외적 타당성이 저해되는 현상이다. |
| 표본의 대표성 부족 | 통제집단과 실험집단간 동질성이 있다고 하더라도 각 집단의 구성원이 사회적 대표성이 없으면 그 결과를 일반화하기가 곤란하다. |
| 실험조작과 측정의 상호작용 | 사전측정을 받아본 적이 있는 연구대상자들에게 나온 결과를 사전측정을 받아본 적이 없는 모집단에 일반화하여 적용하기가 곤란하다. |
| 크리밍 효과 | 효과가 크게 나타난 사람만 의도적으로 실험집단으로 선정하고 조건이 나쁜 구성원들로 비교집단을 구성하여 일정한 처리를 한 경우 그 결과를 일반화하는 것은 곤란하다. |

CHAPTER 보건정책론

# 04 출제예상문제

## 01 보건정책의 개요

**01** 정책에 대한 설명으로 옳지 않은 것은?

① 정책은 일반적으로 공공문제를 해결하거나 목표달성을 위해 정부에 의해 결정된 행동방침이라고 정의할 수 있다.
② 정책은 공공기관이 주체이기 때문에 정치권력성을 띤다.
③ 정책은 목표 지향적 활동이기 때문에 미래성과 방향성을 갖는다.
④ 정책은 의도적인 행위만을 말하며, 무의사결정 등은 포함되지 않는다.

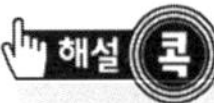

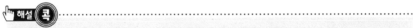

정책은 의도적인 행위뿐만 아니라 의식적인 부작위, 즉 무의사결정도 포함한다.

**02** 의사결정과 비교한 정책결정의 특징으로 옳지 않은 것은?

① 서로 관련된 많은 의사결정들간에 발생하는 상호작용의 결과인 일련의 선택을 말한다.
② 결정주체가 공공기관이다.
③ 평등성을 추구한다.
④ 계량화・통계화가 용이하다.

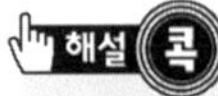


의사결정은 계량화・통계화가 용이한 반면, 정책결정은 계량화・통계화가 곤란하다.

## 03 정책의 3대 구성요소는?

① 정책목표, 정책수단, 정책평가
② 정책대상, 정책기획, 정책집행
③ 정책기획, 정책수단, 정책평가
④ 정책목표, 정책수단, 정책대상

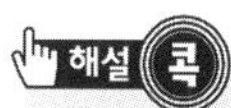


정책의 3대 구성요소
정책목표, 정책수단, 정책대상

## 04 정책목표에 대한 설명으로 옳지 않은 것은?

① 정책목표란 정책을 통해서 달성하고자 하는 바람직한 상태를 말한다.
② 보건정책의 목표는 국민건강의 향상이다.
③ 정책목표는 객관적이며, 규범성을 가진다.
④ 정책목표의 종류에는 소극적 목표와 적극적 목표가 있다.

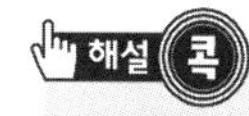


정책목표
- 정책목표란 정책을 통해서 달성하고자 하는 바람직한 상태를 말한다. 보건정책의 목표는 국민건강의 향상이다.
- 정책목표는 바람직한 상태를 판단하는 가치판단에 의존하기 때문에 주관적이며, 규범성을 가진다.
- 정책목표의 종류에는 문제발생 이전에 존재하던 상태를 정책목표로 삼는 소극적 목표(예 공해방지)와 과거에 경험해 보지 못한 새로운 상태를 창조하려는 적극적 목표(예 후진국가의 경제개발 정책)가 있다.

## 05 정책수단에 대한 설명으로 옳지 않은 것은?

① 정책목표를 달성하기 위한 행동방안으로 정책의 실질적 내용을 말한다.
② 국민들에게 직접적인 영향을 미친다.
③ 이해당사자의 갈등을 봉합한다.
④ 실질적 정책수단에는 규제, 유인, 자원투입 등이 있다.

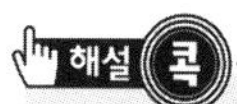


정책수단은 국민들에게 직접적인 영향을 미치므로 이해당사자간의 갈등이 발생한다.
정책수단의 종류에는 상위목표를 달성하기 위한 실질적 정책수단(규제, 유인, 자원투입)과 현실적으로 실현하기 위해서 실시하는 보조적 정책수단(집행기구, 요원, 예산, 공권력)이 있다.

정답 01 ④ 02 ④ 03 ④ 04 ③ 05 ③

## 06 보건정책의 목표로 옳지 않은 것은?

① 의료이용의 적절성과 형평성 증진
② 의료서비스의 경제적 효율성 제고
③ 국민의료비 지출의 최소화
④ 목표추구 과정에서 소비자 선택의 자유와 공급자의 적절한 자율성을 보장

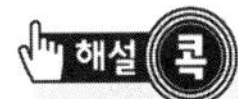


보건정책은 국민의료비의 최소화가 아닌 적절한 지출이 이루어지도록 해야 한다.

## 07 보건정책의 특징에 대한 설명으로 옳지 않은 것은?

기출 2012 지방직

① 국가정책에서 보건정책의 우선순위는 대체로 경제력과 비례한다.
② 정책효과의 범위가 광범위하고 파급기간도 장기간이다.
③ 인간의 생명을 다루고 있기 때문에 형평성보다는 효율성이 강조된다.
④ 일반정책과 달리 시장경제의 원리를 적용하는데 어려움이 있다.

해설 콕

일반정책과는 달리 보건정책은 효율성에 제한을 받는다. 즉, 보건정책은 인간생명을 다루어야 하는 위험의 절박성 때문에 효율성보다는 형평성이 강조된다. 보건정책의 수립시에는 특유의 형평성 문제로 인해 정책수단의 활용에 제한을 받는다.

## 08 일반정책과 다른 보건정책의 특성으로 가장 옳은 것은?

기출 2018 서울시

① 국가 경제력에 영향을 받지 않는다.
② 인간생명을 다루어야 하는 위험의 절박성 때문에 효율성이 강조된다.
③ 보건의료부문은 구조적으로 단순한 연결고리를 가진다.
④ 보건정책의 대상은 국민 모두를 포함할 정도로 정책파급 효과가 광범위하다.

해설 콕

보건정책의 특징
- 시장경제원리 적용에 한계가 있다.
- 국가 경제력과 밀접한 관련성을 가지고 있다.
- 국민 모두를 포함할 정도로 정책파급 효과가 광범위하다.
- 효율성보다는 형평성을 강조한다.
- 보건의료서비스 욕구가 급속히 증가한다.
- 구조적 연결고리가 다양하다.

**09** **보건정책의 성격으로 해당하지 않는 것은?**

① 목적 지향성 ② 행동 지향성
③ 현실 지향성 ④ 정치 지향성

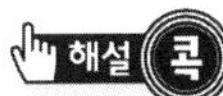

정책은 소망하는 미래상을 실현시키는 의지의 표현이다. 정책이 지향하는 행동이 일어나는 시점은 현재이지만 정책이 의도하는 변화가 일어나는 시점은 항상 미래이다. 따라서 정책은 미래를 설계하고 구축하는 미래 지향성을 지닌다.

**10** **다음 중 정책의 성격으로 옳지 않은 것은?**

① 정책은 정책주체의 의지를 반영하고 실현시키는 것이다.
② 정책은 과거 지향적이다.
③ 정책이 초래하는 변화는 양적변화뿐만 아니라, 질적 변화를 포함한다.
④ 정책과 정치적 성격을 띤다.

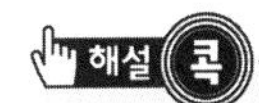

정책은 미래를 설계하고 구축하는 것으로 미래 지향적 성격을 가진다.

**11** **다음 중 정책수혜자들에게 실질적 자원을 제공하는 것이 아니라, 상징적 의미만 부여하는 정책의 예로 옳은 것은?**

① 최저임금제
② 고속도로 건설
③ 기념비 건립
④ 보건복지부 개설

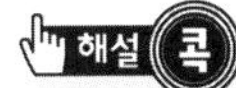

기념비 건립은 실질적인 영향력보다는 상징적인 의미를 부여하는 상징적 정책에 해당한다.



정답 06 ③ 07 ③ 08 ④ 09 ③ 10 ② 11 ③

## 12 로이(T. J. Lowi)의 정책 유형에 대한 설명으로 옳지 않은 것은?

① 분배정책은 수혜자집단과 비용부담집단간의 갈등을 발생시킨다.
② 규제정책은 규제대상집단들의 많은 반발을 불러일으킨다.
③ 재분배정책은 사회적 갈등을 야기하기 쉽다.
④ 구성정책은 의료기관의 신설이나 변경, 보건소의 조정 등과 같이 체제의 구조 및 운영과 관련된 정책을 말한다.

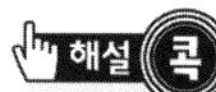

분배정책은 특정한 개인, 기업체, 집단 등에 공적 재원을 통해 공공서비스와 편익을 배분하는 정책(예 국가보조금 지급)으로, 수혜자집단과 비용부담집단간의 갈등이 발생하지 않는다.

## 13 다음 중 분배정책에 대한 설명은 무엇인가?

① 관계집단간의 갈등과 논란의 정도가 낮다.
② 인적・물적 자원을 동원하는 정책이다.
③ 개인이나 특정집단에게 허가를 해주는 정책이다.
④ 대표적으로 누진조세제도가 있다.

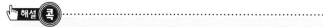

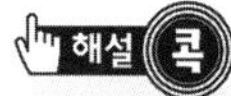

분배정책은 갈등과 논란의 정도가 낮아 정책집행이 수월하다.
② 추출정책
③ 경쟁적 규제정책
④ 재분배정책

## 14 「국민건강보험법」에 따르면 직장가입자의 소득수준에 따라 보험급여에는 차이가 없으나, 건강보험료는 차등 부과되고 있다. 이것은 로이(T. J. Lowi)의 정책 유형 중 어디에 속하는가?

기출 2009 지방직

① 구성정책(Constitutional policy)
② 분배정책(Distributive policy)
③ 규제정책(Regulatory policy)
④ 재분배정책(Redistributive policy)

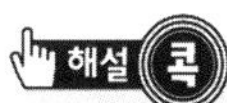

재분배정책
자산을 많이 소유하고 있는 집단으로부터 그렇지 못한 집단으로 자산을 이전시키는 정책을 말한다.
예 소득수준에 따라 건강보험료 차등 부과

① **구성정책** : 의료기관의 신설이나 변경, 보건소의 조정 등과 같이 체제의 구조 및 운영과 관련된 정책을 말한다.
② **분배정책** : 특정한 개인, 기업체, 집단 등에 공적재원을 통해 공공서비스와 편익을 배분하는 것을 말한다. 예 국가보조금 지급
③ **규제정책** : 특정한 개인, 기업체, 집단에 제재나 통제 및 제한을 가하는 정책을 말한다.
예 의료기관 광고규제



## 15 다음 정책 유형의 설명 중 옳지 못한 것은?

① 구성정책은 조세, 병역, 물자수용, 노력동원 등과 관련된 정책이다.
② 분배정책은 특정한 개인, 기업체, 조직, 지역사회에 공공서비스와 편익을 배분하는 정책이다.
③ 상징정책은 국민 전체의 자긍심을 높이기 위한 정책들이 포함된다.
④ 재분배정책은 돈이나 재산, 권력 등을 소유하고 있는 집단으로부터 그렇지 못한 집단으로 이전시키는 정책이다.

해설 콕

조세, 병역, 물자수용, 노력동원 등은 G. A. Almond & G. B. Powell이 분류한 추출정책에 해당한다.
구성정책이란 T. J. Lowi가 제시한 정책으로 정부기관의 신설, 행정구역 개편 등과 관련된 체제유지정책을 말한다.

정답 12 ① 13 ① 14 ④ 15 ①

## 16 정책 유형의 분류가 순서대로 맞게 짝지어진 것은?

ㄱ. 가격 담합 기업에 대한 공정거래위원회의 시정명령
ㄴ. 2018 평창동계올림픽 개최
ㄷ. 지방자치단체에 대한 국가보조금의 지급
ㄹ. 여성부의 신설

| | ㄱ | ㄴ | ㄷ | ㄹ |
|---|---|---|---|---|
| ① | 규제정책 | 추출정책 | 재분배정책 | 상징정책 |
| ② | 상징정책 | 추출정책 | 분배정책 | 구성정책 |
| ③ | 규제정책 | 상징정책 | 분배정책 | 구성정책 |
| ④ | 규제정책 | 구성정책 | 재분배정책 | 상징정책 |

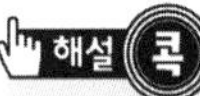


ㄱ. 담합규제로서 규제정책
ㄴ. 스포츠행사 등 상징정책
ㄷ. 공적 재원을 나누어주는 분배정책
ㄹ. 정부조직 신설 등 구성정책

## 17 다음 〈보기〉 중 정책과 정책 유형이 바르게 짝지어진 것은?

ㄱ. 영세민을 위한 임대주택 건설
ㄴ. 국토해양부를 국토교통부와 해양수산부로 분리
ㄷ. 국경일 제정
ㄹ. 기업의 대기오염 방지시설 의무화

| | ㄱ | ㄴ | ㄷ | ㄹ |
|---|---|---|---|---|
| ① | 분배정책 | 구성정책 | 추출정책 | 상징정책 |
| ② | 재분배정책 | 구성정책 | 상징정책 | 규제정책 |
| ③ | 규제정책 | 분배정책 | 재분배정책 | 상징정책 |
| ④ | 규제정책 | 재분배정책 | 추출정책 | 상징정책 |

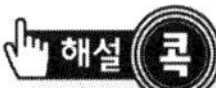


ㄱ. 재분배정책
ㄴ. 구성정책
ㄷ. 상징정책
ㄹ. 규제정책

## 18 G. A. Franklin & R. Ripley가 분류한 정책 유형은?

① 분배정책, 규제정책, 재분배정책, 구성정책
② 분배정책, 규제정책, 추출정책, 상징정책
③ 분배정책, 경쟁적 규제정책, 보호적 규제정책, 재분배정책
④ 분배정책, 규제정책, 재분배정책, 자율규제정책

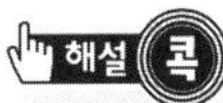


① T. J. Lowi의 분류
② G. A. Almond & G. B. Powell의 분류
④ R. H. Salisbury의 분류

## 19 정책의 유형과 실제 정책이 바르게 연결되지 않은 것은?

① 상징정책 – 국경일, 애국지사 동상 건립
② 재분배정책 – 누진세, 저소득층 조세 감면
③ 규제정책 – 근로기준법, 식품위생법
④ 분배정책 – 보건소의 조정, 의료기관의 신설

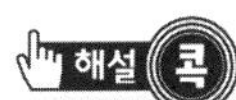


의료기관의 신설이나 변경, 보건소의 조정 등과 같이 체제의 구조 및 운영과 관련된 정책은 구성정책에 해당한다.

## 20 사회보험제도에서 소득수준에 따른 보험료의 차등 부과방식이 해당하는 정책의 유형은?

기출 2019 서울시

① 구성정책 ② 규제정책
③ 분배정책 ④ 재분배정책

해설 콕

소득수준에 따른 보험료의 차등 부과방식은 재분배정책에 해당한다.
① **구성정책** : 체제의 구조와 운영에 관련된 정책
② **규제정책** : 개인이나 일부집단에 대해 재산권행사나 행동의 자유를 구속·억제하여 반사적으로 많은 다른 사람들을 보호하려는 목적을 지닌 정책
③ **분배(배분)정책** : 국민들에게 권리나 이익 또는 서비스를 배분하는 내용을 지닌 정책
④ **재분배정책** : 고소득층으로부터 저소득층으로의 소득이전을 목적으로 하는 정책

정답 16 ③ 17 ② 18 ③ 19 ④ 20 ④

## 02 정책과정

**01** 다음 〈보기〉의 내용이 설명하는 것은?

> 수많은 사회문제들 중에서 정부가 그것에 대한 정책적 해결을 의도하여 공식적으로 채택한 문제를 말한다.

① 정책의제 ② 공중의제
③ 공식의제 ④ 정책분석

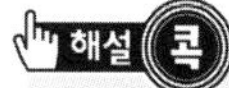

정책의제는 수많은 사회문제들 중에서 정부가 그것에 대한 정책적 해결을 의도하여 공식적으로 채택한 문제를 말한다.
② **공중의제**(public agenda) : 정부에 의해 공식적으로 채택되기 전이지만 많은 개인이나 집단의 관심이 집중되어 있으며, 정부에 의해 해결되어야 한다고 여겨지는 의제이다.
③ **공식의제**(official agenda) : 공중의제들 중 정부에 의해 공식적으로 정책의제로 채택된 의제이다.
④ **정책분석** : 합리적 정책결정을 위해서 주로 정책결정시에 이루어지는 지적 활동을 의미한다.

**02** 정책의제설정(policy agenda setting)에 관한 아래의 설명 중 옳은 것은?

① 복잡하고 다양한 변화가 발생하는 현대 사회에서 야기되는 모든 사회문제는 개인이 해결하기 어렵기 때문에 정책의제가 된다.
② 정책목표와 기준에 따라 각 대안을 비교·평가하여 최종적으로 정책을 결정하는 것을 의미한다.
③ 전문가들을 동원하여 정책목표의 실현가능성 분석과 각 대안에 대한 비용·편익분석을 통하여 주요 정책문제로 확정짓는 것이다.
④ 관련집단들에 의해 예민하게 쟁점화된 사회문제일수록 정책의제화의 가능성이 크다.

해설 콕

① 복잡하고 다양한 변화가 발생하는 현대 사회에서 야기되는 모든 사회문제를 정책의제화 할 수는 없다.
② 정책의제설정이 아니라, 정책결정에 해당한다.
③ 정책분석에 해당한다.

## 03 정책분석에 대한 다음의 설명 중 옳은 것은?

① 인간의 이성을 중시한다.
② 권력적 관계가 큰 영향을 미친다.
③ 협상과 타협을 중시한다.
④ 정책전문가만이 이를 수행할 수 있다.

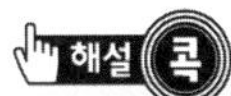


정책분석이란 기본적으로 인간의 이성과 증거를 토대로 대안의 결과를 예측하고, 비교・평가하는 활동으로서 정치적 협상과 타협 또는 권력적 관계에 의존하는 것이 아니다.

## 04 정책문제의 정의가 잘못된 경우 발생하는 오류는?

① 제1종 오류 ② 제2종 오류
③ 제3종 오류 ④ 알파오류

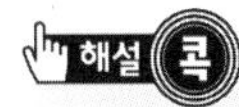


오류의 유형
- **제1종 오류** : 검증하고자 하는 가설(귀무가설)이 옳은데도 그것을 기각하는 경우이다.
- **제2종 오류** : 가설이 올바르지 못한데도(즉, 틀렸음에도) 불구하고 그 가설이 올바르다고 판정하는 경우를 말한다. 즉, 우리가 검증하고자 하는 가설(귀무가설)이 옳지 않은데도 그것을 채택하는 경우를 말한다.
- **제3종 오류** : 제1종 오류 및 제2종 오류가 문제설정의 자체는 올바르다는 것을 전제로 하고 있는 오류인데 반하여, 제3종 오류는 의사결정의 대상이 되는 문제 자체를 잘못 정의한 오류이다.
  [예] 의사가 병명을 잘못 진단한 오류

## 05 정책대안의 탐색 및 개발에 대한 설명으로 옳지 않은 것은?

① 정책문제가 어떻게 정의되느냐에 따라 정책대안의 탐색과 개발방향도 달라진다.
② 정책대안의 탐색과 개발은 합리적・분석적 정책결정과정에 있어서 가장 핵심적인 과정의 하나이다.
③ 정책대안의 탐색과 개발방법은 기존에 알려진 정책으로부터 도출하는 방법과 새로운 대안을 창조하는 방법으로 나눌 수 있다.
④ 브레인스토밍은 점증적 접근방법에 해당한다.

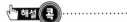

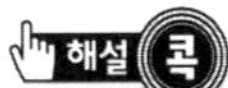


정책 델파이기법, 브레인스토밍 등은 새로운 대안을 창조하는 방법에 해당한다.

정답 01 ① 02 ④ 03 ① 04 ③ 05 ④

## 06 다음 〈보기〉에서 설명하는 조사방법으로 옳은 것은?

기출 2017 지방직

> 각 전문가들에게 개별적으로 익명성이 보장된 설문지와 그 종합된 결과를 전달·회수하는 과정을 반복하여 독립적이고 동등한 입장에서 의견을 접근해 나간다.

① 브레인스토밍(Brainstorming)
② 델파이기법(Delphi technique)
③ 면접조사(Interview)
④ 코호트 조사(Cohort study)

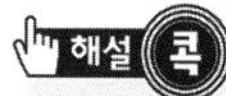

개별적으로 익명성이 보장된 설문지를 통해 전문가들의 의견을 동등하게 수집, 중재, 타협의 방식으로 반복적인 피드백을 통한 의견을 도출하는 방법으로 문제를 해결하는 기법을 델파이기법이라고 한다.

## 07 인과관계를 토대로 한 정책대안의 결과예측방법에 해당되지 않는 것은?

① 회귀모형
② 시계열자료분석
③ 투입－산출 분석
④ 계획의 평가검토기법(PERT)

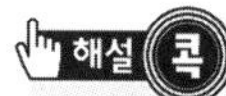

인과관계를 토대로 한 예측방법이란 예견, 즉 이론적 예측(predict)을 의미한다. 따라서 이를 '인과관계적 예측'이라고도 한다. 회귀모형분석, 투입－산출분석, PERT, 경로분석(Path analysis)은 인과관계적 예측에 속한다.

시계열자료분석은 투사, 즉 연장적 예측(project)에 해당한다. 이는 변수결정의 메커니즘에 대한 설명은 하지 않고 단순히 과거의 역사적·시계열적 자료를 이용하여 미래를 예측하는 비인과모형에 해당한다.

## 08 정책대안의 분석 중 정책이나 프로그램이 그 정책의 수혜자인 고객들의 필요(needs)와 소망을 어느 정도나 충족시킬 수 있는지를 검토하는 기준이 되는 것은?

① 효과성
② 공평성
③ 위험성
④ 대응성

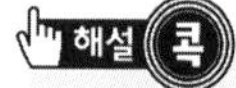

대응성에 대한 설명이다.

① **효과성** : 일반적으로 목표달성의 정도를 의미한다.
② **공평성** : 정책대상인 고객들의 기회는 균등하게 주어졌는지, 사람들은 자신의 능력과 공헌도에 따라 대우를 받고 있는지, 부의 배분은 인간의 최소한의 욕구를 충족시킬 수 있도록 배분되었는지 하는 것 등을 측정하는 기준이다.
③ **위험성** : 불확실성과 밀접하게 관련된 것으로, 위험의 극소화와 적정한 분산이 이루어질 때 바람직한 정책대안으로 평가된다.

## 09 다음 중 정책대안의 실현가능성의 기준으로 볼 수 없는 것은?

① 기술적 실현가능성　　② 관리적 실현가능성
③ 행정적 실현가능성　　④ 정치적 실현가능성

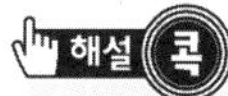


어떤 정책대안이 집행될 수 있는 가능성의 정도를 의미하는 측정기준으로 기술적 실현가능성, 경제적(재정적) 실현가능성, 사회·윤리적 실현가능성, 행정적 실현가능성, 정치적 실현가능성 등으로 나눌 수 있다.

## 10 다음 중 소망성에 해당하지 않는 것은?

① 효율성　　② 공평성
③ 주민만족도　　④ 기술적 실현가능성

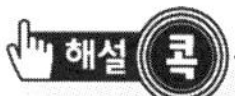


소망성은 정책대안의 집행결과가 얼마나 바람직스러운가를 나타내는 것으로서 효과성, 효율성(능률성), 공평성, 대응성(적응성), 주민만족도, 위험성, 일관성 등 여러 가지가 있다.

## 11 정책대안이 실현되는데 소요되는 비용을 현재의 재정적 수준 또는 이용 가능한 자원으로 부담할 수 있는 정도를 의미하는 것은?

① 기술적 실현가능성　　② 경제적 실현가능성
③ 윤리적 실현가능성　　④ 법적 실현가능성

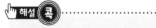

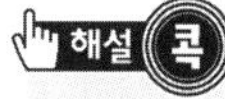


재정적(경제적) 실현가능성을 의미한다.

① **기술적 실현가능성** : 정책대안이 현재 이용 가능한 기술로서 실현이 가능한 정도를 의미한다.
③ **윤리적 실현가능성** : 정책대안의 결정과 집행이 사회적으로 인정되고 수용될 가능성을 의미한다.
④ **법적 실현가능성** : 정책대안이 헌법의 기본이념이나 다른 법률의 내용과 모순되지 않으며 법적 뒷받침을 받고 있는지를 의미한다.



정답 06 ② 07 ② 08 ④ 09 ② 10 ④ 11 ②

## 12 정형적 의사결정(programmed decision-making)의 장점으로 보기 어려운 것은?

① 의사전달의 능률성을 기할 수 있다.
② 의사결정과정을 구성원들이 쉽게 이해할 수 있다.
③ 의사결정과정이 신속하고 원활하게 진행될 수 있다.
④ 새로운 문제가 일어날 때마다 결정을 용이하게 해준다.

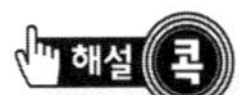

선례나 프로그램이 없었던 새로운 문제에 대한 정책결정은 비정형적 의사결정과 관련된다.

## 13 정책과정에서 공식적인 정책결정 참여자가 아닌 것은?

기출 2014 지방직

① 정 당
② 국 회
③ 행정부처
④ 대통령
⑤ 법 원

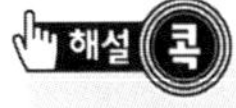

정책결정 참여자

- **공식적 참여자** : 행정수반(대통령, 수상), 입법부(국회), 사법부(법원), 행정부처와 관료
- **비공식적 참여자** : IG(이익집단), 정당, 시민단체 또는 NGO, 외부 전문가 집단, 일반시민, 언론

## 14 보건정책 결정과정을 순서대로 바르게 나열한 것은?

기출 2020 서울시

① 문제의 인지 → 정보의 수집 및 분석 → 대안의 작성 및 평가 → 대안의 선택 → 환류
② 대안의 선택 → 정보의 수집 및 분석 → 대안의 작성 및 평가 → 문제의 인지 → 환류
③ 정보의 수집 및 분석 → 문제의 인지 → 대안의 작성 및 평가 → 대안의 선택 → 환류
④ 대안의 작성 및 평가 → 정보의 수집 및 분석 → 문제의 인지 → 대안의 선택 → 환류

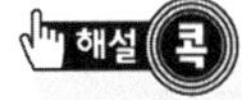

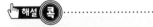

보건정책 결정과정

1. 문제의 인지
2. 정보의 수집 및 분석
3. 대안의 작성 및 평가
4. 대안의 선택
5. 환 류

## 15 보건정책 결정의 합리모형에 대한 설명으로 옳은 것은?

기출 2017 지방직

① 인간능력의 한계 때문에 현실적으로 제약된 합리성을 추구한다는 이론모형이다.
② 현실을 긍정하고 비교적 한정된 수의 정책 대안만 검토하는 이론모형이다.
③ 의사결정자의 전지전능성의 가정과 주어진 목표 달성의 극대화를 위하여 최대한의 노력을 한다는 이론모형이다.
④ 근본적 결정에는 합리모형을 적용하고 세부적 결정에는 점증모형을 적용하는 이론모형이다.

해설 콕

① 만족모형
② 점증모형
④ 혼합모형



## 16 집을 구매할 때, 한 두가지 조건만 살펴보고 나서 '이 정도면 되었다'는 생각이 들면, 탐색을 마치고 그 집을 선택을 하는 의사결정은 무엇인가?

① 점증모형
② 만족모형
③ 최적모형
④ 합리모형

해설 콕

최적의 대안이 아닌 만족할 만한 수준에서 선택하는 의사결정방식은 만족모형이다.

## 17 정책결정의 합리모형(Rational Model)에 대한 설명으로 가장 옳지 않은 것은?

기출 2021 서울시

① 현실적으로 완전한 합리성이란 존재하지 않으며 제한된 합리성을 추구한다.
② 의사결정자는 목표나 가치를 극대화하는 대안을 선택한다.
③ 경제적 합리성을 추구한다.
④ 각 대안으로부터 나타날 모든 결과가 계산되고 예측이 가능하여 최적의 대안을 선택한다.

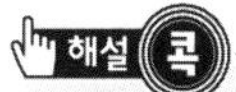


①은 만족모형에 대한 설명이다. 만족모형은 인간의 절대적, 순수합리성보다는 제한된 합리성을 기준으로 최선의 대안보다는 현실적으로 만족할 만한 대안의 선택에 타당성을 두는 모형이다.

정답 12 ④ 13 ① 14 ① 15 ③ 16 ② 17 ①

## 18 〈보기〉에서 설명하는 정책결정 이론모형으로 가장 옳은 것은?

기출 2020 서울시

> 근본적인 방향의 설정은 관련된 모든 사안을 꼼꼼히 살펴보고 분석, 예측하여 최선의 대안을 선택하지만, 세부적인 문제의 결정은 기존의 정책을 바탕으로 약간 향상된 대안을 탐색하는 현실적인 모형

① 최적모형 ② 혼합모형
③ 합리모형 ④ 점증모형

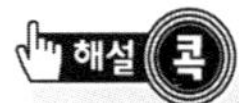


정책결정 이론모형

| | |
|---|---|
| 합리모형 | 합리모형은 인간의 이성과 합리성에 입각하여 정책을 결정한다는 이론을 의미한다. 기본전제는 정책결정가가 문제를 완전히 이해하고, 해결을 위한 모든 대안을 파악하고, 대안선택의 기준이 명확히 존재하며, 자원이 충분하며, 합리적으로 최선의 대안을 선택하는 것을 전제로 하고 있다. |
| 점증모형 | 점증모형은 합리모형을 전적으로 거부하고, 정책의 실현가능성을 중요시하는 이론이다. Lindblom(1980)은 정책결정에서 선택되는 대안들은 기존의 정책이나 결정을 점진적으로 개선해 나가는 것이며, 정책결정은 부분적·순차적으로 진행되고, 정책결정의 과정에서 대안분석의 범위는 크게 제약을 받는다고 보았다. |
| 최적모형 | 최적모형은 의사결정 측면보다는 정책결정 측면에 관심을 보여 정책결정 과정을 하나의 체제이론적 관점에서 파악하고, 정책결정 체제의 성과를 최적화하려고 한 것이다. 최적모형의 주요 특징은 양적이 아니라 질적이고, 합리적 요소와 초합리적 요소를 동시에 고려하며, 상위 정책결정을 중요시하고, 환류작용을 중요시한다는 점이다. |
| 혼합모형 | 혼합모형은 적극적인 의사결정접근법으로서 합리모형과 점증모형을 혼합·절충한 제3의 모형이다. 이는 합리모형의 이상주의적 성격을 지양하고, 점증모형의 보수성, 즉 반혁신성을 탈피하기 위하여 이 양자를 변증법적으로 합(syntheses)하려는 모형이다. **의사결정단계를 두 가지로 나누면서 상위결정은 합리적으로, 하위결정은 점증적으로 할 것을 주장한다.** |

## 19 다음 〈보기〉에 해당하는 정책결정 모형은?

기출 2017 지방직

> 정책결정에는 제한된 자원, 불확실한 상황, 지식 및 정보결여 등으로 인하여 합리성이 제한되므로 직관·판단·창의성 같은 초합리적 요인을 고려해야 한다.

① 만족모형(satisficing model) ② 점증모형(incremental model)
③ 최적모형(optimal model) ④ 혼합(주사)모형(mixed scanning model)

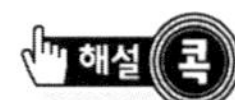


최적모형에 대한 설명이다.

## 20 정책결정의 이론 중 다음 특징을 갖는 것으로 가장 옳은 것은?

기출 2015 지방직

- 경제적 합리성을 중요시함
- 계량적 모형의 성격을 가짐
- 합리적 모형과 초합리성 요인을 함께 고려함
- 정책결정자의 직관, 판단력, 창의력과 같은 초합리적인 요인을 고려함

① 합리모형　　② 점증모형
③ 최적모형　　④ 혼합모형

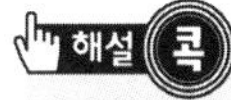

최적모형은 경제적 합리성 외에 직관, 판단력, 창의력과 같은 초합리적인 요인을 고려한 규범적, 처방적 정책결정모형이다.

① 합리모형은 의사결정주체(개인 혹은 집단)는 전지전능한 존재이며, 이를 기반으로 문제해결을 위한 대안을 모두 알 수 있으며, 이들간의 경제적·정치적·사회적 이익관계에 기반을 둔 비용과 편익을 완벽하게 비교하여 최적의 대안을 선택해야 한다고 주장하는 모형이다.

② 점증모형은 기존 정책을 토대로 하여 그 보다 약간 수정된 내용의 정책을 추구하는 방식의 의사결정 모형이다.

④ 혼합(주사)모형은 의사결정단계를 두 가지로 나누면서 상위결정은 합리적으로, 하위결정은 점증적으로 할 것을 주장하는 모형이다.



## 21 합리적 정책결정모형에 관한 설명으로 옳지 않은 것은?

① 정책결정은 문제인지 및 목표의 설정, 대안의 탐색, 각 대안이 가져올 결과의 예측 및 평가, 최적 대안의 선택 등 체계적 순서로 이루어진다.

② 실제로 문제를 다루는 행정조직과정이나 정책과정에의 참여자들에 관한 고려 없이 주로 정책내용에 초점을 두어 분석한다.

③ 정책결정 상황을 연역적으로 설명하는 것이 아니라, 귀납적으로 분석한다.

④ 필요한 모든 지식과 정보를 가지고 있는 인간이 합리적으로 정책결정을 한다고 전제하고 있기 때문에 현실성이 떨어진다.

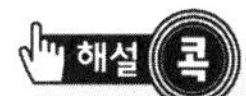

합리모형은 연역적 접근을, 점증모형이나 만족모형은 귀납적 접근을 많이 사용한다. 연역적 접근이란 이미 알려진 수리적인 모형을 이용하여 해답을 찾는 방식이다.

정답 18 ② 19 ③ 20 ③ 21 ③

**22** 1,000만원을 투자하려는 경우, 시중금리가 연 6% 정도의 이윤이 있을 것이 예견되면 6% 내외의 수준에서 적정한 것으로 보고, 보다 높은 이윤을 얻을 수 있는 기회나 대안의 모색을 중지한다고 할 때, 여기에 해당되는 이론적 유형은?

① March와 Simon의 만족모형
② Lindblom과 Wildavsky의 점증모형
③ Etzioni의 혼합모형
④ Dror의 최적모형

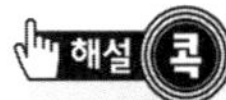

현실에 만족할 때 의사결정자가 더 우수한 대안의 탐색을 중지하게 된다는 모형은 March와 Simon의 만족모형이다.

**23** 드로어(Y. Dror)가 주장한 최적정책결정모형(Optimal Model of Public Policymaking)의 주요단계 중 '상위정책결정(meta-policymaking) 단계'의 내용이 아닌 것은?

① 가치의 처리(processing values)
② 현실의 처리(processing reality)
③ 문제의 처리(processing problems)
④ 실천적 목표의 설정(establishing operational goals)

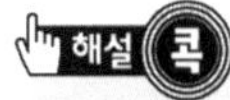

실천적 목표의 설정은 '**정책결정 단계(policymaking stage)**'의 내용이다.

'상위정책결정(meta-policymaking) 단계'의 내용

- 가치의 처리
- 현실의 처리
- 문제의 처리
- 자원의 조사, 처리 및 개발
- 정책시스템의 설계, 평가 및 재설계
- 문제, 가치 및 자원의 할당
- 정책결정 전략의 결정

## 24 정책결정모형에 관한 설명 중 가장 옳지 않은 것은?

① 만족모형은 의사결정자의 제한적 합리성을 강조한다.
② 혼합모형은 점증모형과 합리모형의 절충을 시도한다.
③ 쓰레기통모형은 불확실성이 큰 상황에서 설명력이 높다.
④ 최적모형은 초합리성을 강조하며, 합리적 사고를 포기한다.

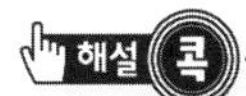

최적모형은 어디까지나 합리모형을 기본으로 하며, 합리성에다가 초합리성을 추가하는 것이지, 합리성을 포기하거나 합리성보다 초합리성이 반드시 중요하다고 주장하지는 않는다.

## 25 정책결정에 관한 혼합주사모형은 무엇과 무엇을 혼합한 모형인가?

① 합리모형과 점증모형
② 합리모형과 만족모형
③ 최적모형과 점증모형
④ 최적모형과 만족모형

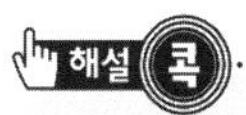

혼합주사모형(mixed scanning model)
A. Etzioni가 제시한 제3의 모형으로 규범적 · 이상적이긴 하나 비현실적인 합리모형과 현실적 · 실증적이긴 하나 보수적인 점증모형을 전략적(변증법적)으로 절충한 통합모형이다. 정책결정을 근본적 결정과 세부적 결정으로 나누고 전자는 합리모형, 후자는 점증모형을 탄력적으로 투사 · 적용한다.

## 26 정부의 정책결정과정을 서로 배타적인 관계에 있는 합리적 행위자모형, 조직과정모형, 관료정치모형의 세 가지로 설명하는 모형은?

기출 2010 지방직

① 혼합주사모형 ② 최적모형
③ 점증모형 ④ 엘리슨모형

해설 콕

엘리슨(Graham T. Allison)은 정책결정을 이해하는 모형으로서 다음과 같은 세 가지를 제시한다.

| 합리적 행위자모형 | 정책결정자로서의 정부를 잘 조정된 유기체로 보는 모형이다. |
|---|---|
| 조직과정모형 | 정책결정자로서의 정부를 느슨하게 연결된 준독립적인 하위조직체들의 집합으로 보는 모형이다. |
| 관료정치모형 | 정부를 서로 독립적인 정치적 참여자들의 집합체로 보는 모형이다. |

CHAPTER 04 보건정책론

## 27 G. Allison의 정책결정모형에 대한 설명 중 잘못된 것은?

① 합리적 행위자모형은 정부조직을 잘 구조화된 유기체로 볼 수 있으며, 이러한 정부조직에 의한 정책결정과정은 본질적으로 개인의 경우와 같다고 본다.

② 조직과정모형에서 조직은 장래의 불확실성 자체를 회피하려 하기보다는 발생확률을 예측하여 불확실성에 대응하려고 한다.

③ 조직과정모형은 정책과정에 참여하는 하위조직에 의해 작성된 해결책의 실질적 내용이 크게 수정되지 않고 정책으로 채택된다고 설명한다.

④ 관료정치모형은 정책을 정부관료들간의 타협, 경쟁, 연합, 지배 등을 내용으로 하는 정치적 게임의 산물로 파악한다.

해설 콕

②의 조직과정모형은 G. Allison의 정책결정모형 중 제2모형에 해당하는 것으로 조직은 발생확률을 예측하여 불확실성에 대응하려고 하기보다는 장래의 불확실성을 회피하기 위하여 SOP(표준운영절차) 등을 활용한다. 발생확률을 예측하여 불확실성에 대응하려고하는 것은 합리적 행위자모형(제1모형)에 해당한다.

## 28 정책집행에 대한 설명으로 옳지 않은 것은?

① 일반적·추상적으로 결정된 정책이 집행과정을 통해 보다 실질적이고 구체적인 내용을 갖게 된다.

② 정책집행이 일단 이루어졌으면 의도한 정책목표가 달성되지 않더라도 정책집행이 실패했다고 볼 수는 없다.

③ 정책대상집단의 비협조가 빈번하면 성공적인 정책집행을 기대하기 어렵다.

④ 정책집행과정에서 사실상 정책내용이 결정된다는 점에서 일선 행정관료의 역할이 커진다.

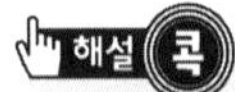


정책집행 자체는 성공적으로 되었더라도 정책목표를 달성하지 못하였다면 이는 성공적 집행이라 할 수 없다.

## 29 보건행정에서 거버넌스(Governance)에 대한 설명으로 가장 옳은 것은? 기출 2019 서울시

① 시장체계 내에서 정부와 민간의 일이 엄격히 구분되는 것으로 본다.

② 정치 권력하에, 공공서비스의 생산과 공급을 정부가 독점한다.

③ 다양한 이해집단의 참여를 기초로 한 참여자간 네트워크이다.

④ 이해관계자들 각각의 의견을 전적으로 반영한다.

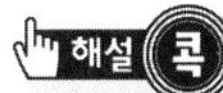

① 거버넌스는 정부의 기능과 시장의 기능을 절충할 필요성이 있어 등장하게 된 개념이다.
② 정부는 이해관계자들간의 협력을 도모하고 방향을 잡기위한 중재자의 역할을 담당한다.
④ 협상, 설득, 조정을 통해 이해관계자들의 의견을 반영한다.

## 30 정책집행과정의 단계를 구성하는 요소들이다. 순서대로 맞는 것은?

ㄱ. 감시과정
ㄴ. 자원확보
ㄷ. 조직화
ㄹ. 혜택과 제한의 전달
ㅁ. 해석·기획단계

① ㄷ - ㄴ - ㄱ - ㄹ - ㅁ

② ㄷ - ㅁ - ㄴ - ㄹ - ㄱ

③ ㅁ - ㄴ - ㄷ - ㄱ - ㄹ

④ ㄴ - ㅁ - ㄷ - ㄹ - ㄱ

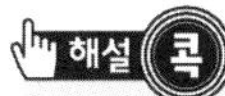

정책집행의 과정
자원확보(인적·물적 자원 등) → 해석·기획단계 → 조직화(기구 설치 및 절차의 정형화) → 실현(혜택과 제한의 전달, 대상집단에 대한 이익과 규제의 전달) → 감시와 환류(점검, 평가 및 시정조치 등)

CHAPTER 04 보건정책론

## 31 고전적 기술자형에 대한 설명으로 옳지 않은 것은?

① 정책결정자가 정책목표를 명확히 기술하면 정책집행자는 이 목표를 그대로 받아들인다.
② 정책결정자는 계층제적 명령구조를 확립하고서 목표달성을 위해 특정 정책집행자에게 기술적(technical) 권한을 위임한다.
③ 이 유형은 정책결정자가 정책집행과정에서도 강력한 통제를 행사하고, 정책집행자는 다만 약간의 기술적인 재량권만 가질 뿐이다.
④ 정책집행이 실패하는 이유는 정책집행자들이 그 정책에 대해 정치적으로 반대하기 때문이다.

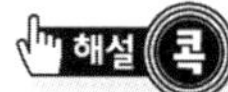

정책집행이 실패하는 이유는 정책집행자들이 그 정책에 대해 정치적으로 반대해서가 아니라, 정책집행에 요구되는 기술적인 능력이 부족하기 때문이다.

## 32 나카무라(R. T. Nakamura)와 스몰우드(F. Smallwood)가 제시한 가장 광범위한 재량을 갖는 정책집행자의 유형은?

기출 2017 지방직

① 지시적 위임자형
② 관료적 기업가형
③ 협상가형
④ 재량적 실험가형

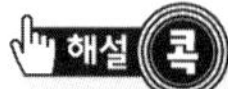

나카무라(R. T. Nakamura)와 스몰우드(F. Smallwood)가 제시한 5가지 정책집행모형 중 집행자의 권한과 재량이 가장 큰 것은 관료적 기업가형이다. 고전적 기술자형 ⇨ 지시적 위임자형 ⇨ 협상가형 ⇨ 재량적 실험가형 ⇨ 관료적 기업가형으로 나아갈수록 결정자보다 집행자가 정책과정을 지배한다.

## 33 R. T. Nakamura와 F. Smallwood가 분류한 정책집행의 유형 중 '지시적 위임자형'에 대한 설명으로 옳은 것은?

① 정책결정가는 명백한 목표를 설정하고, 정책집행가는 이러한 목표의 바람직성에 동의한다.
② 정책결정가와 정책집행가는 정책목표의 바람직성에 대해서 반드시 의견을 같이 하지는 않는다.
③ 정책결정가가 정책형성에 정통하고 있지 않아 많은 재량권을 정책집행가에게 위임한다.
④ 정책집행가는 정책결정에 필요한 정보를 산출하고 통제함으로써 정책과정을 지배한다.

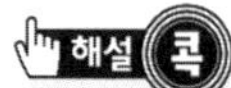

① 지시적 위임자형, ② 협상가형, ③ 재량적 실험가형, ④ 관료적 기업가형

**34** R. T. Nakamura와 F. Smallwood가 분류한 정책집행의 유형 중 '협상가형'에 대한 설명으로 옳지 않은 것은?

① 정책목표와 그 목표를 달성하는 수단에 대해 정책결정자와 협상할 뿐만 아니라, 그들 상호 간에도 협상을 한다.

② 정책집행자들은 정책결정자와 동일한 목표를 공유한다.

③ 정책결정자가 권력을 독점하고 있다면 정책집행자가 그 정책을 선호하지 않더라도 정책결정자는 정책집행자에게 그 정책의 집행을 강요할 수 있다.

④ 정책집행자가 권력을 독점하고 있다면 그들은 협상을 원하지 않을 것이며, 정책은 집행되지 않을 것이다.

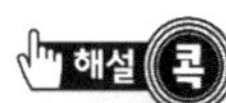

정책집행자들은 정책결정자와 반드시 동일한 목표를 공유하고 있지 않기 때문에 집행을 하지 않거나, 복종을 하지 않겠다고 위협함으로써 자신들의 지위를 높일 수 있다.



**35** R. T. Nakamura & F. Smallwood의 정책집행에 있어 5가지 유형 중 다음은 어느 유형인가?

> ㄱ. 일반 여론이나 언론기관에서 주택문제, 교육문제 등에 대해서 정부가 '무엇인가를 해야 한다'는 강한 압력을 받고 있지만 정책결정자들이 구체적으로 무엇을 어떻게 해야 할지 모르는 경우
> ㄴ. 대립, 갈등하고 있는 정책결정자들간에 구체적 정책목표 및 정책수단에 대해 합의를 보지 못하고 있는 경우

① 관료적 기업가형 ② 지시적 위임자형
③ 협상가형 ④ 재량적 실험가형

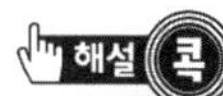

재량적 실험가형은 정책결정자가 정책상황의 불확실성, 정보의 부족 등으로 인하여 일반적이고 추상적인 목표의식(문재의식)은 가지고 있지만 구체적인 정책을 형성할 능력이 없어 정책목표를 명확하게 표명하지 못할 때 정책집행자에게 광범위한 재량권을 주어 그들로 하여금 목표를 명확하게 하고 성취수단을 재량적으로 개발・활용하게 하는 것이다. 따라서 설문은 정책결정자가 무엇인가 해야 한다는 문제의식은 가지고 있지만 구체적인 정책목표를 제시하지 못하여 집행자에게 광범위한 재량권을 주어야 하는 상황이므로 <u>재량적 실험가형</u>에 해당된다.

정답 31 ④ 32 ② 33 ① 34 ② 35 ④

## 36 나카무라(R. T. Nakamura)와 스몰우드(F. Smallwood)가 분류한 정책집행의 유형 중 정책집행자가 정책결정자의 결정권을 장악하고 정책과정 전반을 완전히 통제하는 유형은?

① 재량적 실험가형 ② 지시적 위임자형
③ 관료적 기업가형 ④ 고전적 기술자형

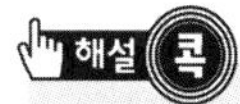

관료적 기업가형에 대한 설명이다.

관료적 기업가형
- 관료적 기업가형에서는 집행자가 정책결정자의 권력을 장악하고 과정을 지배하는 경우이다.
- 집행자가 그들의 정책목표를 형성하고 권력을 동원하여 공식적인 정책결정자에게 그러한 목표를 받아들이도록 설득시킨다.
- 집행자는 그들 자신의 정책목표를 달성하는데 필요한 수단을 확보하기 위하여 정책결정자와 협상을 벌인다.
- 집행자는 그들 정책목표를 달성하기를 원할 뿐만 아니라 달성할 능력도 지니고 있다.

## 37 정책평가의 목적이 아닌 것은?

① 민주성에 기여
② 정책의 효과성을 증진하기 위하여
③ 사업담당자의 책임성 확보
④ 정책 유형의 명확한 분류

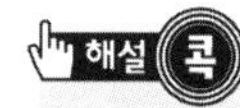

정책 유형의 명확한 분류는 정책을 일정한 기준에 따라 분류하여 정책결정이나 정책집행과정을 이해하는데 유용성이 있지만 정책평가의 목적이라고 할 수 없다. 정책평가의 준거로서는 <u>효율성, 효과성, 생산성, 합법성, 민주성, 투명성</u> 등이 있으며, 정책평가는 정책이 어떠한 결과 또는 효과가 발생했는가를 <u>사후 검토한다</u>.

정책평가의 목적

| | |
|---|---|
| Vedung(1997) | • 책무성(accountability)의 확보<br>• 프로그램의 향상(program improvement)<br>• 기초 지식의 발전(basic knowledge advancement)<br>• 전략적인 목적 |
| Arvidson(1986), Chelimsky(1985) | • 책임 소재<br>• 관 리<br>• 지 식 |
| 이윤식(2014) | • 책무성의 확보 → <u>사업담당자의 책임성 확보</u><br>• 정책의 개선 → <u>정책의 효과성 증진</u><br>• 정보의 제공과 관련 지식의 향상<br>• 전략적 목적 |

## 38 담뱃값 인상이 금연인구의 증가를 가져왔는지를 평가하는 정책평가의 기준은?

기출 2015 지방직

① 형평성 ② 능률성
③ 효과성 ④ 대응성

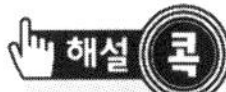

담배값 인상이라는 정책으로 금연인구의 증가라는 목표의 달성 여부를 평가하는 것이므로 효과성에 대한 평가에 해당한다.

## 39 정책평가의 기준에 대한 설명으로 옳은 것은?

① 적절성은 정책결정자가 설정한 목표에 따라 달라질 수 있다.
② 대응성은 조직내부집단의 만족도를 높일 때 올라간다.
③ 정치인들은 대응성보다 능률성을 중시한다.
④ 효과성은 파레토기준, 칼도-힉스 기준에 의해 평가한다.

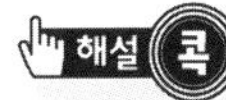

적절성(adequacy)은 목표달성수준의 충분성으로서 목표설정수준에 따라 달라질 수 있다.
② 대응성은 조직외부의 수익자(고객)의 만족도이다.
③ 정치가보다는 행정관료들이 대응성보다 능률성을 중시한다.
④ 파레토기준 등은 능률성 평가기준이다.

## 40 정책평가에 관한 설명 중 옳지 않은 것은?

① 정책평가는 형성적 평가와 총괄적 평가로 나눌 수 있다.
② 사전분석(Front End Analysis)은 사전적 총괄적 평가이다.
③ 평가성 사정(Evaluability Assessment)은 사전적 형성적 평가이다.
④ 사업감시(Program Monitoring)는 사후적 형성적 평가이다.

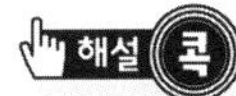

사업감시(Program Monitoring)는 프로그램의 문제점을 발견하여 시정하려는 '사전적 형성적 평가'이다.

정답 36 ③ 37 ④ 38 ③ 39 ① 40 ④

## 41 정책평가의 내적 타당성을 위협하는 요소들로만 나열된 것은?

| | |
|---|---|
| ㄱ. 성숙효과 | ㄴ. 회귀인공요소 |
| ㄷ. 상실요소 | ㄹ. 호손효과 |
| ㅁ. 역사적 요소 | ㅂ. 측정요인 |
| ㅅ. 측정도구요인 | ㅇ. 표본추출의 대표성 문제 |

① ㄱ, ㄴ, ㄷ, ㅁ
② ㄱ, ㄴ, ㄹ, ㅂ
③ ㄴ, ㄷ, ㄹ, ㅁ
④ ㄷ, ㅁ, ㅅ, ㅇ

해설 콕

타당성 저해요인

| 내적 타당성 저해요인 | 외적 타당성 저해요인 |
|---|---|
| • 선발요소<br>• **사건효과(역사적 요소)**<br>• **성숙효과**<br>• 선발과 성숙의 상호작용<br>• **상실요소**<br>• 처리와 상실의 상호작용<br>• 측정요소<br>• 측정수단요소<br>• **회귀인공요소**<br>• 오염효과 | • 실험조작반응효과(호손효과)<br>• 다수적 처리에 의한 간섭<br>• 표본의 대표성 부족<br>• 실험조작과 측정의 상호작용<br>• 크리밍 효과 |



41 ① 정답

# CHAPTER 05
# 보건조직론

CHAPTER 05 보건행정

# 보건조직론

**출제포인트**

❶ 조직의 개념과 조직의 제 원리인 계층제의 원리, 통솔범위의 원리, 분업화의 원리 등을 학습한다.
❷ 학자마다 다른 조직의 유형을 학습하고, 특히 민츠버그의 분류를 정확하게 이해한다.
❸ 조직구조론, 조직행태론(동기부여, 리더십), 의사결정론 및 포괄적인 관리방법을 학습한다.

## 01 조직의 기초이론

### 1 조직의 기본개념

(1) 조직의 의의

① 조직이란 유형화된 상호관계, 즉 조직구성원들에 대한 효율적인 업무수행을 위해 책임을 구별하며, 자원과 다른 업무 등의 경계와 한계를 설정하는 일차적인 수단을 말한다.

② 조직의 목적은 요원을 업무 단위로 배치한 뒤 비슷한 기능이나 목적에 따라 이들을 종합하고 집단활동에 의해 소기의 목적을 보다 능률적으로 수행하는데 있다.

(2) 조직의 제 원리

① 관료제의 원리

㉠ 의의 : 많은 양의 업무를 법규에 따라 비정의적(非情誼的)으로 처리하는 특정한 형태의 대규모 분업체제를 말한다.

㉡ 특 징

ⓐ 법규의 지배와 권한의 명확성 : 관료제 속의 모든 직위의 권한과 관할 범위는 법규에 정해진 규정에 따른다.

ⓑ 계층제 구조 : 관료제 조직의 구조는 계층제(hierarchy)로 구성된다.

ⓒ 문서주의 : 업무처리는 책임성과 정확성을 확보하기 위해 구두가 아닌 문서에 의해 처리되어야 한다.

ⓓ 비정의적 업무 수행 : 관료들의 업무수행은 비정의성(impersonality)을 지녀야 한다. 즉, 관료들은 법규 적용 등 임무수행시에 개인적 친분관계나 상대방의 지위 등에 구애됨이 없이 공평무사하게 임해야 한다.

ⓔ <u>전문성</u> : 관료들은 기술적 자격, 즉 전문성을 기준으로 채용되어야 한다.

ⓕ <u>전직성</u> : 공공 업무의 안정적 수행 및 사무에 전념을 요구하기 위해 관료의 직업은 잠정적・임시적 직업이 아니라, 일생동안 종사하는 '생애의 직업(vocation)'이 되어야 한다.

ⓖ <u>항구성</u> : 관료제의 조직 형성과 인사관리는 정부 업무의 안정적 수행을 위해 항구성(恒久性, permanence)의 원칙에 의해 인도된다. 관료제는 임시조직(adhocracy)과는 달리 안정된 조직구조를 지향한다는 측면에서 항구성에 기반하며, 또한 정부조직에의 참여가 임시직이 아닌 '생애의 직업'으로 간주된다는 측면에서 인사관리의 원칙도 항구성에 기반을 둔다고 할 수 있다.

㉢ 장・단점

| | |
|---|---|
| 장 점 | • 관료제는 법규에 의한 업무처리를 통해 조직 활동의 정확성・일관성・예측가능성을 제고할 수 있다.<br>• 계층제에 입각하여 명령・복종관계의 질서를 확립함으로써 대규모 조직과 인원 그리고 작업을 효율적으로 관리할 수 있다.<br>• 문서화의 원칙에 따라 직무수행의 책임성・정확성을 제고할 수 있다.<br>• 비정의적 업무처리를 통해 공평무사한 업무처리를 기대할 수 있다.<br>• 전문성에 의해 능률성을 확보할 수 있다.<br>• 전직성과 항구성에 의해 공공업무의 안정적 처리를 가능하게 한다. |
| 단 점 | • <u>번문욕례・형식주의</u> : 대규모 조직에서 문서에 의한 업무처리를 하게 되면서 번거로운 관청절차(번문욕례)와 절차에 얽매인 형식주의 등의 현상이 나타난다.<br>• <u>동조과잉과 수단의 목표화</u> : 관료조직 속에서는 동조과잉 현상이 일어나기 쉬우며, 관료들이 목표가 아닌 수단으로서의 규칙・절차에 지나치게 집착함으로써 수단으로서 규칙의 준수가 목표 달성보다 더 중시되는 목표－수단의 전도 현상이 나타난다.<br>• <u>무사안일주의</u> : 관료들은 보신을 위해 상관의 권위에 의존하면서 소극적으로 일을 처리하려는 경향성을 지닌다.<br>• <u>할거주의</u> : 관료제에서는 자신이 소속되어 있는 부서만을 중요하게 생각하고 다른 부서에 대한 배려가 없어 횡적인 조정・협조가 어렵다.<br>• <u>전문화로 인한 무능</u> : 관료제는 고도의 전문가를 요청하게 되는 바, 이러한 전문가는 극히 한정된 분야의 전문성을 지니고 있어 시야가 좁을 뿐만 아니라 생각이나 이해의 신축성이 적어 폭넓은 관리자로서 부적합하게 된다.<br>• <u>변동에 대한 저항</u> : 관료제는 본질적으로 보수주의적・현상유지적 특징을 지니고 있어 변동에 대해 저항하는 경향이 있다.<br>• <u>무능력자의 승진</u> : 계층제적 관료조직의 구성원은 각자의 능력을 넘는 수준까지 승진하게 되는 경향이 있다. |

**피터의 원리(1969, 무능력자의 승진)**

계층제적 관료조직의 구성원이 각자의 능력을 넘는 수준까지 승진한다는 것으로, 결국 모든 직위가 무능자로 채워져 조직의 능률이 저하된다는 원리이다.

② 계층제(계층화의 원리) 기출 2016, 2017 지방직 기출 2019 서울시

㉠ 의의 : 권한과 책임의 정도에 따라 직무를 등급화 함으로써 상하계층간의 직무상의 지휘, 복종관계가 이루어지도록 하는 원리이다.

㉡ 특 징

ⓐ 조직이 양적·질적으로 확대·변질되고 전문화됨에 따라 조직의 계층도 증가된다.

ⓑ 계층제는 통솔범위와 반비례의 관계에 있다. 계층이 적으면 통솔범위가 넓게 되고 계층이 많으면 통솔범위는 좁게 된다.

ⓒ 계층제는 계선조직을 중심으로 형성된다. 또 상위계층에서는 참모조직이 많고 하위계층에는 적으므로 참모조직은 피라미드를 거꾸로 세운 형태를 나타낸다.

ⓓ 상위계층일수록 주요정책·장기계획·비정형적 업무에 중점을 두고 하위계층일수록 정형적인 업무나 구체적인 운영에 중점을 두게 된다.

㉢ 장·단점

| 구분 | 내용 |
|---|---|
| 장 점 | • 행정목표를 설정하고 업무분담의 통로가 된다.<br>• 명령이나 지시 및 권한위임의 통로가 된다.<br>• 조직 내의 분쟁이나 갈등의 조정과 내부통제의 확보수단이 된다.<br>• 수직적인 상하의 명령복종관계를 특징으로 조직의 일체감과 통일성 유지에 기여한다.<br>• 권한과 책임의 배분을 통하여 업무처리의 신중을 기할 수 있다.<br>• 지속적인 승진의 기회를 제공함으로써 조직구성원의 사기를 앙양시킬 수 있다. |
| 단 점 | • 계층이 많아질수록 업무처리과정이 지연되고 관리비용을 증가시키며, 계층간 갈등의 원인이 되기도 한다.<br>• 계층제는 조직의 경직성으로 인해 새로운 지식·기술 등의 도입 등 조직의 개혁이나 변화가 어려워진다.<br>• 계층의 수가 많아짐에 따라 의사 전달의 왜곡을 초래하기 쉽다.<br>• 의사결정권이 최고층에 집중되어 주관적·독단적인 경향으로 발전할 수 있다. |

③ 통솔범위의 원리 기출 2020 서울시

㉠ 한 사람의 통솔자가 직접 감독할 수 있는 부하직원의 수 또는 조직단위의 수는 통솔자가 효과적으로 지도·감독할 수 있는 수를 초월해서는 안 된다는 원리이다.

보건소장 1인이 부하직원을 효과적으로 직접 감독할 수 있는 인원수에 관한 원리를 통솔범위의 원리라 한다.

㉡ 이상적인 통솔범위의 결정에는 업무의 성질, 부하의 능력, 관리자의 능력 등을 고려하여야 한다. 일반적으로 상부 관리층에서는 8~15명의 부하를 거느리는 것이 적당하다.

㉢ 특 징

ⓐ 부하의 능력·의욕·경험 등이 높아질수록 통솔범위는 넓어진다.

ⓑ 신생부서보다는 오래된 부서의 경우 통솔범위가 넓어진다.

ⓒ 업무가 복잡하면 통솔범위가 좁아진다.

ⓓ 지리적으로 분산된 부서의 경우 통솔범위가 좁아진다.

ⓔ 계층의 수가 많을수록 통솔범위는 축소된다.

ⓕ 조직의 시간적 요인에서 신설조직일수록 통설범위가 축소된다.

ⓖ 청사의 규모는 통솔범위와 아무런 관련이 없다.

ⓗ 한 사람의 감독자가 직접 감독할 수 있는 부하의 수는 일정한 한도로 제한해 줄 필요가 있다. 한 사람이 직접적으로 감독할 수 있는 부하의 수는 업무의 성질, 고용기술, 작업성과 기준에 달려 있으며, 모든 조직은 일반적으로 상관보다 부하가 더 많다. 이러한 이유 때문에 경찰 조직은 사다리 모양보다는 피라미드 모양을 취하고 있다.

ⓘ 전문적 업무를 담당하는 부하를 감독하는 경우 통솔범위가 좁아진다.

④ 명령통일의 원리 기출 2022 서울시

한 사람의 하위자는 오직 한 사람의 상관에 의해서만 지시나 명령을 받아야 한다는 원리이다.

| | |
|---|---|
| 장 점 | • 책임의 소재가 명확하다.<br>• 명령과 보고의 대상이 명확하다. |
| 단 점 | 너무 지나치게 명령통일의 원리를 강조하게 되면 전문가의 영향력이 감소되고 업무지연을 초래할 수 있다. |

**명령통일의 원리 예외**
매트릭스 조직은 기능부서와 사업부서에서 이원적으로 명령을 받는다.

⑤ 분업화(전문화)의 원리

㉠ 조직원 개개인에게 동일 업무만 분담시킴으로써 업무의 전문성을 기할 수 있도록 하는 원리이다.

㉡ 전문화의 원리를 적용할 때 업무의 분담이나 업무의 중복성, 균형 잡힌 업무량, 적정량의 업무가 이루어지도록 조직 편성이나 관리를 할 때 고려하여야 한다.

㉢ 분업의 원리는 조직의 하층에서 이루어지는 기계적인 업무뿐만 아니라, 조직의 상층에서 이루어지는 의사결정의 업무에도 적용된다.

㉣ 전문화의 유형

| | |
|---|---|
| 수평적 전문화 | 각 부처별, 국별, 과별로 횡적으로 분화되는 것인데, 일반적으로 행정기관의 부처편성의 기준으로서 목적, 기능, 과정, 기술, 수혜자·취급대상, 지역 등이 고려된다. |
| 수직적 전문화<br>(의사결정상의 분업) | 행정조직의 계층에 따라 상·하기관간 혹은 중앙-도-시·군 등의 종적으로 행정사무를 나누는 것이다. |
| 작업의 전문화<br>(고전적 조직이론에서의 전문화) | 업무를 세분화하여 반복적·기계적 업무로 단순화하는 이른바 업무의 분배와 관련된 조직상의 현상이다. |
| 사람의 전문화 | 교육과 훈련을 통해 이전에는 할 수 없었던 일을 할 능력을 얻게 되어 그 분야의 전문가가 되는 것으로, 그만큼 타인에 대하여 권력과 영향력을 갖게 된다. |

㉤ 장・단점

| | |
|---|---|
| 장 점 | • 업무능률을 향상시킬 수 있다.<br>• 업무를 습득하는데 걸리는 시간을 단축시킬 수 있다.<br>• 지식과 기술 및 능력에는 한계가 있는 것이므로 특정 분야에 대한 분업・전문화는 필요하다.<br>• 조직을 합리적으로 편성함에 의해 인간의 능력을 기계적으로 이용할 수 있다.<br>• 업무 및 작업과정에 사용되는 도구 및 기계를 개량하는데 유리하다. |
| 단 점 | • 단순 업무의 계속적인 반복이기 때문에 조직 내에서 근무하는 개인의 업무수행에 대한 흥미를 상실케 한다.<br>• 지나친 분업은 조직 내의 각 단위간의 조정을 어렵게 만든다.<br>• 분업을 세분화할수록 조직을 통합적으로 관리하는 것보다 더 많은 비용이 소요된다.<br>• 고도로 전문화된 대규모 조직의 비정의성으로 구성원은 소외감을 느끼게 되고 참여의식을 가지기 어렵다. |

⑥ 조정의 원리 기출 2018 서울시

공동목표를 원활히 달성할 수 있도록 구성원간의 업무수행을 질서정연하게 배정하는 원리이다. 이러한 조치의 목적은 다음과 같다.

㉠ 전 조직 활동과 개별적 활동을 기존 방침에 일치시킨다.

㉡ 능률적인 업무표준과 집행을 유지한다.

㉢ 사업의 계속성을 보장한다.

㉣ 해당 조직의 각 부 및 국 사이에 적절한 균형을 유지한다.

㉤ 업무관계의 조화 및 증진을 통하여 요원의 불필요한 긴장이나 노고를 사전에 예방하는데 있다.

⑦ 참모조직의 원리

㉠ 상위관리자의 관리능력을 보완하고 전문적인 감독을 촉진하기 위하여 참모조직을 따로 구성함으로써 계선조직과 구별해야 한다는 원리이다.

㉡ 참모조직은 행정업무를 추진함에 최종목표가 있으며, 계선조직의 권한과 책임을 침해하지 않는 범위 내에서 계선기능부서를 지원하게 된다.

㉢ 참모조직은 계선조직을 통하지 않고서는 직접 명령・지휘할 수 없으며, 전문적 지식을 가지고 조직체의 목적달성에 간접적으로 참여하고 계선을 돕는 여러 가지 기능을 수행하는데, 그 주요업무는 권고・조사・자문에 응하는 것이다.

㉣ 장・단점

| | |
|---|---|
| 장 점 | • 계선조직의 상층부에 부설되어 있어, 전문적 지식과 기능을 가지고 조직장(組織長)의 통솔범위를 확대시키고, 보다 합리적인 지시와 명령을 내릴 수 있다.<br>• 수평적인 업무의 조정과 협조를 가능케 할 수 있고, 조직이 신축성을 띨 수 있다. |
| 단 점 | • 조직 내의 인간관계가 복잡해지고 의사전달의 경로에 혼란을 야기한다.<br>• 계선조직과의 알력(軋轢)과 대립이 조성된다.<br>• 양 조직간에 책임전가를 할 우려가 있다. |

⑧ 책임과 권한의 원리(일치의 원칙)

㉠ 조직구성원들이 직무를 분담함에 있어서 각 직무 사이의 상호관계를 명확히 해야 한다는 원리로서 직무의 분담에 관한 책임과 직무를 수행하는데 필요한 일정한 권한이 부여되어야 한다는 것을 의미한다.

㉡ 권한이 있는 만큼 책임도 있어야 한다는 원칙을 의미한다.

### (3) 조직의 특징

① 목표지향성

조직은 목표를 달성하기 위한 것이다. 조직은 공동목표를 달성하기 위한 수단으로서 인위적으로 편성된 것이다.

② 협동체제

조직은 2인 이상의 협동체이다. 조직은 여러 사람으로 구성된 실체로서 그 기능을 수행하기 위하여 서로 협동한다.

③ 사회적 실체

조직은 사회적 단위이다. 조직은 2인 이상으로 구성되지만 구성원의 단순합계와는 별도의 사회적 단위이다.

④ 구조적 활동체계

조직은 목표달성을 위해 일정한 구조라는 틀과 활동체계를 가지고 있다.

⑤ 계획적 조정체계

조직의 규모가 커지고 조직환경이 복잡해짐에 따라 조직을 효율적으로 관리하기 위해 조정체계가 필요하다.

⑥ 계속성

조직은 하나의 체제로 파악할 수 있는데 체제는 역 엔트로피적인 특성을 갖는다. 즉 조직은 그 구성원이 바뀌더라도 체제를 계속 유지하면서 조직의 목표를 추구해 나간다.

**The 알아보기**

- **엔트로피** : 유기체의 필연적인 해체·소멸·무질서 현상
- **긍정적(+) 엔트로피** : 조직이 해체·소멸되는 것을 도와주는 현상
- **역(−) 엔트로피** : 조직이 해체·소멸되는 것을 방지하는 현상

⑦ 경계구분 및 환경과의 상호작용

조직은 경계가 있으며 환경과 상호작용을 한다.

## 2 조직의 유형

### (1) 공식조직과 비공식조직 기출 2016 지방직 기출 2021 서울시

① 의 의

㉠ 공식조직은 그 조직의 기구표에 나타나는 조직이다. 어떤 조직이든 그 조직의 목표를 효과적으로 달성하기 위해 제도화하여 조직의 체계를 세우게 된다. 이 체계에 따라 조직기구표가 그려지게 되고 여기에 나타나게 되는 공식조직은 권한의 계통과 기능적 분업에 따라 의사소통의 통로와 책임권한이 배분된다.

㉡ 비공식 조직은 공식조직 속에서 조직구성원들간의 태도, 신념 및 행동양식의 일치를 통해 거기에서 새로운 소속감과 정서적 유대 등에 의해 자연발생적으로 형성되는 집합체이다.

② 비공식조직의 순기능과 역기능

㉠ 비공식조직이 공식조직의 목표와 일치하고 조화를 이루어 순기능으로 작용할 때는 집단의 단결력이 생겨서 의사소통이 쉬워지고, 개인의 정체감과 자존심을 높여줌으로써 조직의 활력소가 된다.

㉡ 역기능으로 작용할 때는 공식조직의 의사소통을 차단하거나 왜곡하여 비합리적인 의사결정이나 편파적인 행정행위 등으로 조직의 혼란이 일어날 수도 있다.

③ 공식조직과 비공식조직의 특징 비교

| 구 분 | 공식조직 | 비공식조직 |
|---|---|---|
| 발 생 | 공적인 목표를 추구하기 위한 인위적 조직으로서 제도화된 공식규범의 바탕 위에 성립한다. | • 구성원 상호간의 상호작용에 의하여 자연발생적으로 성립한다.<br>• 혈연, 지연, 학연, 취미, 종교, 이해관계 등의 기초 위에 성립된다. |
| 특 징 | • 외면적이고 가시적<br>• 능률이나 비용의 논리를 중시<br>• 계속 확대되는 경향이 있음<br>• 권한의 계층, 명료한 책임분담, 표준화된 업무수행, 몰인정적인 인간관계 | • 내면적이고 비가시적<br>• 감정의 차원을 중시<br>• 친숙한 인간관계를 요건으로 하기에 항상 소집단의 상태를 유지함 |

### (2) 파슨즈(T. Parsons)의 분류(사회적 시스템에 의한 분류)

파슨즈(T. Parsons)는 사회적 시스템으로 4가지 기능(적응 및 목표달성, 통합, 유형유지 등)에 따라 경제조직, 정치조직, 통합조직, 유형유지조직으로 분류하였다.

| 조직 유형 | 사회적 기능 | 특 징 | 예 |
|---|---|---|---|
| 경제조직 | 적응(충분한 인적·물적 자원의 확보와 환경에의 대처) | 사회가 소비하는 재화와 용역을 생산 | 기업체, 공기업 등 |
| 정치조직 | 목표 달성(사회의 공동목표 수립과 성취) | 사회 내의 권력을 창출·분배하며, 사회가 바람직한 목표를 달성할 수 있도록 보장 | 행정기관, 정당 등 |
| 통합조직 | 통합(조직 내의 응집력·결속력의 유지) | 사회 내의 갈등을 해결하고 사회의 구성 부분들간 공존과 협동조정 | 법원, 정당, 사회통제 기관 |
| 유형유지조직 | 유형유지(조직 고유의 독특한 가치체계의 창조와 유지) | 교육·문화 등을 통해 사회의 지속성 유지 | 문화, 학교, 교회, 박물관 등 |

### (3) 에치오니(A. Etzioni)의 분류(복종관계에 의한 분류)

에치오니(A. Etzioni)는 조직을 지배·복종관계(행사권력 및 통제수단, 참여수준 구분)를 중심으로, 강제적 조직, 공리적 조직, 규범적 조직으로 분류하였다.

| 조직 유형 | 권위의 유형 | 통제수단 | 참여 수준 | 예 |
|---|---|---|---|---|
| 강제적 조직 | 강제적 권위 | 물리적 제재와 위협 | **소외적 참여** : 매우 부정적인 태도를 가지고 소극적으로 참여하는 것 | 정신병원, 형무소 등 |
| 공리적 조직 | 보상(수)적 권위 | 물질적 보상 | **타산적 참여** : 온건한 태도를 가지고 타산적으로 참여하는 것 | 이익단체, 경제단체 등 |
| 규범적 조직 | 규범적 권위 | 상징적 보상 | **도덕적 참여** : 매우 긍정적인 태도를 가지고 적극적으로 참여하는 것 | 학교, 병원, 종교단체 등 |

### (4) 카츠와 칸(D. Katz와 R. Kahn)의 분류(조직기능에 의한 분류)

파슨즈의 분류기준을 그대로 따르고 있다. 즉 그들은 조직이론에 따라 조직의 유형을 생산적 또는 경제적 조직, 체제유지조직, 적응조직, 관리 또는 정치적 조직으로 분류하고 있다.

| 조직 유형 | 특 징 | 예 시 |
|---|---|---|
| 생산조직 또는 경제조직 | 물자·서비스를 공급하는 조직이며, 인간의 기본적 욕구를 충족하거나, 인간의 협동을 유도하는 기능을 가진다. | 행정 분야의 사업관서나 공기업 |
| 체제(형상) 유지조직 | 한 세대로부터 다음 세대로 문화를 전수하고 교육하며, 사회화 기능을 담당하는 조직이다. | 학교·교회·가정 등 |
| 적응조직 | 새로운 지식이나 문제해결방안을 개발하는 기능을 가진 조직이다. | 대학 연구기관 등 |
| 관리·정치조직 | 사람과 자원에 대한 조정·통제를 하는 조직이다. | 국가, 정부기관, 노조·압력집단, 정당 |

### (5) 민츠버그(H. Mintzberg)의 분류(조직특징에 의한 분류) 기출 2015 지방직

민츠버그(H. Mintzberg)는 조직을 의도적으로 설계된 실체로 파악하고 조직구조와 환경의 관계를 중시하면서 조직의 특징 그 자체를 기준으로 다차원적인 분류를 행하고 있다.

| 조직 유형 | 특 징 | 조직규모 및 존속기간 | 조정기제 (통제수단) | 예 시 |
|---|---|---|---|---|
| 단순조직 | • 전략정점(최고관리층)과 운영핵심(작업계층)의 2계층으로 구성된 조직이다.<br>• 기술과 환경은 단순하고, 권력적이다.<br>• 조직환경이 매우 동태적이며, 조직기술은 정교하지 않다. | 조직의 존속기간은 짧고, 규모는 작다. | 직접적 감독 (최고관리자에게 집중) | 엄격한 통제가 요구되는 신생조직·독재조직·위기에 처한 조직 등 |
| 기계적 관료제 | • 전략 정점에서 중요한 의사결정을 하고, 일상적인 업무는 중간관리자의 감독하에 운영핵심(작업계층)에서 공식적 규정과 규칙에 따라 수행된다.<br>• 기술구조가 가장 중요하고, 최고관리층도 높은 수준의 권력을 행사하며, 지원참모의 규모도 높은 수준이다.<br>• 조직환경이 안정되어 있으며, 표준화된 절차에 의하여 업무가 수행된다. | 조직의 존속기간은 길고, 규모는 크다. | 조직적 분화 (작업의 표준화) | 은행·우체국·대량생산제조업체·항공회사 등 |

CHAPTER 05 보건조직론

| | | | | |
|---|---|---|---|---|
| 전문관료제 | • 전문적 · 기술적 훈련을 받은 조직구성원에 의하여 표준화된 업무가 수행된다.<br>• 전문가 중심의 분권화된 조직이며, 조직환경이 상대적으로 안정되고 외부통제가 없다. | 조직의 존속기간과 규모는 다양하다. | 수평적 분화(기술표준화) | 대학 · 종합병원 · 사회복지기관 · 컨설팅회사 등 |
| 분립구조 · 사업부제구조 | • 상층부인 본부의 규모는 낮은 수준이고, 작업계층의 규모는 높은 수준이다.<br>• 독자적 구조를 가진 분립된 조직이며, 중간관리층이 핵심적 역할을 한다. | 조직의 존속기간은 길고, 규모는 크다. | 하부단위 준자율적(산출표준화) | 대기업 · 대학분교 · 지역병원을 가진 병원조직 등 |
| 애드호크라시 · 임시체제 | 고정된 계층구조를 갖지 않고 공식화된 규칙이나 표준적 운영절차가 없는 조직이며, 환경도 동태적이다. | 조직의 존속기간은 짧고, 조직구조가 매우 유동적이다. | 수평적 분화(상호조절) | 첨단기술연구소 · 우주센터 등 |

### (6) 블라우(P. M. Blau)와 스코트(W. G. Scott)의 분류(조직의 수혜자에 의한 분류)

① 블라우(P. M. Blau)와 스코트(W. G. Scott)는 조직을 통하여 누가 제일 많은 혜택을 입었느냐 하는데 초점을 두고 분류하였다.

② 이들은 조직과 관계되는 사람들을 조직의 구성원, 조직의 소유주 또는 경영자, 고객, 일반대중 등으로 나누고 이 가운데 누가 조직의 활동결과에 대한 주된 수혜자인가에 따라 조직을 네 가지로 분류하였다.

| 조직 유형 | 수혜자 | 예 |
|---|---|---|
| 호혜조직 | 호혜 조직의 주된 수혜자는 조직의 구성원 또는 단체의 회원들이다. | 공제회, 정당, 각종 조합, 전문조직 등 |
| 영리조직 | 영리조직의 수혜자는 조직의 소유주나 경영자들이다. 이러한 조직은 치열한 전쟁에서 생존하기 위해 조직의 능률을 강조한다. | 회사, 은행, 사기업 등 |
| 공익조직 | 공익조직의 주요 수혜자는 일반대중이다. | 정부기관, 경찰서, 소방서 등 |
| 봉사조직 | 봉사조직의 주요 수혜자는 이 조직을 이용하는 고객집단이다. | 사회산업기관, 학교, 병원 등 |

③ 블라우(P. M. Blau)와 스코트(W. G. Scott)의 조직의 수혜자에 의한 분류는 조직유형간의 구분이 확연하지 않으며, 조직의 주된 수혜자의 파악이 용이하지 않다는 비판을 받고 있다. 예를 들어 봉사조직인 학교에서 행정절차의 집행과 고객에 대한 봉사 사이의 갈등이 문제가 된다.

# 02 조직구조론

## 1 조직구조의 개요

### (1) 기본개념

① 의 의

조직구조(organization structure)란 조직 내의 직무 또는 부문 사이에 형성된 비교적 정태적인 관계를 의미하며, 조직의 구성요소와 직무간의 상호관계를 설정하는 것이며, 활동의 전문화 · 표준화, 조정 및 의사결정의 집권화와 분권화, 그리고 과업의 규모 등으로 분류할 수 있다.

**The 알아보기**

**조직구조의 상황변수**
- 규모 – 조직의 크기
- 기술 – 투입을 산출로 전환하는 방법
- 환경 – 조직을 둘러싼 환경의 불확실성 여부

② 조직구조의 기본변수

| | |
|---|---|
| 복잡성 | • 수직적 · 수평적 분화의 정도를 나타낸다.<br>• 조직규모가 커지게 되면 어느 정도까지는 복잡성이 증대하다가 어느 수준부터는 체감된다. |
| 공식성 | • 조직 내의 직무가 표준화되어 있는 정도를 나타낸다.<br>• 조직의 규모가 커질수록 공식성은 높아진다. |
| 집권성 | • 조직 내의 의사결정권한이 어느 개인, 집단, 계층에 집중되거나 분산되어 있는 정도를 의미한다.<br>• 조직의 규모가 커질수록 분권화가 촉진된다. |

### (2) 조직구조의 설계

조직구조를 설계할 때는 명령체계, 계선과 참모, 통솔범위, 집권화와 분권화, 공식화 정도를 고려해야 한다.

① 명령체계

㉠ 조직내 모든 구성원을 연결하는 '권한의 흐름'으로 누가 누구에게 보고하는지를 지정한다.

㉡ 조직의 관리자는 의사결정, 명령지침, 자원 배분에 관해 직위가 부여한 공식적이고 '정당한 권력'으로서의 권한을 행사한다.

㉢ 상관은 조직의 계층을 따라 위에서 아래로 권한을 행사하고, 하급자는 이에 복종한다.

② 계선과 참모

㉠ 계선부서는 조직의 일차적 목표와 관련된 과업을 수행한다.

㉡ 참모부서는 전문성을 바탕으로 계선부서를 지원하는 일을 한다. 즉 참모부서는 지원부서로 인력, 회계, 연구, 마케팅 등 지원업무를 수행한다.

㉢ 계선조직과 참모조직

| 구 분 | 계선조직 | 참모조직 |
|---|---|---|
| 의 의 | 조직체 내에서 상하의 명령・복종관계를 지닌 수직적 계층구조를 형성하여 조직의 목표 달성을 직접적으로 운영하는 조직의 중추적 기관을 말한다. | • 계선조직이 그 기능을 원활하게 수행할 수 있도록 이를 지원・조성・촉진함으로써 행정목표의 달성에 간접적으로 공헌하는 기관을 말한다.<br>• 막료조직은 주로 기획자문・권고・조정・통제・정보의 수집분석과 인사・회계・법무・공보・조달 등의 기능을 수행한다. |
| 특 징 | • 조직상 최고책임자를 정점으로 하여 수직적 상하관계를 이루고 있다.<br>• 조직의 목표를 직접적으로 운영하고 집행하여 그 결과에 대하여 직접적으로 책임을 진다.<br>• 국민과 직접 접촉하고 봉사한다.<br>• 구체적인 집행권과 명령권을 행사한다. 따라서 조직에 있어서 본질적이며, 중추적 기관이다. | • 목표를 간접적으로 달성하고 계선기관을 조언・보좌하는 수평적 탈계층제 구조이다.<br>• 조언, 보좌 등의 전문적인 지식과 기술이 요구된다.<br>• 구체적인 집행권이나 명령권을 행사할 수 없다.<br>• 조직 내에서 권고・자문・조사・연구에 응하는 활동을 통하여 국민에게 간접적으로 봉사한다.<br>• 대규모 조직일수록 필요성이 증가한다. |
| 장 점 | • 권한과 책임의 한계가 명확하다.<br>• 강력한 통솔력을 발휘할 수 있다.<br>• 신속한 결정이 가능하다.<br>• 경비를 절약할 수 있다.<br>• 소규모의 조직에 적합하다. | • 전문적 지식과 경험으로 합리적 결정이 가능하다.<br>• 계선조직의 과중한 업무를 도와준다.<br>• 기관장의 통솔범위를 확대시켜 준다.<br>• 계선조직간의 업무의 조정을 용이하게 한다. |
| 단 점 | • 전문가의 지식과 경험을 이용할 수 없다.<br>• 책임자의 주관적・독단적인 결정이 내려질 가능성이 있다.<br>• 계선기관의 업무량이 과중해진다. | • 계선조직과 알력・대립관계를 형성한다.<br>• 경비가 많이 든다.<br>• 막료는 결과에 대하여 책임을 지지 않으므로 책임을 전가할 우려가 있다. |

**계선과 참모(막료)의 갈등 원인**
- 권한과 책임한계의 불명확성
- 업무의 이해 및 인식 부족
- 상호간 심리적 경쟁과 갈등
- 기관장의 편견

③ 통솔범위

㉠ 한 상관에게 보고하는 부하의 수를 뜻한다. 전통적 조직이론에서는 6명 이내의 좁은 통솔범위를 주장했다.

㉡ 통솔범위는 조직의 계층수를 결정한다.

**심화Tip 고층조직과 저층조직**

일반적으로 좁은 통솔범위에 따라 계층 수가 많은 경우 고층조직(tall organization)이라 하고, 넓은 통솔범위에 따라 계층 수가 적은 경우 저층조직(flat organization)이라 한다. 최근의 조직이론에서는 비용 효율성, 신속한 의사결정, 관리 권한의 위임을 위해 넓은 통솔범위를 가지는 저층조직을 선호한다.

④ 집권화와 분권화

㉠ 의사결정이 이루어지는 계층이 위치한 수준을 나타낸다.

㉡ 특 징

| 구 분 | 집권화 | 분권화 |
|---|---|---|
| 의 의 | 의사결정 권한이 조직 계층의 상층부에 집중되어 있는 것을 말한다. | 의사결정 권한이 조직의 하위 계층에 분산되어 있는 경우를 말한다. |
| 장 점 | • 위기 상황과 같은 불리한 조직 환경에 효과적인 조직구조이다.<br>• 통일성을 촉진할 수 있다.<br>• 중복과 혼란을 피할 수 있다. | • 최고관리자의 과도한 의사결정 부담을 경감하고 하부 조직구성원의 능력과 기술을 적극적으로 활용할 수 있다.<br>• 대규모조직에 효용이 크다.<br>• 조직실정에 맞는 업무처리가 가능하다. |
| 단 점 | • 조직의 관료주의화 및 권위주의적 성향이 초래된다.<br>• 창의성, 자주성, 혁신성, 탄력성이 결여된다. | • 중앙의 지휘감독이 약화된다.<br>• 업무의 중복이 초래된다.<br>• 조정이 어렵다. |

⑤ 공식화

㉠ 규칙 등이 문서화된 정도를 뜻한다.

㉡ 문서는 조직구성원에게 지시하고 통제하는 것과 관련된 직무기술서, 공식적 규칙 및 규정, 구체적 정책 및 절차를 포함한다.

㉢ 공식화 수준이 높은 과업을 수행하는 조직구성원에게는 재량의 여지가 적다.

㉣ 장・단점

| 장 점 | 높은 공식화는 과업 수행의 지속성을 확보할 수 있다. |
|---|---|
| 단 점 | • 조직구성원의 참여와 창의성을 제한한다.<br>• 공식화는 지나친 문서주의(red tape)와 같은 부정적 문제를 낳기도 한다. |

## 2 조직구조의 모형

### (1) 기계적 구조(효율성을 위한 수직적 조직설계)

① 기계적 구조는 엄격히 규정된 직무, 많은 규칙과 규정(높은 공식화), 집권적 권한, 분명한 명령체계, 좁은 통솔범위, 낮은 팀워크를 특징으로 한 조직구조이다.

② 내적 통제에 따른 예측 가능성이 높다는 장점을 지닌다.

③ 대표적 모형으로 막스베버의 관료제 모형이 있다.

④ 관료제 모형의 장・단점

| 장 점 | • **업무의 전문화 및 효율적 처리** : 복잡한 업무를 분담하여 전문적으로 처리하므로 효율적, 능률적인 업무 처리가 가능하다.<br>• **권한과 책임의 명확화** : 권한과 책임의 정도에 따라 피라미드 형태로 서열화 되므로 권한과 책임이 명확화 된다.<br>• **문서로 규정된 규약과 절차** : 절차의 표준화, 객관화, 규정에 따른 업무 처리로 업무의 안정성 및 지속성이 유지되고 공정한 업무 처리가 가능해진다. |
|---|---|

| | |
|---|---|
| 단 점 | • **창의성 무시** : 규약과 절차를 지나치게 강조하여 환경 변화에 능동적으로 대처하기 어렵다.<br>• **목적전도(목적전치)의 현상** : 목적 달성을 위한 수단에 집착하여 본래의 목적을 소홀히 하는 현상이다.<br>• **인간소외 현상** : 획일적이고 반복적인 업무수행으로 인간이 조직의 부속품으로 전락하는 현상이다.<br>• **비능률성(무사안일주의)** : 연공서열에 따른 보수와 승진으로 업무수행이 나태해져 비능률을 초래한다. |

### (2) 유기적 구조(학습을 위한 수평적 조직설계)

① 유기적 조직구조는 직무·권한·책임관계의 탄력성, 분권적 의사결정, 수평적·인격적인 상호작용이 특징인 비관료제적 조직구조이다.

② 각자의 직무·권한 및 책임이 고전적 조직론에서와 같이 명확하고 상세하게 규정되고 있지 않다.

③ 명령통일의 원칙과 계층의 원칙은 반드시 지켜지지는 않는다. 그러나 기업 전체 목적을 달성하기 위해 각 부문간 경계를 넘어 상호간의 유기적인 협동이 행해지고 있다.

**심화Tip 학습조직**

유기적 구조의 대표적인 조직으로는 학습조직을 들 수 있다. 학습조직은 공동의 과업, 소수의 규정과 절차, 비공식적이고 분권적인 의사결정을 특징으로 한다. 모든 조직구성원이 문제 정의와 해결에 관여하고, 조직역량을 증진하기 위해 지속적인 실험을 가능케 하는 대단히 유기적인 조직구조의 특성을 지니고 있다. 학습조직은 세계경제 통합에 따른 경쟁의 심화와 정보통신 기술의 확산 등 환경의 급격한 변화에 따라 탄력적·신축적으로 적응할 수 있는 대응적 조직구조로 관심을 끌고 있다.

### (3) 직능식 구조(기능구조)

① 관리자의 업무를 전문화하고 수평적 분업관계에서 연결되는 부문별로 전문관리자(직장 ; 職長)를 두어 작업자를 지휘, 감독하는 형태의 구조이다.

② 장·단점

| | |
|---|---|
| 장 점 | 전문화를 철저하게 할 수 있다. |
| 단 점 | 다원적 통제 때문에 조직의 규율 유지가 곤란하다. |

### (4) 사업부 구조

① 기업의 경영규모가 확대되고, 기술혁신이 가속화되고, 다양한 사업으로 시장을 확대해 나감에 따라 이에 능동적으로 대처하기 위해서는 조직을 사업별로 독립적으로 운영해야 할 필요성이 대두되었다.

② 사업부 조직이란 사업별로 독립적인 조직을 두고 권한을 위양하며, 책임경영을 하는 조직으로서 세 가지 유형이 있다.

㉠ 독립채산제로서 독립적인 경영활동을 통해 실현한 이익을 자체적으로 처리하고 책임지는 이익책임 단위로서의 측면

㉡ 각 사업부에 할당된 시장을 책임지고 관리하여 더 나아가 시장을 개척하는 시장책임 단위로서의 측면

㉢ 권한이 각 사업부에 대폭 위양되어 있는 분권적 단위로서의 측면

③ 사업부 조직체제하에서의 최고경영층과 본부의 스태프는 전사적 목표의 설정, 사업부간 자원배분, 사업부의 업적평가, 전사적 지원기능 등을 담당한다.

④ 장·단점

| 구분 | 내용 |
|---|---|
| 장 점 | • 각 사업부 내에서 기능간 조정이 용이하므로 환경변화에 좀 더 신축적이고, 대응적일 수 있다.<br>• 성과관리에 유리하며, 구성원들에게 포괄적인 목표관을 갖게 해준다. |
| 단 점 | • 산출물별 생산 라인의 중복에 따른 규모경제와 효율성에 손실이 발생한다.<br>• 사업부서간의 경쟁이 지나칠 경우 조직 전반에 부정적 결과를 초래할 수 있다. |

### (5) 애드호크라시

① 다양한 전문기술을 가진 비교적 이질적인 전문가들이 특정문제를 중심으로 집단을 구성하여 문제를 해결하는 변화가 빠르고, 적응적이며, 일시적인 특성을 지닌 조직구조이다.

② 항구성을 특징으로 하는 관료제 구조에 반대되는 유기적 조직구조로, 기계적이고 정태적이며, 일상적인 관료제에 비하여 유기성·동태성·비일상성을 강조하는 조직구조이다.

③ 관료제와는 달리 유연성·적응성·대응성·혁신성이 높은 유기적 조직구조에 속한다.

④ 낮은 수준의 복잡성, 낮은 수준의 공식성, 분권적 의사결정 등의 구조적 특성을 가지고 있다.

⑤ 다양한 조직 형태를 가지고 있으며, 대표적인 것으로 매트릭스 구조, 프로젝트 팀, 태스크포스, 위원회 조직 등을 들 수 있다.

### (6) 매트릭스 구조 기출 2017 지방직 기출 2019 서울시

① 전통적인 기능 조직과 프로젝트 조직의 장점을 혼합한 조직이다.

② 프로젝트별 또는 제품별 독립성을 유지하면서 기능별 효율성도 유지할 수 있다.

③ 한 사람의 업무담당자가 기능부문과 제품부문의 관리자로부터 동시에 통제를 받도록 이중권한구조를 형성하고 있다.

④ 장·단점

| 구분 | 내용 |
|---|---|
| 장 점 | • 기술의 전문성 제고 및 제품라인 혁신을 모두 만족할 수 있다.<br>• 조직의 내부자원을 각 제품라인에 효율적으로 사용할 수 있다.<br>• 외부환경에 신속하게 대응할 수 있다.<br>• 다양한 업무를 처리함으로써 규모의 경제로부터 오는 이익을 추구할 수 있다.<br>• 조직구성원들에게 관리기술을 습득할 기회를 제공한다.<br>• 다수의 복잡한 상호의존적인 활동 수행시 활동들간의 조정이 용이하다.<br>• 기업 내부의 배치관리를 유연하게 할 수 있어 신규인력을 충원할 필요성이 감소한다. |
| 단 점 | • 두 명의 상사를 갖는 구조로 역할갈등의 문제점이 생길 가능성이 있고, 권력투쟁의 발생가능성도 있다.<br>• 두 라인간 의사소통 및 결정에 많은 시간이 필요하다.<br>• 조직내 구성원들이 정보와 권한의 공유에 대하여 적응하지 못할 때에는 조직기능이 발휘되지 못할 수 있다.<br>• 규모가 작은 조직에서는 부담이 될 수가 있다.<br>• 안정성과 보안이 중시되는 조직에서는 실시되기 어렵다. |

**심화Tip** 매트릭스 조직에 적합한 상황

- **환경** : 매우 복잡하고 불확실할 때
- **기술** : 고도의 기술, 상호의존성 높을 때
- **규모** : 보통, 소품종 생산의 작업장
- **목표** : 새로운 제품혁신, 기술적 전문성

### (7) 프로젝트 팀

① 다양한 분야의 전문가집단으로 구성되어 특수목표를 위한 비일상적 업무달성을 위한 임시조직이다.

② 프로젝트 팀을 구성할 때에는 동등한 위치를 갖는 전문가들을 수평적 조직으로 편성하게 되며, 이때 조직구성원의 책임이나 권한관계도 상하가 아닌 좌우의 관계가 되도록 하는 것이 중요하다.

③ 기술환경과 시장환경 변화에 적응하기 위해 기술핵심 조직이 유기적인 형태로 운영되는 구조이다.

④ 과업이 일단 완수되면 해산하고 새로운 사업에는 새로운 팀이 구성된다.

### (8) 태스크 포스(TF)

① 집단 사이의 관계가 복잡해지고 상호작용에 관계되는 집단의 수가 많아지면 연락 역할이 한계에 직면하게 되는데 이에 대한 대안으로 특정 과업을 수행하기 위해 소집되며, 과업이 해결된 후에는 해체되는 임시위원회로서 공식적 또는 비공식적으로 소집된다.

② 태스크 포스는 여러 집단의 대표들로 구성되며, 일정 기간 동안 주어진 문제를 집중적으로 연구 검토하여 집단 사이의 견해를 수렴하고 문제의 해결을 모색한다.

③ 원래 주어진 문제를 검토하고 해결책을 수집하는 역할에 그쳤으나, 근래에 와서는 해결책의 집행 및 해결책임을 지게 되고 이에 필요한 모든 권한이 부여되는 성격을 갖기도 한다.

**심화Tip** 프로젝트 팀과 태스크 포스

| 구 분 | 프로젝트 팀(임시팀) | 태스크 포스(임시위원회) |
|---|---|---|
| 목 적 | 대형 프로젝트 수행 | 소규모 특정문제 해결 |
| 존속기간 | 장기적 | 일시적 |
| 성 격 | 공식적 | 공식적 또는 비공식적 |
| 구성원 | 다양한 분야의 전문가나 구성원 | 여러 집단의 대표자나 전문가 |

### (9) 위원회 조직

① 특정 문제에 대해 토의하거나 결정하기 위해 계획에 따라 모임을 가지는 조직이다.

② 위원회의 종류

㉠ 자문위원회

㉡ 조정위원회

㉢ 행정위원회

㉣ 독립규제위원회(머리 없는 제4부)

③ 장·단점

| 구분 | 내용 |
|---|---|
| 장 점 | • 각 부문간의 이견을 조정·통합하여 업무처리의 능률성을 기할 수 있다.<br>• 신중하고 공정한 집단적 결정이 이루어진다.<br>• 행정의 중립성과 정책의 계속성을 확보할 수 있다.<br>• 전문지식과 기술의 활용으로 합리적·창의적인 결정을 할 수 있다. |
| 단 점 | • 결정이 지연되어 신속성·기밀성을 기하기 어렵고 시간과 경비가 많이 소요된다.<br>• 책임소재가 불분명하다.<br>• 강력한 리더십이 결여되어 우유부단에 빠질 우려가 있고 자칫 지루한 심의에 권태감을 느껴 타협적 결정이 이루어질 가능성이 있다.<br>• 압력단체(이익집단)의 활동무대가 될 가능성이 있다. |

**심화Tip 다문화가족정책위원회** 기출 2021 서울시

최근 다문화가족의 이혼이 증가함에 따라 해당 문제에 대처하기 위해 보건복지부, 법무부, 여성가족부 등을 포함하여 한시적으로 '다문화가족정책위원회'를 운영하기로 했다.
다문화가족정책위원회는 「다문화가족지원법」 제3조의4의 규정에 따라 다문화가족의 삶의 질 향상과 사회통합에 관한 중요사항을 심의·조정하기 위하여 설치한 국무총리 소속 위원회로 관계 중앙행정기관의 장(12명)과 국무총리가 위촉하는 7명 이내의 민간인 등 위원장을 포함한 20명 이내의 위원으로 구성되며, 다문화가족지원을 위한 기본계획 및 시행계획의 수립·시행, 추진실적 점검 및 평가 그리고 각종 다문화가족 지원사업의 조정·협력 등에 관한 사항을 심의·조정한다.

### (10) 팀 구조(수평구조)

① 핵심 업무과정을 중심으로 조직구성원을 조직화한 것을 말한다. 즉, 특정한 업무 과정에서 일하는 개인을 팀으로 모아 의사소통과 조정을 쉽게 한 구조이다.

② 장·단점

| 구분 | 내용 |
|---|---|
| 장 점 | • 고객 수요 변화에 신속히 대응할 수 있도록 조직의 신축성을 크게 제고할 수 있는데 있다.<br>• 신속한 의사결정 체계가 이루어진다.<br>• 부서간의 경계가 제거되어 조직 전체의 관점에서 업무를 이해하게 된다.<br>• 팀워크 형성과 조정에 유리하다. |
| 단 점 | • 수평적 팀원간의 파벌과 갈등이 심화될 수 있으므로 팀장의 갈등관리 능력이 요구된다.<br>• 팀 업무에 대한 통제 및 감시의 한계로, 자율성 확보에 따른 책임성 확보장치 마련이 필요하다.<br>• 승진기회의 박탈로 인한 사기저하가 올 수 있다. |

### (11) 라인 조직(군대식 조직)

① 최고경영자의 권한과 명령이 직선적으로 하급자 또는 일선관리자까지 내려가는 구조이므로, 명령일원화의 원칙이 유지되는 명령식 구조이다.

② 업무의 부서화가 이루어지지 않은 매우 단순하고 초보적인 조직형태이다.

③ 라인 조직에는 법무팀, 회계부, 인사부, 정보기술부 등의 경영관리 지원전문가가 존재하지 않는다.

④ 장 · 단점

| 구분 | 내용 |
|---|---|
| 장 점 | • 책임, 권한이 명백하다.<br>• 명령이 명확하고 통솔이 잘 된다.<br>• 결정이 신속하다.<br>• 부하에 대한 훈련이 용이하다. |
| 단 점 | • 관리감독자의 직무가 너무 많아서 실행이 어렵다.<br>• 각 부문간 유기적 조정이 곤란하다.<br>• 관리감독자의 독단적 처사에 의한 폐해가 있을 수 있다. |

### (12) 스탭 조직

① 라인 조직을 도와서 전문적 지식과 기술, 경험으로 목표달성을 위한 활동이 원활하도록 간접적으로 지원하는 역할을 한다.

② 장 · 단점

| 구분 | 내용 |
|---|---|
| 장 점 | • 조직활동의 조정이 비교적 용이하여 조직의 신축성을 확보할 수 있다.<br>• 최고관리자의 통솔범위를 확대시키고 관리책임자의 관리의 질을 높여 준다. |
| 단 점 | • 라인과 스탭간에 권한과 책임의 한계가 불분명하다.<br>• 행정의 지연이나 지출경비의 낭비를 초래할 수 있다. |

### (13) 라인스탭 조직 기출 2018, 2020 서울시

① 기업목표 달성에 필요한 핵심적 활동을 수행하는 라인조직에 전문적 지식이나 기술을 가지고 라인의 활동을 도와주는 스탭을 결합한 조직이다.

② 장 · 단점

| 구분 | 내용 |
|---|---|
| 장 점 | • 라인의 업무집중이 가능하다.<br>• 라인 조직보다 신중하고 합리적인 의사결정을 할 수 있다.<br>• 조직의 관리통제가 안정적이다. |
| 단 점 | • 양 부문간 갈등 증폭의 우려가 있다.<br>• 비용이 증가한다.<br>• 의사결정의 지연가능성이 있다. |

### (14) 네트워크 구조

① 핵심 역량 위주로 조직의 주요 기능을 합리화하고, 여타 기능은 외부 기관들과 계약 관계를 통해 수행하는 조직구조 유형을 말한다.

② 장·단점

| | |
|---|---|
| 장 점 | • 외부자원의 활용을 통해 유연성을 확보할 수 있다.<br>• 기업 외적으로, 각각의 독립적인 기업들이 전략적 제휴나 합작관계를 통해 기업 네트워크를 형성하여, 비용과 핵심기술을 공유하는 등 각 기업의 최강점을 접합시켜 시너지효과를 도모할 수 있다.<br>• 환경 변화에 신축적이고, 신속한 대응이 가능하다. |
| 단 점 | 계약 관계에 있는 외부 기관을 직접 통제하기 어렵다. |

## 3 조직의 변동 : 환경변화에 대한 전략

### (1) SWOT(Strengths, Weakness, Opportunity, Threats) 분석

SWOT 분석은 경영기법의 하나로 조직 내의 경영능력과 환경변화를 동시에 고려하여 적절한 대응전략을 구사하는 것이다. SWOT은 조직의 환경 분석에 필요한 강점(Strength), 약점(Weakness), 기회(Opportunity), 위협(Threat) 분석이라고 하는 4가지 요인들의 영문 머리글자를 따서 붙인 이름으로 매트릭스를 사용하여 분석한다.

① 내부환경 분석 : 나의 상황(경쟁자와 비교)

| | |
|---|---|
| Strength(강점) | 경쟁자와 비교하여 볼 때 조직(내부)의 장점<br>• 높은 생산성<br>• 유리한 시장점유율<br>• 독점적 기술 |
| Weakness(약점) | 경쟁자와 비교하여 볼 때 조직(내부)의 단점<br>• 불리한 입지<br>• 직원들의 사기저하<br>• 낮은 수익성 |

② 외부환경 분석 : 자신을 제외한 모든 것

| | |
|---|---|
| Opportunity(기회) | 조직에 우호적인 여건, 성공가능성을 높여주는 외부환경 요인<br>• 유리한 정책, 법규, 제도<br>• 높은 경제 성장<br>• 새로운 고객집단 출현<br>• 자원봉사자 확보와 교육성공 등 |
| Threats(위협) | 조직의 활동을 위축시키거나 장애가 되는 외부환경 요인<br>• 경기침체<br>• 불리한 정책, 법규, 제도 |

③ SWOT 전략 기출 2022 서울시

| 내적 요소 / 외적 요소 | 강점(Strength) | 약점(Weakness) |
|---|---|---|
| 기회 (Opportunity) | 〈SO전략〉 자사의 강점과 시장의 기회를 결합하여 사업영역이나 시장, 사업포트폴리오 등을 확장하는 공격적인 전략을 구사하는 전략 | 〈WO전략〉 약점을 보완하여 기회를 살리는 전략 |
| 위협 (Threat) | 〈ST전략〉 강점을 가지고 시장의 위협을 회피하거나 최소화하는 전략 | 〈WT전략〉 약점을 보완하면서 위협을 회피, 최소화하는 전략 |

**심화Tip 레윈(Lewin)의 3단계 변화관리 모델** 기출 2018 서울시

| 단계 | 내용 |
|---|---|
| 해빙기 | • 조직변화를 위한 준비단계를 말한다.<br>• 문제해결을 통해 변화하고자 하는 필요성과 동기를 갖는 단계이다. |
| 변화기 | • 구체적으로 변화하는 단계이다.<br>• 다양한 방법으로 변화를 시도하는 단계이다. |
| 재결빙기 | • 변화를 지속시키기 위한 단계이다.<br>• 변화가 조직 내에 자리 잡게 하여 안정화시키는 단계이다. |

### (2) 틈새전략(Niche Strategy)

틈새전략은 1980년에 포터(M. E. Porter)가 제시한 경쟁전략이다. 이 전략은 경쟁에서 우위를 점하고 시장에서 확고한 위치를 차지하기 위해서는 조직이 보유하고 있는 기술, 생산, 재무, 마케팅 등 기능적 강점을 어느 부문에 어떻게 활용할 것인가를 결정하는 분석의 틀을 말한다. 틈새전략의 유형으로는 원가우위 전략, 차별화 전략, 집중화 전략 등이 있다.

① 원가우위 전략

원가를 절감시킬 수 있는 요소들은 최대한 원가를 절감시키고, 기업의 가치사슬을 최대한 효율화하여 원가를 낮추는 전략이다.

② 차별화 전략

고객이 가치가 있다고 생각하는 요소를 제품이나 서비스에 반영하고, 경쟁자의 제품과 차별화하여 고객충성도를 확보하는 전략이다.

③ 집중화 전략

주시장(main market)과는 다른 특성을 가지고 있는 틈새시장을 대상으로 고객의 니즈를 원가우위 혹은 차별화 전략을 통해 충족시키는 전략이다.

### (3) 벤치마킹(Benchmarking)

① 미국의 제록스(Xerox) 사가 일본의 경쟁 기업들의 경영 노하우를 분석하고, 그 결과를 경영에 활용하여 다시 기업 경쟁력을 회복한 경영전략이다.

② 자신보다 우수한 상대나 기관을 목표로 성과를 비교·분석하고, 그러한 성과 차이를 가져오는 운영방식을 도입하여 혁신을 도모하는 경영혁신 기법이다.

### (4) 총체적 품질관리(TQM ; Total Quality Management)

TQM은 궁극적 목적인 고객만족과 관리개선을 위하여 고객지향적인 서비스 품질에 초점을 두고 전직원의 참여를 통하여 지속적 서비스 개선을 도모해 나가는 통합관리체계이다.

### (5) 리스트럭처링(Restructuring)

리스트럭처링은 비전이나 미래목표에 도달하기 위해서 조직구조를 혁신적으로 재구축하는 것을 말한다.

### (6) 리엔지니어링(Re-engineering)

기업의 활동이나 업무의 전반적인 흐름을 분석하고, 경영 목표에 맞도록 조직과 사업을 최적으로 다시 설계하여 구성하는 것이다.

### (7) CI(Corporate Identity) 또는 C.I.P(Corporate Identity Program)

CI란 바람직한 경영 환경을 이룩하기 위해 기업의 이미지와 커뮤니케이션 시스템을 의도적·계획적으로 만들어내는 경영전략을 말한다.

### (8) 팀 조직

팀 조직은 과거의 조직형태(프로젝트, 라인스탭, 사업부제 등)와는 달리 팀을 중심으로 하는 조직으로 조직 내의 거의 모든 하위단위들을 업무중심, 과제중심, 주제중심으로 팀을 편성하고 이들 팀간에 유기적 연결관계를 갖도록 조직을 편성한 것이다.

# 03 조직행태론

## 1 개 요

① 효과적인 조직관리를 위해서는 조직내 인간의 본질을 이해해야 하며, 그들의 행위가 어떻게 이루어지는가를 파악해야 한다.

② 조직 속의 구성원들의 행태에 관심을 갖는 조직행태론의 주요 연구분야로는 동기부여이론, 리더십, 권력, 갈등관리, 의사전달, 의사결정 등이 있다.

## 2 동기부여이론

### (1) 동기부여의 의의

① 동기부여란 조직의 목표를 향해서 조직구성원을 지휘, 감독하고 도전의식을 불어넣는 일이다. 또한 인간의 행동을 활성화시키고 행동의 방향을 설정하거나 어떤 목표를 지향하도록 하며, 인간의 행동을 유지시키거나 지속시키는 역할을 수행하도록 하는 것이다.

② 현대적 의미의 동기부여에 있어서 가장 중요한 것은 조직의 업적을 향상시키는 것이며, 다음으로 내부 고객인 직원의 만족을 목적으로 한다. 종합적으로 동기부여는 다음 3가지 과정이 포함되어 있는 개념으로 이해한다.

㉠ 행동의 활성화 : 심리적 불균형의 시정 또는 결핍된 욕구를 충족시키기 위한 내적 심리상태, 즉 동기를 발생시키고 이를 행동으로 활성화하는 과정이다.

㉡ 행동의 유도 : 활성화된 행동을 특정목표의 달성을 위한 방향으로 행동을 유도하는 과정이다.

㉢ 동기유발된 행동의 강화 : 특정 방향의 활성화된 행동이 지속적으로 유지되도록 강화시키는 과정, 즉 동기유발이란 어떤 것을 자발적으로 하려고 하는 행동유발 과정이다.

③ 동기부여이론은 내용이론과 과정이론으로 구분된다.

### (2) 동기부여이론의 구분 기출 2020 서울시

| 구 분 | 정 의 | 대표적인 이론 |
|---|---|---|
| 내용이론 | 인간행동의 원동력은 '무엇'이며, 사람들이 무엇을 원하고 필요로 하는 지를 연구하는 이론 | • 매슬로우(A. Maslow)의 욕구계층제이론<br>• 알더퍼(C. Alderfer)의 ERG이론<br>• 허즈버그(F. Herzberg)의 2요인이론<br>• 맥클레랜드(D. C. McClelland)의 성취동기이론<br>• 맥그리거(D. McGregor)의 XY이론<br>• 아지리스(C. Argyris)의 미성숙 – 성숙이론 |

| 과정이론 | 동기부여가 '어떤 과정'을 통해 일어나는가에 관한 이론 | • 브룸(V. Vroom)의 기대이론<br>• 아담스(J. S. Adams)의 공정성이론<br>• 로크(E. A. Locke)의 목표설정이론<br>• 데시(E. Deci)의 인지평가이론<br>• 포터(L. Porter)와 롤러(E. Lawler)의 동기유발모형(EPRS모형) |
|---|---|---|

### (3) 내용이론

#### ① 매슬로우(A. Maslow)의 욕구계층제이론(욕구단계이론) 기출 2015 지방직

㉠ 개인의 욕구는 다섯 종류의 기본적 욕구로 구분되며, 그 강도와 충족에 있어서 계층적 구조를 형성하고 있다. 가장 저층의 욕구가 가장 먼저 동기를 자극하며, 이것이 충족되면 다음 욕구가 중요해진다.

㉡ 고차원의 욕구일수록 내적인 보상에 의해 충족되고, 저차원의 욕구일수록 외적인 보상에 의해 충족된다. 중간차원적 욕구는 내·외적인 보상에 의해 충족된다.

| 생리적 욕구 | 음식, 물 등 인간의 가장 기본적인 생존을 위한 욕구를 말한다. |
|---|---|
| 안전의 욕구 | 일단 생존의 욕구가 충족되면 신체적인 피해와 상실에 대하여 자신을 보호함으로써 지속적인 생존을 도모한다. |
| 사회적 욕구 | 사회적 및 사교적인 본질과 관계되는 것으로 동료의식, 소속감, 우정, 애정 등의 욕구를 말한다. |
| 존경의 욕구 | 자신의 중요성을 다른 사람에게 인식시키고자 하는 욕구로 그로 인해 자기 자신에 대한 존경의 욕구를 말한다. |
| 자기실현의 욕구 | • 인간의 욕구 중 가장 상위의 욕구로 개인의 잠재력을 충분히 개발하려는 욕구를 말한다.<br>• 창조적이고 자기표현의 기회를 갖는 욕구를 말한다. |

#### ② 알더퍼(C. Alderfer)의 ERG이론

㉠ 인간의 욕구를 중요도 순으로 계층화했다는 점에서는 매슬로우(A. Maslow)의 욕구단계설과 동일하게 정의하지만, 그 단계를 5개에서 3개로 줄여 제시하였다는 점과 직접 조직현장에 들어가 연구를 실행했다는 점에서 차이를 보인다.

㉡ ERG이론에서의 욕구는 생존(존재) 욕구, 관계 욕구, 성장 욕구의 세 가지로 나뉜다.

| 구 분 | 생존(존재) 욕구 | 관계 욕구 | 성장 욕구 |
|---|---|---|---|
| 정 의 | 기본적인 욕구로 음식, 공기, 물, 임금 그리고 작업조건과 같은 것에 대한 욕구 | 의미 있는 사회적, 개인적 인간관계 형성에 의해서 충족될 질 수 있는 욕구 | 개인의 생산적이고, 창의적인 공헌에 의해서 충족될 수 있는 욕구 |
| 매슬로우 욕구와의 관계 | 매슬로우의 생리적 욕구와 물리적 측면의 안전의 욕구에 해당한다. | 매슬로우의 안전의 욕구와 사회적 욕구, 그리고 존경의 욕구 일부를 포함한다. | 매슬로우의 자아실현의 욕구와 존경의 욕구에 해당한다. |

### ③ 허즈버그(F. Herzberg)의 2요인이론 기출 2015 지방직 기출 2019 서울시

㉠ 2요인이론은 인간의 욕구가 단계별(욕구단계설, ERG이론)로 계층을 이루는 것이 아니라, 부정적 행동을 방지하는 요인과 긍정적 행동을 유발하는 요인이라는 별개의 요인으로 이루어져 있고, 이 중 긍정적 행동을 유발하는 요인만이 동기부여 요인으로 작용한다는 이론이다.

㉡ 위생요인이 충족되는 것은 단지 직무불만족 요인을 제거하는 것일 뿐이며, 직무만족에 영향을 주려면 동기요인을 강화해야 한다고 주장하였다. 이것은 우선 위생요인을 충족하고, 그에 멈추지 말고 동기유발 요인을 충족시켜야 한다는 결론에 이른다.

| 동기요인<br>(만족요인) | 성취감, 인정, 책임감, 성장, 승진, 자아실현 등 주로 직무 내재적 성격의 요인 |
|---|---|
| 위생요인<br>(불만족요인) | 개인의 생리적 욕구와 안전 욕구, 애정 욕구 등 개인의 직무환경과 관련된 직무 외재적 성격의 요인 |

### ④ 맥클리랜드(D. McClelland)의 성취동기이론

㉠ 인간은 성취 욕구, 소속(친교) 욕구, 권력(지배) 욕구가 있는데, 개인 및 사회의 발전은 성취 욕구와 밀접한 상관관계를 갖는다는 이론이다.

㉡ 높은 성취동기의 사람들로 구성된 조직이나 사회의 경제 발전이 빠르며, 성취동기가 높은 사람들은 좀 더 훌륭한 경영자로서 성공한다고 주장한다. 특히 한 나라의 경제 성장은 그 사회구성원의 성취 욕구의 함수라고 주장한다.

| 성취 욕구 | 무엇을 이루어내고 싶은 욕구 |
|---|---|
| 소속(친교) 욕구 | 남들과 사이좋게 잘 지내고 싶은 욕구 |
| 권력(지배) 욕구 | 다른 사람에게 영향을 미치고 영향력을 행사하며, 그를 통제하고 싶은 욕구 |

### ⑤ 맥그리거(D. McGregor)의 XY이론 기출 2018 서울시

㉠ 맥그리거는 인간을 부정적인 존재로 보는 전통적인 인간관인 X이론과 개인과 조직 목적의 통합을 강조하는 입장인 Y이론을 제시하였다.

㉡ X이론이 보통 사람은 본질적으로 미숙한 존재라고 보는 부정적·배타적 관점인데 비해, Y이론은 보통 사람은 최소한 잠재적으로 성숙될 수 있는 존재라고 보는 낙관적인 관점이다. 따라서 X이론의 가설을 따르는 관리자는 좋지 않고, Y이론의 가설을 따르는 관리자는 좋다는 생각을 함축하고 있다.

| X이론<br>인간관 | • 인간은 본래 일을 싫어하고, 가급적이면 일을 기피하려고 한다.<br>• 인간이 일을 싫어하기 때문에 조직의 목적 지향적인 노력을 조성하기 위해서는 강압, 통제, 지시, 벌칙에 의한 위협 등이 필요하다.<br>• 보통 인간은 지시받는 것을 좋아하고, 책임을 회피하려고 하며, 야심이 적고, 그 무엇보다도 안전만을 추구하려고 한다.<br>• 강제·명령·통제·금전에 의한 유인·위협·벌칙 등을 강조한다. |
|---|---|

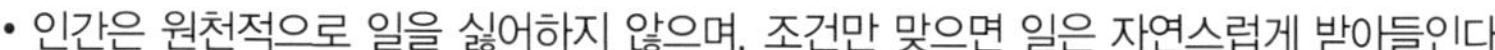

| Y이론 인간관 | • 인간은 원천적으로 일을 싫어하지 않으며, 조건만 맞으면 일은 자연스럽게 받아들인다.<br>• 인간은 자기가 실행하려는 목표의 달성을 위하여 자기수행과 자기통제를 한다.<br>• 보통의 사람은 적당한 조건하에서는 책임을 지려고 할 뿐만 아니라 추구하기까지 한다.<br>• 조직문제를 해결하는데 있어서 상상력, 재간, 창조성을 고도로 활용하려는 능력은 모든 사람에게 고루 퍼져 있다.<br>• 명령 · 통제를 줄이고, 개개인의 자발적 근무의욕과 동기가 발생하도록 유인한다.<br>• 조직원의 사회심리적 욕구충족을 강조해야 한다. |
|---|---|

⑥ 아지리스(C. Argyris)의 미성숙 – 성숙이론

아지리스는 조직의 관리방법이 구성원의 행동과 성장에 어떠한 영향을 미치는가를 연구하여 미성숙 – 성숙이론을 체계화 하였다.

| 민주적이고 인간관계지향적인 조직풍토 | 구성원의 인성이 성숙상태로 발달한다. |
|---|---|
| 권위적이고 전체지향적인 조직풍토 | 구성원의 인성이 미성숙상태로 변한다. |

## (4) 과정이론

① 브룸(V. Vroom)의 기대이론

㉠ 브룸은 "모티베이션(동기)의 정도는 행위의 결과에 대한 매력의 정도(유의성)와 결과의 가능성(기대감) 그리고 성과에 대한 보상 가능성(수단성)의 함수에 의해 결정된다"고 주장하였다. 즉 인간은 자신의 행동과정에서 여러 대안 중 자신이 원하는 결과를 가져올 행동을 선택한다는 것이다.

㉡ 기대이론은 다음의 내용을 믿는 신념이 있을 때 동기부여가 잘 될 것이라고 설명한다.

ⓐ <u>노력 – 성과 관계</u> : 노력하면 좋은 성과를 낼 수 있을 것이라는 기대

ⓑ <u>성과 – 보상 관계</u> : 좋은 성과는 조직에서의 보상(보너스, 임금인상 또는 승진)을 가져올 것이라는 기대

ⓒ <u>보상 – 개인목표 관계</u> : 보상은 종업원들의 개인목표를 충족시킬 것이라는 기대

㉢ 동기력은 기대, 수단성, 유의성을 곱하여 결정되는데 세 가지 요소 중 한 가지 요소라도 0이면 전체가 0이 된다.

$$\text{동기부여}(M) = \Sigma\text{기대} \times \Sigma(\text{수단성} \times \text{유의성})$$

**심화Tip** 동기행동의 5가지 변수

| | |
|---|---|
| 결과 또는 보상 (outcome or reward) | 행동의 산물로서 개인행동의 성과와 같은 1차적 결과(first-level outcome)와 성과에 따른 보상과 승진 등 2차적 결과(second-level outcome)로 구분된다. |
| 기대감 (expectancy) | • 자신의 노력이 일정한 성과(1차적 결과)를 달성한다는 기대이다.<br>• 이것은 수치로 표현할 때 행동과 결과간에 전혀 관계가 없는 0의 상태로부터 시작하여 행동과 결과간의 관계가 확실한 1의 사이에 존재한다. |
| 수단성 (instrumentality) | • 수단성은 성과(1차 결과)가 보상(2차 결과)을 가져올 것이라는 믿음이다.<br>• 예를 들어 높은 성과가 항상 승급을 가져오는 +1의 관계로부터 성과와 보상간에 전혀 관계가 없는 0의 관계 그리고 높은 성과가 도리어 승급에 항상 부정적인 영향을 미치는 −1의 관계 사이에 존재한다. |
| 유의성 (valence) | • 보상에 대한 개인의 매력 정도, 즉 보상에 대한 주관적 선호의 정도를 나타낸다.<br>• 개인이 원하는 결과(2차 결과)에 대한 강도로서 개인의 욕구를 반영시키며 보상, 승진, 인정과 같은 긍정적 유의성(positive valence)인 "보상, 승진, 인정을 얼마나 선호하느냐?"와 과업 과정에서의 압력과 벌 등의 부정적 유의성(negative valence)인 "갈등, 직무압력, 벌 등을 얼마나 싫어하느냐?"로 구분된다. |
| 행동 선택 (choice behavior) | 행동방식의 선택으로서 개인은 행동대안과 기대되는 결과 및 그 중요성을 모두 비교·평가하여 적절한 행동을 선택하게 된다. |

② 아담스(J. S. Adams)의 공정성이론 기출 2017 지방직

㉠ 아담스는 투입과 산출의 비교가 동기부여에 영향을 미친다고 제안하였다. 자신의 투입 대 산출의 비율이 타인의 그것과 비교하여 같으면 공정하다고 느끼며 조직과 공정한 관계가 이루어졌다고 생각하지만, 작거나 크면 불공정성을 지각하게 되어 불쾌감과 긴장감을 느끼며 불공정성 회복을 위해 행동하게 된다는 이론이다.

**심화Tip** 투입과 산출

| | |
|---|---|
| 투 입 | 개인이 직무에 투여하는 개인적인 특성<br>• 개인이 습득한 것 : 기술, 노력, 경험, 교육수준, 사회적 지위 등<br>• 개인의 속성 : 나이, 성별, 인종 등 |
| 산 출 | 개인이 직무수행의 결과로 받는 것<br>예 보수, 승진, 직업안정성, 사회적 상징, 책임 등 |

㉡ 불공정성이 지각되었을 때의 대안

| | |
|---|---|
| 투입의 변화 | 직무에 투여하는 시간과 노력을 감소시킨다. 또 다른 형태의 투입인 신뢰성, 협동, 창의성 그리고 책임의 수용을 회피한다. |
| 산출의 변화 | 상사에게 항의하여 임금의 인상이나 휴가 혹은 보다 나은 직무를 요구한다. |
| 태도의 변화 | 내 자신의 태도를 변화시킨다.<br>예 더 많은 시간을 투여할 수 있는데도 이 정도면 충분할 것이라고 스스로 합리화한다. |
| 준거대상의 변화 | 비교의 대상이 되는 준거대상을 변경한다. |
| 준거대상의 투입과 변화 | 만약 준거대상이 동료라면 그 준거대상의 투입과 산출의 변화가 용이하다. 즉, 준거의 대상에게 보다 많은 책임을 지우거나 작업의 지연을 요구한다. |
| 환경의 변화 | 불공정성을 회피하기 위하여 다른 직무로 전직을 한다. |

③ 로크(E. A. Locke)의 목표설정이론

㉠ 인간이 합리적으로 행동한다는 기본적인 가정에 기초하여, 개인이 의식적으로 얻으려고 설정한 목표가 동기와 행동에 영향을 미친다는 이론이다.

㉡ 목표는 개인이 의식적으로 얻고자 하는 사물이나 혹은 상태를 말하며, 장래 어떤 시점에 달성하려고 시도하는 것이다.

④ 데시(E. Deci)의 인지평가이론

㉠ 원래 내재적으로 동기화된 행동에 외적 보상이 주어졌을 때 내재적 동기가 오히려 삭감되는 과잉정당화(Over-justification) 효과를 설명한다.

㉡ 외적 보상으로 외적 동기를 유발시켜 조직몰입을 높이고자 하는 것은 타인에 의해 통제된다는 느낌을 발생시켜 과업에 대한 흥미를 감소시키게 된다는 이론이다.

⑤ 포터(L. Porter)와 롤러(E. Lawler)의 동기유발모형(EPRS모형)

㉠ 포터와 롤러는 구성원의 욕구를 충족시켜 줄 경우 성과가 향상된다는(전통적 동기이론의 인과관계를 거꾸로 설명하는) 과정이론을 제시한다.

㉡ 이들은 '노력(effort) → 성과(performance) → 보상(reward) → 만족(satisfaction)'이라는 틀을 통해 기존의 동기부여 과정을 거꾸로 제시한 것이다. 동기부여 과정을 순차적으로 나타내는 머리글자를 따서 'EPRS이론'이라 부른다.

㉢ 포터와 롤러는 성취, 곧 생산성에 영향을 미치는 요인으로 조직원들의 만족이나 사기보다는 오히려 노력이라는 요인을 중시하고 있다. 따라서 직원의 노력이 성취를 낳고 그 같은 성취에 따른 보상을 지급할 때, 직원의 만족은 보장된다는 주장을 편다.

㉣ 그들에 의하면, 개인은 과거에 습득한 경험이나 미래에 대한 기대감에 의해 동기가 유발된다는 사실을 시사하고 있다.

**심화Tip 신고전적 조직이론(인간관계론)** 기출 2019 서울시

- E. Mayo 등의 호손실험(공장 내의 조명의 강도와 작업능률)에 이은 인간관계론이 대표적이다.
- 인간의 기계적인 측면이 아닌 사회적 · 정서적 · 심리적 측면을 중시하고 인간관계와 비공식적 요인 및 조직의 불확실한 요인을 중시하였다.

## 3 리더십

### (1) 개 요

① 의 의 기출 2019 서울시

㉠ 리더십이란 조직구성원으로 하여금 바람직한 조직목적에 자발적으로 협조하도록 하는 기술 및 영향력을 말한다.

㉡ 리더가 조직원으로 하여금 원하는 방식으로 행동하게 하는 과정이고, 목표 설정에서 목표 달성에 이르기까지 이를 위해 노력하는 조직의 집단활동에 영향을 미치는 과정이라고 볼 수 있다.

② 리더의 주요 기능

㉠ 전략적 방향과 비전을 설정한다.

㉡ 구성원의 동기를 유발하고 코치한다.

㉢ 조직의 정책을 해석하고 집행한다.

㉣ 자원을 획득하는 기능을 수행한다.

㉤ 갈등을 중재 · 조정한다.

㉥ 임무수행을 위한 솔선수범을 한다.

㉦ 집단의 상징으로서 집단의 공과에 대해 책임을 진다.

㉧ 조직구성원의 정서적 유대를 유지하는 구심점이 된다.

### (2) 리더십이론

① 자질론(특성이론)

㉠ 의 의

자질론은 리더가 갖춰야 하는 특성과 자질을 찾는 이론으로 '어떠한 리더의 특성이 효과적인가'를 연구하는 이론이다.

> 1920년대 후반 이후로 인간관계론적 접근법이 조직 현상을 설명하고 이해하는데 하나의 중요한 패러다임으로서 그 위치를 확보함에 따라 조직학 분야에서 리더십 연구가 차지하는 비중이 상당히 커졌다.

㉡ 리더의 중요한 특성

초기 연구자들은 효과적인 리더의 속성을 주로 신체적, 성격적, 사회적인 특성이나 개인능력에서 찾고 있었다.

| | |
|---|---|
| 신체적 특성 | 활동성, 정력, 외모, 차림새, 키, 몸무게 등 |
| 능력 특성 | 행정능력, 지능, 판단력, 지식, 기술적 능력, 어휘 구사력 등 |
| 성격 특성 | 성취동기, 야망, 적응력, 공격성, 민첩성, 반권위주의적 성격, 지배성향, 자기제어, 열정, 외향성, 독립성, 주도적, 직관력, 성실성, 객관성, 창의성, 일관성, 인내력, 책임감, 자신감, 유머감각, 스트레스 저항력 등 |
| 사회적 특성<br>(대인관계) | 협동심, 대인관계 기술, 민감성, 명예나 인기중시 성향, 사회성, 사회경제적 지위, 다변성(talkativeness), 재치 등 |

② 행동유형론

㉠ 의 의

ⓐ 자질이론의 여러 한계로 인해 학자들의 관심은 지도자의 실제 행동을 분석하는 행동유형론으로 옮겨지게 되었다. 즉 리더의 어떤 행동유형이 조직의 효과성을 높이게 되는지에 관심을 갖게 되었다.

ⓑ 행동유형론은 눈에 보이지 않는 능력 등 속성보다 지도자들이 실제 어떤 행동을 하는가에 초점을 맞추고 있다.

㉡ 주요 유형

ⓐ 미시간대학 연구팀의 리더의 유형

| | |
|---|---|
| 과업지향형 | 구성원들에게 작업의 계획과 일정표의 작성이나, 구성원들의 활동을 조정하고 지원해주는 데에 시간과 노력을 들이는 유형이다. |
| 관계지향형 | • 대인관계를 손상시켜 가면서까지 무리하게 과업을 지향하지는 않는다.<br>• 그보다는 배려적이고 구성원 중심으로 생각하고 이끌어 간다.<br>• 구성원들을 지원해주고, 세부적인 감독보다는 구성원 개개인이 달성해야 할 목표와 일반적 지침만을 주고, 구체적인 실천은 구성원의 자율에 맡긴다. |
| 참여지향형 | • 의사결정과정에 구성원을 참여시키거나, 권력을 분권화하고 공유하는 리더십 스타일을 의미한다.<br>• 미시간 대학교의 연구에서는 의사결정과정에 구성원들을 참여시킬 때에 구성원들의 성과가 더욱 높아지고 만족감도 커진다는 결과를 얻어내었다. |

ⓑ 오하이오 주립대학의 리더십 연구

| | |
|---|---|
| 배려형 | 리더가 구성원들에게 보내는 우호적인 행동이나 구성원에 대한 다양한 관심 등을 취하는 리더십형을 말한다. |
| 구조중심형 | 구조중심은 조직의 공식적 목표를 달성하기 위해서 구성원들을 역할설정, 계획의 수립과 조정, 문제의 해결, 구성원들의 독려, 작업수준의 설정과 표준절차의 준수, 시한의 관리 등에 중점을 두는 리더십형을 말한다. |

③ 관리격자이론

㉠ 의 의

1973년 텍사스대학 교수였던 블레이크와 머튼(R. Blake & J. Mouton)이 발표한 이론으로 리더에게 필요한 역량을 크게 인간에 대한 관심과 과업(생산)에 대한 관심의 영역으로 나누고 두 가지가 모두 높은 리더를 이상형이라고 보고, 이러한 리더를 양성하려고 한 이론이다.

㉡ 내 용

ⓐ 과업(생산)에 대한 관심과 인간에 대한 관심(concern for people)을 양쪽 축으로 놓고, 마치 바둑판과 같은 9등급의 격자(格子)에 각자의 리더십 스타일의 정도를 표시하도록 하고 있다.

ⓑ 다음 그림에서와 같이 정도에 따라 격자무늬에 무관심형, 과업형, 컨트리클럽형, 중간형, 팀형으로 나타낼 수 있다.

| 컨트리클럽형 | 과업은 도외시하고 인간관계에만 관심있는 형 |
|---|---|
| 무관심형 | 과업, 사람 어디에도 무관심한 형 |
| 과업형 | 인간관계는 도외시하고 과업에만 관심있는 형 |
| 중간형 | 과업과 인간관계 모두 적당히 하는 형 |
| 팀 형 | 과업과 인간관계 모두 관심있는 형 |

ⓒ 여기에서 가장 바람직한 스타일은 생산과 인간관계를 모두 중시하는 팀형(9, 9형)이라는 것이다.

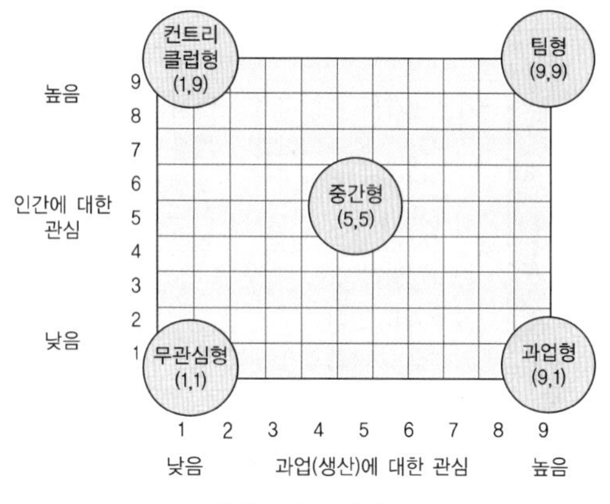


[관리격자이론]

④ 상황론

㉠ 의 의

ⓐ 행동유형론을 매개로 하여 발전된 상황론은 리더가 처한 '상황적 요인'이 지도자를 만든다는 사고방식에서 출발된 것이다. 즉, 리더는 그가 처한 상황적 요인에 적합한 행태를 보일 때 조직의 효과성이 제고된다는 생각이 상황론의 기본적 전제이다.

ⓑ 리더의 역할 변화를 초래하는 상황적 요인으로는 부하의 기대와 욕구, 가치관, 경험 등에 더하여 업무의 명확성과 난이도, 조직 및 집단의 규모, 목표, 규범, 권력 구조, 응집성, 문화, 집단 구성원간의 관계 등이 제시되고 있다.

㉡ 특 징

ⓐ 상황론은 과업중심적(혹은 구조중심) 스타일이나 관계중심적(배려중심) 스타일 중의 어느 하나가 더 효과적이라고 주장하는 것이 아니라, 주어진 상황조건에 따라서 리더십의 효과가 다르게 나타난다는 것이다.

ⓑ 이 때문에 리더십의 상황에는 어떠한 것이 있는지, 그리고 어떠한 상황에서는 과업중심적 스타일이 효과적이고 또 어떠한 상황에서는 관계중심적 스타일이 더 효과적 인지를 구체적으로 찾아보는데 주력하고 있다.

㉢ 피들러(Fred Fiedler)의 상황적응적 접근방법

ⓐ 상황론의 전형적인 예로 널리 인용되고 있는 피들러의 상황적응적 접근방법은 L=f(T. S. F.)로 도식화 할 수 있다. 그는 리더십의 효율성은 리더의 자질(Traits), 상황요인(Situation), 그리고 추종자 특성(Follower)의 함수라는 것이다.

ⓑ 피들러는 상황요인으로 리더와 구성원 관계, 과업구조, 지위권력의 3가지를 제시하였다.

| | |
|---|---|
| 리더-구성원 관계 | 집단의 구성원들이 리더를 신뢰하고 좋아하며, 그의 말을 기꺼이 따르려는 정도<br>⇒ **가장 중요한 상황변수** |
| 과업구조 | • 과업의 요구조건들이 얼마나 명백히 정해져 있는가 하는 것(목표명료성)<br>• 어떤 과업을 수행하는데 사용할 수 있는 과업수행 방법의 수(목표-경로의 다양성)<br>• 과업을 수행하고 나서 그 결과를 알 수 있는 정도(검증가능성)<br>• 과업에 대한 최적의 해답이나 결과가 존재하는 정도(구체성) |
| 지위권력 | 리더가 갖고 있는 지위에 집단구성원들을 지도하고 평가하고 상과 벌을 줄 수 있는 권한이 주어진 정도 |

ⓒ 상황이 아주 좋을 때, 즉 부하들이 리더를 좋아하고 과업구조가 명확하며 지위권력이 클 때와 그리고 그 반대로 상황이 아주 나쁠 때는 과업지향적 리더가 효과적이라고 하였다.

ⓓ 리더와 구성원간의 관계는 어느 정도 형성되어 있지만, 구성원들에게 주어진 과업이 애매하고, 리더가 별로 권력을 장악하지 못한 상황이라면 리더는 관계중심적 리더십을 발휘하는 것이 가장 바람직하다.

㉣ 허쉬와 브랜차드(P. Hersey & K. Blanchard)의 상황이론

리더십 스타일을 과업지향과 관계지향의 두 축으로 구분하였으며, 구성원들의 성숙도에 따라서 네 가지 리더십 상황을 구분하고 있다.

| 구 분 | 필요한 리더십 |
|---|---|
| 구성원들의 능력과 의지가 낮은 경우 | 과업지향적인 리더십 |
| 구성원들의 능력은 별로 없지만 의지는 높은 경우 | 관계지향적인 리더십 |
| 능력은 있지만 의지가 약한 경우 | |
| 능력과 의지가 모두 높은 경우 | 결정과 책임을 구성원들에게 위양하는 리더십 |

**성숙도**
구성원들의 성취지향, 자신의 일에 대한 책임감, 업무와 관계되어 가지고 있는 구성원들의 능력과 경험 등의 결과이다. 결국 성숙도에 따라서 리더가 발휘하여야 할 리더십 스타일은 다르게 적용되어야 한다는 것이다.

## (3) 리더십의 유형

### ① 권위형 리더십

㉠ 의 의

지도자가 독단적으로 중요한 결정을 내리고 부하로 하여금 이에 따르게 하는 유형이다.

㉡ 특 징

ⓐ 권위형은 시간적 여유가 없거나 부하들의 능력이 극히 보잘 것 없거나 또는 참여에 대한 기대가 작은 조직 상황에서는 효과적일 수 있다.

ⓑ 그러나 상황이 이와 다를 경우에는 일반적으로 조직성과를 저하시킬 가능성이 크다.

ⓒ 수직적 의사소통이 대부분이다.

ⓓ 변화에 저항적이다.

ⓔ 권력의 원천은 지위에서 온다.

② 민주형 리더십

㉠ 의 의

권위형과 달리 지도자가 홀로 의사결정을 하는 것이 아니라, 지도자가 부하들의 의견을 반영하여 의사결정을 하는 유형이다.

㉡ 특 징

ⓐ 개인주의 및 민주주의적 문화가 지배적인 사회에서는 구성원의 창의력도 살리고 근무 의욕을 높일 수 있는 장점을 지닌다.

ⓑ 조직문화가 권위주의적이며, 참여에 대한 기대도 별로 없는 경우 시간만 낭비하게 되고 성과도 올리지 못하는 결과가 초래되기 쉽다.

③ 자유방임형 리더십

㉠ 의 의

지도자가 스스로 결정하지 않고, 오히려 구성원들의 재량에 맡기는 유형이다.

㉡ 특 징

ⓐ 구성원의 능력이 고루 우수하고 업무의 내용이 고도로 전문직업적인 성격을 가지는 경우 효과적일 수 있다.

ⓑ 그러나 그러한 조건이 갖추어져 있지 않은 경우, 조직의 규율이 서지 않고 일의 진전이 늦어져 조직성과가 극히 저하되기 쉽다.

④ 카리스마적 리더십

㉠ 의 의

ⓐ '리더 개인의 카리스마, 즉 비범한 능력에 의해 부하들에게 특별한 영향을 미칠 수 있는 리더'를 말한다.

ⓑ 여기서 리더는 보다 의미 있는 삶을 약속해 주고, 미래에 대해 희망을 주는 사람으로 비춰진다.

㉡ 특 징

ⓐ 카리스마적 리더십 이론은 조직성과, 구성원의 만족 등에 초점을 두는 전통적 리더십 이론과 대조적으로, 부하의 마음속에 긍정적인 이미지를 형성하여 유지하도록 하고, 부하를 신뢰하고 존중하며, 비전을 제시하고 사명감을 강화하는 방법 등을 강조한다.

ⓑ 카리스마적 리더는 부하들이 리더를 지원하고 수용하도록 만드는 대인적 매력이 있는 리더로, 자신감이 강하고, 자신의 소신과 이상을 확신하며, 다른 사람들에게 영향력을 행사하려는 욕구가 강하고, 자신이 부하들을 신뢰하고 부하들에게 기대를 많이 갖고 있다는 것을 나타내는 등의 특성을 지닌다.

**심화Tip** **하우스와 호웰(House & Howell, 1992)의 카리스마적 리더십의 특징**

- 리더의 신념의 정당성에 대한 부하들의 믿음
- 리더에 대한 무조건적인 수용
- 리더에 대한 애정
- 자발적인 복종

⑤ 변혁적 리더십 기출 2021 서울시

㉠ 의 의

ⓐ 변혁적 리더십은 부하에게 자긍심을 심어주고, 개인적 차원에서 부하를 존중한다는 것을 보여주며, 창조적인 사고를 할 수 있는 여건을 마련해 주고, 부하에게 영감(inspiration)을 제공함으로써 조직성과를 이끌어 내고자 하는 리더의 유형을 말한다.

ⓑ 변혁적 리더십은 인본주의, 평화, 평등, 정의, 자유와 같은 높은 수준의 도덕적 가치와 이상에 호소하여 부하들의 의식을 더 높은 단계로 끌어 올리려 하는 특성을 지닌다.

㉡ 변혁적 리더십의 4요인[바스와 아블리오(B. M. Bass & B. J. Avolio, 1994)]

| | |
|---|---|
| 카리스마 | 리더가 난관을 극복하고 현상에 대한 각성을 확고하게 표명함으로써 부하에게 자긍심과 신념을 심어준다. |
| 영감적 동기 | 리더가 부하로 하여금 도전적 목표와 임무, 미래에 대한 비전을 열정적으로 받아들이고 계속 추구하도록 격려한다. |
| 개별적 배려 | 리더가 부하에게 특별한 관심을 보이고 각 부하의 특정한 요구를 이해해 줌으로써 부하에 대해 개인적으로 존중한다는 점을 전달한다. |
| 지적 자극 | 리더가 부하로 하여금 형식적 관례를 다시 생각하게 함으로써 새로운 관념을 촉발시키게 한다. |

**심화Tip** **거래적 리더십**

- 변혁적 리더십 이전의 모든 리더십을 '거래적 리더십'이라고 한다.
- 거래적 리더십에서 리더는 구성원들에게 리더가 원하는 결과가 무엇인지를 주지시키고, 결과를 달성하면(혹은 달성하지 못하면) 어떠한 보상이 있는지를 명확하게 보여주는 것이라고 한다. 즉, 리더가 원하는 결과와 구성원들이 원하는 보상이 서로 거래되고 있는 것이다.
- 거래적 리더십의 요인

| | |
|---|---|
| 상황적 보상 | 리더는 구성원들에게 무엇을 해야 그들이 원하는 보상을 받을 수 있는지를 알려준다. |
| 예외에 의한 관리 | 리더는 구성원들이 부여받은 임무를 수행하도록 하고 적절한 시기에 적절한 비용으로 목표가 달성될 때까지 간섭하지 않는다. 즉, 예외적 사건이 발생했을 때에만 간섭한다. |

⑥ 임파워링 리더십

㉠ 의 의

임파워링 리더십은 비전을 제시하고 권한을 이양함으로써 구성원들로 하여금 조직 목표를 위해 일하도록 동기를 유발하고, 또한 자기 강화를 통해 자기실현 욕구를 달성하도록 동기를 부여하는 리더십이다.

㉡ 임파워링 리더십을 형성하는 요인

ⓐ 비전을 설계한다.

ⓑ 상호의사전달(커뮤니케이션)에 의해 비전을 부하와 공유한다.

ⓒ 비전의 실현을 위해 부하를 관리한다.

ⓓ 비전의 실현을 위해 부하의 의욕을 높인다.

⑦ 슈퍼리더십

㉠ 의 의

슈퍼리더십 이론의 가장 핵심적인 사항은 변혁의 시대에 있어서 리더는 슈퍼리더(super-leader)가 되어야 한다는 것이다. 여기에서 말하는 슈퍼리더란 '구성원 개개인들이 자기 자신을 리드할 수 있는 셀프리더(self-leader)가 될 수 있도록 리드해가는 사람'으로 규정하고 있다.

㉡ 특 징

한 사람이 다른 사람에게 영향력을 행사한다는 전통적인 논리에 비추어 본다면 커다란 패러다임의 전환이다. 바로 구성원들 스스로가 자율적이면서도 효과적으로 자신의 운명을 이끌어 가도록 그들의 잠재력을 극대화시키는 것이 리더의 중요한 역할로 부각된 것이다.

## 4 생산성 향상을 위한 포괄적 관리기법

### (1) 개 요

덴하트(R. B. Denhardt, 1999)는 생산성을 제고할 수 있는 조직의 포괄적 관리기법으로 목표관리, 직무개선, 품질관리 서클, 인센티브 프로그램 등 네 가지를 소개하고 있다.

### (2) 목표관리(Management By Objectives ; MBO) 기출 2017 지방직

① 의 의

㉠ 조직의 상하 구성원이 참여의 과정을 통해 조직 단위와 구성원 개개인의 목표를 명확히 설정하고, 생산활동은 자유롭게 수행하도록 한 뒤, 업적을 측정·평가·환류함으로써 관리의 효율화와 조직 전체의 생산성 향상을 도모하는 관리기법이다.

㉡ 경영자는 종업원들로 하여금 직접 자신들의 업무목표를 설정하는 과정에 참여하도록 함으로써 같이 적절한 목표를 설정하고, 이를 기준으로 하여 작업실적을 평가한다. 따라서 경영자와 종업원 모두가 만족할 수 있는 경영목표를 설정할 수 있으며, 특히 종업원들은 자신에 대한 평가방법을 미리 알고 업무에 임하고, 평가시에도 합의에 의해 설정된 목표달성 정도에 따라 업적을 평가하며, 그 결과는 피드백(feedback, 환류) 과정을 통하여 경영계획 수립에 반영된다. 즉, 역할모호성 및 역할갈등을 감소시키고 생산성과 직무만족도의 조화수준을 높인다.

② 주요 특징

㉠ 참여적 과정을 통한 구체적 목표의 설정과 업적의 평가에 있다.

㉡ 목표관리는 광범위하고 추상적인 목표를 명확하게 구체화하고 조직 단위와 구성원 개인들이 달성해야 할 목표를 계량적으로 제시할 경우 조직의 전반적 생산성이 제고될 것이라는 가정에 입각해 있다.

㉢ 목표관리는 업적의 평가를 강조하는 결과지향적 관리체제이다. 업적은 일반적으로 작업의 양과 질, 효과성, 완수일자 및 목표비용 등의 객관적 업무평가기준에 의해 평가된다.

㉣ 구성원간의 팀워크를 강조하고 또한 상하급자가 공동으로 목표달성의 책임을 지게하고 인간의 자율능력을 믿는 Y이론과 자아실현적 인간관에 입각한 참여지향적 관리철학인 점이 특징이다.

㉤ 도입하는데 시간이 많이 걸리고 운영절차가 번잡하다.

㉥ 실적평가를 위한 계획기간이 단기적으로 명시되어 있다.

### (3) 품질관리 서클

① 의 의

㉠ 품질관리 서클은 작업 과정에서 드러나는 문제점을 식별·분석·해결하기 위해 정기적으로 만나서 서로 관련된 유사한 작업을 수행하는 소규모 집단을 말한다.

㉡ 품질관리 서클의 중요한 원칙들은 '총체적 품질관리(Total Quality Management ; TQM)' 또는 '자율관리 팀(self-management team)'이라는 이름으로 알려져 왔다.

② 운 영

㉠ 품질관리 서클은 6~12명의 직원으로 구성되고, 제1선 감독자에 의해 이끌어지며, 작업부서 외부의 전문가의 도움을 받으면서 운영된다.

㉡ 품질관리 서클의 건의 사항은 상위감독자에게 제시되고 계서제(계급서열제)를 따라 상위계층으로 전달된다.

※ 계서제는 조직목표 달성을 위한 수단의 합리성 제고를 위해 지식과 정보를 조직의 상위계층에 집중시키고자 하는 조직구성의 한 양식이다.

㉢ 품질관리 서클은 통상 일주일에 한 시간씩 정기적으로 모임을 갖는다.

③ 진 행

㉠ 문제의 선정

품질관리 서클의 첫 과업은 해결해야 될 문제를 선정하는 일이다. 일반적으로 서클은 브레인스토밍에 의해 문제를 선정하며, 이때 평가나 비평 없이 자유로운 분위기 속에서 주제들을 모아 목록을 작성한다. 다음으로 주제 목록을 검토하여 하나의 문제를 선정한다.

㉡ 문제의 분석

분석단계에서는 관련 자료와 정보를 수집한 뒤, 문제의 원인과 가능한 해결책을 식별한다.

㉢ 해결책

각 해결책은 효과성과 실현가능성을 기준으로 검토된다.

㉣ 시 행

해결책이 정해지면 관리층에 정식으로 보고된다. 관리층은 이 해결책을 수용하여 서클 구성원들과 함께 시행하게 된다.

**심화Tip** MBO와 TQM

| 구 분 | MBO | TQM |
|---|---|---|
| 시계(視界) | 단기적 · 미시적 | 장기적 · 거시적 |
| 지 향 | 대내적 관리지향 | 대외적 고객지향(고객만족도 중시) |
| 초 점 | 결과(수량적 목표의 달성도) | 과정(행정서비스의 품질개선) |
| 성 격 | 관리전략 | 관리철학 |
| 관리의 중점 | 사후적 관리(평가 및 환류 중시) | 사전적 관리(예방적 통제 중시) |
| 계량화 | 중시함 | 중시하지 않음 |
| 보상방법 | 개별적 보상 | 팀 보상 및 구성원 보상 |

### (4) 직무개선(Quality of Work-Life ; QWL)

① 의 의

직무개선은 직무의 질을 개선함으로써 조직의 전반적인 생산성을 제고하고자하는 관리기법을 말한다.

② 목 적

직무의 질을 개선하여 결근과 이직을 감소시키고, 직무만족을 제고하며, 조직과 그 목표에 대한 헌신을 유도함으로써 궁극적으로 조직의 전반적인 생산성을 향상시키는데 있다.

③ 직무의 품질을 판단하는 일반적 기준

㉠ 적절하고 공정한 보상

㉡ 안전하고 건강한 작업 조건

㉢ 인간 능력의 활용 및 발전 기회

㉣ 지속적 성장과 안전을 위한 기회

㉤ 작업 조직에서의 사회적 통합

㉥ 작업 조직에서의 합법성

㉦ 균형 있는 총체적 생활공간

㉧ 작업 생활의 사회적 적합성

④ 직무다양화

㉠ 직무다양화는 직무담당자의 책임성과 자율성을 제고하고 직무수행에 관한 환류가 원활히 이루어지도록, 권한을 말단 조직에 분산 · 위임하고 직무의 내용을 개편하는 것을 말한다.

㉡ 허즈버그(F. Herzberg)가 제창한 직무다양화는 계층제적 조직에서 계층 분화가 고정화되어 행정 관리의 과정이 수직적으로 분단되는 것을 방지하기 위해 직능 내지 권한을 말단 조직에 분산 · 위임하는 직무개편을 말한다. 이러한 직무다양화는 직무집단에 대한 재량의 존중을 의미하는 것으로 직원의 능력개발에 효과적이다.

### (5) 인센티브 프로그램

① 여러 공사(公私) 조직은 오늘날 조직의 생산성 향상을 위해 다양한 인센티브 프로그램을 활용하고 있다. 그 가운데 일반적인 것으로는 성과 보너스, 작업량 보너스, 수익분배 제도, 제안상 제도, 행태보상 제도, 종업원인정 제도 등이 있다.

② 성과 향상에 대해서는 임금 인상과 보너스 지급, 보상 여행 등 다양한 금전적, 비금전적 인센티브들이 제공된다. 성과 향상에 대한 보상은 금전적인 것이 일반적이나, 그 밖에도 상품이나 휴식과 같은 비금전적인 것이 있을 수 있다.

③ 인센티브 제도는 산출의 양과 질을 제고하고 구성원의 행태를 개선(사고 및 결근의 감소 등)하려는데 주된 목적이 있다.

## 5 조직과 갈등

### (1) 갈등의 개념과 원인

① 갈등의 개념

㉠ 갈등이란 한정된 자원에 대한 경쟁이 있거나 선택의 기준이 분명치 못해 여러 대안 중 선택의 곤란을 겪는 상황이라고 할 수 있다.

㉡ 갈등이 없다는 것은 아무런 목표도 의욕도 주장도 없는 것과 같기 때문에 갈등이 없는 조직은 살아있는 조직이라 할 수 없다. 반면에 갈등이 너무 깊은 것도 지양해야 한다. 즉 갈등은 적정수준으로 관리되어야 한다.

② 갈등의 원인

㉠ <u>개인적 갈등</u>

마치와 사이먼(J. March & H. Simon, 1958)은 개인적 갈등의 원인을 비수락성, 비비교성, 불확실성의 세 가지로 구분한다.

| | |
|---|---|
| 비수락성 | 의사결정자가 자기가 생각하고 있는 대안들과 그 대안들의 결과가 어떤 것이라는 것을 알고 있지만 자기의 목표에 비추어 만족할 만한 것이 없어서 고민하는 것 |
| 비비교성 | 의사결정자가 자기가 생각한 대안들의 결과는 알 수 있지만 여러 대안 중에서 어떤 것이 더 좋은 것인지를 알 수 없을 때 발생하는 것 |
| 불확실성 | 의사결정자가 자기가 생각한 대안들의 결과가 무엇인지 알 수 없을 때 발생하는 것 |

㉡ <u>집단간 갈등의 원인</u>

ⓐ 마치와 사이먼(J. March & H. Simon)

| | |
|---|---|
| 공동결정의 필요성 | 어떤 조직이나 집단이든 한정된 자원을 공동으로 분배하여 사용하거나 시간계획을 작성하기 위해서 공동의사결정을 하여야 할 때, 집단간에 갈등이 빚어진다. |
| 목표의 이해관계의 차이 | • 둘 이상의 서로 다른 구성원이 양립될 수 없는 목표를 동시에 추구할 때 생기는 갈등이다.<br>• 서로 다른 조직이나 집단뿐만 아니라 동일한 조직 내에서도 각 부처간의 목표나 이해관계가 다를 때 갈등이 발생한다.<br>• '목표의 차이'가 갈등의 원인일 경우에는 '사실에 관한 인지의 차이'가 원인일 때보다 갈등 해결이 더 어려워진다. |

| 사실에 관한 인지의 차이 | 각 구성원들이 결정을 둘러싸고 현실에 대한 감각이 다른 경우이다. 즉, 조직 내의 의사전달 과정상에서 정보가 왜곡되면 그 정보를 받은 결정자의 현실감각이 왜곡될 수 있다. |
|---|---|

ⓑ 슈미트와 코찬(S. M. Schmidt & T. A. Kochan)

| 목표의 비양립성 | 목표의 차이 또는 비양립성이란 집단이나 조직 활동의 목표, 방향 및 사업 달성의 평가기준이 서로 불일치함을 의미한다. |
|---|---|
| 한정된 자원의 획득을 둘러싼 경쟁 | 갈등은 집단이나 조직구성원들이 희소자원을 서로 차지하기 위해 다툴 경우 발생한다. 이 희소자원에는 돈과 같은 물질적인 것과 지위, 위신, 명성, 권력 등과 같은 비물질적인 것도 포함된다. |
| 상호의존성 | 상호의존성이란 둘 이상의 행위 주체가 각각의 업무를 수행하는 과정에서 상호간에 자원이나 정보의 제공, 동조 및 기타 협동적인 분위기를 위하여 서로 의존하는 정도를 말한다. 조직 내의 단위 부서간 또는 조직간 상호의존성의 정도가 높으면 높을수록 그만큼 갈등 발생의 기회는 높아진다. 왜냐하면 상호의존성은 관련 행위 주체들을 상호 제약하는 제약 조건으로 작용하기 때문이다. |

(2) 갈등의 유형

① 개인적 갈등

㉠ 목표 갈등

긍정적, 부정적 또는 양면을 모두 갖고 있는 목적이나 2개 이상의 경쟁적 상태에 있는 목적들 사이에서 의사결정을 내리지 못하는 경우에 느끼는 갈등이다.

| 접근 – 접근 갈등 | 두 개 이상의 긍정적인 유인가가 동시에 나타났을 때 어느 것을 선택할 것인지를 망설이는 심리적 상태 |
|---|---|
| 접근 – 회피 갈등 | 긍정적 유인가와 부정적 유인가가 동시에 나타났을 때의 심리상태 |
| 회피 – 회피 갈등 | 바람직하지 못한 두 개의 유인가 중에서 선택해야 하는 경우 |

㉡ 역할 갈등

| 개인 – 역할 갈등 | 역할 기대가 역할 담당자의 방향 또는 가치와 불일치하는 정도<br>예 중간 경영자에게 가격을 경쟁회사와 은밀하게 고정하는데 합의하려는 압력이 심한 경우 |
|---|---|
| 역할간 갈등 | 동일한 개인이 맡은 2가지 이상의 역할 기대가 양립되지 못한 경우<br>예 작업량이 늘어나면서 경영자는 작업에 밤과 주말을 보내지만 반면에 그의 가족은 남편의 책임과 아버지의 책임을 못한다 해서 화가 난 경우 |

㉢ 좌절 갈등

인간이 욕구좌절을 느끼게 되면 그는 곧 방어기전으로서 공격, 철회, 고착 및 타협과 같은 행동을 취하게 되는 갈등이다.

② 조직갈등

| | |
|---|---|
| 조직내 개인 대 개인의 갈등 | 개인 상호간에 이해관계의 상반, 추구하는 목표의 상이, 개인적인 감정 등에 의해 생기는 갈등 |
| 조직 대 개인 갈등 | 조직이 선택한 대안이 개인적으로 만족스럽지 못하다고 인식되는 경우와 수용・선택할 수 있는 대안이 없을 경우에 생기는 갈등 |
| 조직상의 갈등 | • 계층적 갈등<br>• 기능적 갈등<br>• 라인－스탭 갈등 : 실무 라인부서와 전문스탭 관리부서간의 갈등<br>• 공식적－비공식적 조직 갈등 |

③ 조직간 갈등

㉠ 행정조직이 처해 있는 외부환경과의 관계에서 나타나는 갈등이다.

㉡ 외부환경이란 상위조직단체, 유관기관, 압력단체, 이익단체 등을 의미한다. 이들의 영향력이 조직의 의사결정이나 정책결정에 압력이나 도전으로 작용한다고 해석될 때는 자신의 생존을 위해 노력하지만, 이에 적응하지 못할 때에 갈등이 나타난다.

### (3) 갈등의 순기능과 역기능

| | |
|---|---|
| 갈등의 순기능 | • 어느 정도의 갈등은 집단의 형성 및 집단 활동의 유지를 위해 필요한 현상이다.<br>• 조직이나 개인의 문제점에 대해서 관계자들의 관심을 갖게 하는 계기가 되어 변화를 가져온다.<br>• 갈등이 합리적으로 해결되면 쇄신이나 변동 및 발전과 재통합의 계기가 된다.<br>• 침체된 조직을 거기에서 벗어나 더욱 생동하게 하는 계기가 된다.<br>• 구성원들의 다양한 심리적 요구를 충족시키는 계기가 된다.<br>• 조직 내의 갈등을 관리하고 방지할 수 있는 방법을 학습할 수 있는 기회를 제공한다.<br>• 조직이나 개인에게 창의성, 진취성, 적응성, 융통성을 향상시킨다. |
| 갈등의 역기능 | • 역기능적 입장은 갈등의 병리적 측면에 초점을 두고, 갈등은 조직에 해로운 것이라는 관점에서 갈등의 원인 규명과 해결 방안을 탐구하고자 하는 입장이다.<br>• 개인과 집단의 균형을 깨뜨려서 혼란과 무질서를 초래하고 조직구성원의 사기를 저하시킨다.<br>• 개인이나 조직의 통합과 조화를 깨뜨리고 조직의 위계질서를 문란하게 할 우려가 있다.<br>• 조직구성원간이나 조직 단위들간에 반목과 적대 의식을 조장하여 불안과 긴장을 조장시킬 우려가 있다.<br>• 조직 내에서의 창의성과 쇄신을 봉쇄할 우려가 있다. |

### (4) 갈등의 영향

① 집단 내의 영향

㉠ 응집력과 집단 충성심이 증가한다.

㉡ 집단의 과업지향성이 강화된다.

㉢ 리더십이 전제화되고, 독재적 리더가 등장한다.

㉣ 조직과 구조가 엄격화된다.

㉤ 통일성이 강조된다.

② 집단간의 영향

㉠ 적대감과 부정적인 태도가 증가한다.

㉡ 부정적인 편견된 태도가 증가한다.

㉢ 집단간 의사소통이 감소한다.

㉣ 타 집단 활동에 대한 엄격한 감시를 하게 된다.

**The 알아보기**

**갈등과 창의성 등**

갈등은 조직 내의 창의성과 혁신성을 질식시킬 수 있다. 그러나 어느 정도의 갈등은 오히려 조직 내에 창의적인 아이디어를 자극하고 유도한다.

### (5) 갈등해결의 원칙

① 사람과 문제를 분리한다. 즉, 주어를 사람이 아닌 문제로 본다.

예컨대 사무실이 지저분 할 때, "왜 너는 사무실을 지저분하게 써?"라고 하기보다는 "사무실이 지저분하네, 청소 좀 해야 되겠다"라고 말하는 것이 갈등을 줄이는 행동이 된다.

② 입장(positions)이 아닌 실익(interests)에 초점을 맞춘다.

입장 이면에 진심으로 원하는 것, 필요한 것을 찾도록 한다. 창문을 열어놓기를 바라는 사람의 '입장'과 창문을 닫기를 바라는 사람의 '입장'에 초점을 맞추지 않고, 그 입장 뒤에 있는 그들의 '실익'(외풍, 신성한 공기)에 주목한다면 서로의 차이를 극복할 수 있다. 창문을 열지 않고 신선한 공기를 흡입할 수 있도록 다른 쪽 창문을 여는 방법을 찾을 수 있다.

③ 상생적인 대안을 개발한다.

브레인스토밍 기법 등을 이용하여 문제를 바라보는 각도와 틀을 바꾸어 보고 비판 없이 자유롭게 문제해결 아이디어를 모은다.

④ 객관적인 기준을 정한다.

당사자 스스로 합의할 수 있는 객관적인 기준을 찾고, 결과보다 과정의 공정함에 더 관심을 가져야 한다.

**심화Tip 브레인스토밍(Brainstorming)의 특징 및 원칙**

1. **비판하지 않는다.**
   어떤 제안에 대해서도 평가를 해서는 안 된다. 아이디어에 대한 평가는 보류되어야만 한다.
2. **자유롭게 토론한다.**
   황당하거나 현실적이지 않은 아이디어라 할지라도 모든 아이디어를 받아들인다.
3. **가능한 많은 아이디어를 낸다.**
   아이디어는 많으면 많을수록 좋다. 아이디어의 수가 많을수록 훌륭한 아이디어가 나올 가능성이 높기 때문이다.
4. **아이디어를 새롭게 창조한다.**
   참가자는 자신의 아이디어를 제시하는 것뿐만 아니라 다른 사람의 아이디어를 더 좋은 아이디어로 바꾸거나 두세 개의 아이디어를 결합하여 훨씬 더 좋은 아이디어로 만들 수 있다.

### (6) 갈등 해결 전략

① 마치와 사이먼(J. March & H. Simon)의 갈등 해결 전략

㉠ 유 형

| | |
|---|---|
| 문제 해결 | 문제 해결은 갈등 당사자들이 상호 설명과 이해를 통해 갈등의 원인이 되는 문제를 공동으로 해결하는 방법을 말한다. |
| 설 득 | 자신의 입장을 양보하지 않고 상대방을 이해시켜 자신의 입장으로 끌어들이는 노력이라고 할 수 있다. |
| 협 상 | • 어떤 공통된 문제에 대하여 당사자 상호간에 합의를 형성함으로써 상충되는 이익을 조정해 나가는 과정이라고 할 수 있다.<br>• 협상은 '주고받는' 하나의 교환 관계로 서로간에 수용가능한 행동 대안을 만들기 위해 상호간의 입장을 조정하는 과정을 거치게 된다. |
| 책 략 | 협상과 유사하나, 협상과 다른 점은 당사자들이 협상의 장이 고정되어 있지 않다고 생각한다는 점이다.<br>예 열세에 놓인 측이 '협상의 장' 바깥에 있는 유력한 후원자를 동원해 유리한 타결을 모색하는 등의 방식 |

㉡ 적 용

갈등의 원인이 단순한 인식의 차이나 의사전달의 문제 등 미시적 요인일 경우, 상호 이해 등이 문제 해결 방법으로 이용될 수 있지만, 근본적인 목표의 차이가 있을 경우에는 협상이나 책략 등의 방법이 동원되어야 할 것이다.

② 로빈스(S. P. Robbins)의 갈등 관리 전략

갈등 관리 전략으로 과도한 갈등을 해소하는 관리 전략과 지나치게 낮은 갈등상태를 촉진시키는 갈등촉진기법을 주장하였다.

| | |
|---|---|
| 갈등의 강도를 줄이기 위한 방안 | 상위목표의 도입, 청원제도, 공식적인 권한, 갈등되는 구성원들간의 교류촉진, 조직 전체에 걸친 평가기준과 보상시스템, 갈등하고 있는 부서의 통합, 자원의 확충, 문제 공동해결과 같은 방법을 제시 |
| 갈등촉진기법 | 의사소통, 구성원의 이질화, 경쟁의 조성과 같은 방법을 제시 |

③ 갈등에 대응하는 5가지 방식 기출 2016 지방직

| 구 분 | 특 징 | 적응 상황 |
|---|---|---|
| 경 쟁<br>(강요, 대립, 압박) | • 자신의 관심사를 충족시키기 위해 상대방을 압도해 버림으로써 갈등을 처리하는 기법<br>• 고도의 경쟁적이고 고도의 비협조적인 지향성 | • 양보할 수 없는 대단히 중요한 문제일 때<br>• 신속하게 단호한 결정을 해야 하는 비상시<br>• 경비 삭감과 같이 중요한 문제로서 평판이 나쁜 행동이 요구되는 경우<br>• 부당하게 남의 이익을 침해하는 사람과 대항할 때<br>• 양자의 관심이 다 중요하기 때문에 통합적인 해결을 수락하지 않을 수 없을 때 |
| 양 보<br>(순응) | • 자신의 관심사는 버려두고 상대방의 관심사를 충족시키는데 주력하는 기법<br>• 고도의 협동성 | • 상대에게 압도되어 손실을 극소화할 필요가 있을 때<br>• 화합과 안정이 특히 중요할 때<br>• 상대자가 잘못을 알게 하여 발전시킬 필요가 있을 때 |

CHAPTER 05 보건조직론

| | | |
|---|---|---|
| 타 협 | 상호 협동적 문제해결을 통해 양 당사자의 관심을 충분히 만족시키려고 노력하여 양쪽의 욕구를 통합하는 기법 | • 세력이 비슷한 쌍방이 상호 배타적인 목표달성에 종사하게 될 때<br>• 복잡한 문제를 임시로 해결하려 할 때<br>• 시간에 쫓기어 편법을 강구할 때 |
| 협 력 | • 양측의 관심사를 모두 만족시키는 가장 이상적인 기법<br>• 온건한 자기주장과 온건한 협조 | • 여러 사람의 견해와 통찰력을 모아야 할 때<br>• 의견을 통합함으로써 관계자들의 협력을 얻을 수 있을 때<br>• 쌍방의 관심사가 모두 고려되어야 할 정도로 중요하여 통합의 해결책을 마련해야 할 때 |
| 회 피 | • 양 당사자들이 갈등문제를 다루지 않겠다는 기법<br>• 냉담, 퇴행, 무관심 | • 다른 사람의 관심을 이해할 기회가 없을 때<br>• 문제가 시시할 때<br>• 갈등 해소의 이득보다 비용이 더 들 때<br>• 사태를 진정시켜야 할 때<br>• 더 많은 정보 획득이 긴박할 때<br>• 다른 사람이 문제를 더 효과적으로 해결할 수 있을 때<br>• 문제가 다른 문제들의 해결로부터 해결될 수 있는 하위갈등일 때 |

### 심화Tip 갈등해결 방법

1. **상위목표 제시**
   집단간 갈등을 초월할 수 있는 상위목표를 제시함으로 갈등이 완화되며, 집단간의 단합이 조성된다.
2. **자원 확충**
   한정된 자원의 확보 때문에 집단간 갈등이 일어나는 경우, 그 원인을 제거하기 위하여 자원의 공급을 늘려 갈등을 해소시키는 방법이 있다. 그러나 이는 자원의 양이 무한하지 못하다는 단점이 있다.
3. **회 피**
   ① 갈등을 취급하기 위해 흔히 회피(무관심, 퇴행, 평화로운 공존)를 이용하는 방법이다.
   ② 회피는 잠재적 갈등이 실제 해결될 수 없거나 그것을 해결하기 위해서 시간과 자원을 소비할 만큼 중요하지 않을 경우 유용하다.
   ③ 문제는 결국 그대로 남아서 언젠가 표면화되어 더욱 심각한 갈등형태로 발전되는 경우가 흔하다.
4. **완 화**
   갈등당사자의 이견을 억제하고 유사성이나 공동 이익을 부각시켜 갈등을 해소하는 방법으로 회피와 상위목표 제시의 혼합형이다.
5. **타 협**
   ① 서로가 양보를 통해 공동의 결정에 도달하는 방법으로 승자나 패자는 있을 수 없다.
   ② 갈등의 원인이 제거되는 것이 아니므로 잠정적인 갈등 해소방법이다.
6. **평가와 보상**
   관리자가 각 집단별로 평가・보상함으로써 갈등을 해소하는 방법이다.
7. **인적 변수 변화**
   갈등을 유발시키는 사람을 교육, 훈련시켜 갈등원인을 완화시킴으로써 갈등을 해소시키는 방법이다.

8. **구조적 변수 변화**

갈등을 일으키는 조직의 구조적 요인을 변화시킴으로써, 즉 인사교류, 작업흐름의 변화, 조정기구의 설치, 보상체계의 개편 등을 통해 갈등을 해소한다.

9. **위 협**

홀스티(K. J. Holsti)는 위협을 적극적 위협과 소극적 위협으로서의 박탈 위협의 두 가지로 나누고 있다.

① 적극적 위협은 새로운 불이익을 '부과'하는 형태를 띤다.

② 소극적 위협은 이미 제공하고 있거나 약속한 보상 및 이익을 '유보' 또는 '철회'하는 형식을 띤다.

# 04 의사소통과 의사결정

## 1 의사소통

(1) 의사소통의 개념

① 의사소통의 정의

㉠ 언어 등 상징에 의하여 정보·생각·감정을 전달하는 것이며, 결정의 전제가 되는 정보를 전달하는 과정을 의미한다.

㉡ 조직원들간에 사실이나 생각, 감정 등을 주고받음으로써 상대방에게 생각이나 행동, 태도에 영향을 미치고 행동에 변화를 일으키는 것을 말한다.

② 의사소통의 기능

㉠ 정책결정·의사결정의 합리화 기능 : 다양한 의사소통을 통하여 다각적 시각에서 문제해결이 가능해진다.

㉡ 사기앙양과 참여촉진 기능 : 활발한 의사소통은 정책, 업무절차, 인사 등에 관한 정보를 구성원들에게 제공하고, 인정감, 소속감, 참여의식을 느끼게 함으로써 사기를 올리게 되며 행정능률이 향상된다.

㉢ 조정의 효율화 기능 : 충분한 의사소통을 통해 사업계획이나 조직목표에 대한 구성원의 충분한 이해와 헌신적 태도를 기대할 수 있다.

㉣ 리더십의 발휘수단 기능 : 의사소통을 활성화시키고 효과적으로 잘 활용할 수 있는 리더십 여부에 따라 조직의 성패가 좌우된다.

(2) 의사소통의 원칙과 과정

① 의사소통의 일반원칙(C. E. Redfield)

| | |
|---|---|
| 명료성 | 전달자가 그 의도하는 바를 표현할 때 피전달자는 그가 뜻하는 의미를 정확하게 이해할 수 있어야 하며, 분명하고 정확하게 이해될 수 있도록 간결한 문장과 쉬운 용어를 사용해야 한다. |
| 일관성 | 의사소통 내용의 전·후 일치를 의미하며, 처음의 명령과 나중의 명령이 모순되어서는 안 된다. |
| 적시성 | 아무리 좋은 커뮤니케이션의 내용이라 할지라도 적절한 시기와 시간을 맞추지 못하면 불필요한 것이 되고 만다. |
| 적량성<br>(적당성) | 의사소통에는 적당한 정보의 양이 담겨져 있어야 하며, 정보의 양이 과다할 경우는 이해 및 처리가 곤란하고, 과소할 경우 자료로서의 가치를 상실하게 된다. |
| 배포성 | 정보를 전달하려는 전달자의 정보는 피전달자(수신자)에게 정확하게 전달되어야 한다. |
| 적응성과 통일성 | 내용은 상황에 맞게 융통적으로 적응할 수 있어야 하며, 각 의사소통이 전체로써 일관된 정책이나 목표의 표현이 되어야 한다. |
| 관심과 수용 | 의사소통은 그것의 관심과 그것을 받아들일 수 있는 가능성이 있는 때에 비로소 그 가치가 있고 능률이 있는 것이며, 수용적 태도가 있어야 능률적인 의사소통이 가능하다. |

② 의사소통의 과정

| | |
|---|---|
| 메시지를 보내고 받는 과정 (공유) | • 발신자 : 정보전달을 행하는 사람<br>• 상징화 : 생각이나 정보에 코드를 부여하여 상대방이 이해할 수 있는 언어, 숫자, 그림, 몸짓, 표정 등으로 전환하는 과정<br>• 메시지 : 전달자가 가지고 있던 무형의 의미를 상징화하여 사람의 감각 기관으로 감지할 수 있는 정보로 전환된 것<br>• 채널 : 메시지를 전달하는 방법 → 대화, 보고서, 전화, 편지<br>• 수신자 : 발신자의 메시지를 받는 사람 |
| 메시지를 이해하는 과정 | • 해독 : 발신자의 메시지를 의미 있는 정보로 전환하는 과정<br>• 장애 : 효과적 의사소통을 방해하거나 정확한 의사소통을 왜곡하는 모든 요소 |
| 메시지를 명확히 하는 과정 | • 환류 : 전달자가 발송한 정보를 피전달자가 정확하고 바르게 해석하였는가를 전달자가 알 수 있도록 해줌으로써 의사소통이 역동적이고 쌍방향적으로 되도록 하는 중요한 과정이다.<br>• 효과 : 수신자의 지식, 태도 및 행동에서의 변화 |

## (3) 의사소통의 유형

① 공식적 의사소통과 비공식적 의사소통 기출 2017 지방직

| 구 분 | 공식적 의사소통 | 비공식적 의사소통 |
|---|---|---|
| 의 의 | • 공식적 통로와 수단에 의하여 의사가 소통되는 것이다.<br>• '누가', '누구에게', '무엇을', '어떻게' 전달할 것인가를 공식적으로 법제화하고, 이에 근거하여 의사를 전달한다. | 조직의 자생집단 내에서 비공식적 방법으로 이루어지는 의사소통이다. |
| 장 점 | • 전달자와 피전달자간에 권한과 책임관계가 명확하다.<br>• 의사소통이 확실하고 편리하다. | • 구성원들의 감정을 잘 나타내는 수단이다.<br>• 사회심리적인 만족감과 조직에의 적응력을 높여준다. |
| 단 점 | • 융통성(신축성)이 없다.<br>• 소통이 느리고 변동하는 사태에 신속한 적응이 불가능하다.<br>• 조직내 모든 사정을 사전에 예견하여 합리적 의사소통의 수단을 완전히 이룩하는 것은 불가능하다(비공식적 의사소통의 보완 필요). | • 조정 및 통제가 곤란하다.<br>• 공식적인 권위관계를 파괴한다.<br>• 책임소재가 불분명하다. |
| 예 | 공문서, 협조전 등 | 소문, 자신의 판단 등 |

② 수직적 의사소통과 수평적 의사소통 **기출** 2022 서울시

| 구 분 | 수직적 의사소통 | | 수평적 의사소통 |
|---|---|---|---|
| 의 의 | 조직의 계층 또는 명령계통에 따라 상하 간의 의사소통 | | 동일 계층의 사람들 또는 상하관계에 있지 않는 사람들 사이에 이루어지는 의사소통 |
| 유 형 | **상의하달적 의사소통** | **하의상달적 의사소통** | • 사전심사제도(어떤 결정을 내리기 전에 전문가들의 의견을 구하거나 조직의 목표와 합치성 등을 검증)<br>• 각서(사전사후에 관계없이 이용)<br>• 회람 또는 통지(사후에 통지 또는 주지시키는 것이 목적)<br>• 회의 또는 위원회 제도 등 |
| | 명령, 지시, 훈령, 발령, 규정, 규칙, 요강, 고시, 회람 등 | 보고, 면접, 의견조사, 제안제도 등 | |

③ 언어적 의사소통과 비언어적 의사소통

의사소통의 형태는 크게 언어적 의사소통과 비언어적 의사소통으로 나뉘어 있으며, 이 중 약 10%는 언어적 의사소통이고, 90%는 비언어적 의사소통이다.

| 구 분 | 언어적 의사소통 | | 비언어적 의사소통 |
|---|---|---|---|
| 의 의 | 단어를 이용하여 하는 의사소통 | | • 언어를 사용하지 않고, 언어만으로는 표현할 수 없는 메시지를 전하는 방법<br>• 언어 아닌 다른 방법으로 보여 주는 의사소통 |
| 유 형 | **구어적 방법** | **문서적 방법** | • 얼굴표정, 제스처, 자세 및 외모와 같은 표정과 행동을 포함하는 가시적 채널<br>• 말의 내용이 제거되었을 때 신호에 남아 있는 것, 즉 음성의 고저, 크기, 속도, 질, 억양 및 머뭇거림의 정도 |
| | 직원회의, 위원회, 인터뷰 등 | 서신, 메모, 보고서, 사보, 포스터, 게시물, 메뉴얼, 간행물 | |

### (4) 의사소통의 고려사항

① 사실과 감정

㉠ 보건행정조직에 있어서 의사소통은 그것이 치료적인 것이든 행정적인 것이든 사실(facts)과 감정(feelings)을 모두 포함한다.

㉡ 조직에 대한 사실은 구성원들이 조직의 정책, 문제, 계획, 결정 및 활동을 알 수 있도록 분명히 밝힐 필요가 있다. 문서 또는 구두로 또는 둘 다 이용해서 전달이 가능하다.

㉢ 감정은 면담, 위원회, 직원회의와 같은 대면적 관계에서 가장 분명하게 나타난다. 행정가는 구성원들에게 자기가 실제로 느끼는 것을 전달할 필요가 있다.

② 의사소통의 길이

㉠ 메시지는 너무 길어서도 또 너무 짧아서도 안 된다.

㉡ 의사소통을 위한 시간이 제한된 경우는 제한된 시간 내에 생각과 감정을 효과적으로 전달할 수 있도록 치밀한 준비가 있어야 한다.

③ 반 복

대부분의 사람들은 기억력이 짧고 그들이 듣고 읽는 것의 대부분을 기억해 낼 수 없다. 만약 정보, 계획 그리고 사건이 중요하다면 중요사항은 한 번 이상 언급해야 한다.

④ 경 청

발신자에게 인내심을 가지고 감정이입하여 효과적인 청취자가 되는 것이 중요하다.

### (5) 의사소통의 장애요인과 극복방안

#### ① 의사소통의 장애요인

㉠ 의사소통의 결정요인

| 인간적 요인 | 조직 내의 구성원들의 지식, 경험, 가치관, 선입견 등 |
|---|---|
| 조직구조적 요인 | 해당 조직의 규모, 성격, 전문화, 계층제, 인간관계 구조 등 |
| 사회문화적 요인 | 그 조직을 둘러싸고 있는 사회·문화적 요인의 영향 |

㉡ 의사소통의 저해요인

| 인간적 요인 | • **인간의 판단기준** : 인간이 가지고 있는 지식, 경험, 가치관, 선입견 등 개인의 의견이 100% 맞는 것은 아니다.<br>• **인간의 능력의 한계** : 거두절미한다든가 간소화된 의사만을 전달함으로써 의사가 왜곡 전달될 수 있다.<br>• **의식적인 제한** : 경쟁관계나 적의를 품고 있을 때 의식적으로 정보를 제한해 전달할 수 있다. |
|---|---|
| 조직구조적 요인 | • **해당 조직의 생리** : 조직의 성격, 규모, 인간관계 구조 등<br>• **조직 내의 분화** : 엄격한 계층제에 의한 신분상의 간격, 고도의 전문화에 의한 분야상의 간격, 장소 분산에 의한 공간적 간격 등<br>예 외국어로 대화<br>• **조직의 업무** : 과다한 업무량이라든가 비밀유지를 특히 필요로 하는 업무 등인 경우 |
| 사회문화적 요인 | • **언어** : 다언어를 사용하는 다민족 국가의 경우, 은어, 전문용어, 방언 등<br>• **환경, 정세** : 물가, 안보 등 상황의 변동<br>• **사회분화도** : 사회분화도가 진화되어 전문화가 깊어진 사회일수록 의사소통이 어려워짐 |

#### ② 의사소통 장애요인의 극복방안

㉠ 대인관계의 개선

상하계층간의 인간관계를 개선하고 집단구성원간의 사회심리적 거리를 단축시켜 의사소통을 원활하게 하는 것이다.

ⓐ 자유롭게 의사표시를 할 수 있는 분위기를 조성한다.

ⓑ 하급자들이 상급자들에게 접근하기 용이한 문호개방정책을 실시한다.

ⓒ 가족 동반의 사교적 모임을 통해 상급자와 하급자들의 인간적인 분위기를 조성하여 그러한 분위기 속에서 의사소통이 원활히 이루어질 수 있도록 한다.

ⓓ 제안함이나 건의함을 설치하여 어느 때라도 의견을 제시할 수 있도록 한다.

㉡ 의사소통 체계의 확립

ⓐ 의사소통의 통로는 공식적으로 명시되고 명확하게 모든 구성원들에게 알려야 한다.

ⓑ 조직의 모든 구성원에게 명확한 공식적 의사소통의 통로가 있어야 한다. 모든 사람은 조직과 명확한 의사소통관계를 가져야 한다(하의상달과 상의하달의 소통체계).

ⓒ 완전한 의사소통의 계선(line of communication)이 사용되어야 한다. 한 곳에서 다른 곳으로의 의사소통은 권한의 계선상의 모든 지점을 따라 통과되어야 한다.

ⓓ 의사소통의 계선은 계선 손실(line loss)을 최소화하기 위해 가능한 한 직접적이고 짧아야만 한다. 의사소통의 계선이 짧을수록 의사소통의 속도는 빠르고 오류가 발생할 확률은 그만큼 작아진다.

ⓔ 의사소통의 계선은 항상 유지되어야 한다. 어떤 직위에 결원이 생겼을 때 잠정적으로 그 직위를 대행할 수 있는 직원을 곧바로 채워야 한다. 만약 공식적 의사소통의 계선이 파괴되면 조직은 급속히 해체된다.

ⓕ 모든 필요한 의사소통은 적절히 통제되어야 한다. 의사소통 계통에 직위를 갖고 있는 직원은 들어오는 정보를 평가하고 그 정보를 보류해야 할지 여부를 결정하고 보낼 필요가 있는 정보는 정확히 보내야 하기 때문에 유능해야 하고 직원 및 조직관계에 관한 지식과 적절한 의사소통 기술을 갖고 있어야 한다.

㉢ 적절한 언어의 사용

ⓐ 전달자는 피전달자가 가장 잘 이해하고 해석할 수 있는 방법을 사용해야 한다.

ⓑ 전달자는 언어적 정보와 비언어적 정보를 동등하게 사용하여 피전달자의 이해를 도와야 한다.

㉣ 신뢰의 분위기

ⓐ 쌍방을 통해서 이루어져야 하며, 상호 신뢰에 기초한 공개적인 분위기 속에서 의사소통이 이루어질 때 가장 효과적이다.

ⓑ 행정가는 하위직원에게 최대한 공개적으로 모든 관련 정보를 제공, 자신과 하위직원간의 접촉을 극대화시키려고 노력해야 한다.

㉤ 반복(redundancy)과 환류(feedback)

ⓐ 반복 : 의사소통의 전부 또는 일부를 두 번 이상 되풀이하는 것은 의사소통의 정확성을 높일 수 있으나, 의사소통 통로에 추가적인 부담을 준다.

ⓑ 환류 : 전달자가 발송한 정보를 피전달자가 정확히 받아서 바르게 해석하였는가를 전달자가 알 수 있도록 해준다. 이 방법은 의사소통의 정확성을 높일 수 있는 장점이 있으나, 의사소통의 신속성이 떨어지는 단점이 있다.

## 2 의사결정

### (1) 의 의

의사결정자가 문제를 인식하고 바람직한 상태를 달성하기 위하여 문제해결에 필요한 정보를 수집하고 평가하여 최종대안을 선택하는 일련의 과정을 말한다.

### (2) 유 형

① 정형적(프로그램화된) 의사결정과 비정형적(비프로그램화된) 의사결정

| 구분 | 내용 |
|---|---|
| 정형적 의사결정 | • 일상적, 구조화되어 있으며, 반복적으로 일어나는 문제 해결하기 위한 의사결정이다.<br>• 일상적 절차, 기본적 운영상의 의사결정 등에 이용한다.<br>• 이미 설정되어 있는 정책이나 절차에 따라 의사결정을 한다.<br>• 조직의 하위 경영자가 주로 담당한다.<br>예 보건소에서 매년 정기적으로 실시하는 독거노인 무료 독감예방접종 |
| 비정형적 의사결정 | • 특수하며 비구조화되어 있는 문제를 해결하기 위한 의사결정이다.<br>• 윤곽이나 한계가 애매한 문제를 해결하기 위한 의사결정이다.<br>• 새로운 정책을 수립하는 일의 경우의 의사결정이다.<br>• 프로그램화된 절차나 규칙이 없다.<br>• 고도의 기술과 지식 및 창의력이 요구된다.<br>• 주로 상위 경영자가 담당한다.<br>예 새로운 변종바이러스에 대한 예방접종 대책 |

② 전략적 · 관리적 · 업무적 의사결정의 유형

| 구분 | 내용 |
|---|---|
| 전략적 (strategic) 의사결정 | • 기업의 내부 문제보다는 기업과 외부 환경과의 관계에 관한 결정을 한다.<br>• 기업목표의 시스템이 결정되고 다른 세부계획이 결정된다.<br>• 최고 경영자들이 수행한다.<br>• 기업목표 결정, 신제품 개발 계획, 새로운 환경변화에 대한 적응대책 등이다. |
| 관리적 (administrative) 의사결정 | • 기업의 내부 문제에 관한 결정을 한다.<br>• 전략적 의사결정을 구체화하는데 필요한 의사결정이다.<br>• 조직편성, 권한 및 책임관계 체계, 교육훈련과 개발, 재무 · 시설 결정 등이다. |
| 업무적 (operating) 의사결정 | • 업무의 구체적 수행에 있어 능률 또는 수익성 높이기 위한 의사결정이다.<br>• 하위 경영자들이 주로 수행한다.<br>• 각 부문 예산배분, 생산일정의 계획수립, 업적의 평가와 통제, 생산량/재고수준 결정 등이다. |

### (3) 의사결정의 과정

| 문제의 발견과 확인 | 정보의 수집과 이를 기초로 문제를 파악한다. |
|---|---|
| 대안적 해결책의 개발 | 의사결정자가 문제를 해결할 수 있는 실행 가능한 대안을 찾는 것이다. |
| 각 대안의 평가 | • 조직의 수요와 제반 상황, 대안의 실행가능성, 효과, 예견되는 결과 등을 고려하여 모든 대안을 평가한다.<br>• 대안이 많은 경우 몇 가지 대안으로 압축한다. |
| 최적 대안의 선택 | 대안의 평가를 거쳐, 최적 대안을 선택한다. |
| 선택된 대안의 수행 | • 선택된 대안의 추상적 개념을 현실화하는 과정이다.<br>• 대안의 성공적인 실천을 위해서는 의사소통을 통하여 동기부여하고, 적극적 실천을 유도하는 것이 필요하다. |
| 평가 및 피드백 | • 첫 단계에서 확인된 문제가 해결되었는지, 개선되었는지 혹은 실패했다면 이유가 무엇인지 찾아내는 것이다.<br>• 문제가 있을 때 대안선택의 문제인지, 의사결정의 과정문제인지, 실천과정의 잘못인지 등의 원인을 찾아 해결책을 강구한다. |

### (4) 의사결정의 상황

| 상 황 | 특 성 | 의사결정 방법의 예 |
|---|---|---|
| 확실성의 상황<br>(Conditions of Certainty) | 현재로부터 가까운 미래이거나 문제의 해결책과 결과에 대한 정보가 충분하여 정확한 결과 예측이 가능하다. | 선형계획법 |
| 위험의 상황<br>(Conditions of Risk) | 불완전하지만 신뢰할 만한 정보를 근거로 결과에 대한 확률 계산이 가능하다. | 의사결정나무 |
| 불확실성의 상황<br>(Conditions of Uncertainty) | • 현재로부터의 시간이 먼 미래이거나 대안적 해결책에 대한 정보가 없어 결과 예측이 어렵다.<br>• 논리적 사고, 독창력, 판단력, 경험 등을 활용한다.<br>• 가능한 신뢰를 주는 정보를 수집하기 위해 노력한다. | 의사결정자의 주관적 판단, 예측, 델파이기법, 브레인스토밍 등의 기법 |
| 상충의 상황<br>(Conditions of Conflict) | • 다수의 의사결정자가 동시에 경쟁적인 관계에 있을 때 존재하는 상황이다.<br>• 신제품에 대한 개발 전략, 시장개발 전략, 광고 전략 등을 개발해야 하는 상황이다.<br>예 위탁업체가 사업에 진출할 경우, 주변에 있는 음식점 종류나 마케팅 전략 등을 고려하여 결정해야 한다. | 게임이론 |

### (5) 의사결정기법

#### ① 의사결정나무(Decision tree)

㉠ 의사결정나무는 의사결정 규칙(Decision Tree)을 나무로 도표화하여 관심대상이 되는 집단을 몇 개의 소집단으로 분류하거나 예측을 수행하는 계량적 분석 방법이다.

㉡ 분석결과는 '조건 A이고, 조건 B이면 결과집단 C'라는 형태의 규칙으로 표현되므로 이해가 쉽고, 분류 또는 예측을 목적으로 하는 다른 계량적 분석 방법에 비해 쉽게 이해하고 활용할 수 있다는 장점이 있다.

② 네트워크모형

㉠ 일련의 활동(activity)과 그 활동의 결과로 나타나게 되는 단계(events)를 선형 그래프화한 것이다.

㉡ PERT(Program Evaluation and Review Technique)기법과 CPM(Critical Path Method) 기법으로 구분한다.

| PERT 기법<br>(확률적 기법) | 각 활동시간을 정확하게 예측하기 어려운 경우, 확률분포이론을 기초로 목표에 도달하는 방법을 찾는 기법 |
|---|---|
| CPM 기법<br>(확정적 기법) | 각 활동시간을 정확하게 알 수 있는 상황에서 시간과 비용간의 관계를 분석하는 기법 |

**심화Tip 활동과 단계**

**활동**이란 사업 혹은 작업을 수행하는데 실제 자원과 시간을 필요로 하는 작업 단위이다. 이러한 활동에는 시작 또는 완료를 나타내는 특정 시점이 있는데 이런 시점을 **단계**라 한다. 네트워크 모형에서 활동은 화살표로, 단계는 원으로 각각 표시한다.
실제로 자원이나 시간이 소요되는 활동은 아니면서 단순히 활동간의 단계를 연결하기 위해 가상활동을 표시하기도 하는데, 가상활동은 화살표를 실선 대신 점선을 사용하여 표시한다.

③ 선형계획법

㉠ 조직의 목표 달성을 위해, 어떻게 한정된 자원을 가장 잘 합리적으로 배분 할 것인가를 결정하는 기법이다.

㉡ 주로 생산계획, 예산편성에 사용된다.

**The 알아보기**

**집단의사결정기법**
브레인스토밍법, 명목집단기법, 델파이기법, 포커스기법

④ 대기모형(대기행렬이론)

㉠ 생산활동이나 용역을 제공받을 때 대기하는 시간을 최소화하기 위한 이론을 말한다.

㉡ 기계・노동자・자재의 유휴시간을 최소화하여 생산비를 절감시키는 것을 그 목적으로 한다. 생산활동의 경우 작업공정의 대기행렬, 서비스를 기다리는 작업자나 재료의 대기행렬 등이 나타나는데, 여러 면에서 낭비를 최소화하기 위해 개발된 것이 대기이론이다.

⑤ 시뮬레이션이론(모의실험)

의사결정 변수들간에 복잡한 상호 연관성이 있고, 매개변수들과 제약조건이 많아 계량적으로 나타내기 어려운 경우에 현실 상황과 유사한 조건을 만든 상태에서 결과를 예측해보는 방법이다.

⑥ 브레인스토밍법(Brainstorming) 기출 2016 지방직

㉠ 리더에 의해 설명된 구체적 문제해결 위해 창의적이고 비구조화된 방법으로 머릿속에서 떠오른 창의적인 아이디어를 자유롭게 발표하도록 격려하고 비판을 금지함으로써 좀 더 다양하고 우수한 아이디어를 얻는 방법이다.

㉡ 6~12명으로 구성된 집단으로 이루어진다.

⑦ 명목집단기법(Nominal Groups Technique)

㉠ 구성원들간의 대화는 차단한 채로 각 구성원들에게 문제를 제시하고 될 수 있는 한 본인의 해결안과 의견을 많이 제출하게 하여 차례로 본인의 의견을 다른 구성원들에게 설명하고 그 내용을 진행자가 정리하여 모든 설명이 끝나면 비밀투표를 실시하여 우선순위의 해결안을 정하는 방법이다.

㉡ 장・단점

| | |
|---|---|
| 장 점 | • 모든 의견을 동등하게 투입하므로 동조압력, 적대감, 갈등 등을 피할 수 있다.<br>• 의사결정에 소요되는 시간을 단축할 수 있다.<br>• 다양한 의견을 수렴할 수 있다. |
| 단 점 | • 한 번에 한 문제밖에 해결할 수 없다.<br>• 의사결정의 질이 리더의 자질에 크게 좌우된다. |

⑧ 델파이기법(Delphi Technique)

㉠ <u>전통적(일반) 델파이법</u> : 다수의 전문가로부터 그 시스템에 관해 문의를 하고, 그 집계결과를 각 회답자에게 되돌려주어 이것을 참고로 하여 회답자는 다시 의견을 보내게 하는 과정을 반복하여 시스템에 관한 평가를 다듬어 가는 방법이다.

㉡ <u>정책 델파이법</u> : 전통적 델파이법의 기본논리를 이용하여 정책문제 해결을 위해 정책대안 개발과 결과 예측을 위해서 정책전문가와 정책관계자를 대상으로 주관적 입장에서 서로 대립되는 의견을 표출하고 점검하는 방법이다.

⑨ 표적집단기법(Focus Groups Technique)

㉠ 집단심층면접으로 불리는 FGI(Focus Group Interview)는 질적 방법의 대표적인 방법으로 소수의 집단을 대상으로 실시하는 집단면접조사 방법이다.

㉡ 5~20명의 주요 고객을 대상으로 2시간 정도 문제점을 토론 후 의견을 제시하게 하는 방법이다.

CHAPTER 보건조직론

# 05 출제예상문제

## 01 조직의 기초이론

**01** 조직의 원리에 해당되지 않는 것은? 기출 2011 지방직

① 계층제의 원리 ② 형평의 원리
③ 명령통일의 원리 ④ 통솔범위의 원리

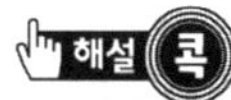


조직의 제 원리
1. 관료제의 원리
2. 계층제(계층화)의 원리
3. 통솔범위의 원리
4. 명령통일의 원리
5. 분업화(전문화)의 원리
6. 조정의 원리
7. 참모조직의 원리
8. 책임과 권한의 원리(일치의 원칙)



**02** 관료제의 특징으로 옳지 않은 것은?

① 법규의 지배와 권한의 명확성 ② 문서주의
③ 정의적 업무처리 ④ 전직성

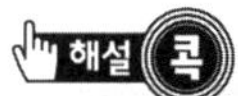


관료들의 업무 수행은 비정의성(impersonality)을 지녀야 한다. 즉, 관료들은 법규 적용 등 임무수행시에 개인적 친분 관계나 상대방의 지위 등에 구애됨이 없이 공평무사하게 임해야 한다.
① 관료제 속의 모든 직위의 권한과 관할 범위는 법규에 정해진 규정에 따른다.
② 업무처리는 책임성과 정확성을 확보하기 위해 구두가 아닌 문서에 의해 처리되어야 한다.
④ 공공 업무의 안정적 수행 및 사무에의 전념을 요구하기 위해 관료의 직업은 잠정적 · 임시적 직업이 아니라 일생동안 종사하는 '생애의 직업(vocation)'이 되어야 한다.

정답 01 ② 02 ③

## 03 계층제(hierarchy)의 특징으로 가장 옳지 않은 것은? 기출 2017 지방직

① 업무 분담과 권한 위임의 통로
② 집단의사결정에 기여
③ 의사소통의 통로
④ 조정과 해결의 기능

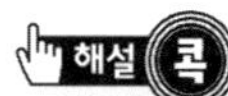

계층제는 의사결정권이 최고층에 집중되어 주관적・독단적인 경향으로 흐를 수 있고 조직이 경직화되기 쉽다. 집단의사결정에 기여하는 것은 수평적 분권화(분업화)의 특성이다.

## 04 〈보기〉에서 계층제의 역기능에 대한 설명으로 옳은 것을 모두 고른 것은? 기출 2019 서울시

| | |
|---|---|
| ㄱ. 내부통제수단 | ㄴ. 서열주의 강조 |
| ㄷ. 권한배분의 기준 | ㄹ. 갈등 및 대립의 조정수단 |
| ㅁ. 비민주적 관리 | ㅂ. 의사소통의 왜곡 |

① ㄱ, ㅁ, ㅂ
② ㄴ, ㄷ, ㄹ
③ ㄹ, ㅁ, ㅂ
④ ㄴ, ㅁ, ㅂ

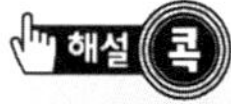

계층제의 역기능에 대한 설명은 ㄴ, ㅁ, ㅂ이다.
ㄱ・ㄹ. 조직 내의 분쟁이나 갈등의 조정과 내부통제의 확보수단이 된다. → **계층제의 순기능**
ㄷ. 권한과 책임의 배분을 통하여 업무처리의 신중을 기할 수 있다. → **계층제의 순기능**

## 05 조직원리에서 직급을 등급화 하여 상위와 하위계층의 역할을 명확히 하는 원리는?

① 계층제의 원리
② 명령통일의 원리
③ 조정의 원리
④ 업무일원화의 원리

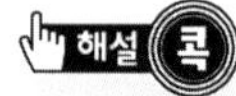

계층제의 원리
권한과 책임의 정도에 따라 직무를 등급화 함으로써 상하계층간의 직무상의 지휘, 복종관계가 이루어지도록 하는 원리이다.

## 06 다음 조직의 원리 중 통솔범위의 원리와 상반관계에 있는 것은?

기출 2016 지방직

① 조정의 원리
② 계층제의 원리
③ 전문화의 원리
④ 명령통일의 원리

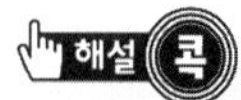

계층제의 원리와 통솔의 범위는 상반관계에 있다. 즉, 통솔의 범위를 좁게 하면 계층이 늘어나고, 계층수를 적게 잡으면 통솔의 범위가 늘어난다.

## 07 조직의 구성원은 오직 한사람의 상관으로부터 명령을 받고 보고해야 한다는 원칙은?

① 통제의 원칙
② 계층의 원칙
③ 명령통일의 원칙
④ 통솔범위의 원칙

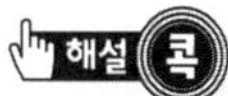

한 사람의 하위자는 오직 한 사람의 상관에 의해서만 지시나 명령을 받아야 한다는 원리를 명령통일의 원칙이라고 한다.



## 08 〈보기〉에서 명령통일의 원리가 가장 잘 적용된 조직은?

기출 2022 서울시

| | |
|---|---|
| ㄱ. 참모조직 | ㄴ. 계선조직 |
| ㄷ. 막료조직 | ㄹ. 비공식조직 |

① ㄱ
② ㄴ
③ ㄷ
④ ㄹ

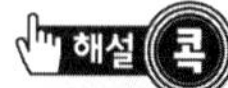

계선(라인)조직은 조직체 내에서 상하의 명령·복종관계를 지닌 수직적 계층구조를 형성하여 조직의 목표달성을 직접적으로 운영하는 조직으로 명령통일의 원리가 가장 잘 적용된 조직이라 할 수 있다.

정답 03 ② 04 ④ 05 ① 06 ② 07 ③ 08 ②

**09** 각 구성원이 한정된 활동들에 대해서만 책임을 지고 업무를 수행하도록 분담하는 조직의 원리는?

① 계층제의 원리
② 명령통일의 원리
③ 통솔범위의 적정화
④ 분업의 원리

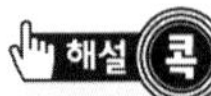

조직원 개개인에게 동일 업무만 분담시킴으로써 업무의 전문성을 기할 수 있도록 하는 원리를 분업의 원리라고 한다.

- 분업의 원리는 조직의 하층에서 이루어지는 기계적인 업무뿐만 아니라, 조직의 상층에서 이루어지는 의사결정의 업무에도 적용된다.
- 조직 편성이나 관리에 있어서 전문화(분업화)의 원리를 적용할 때 업무의 분담이나 업무의 중복성, 균형된 업무량, 적정량의 업무가 이루어지도록 고려하여야 한다.

**10** 공동목표를 원활히 달성할 수 있도록 구성원간의 업무수행을 질서정연하게 배정하는 원리는?

① 계층제의 원리
② 명령통일의 원리
③ 통솔범위의 적정화
④ 조정의 원리

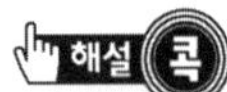

조정의 원리는 업무관계의 조화 및 증진을 통하여 요원의 불필요한 긴장이나 노고를 사전에 예방하고 공동목표를 원활히 달성할 수 있도록 구성원간의 업무수행을 질서정연하게 배정하는 원리이다.

## 11 〈보기〉의 설명에 해당하는 조직의 원리는? 

기출 2018 서울시

> • 조직의 공동 목표를 달성하기 위해 하위체계간의 노력을 통일하기 위한 과정
> • 협동의 실효를 거둘 수 있도록 집단적, 협동적 노력을 질서 있게 배열하는 것
> • 자신이 소속된 기관의 이익만을 중심으로 생각하는 할거주의 해소에 필요함
> • 조직의 목표를 설정하여 관리하는 것

① 전문화의 원리　　② 조정의 원리
③ 계층제의 원리　　④ 명령통일의 원리

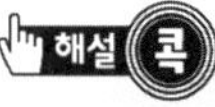

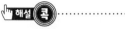

① 전문화(분업화)의 원리는 조직원 개개인에게 동일 업무만 분담시킴으로써 업무의 전문성을 기할 수 있도록 하는 원리이다.
③ 계층제(계층화)의 원리는 권한과 책임의 정도에 따라 직무를 등급화 함으로써 상하계층간의 직무상의 지휘, 복종관계가 이루어지도록 하는 원리이다.
④ 명령통일의 원리는 한 사람의 하위자는 오직 한 사람의 상관에 의해서만 지시나 명령을 받아야 한다는 원리이다.

## 12 〈보기〉에서 설명하는 조직의 원리로 가장 옳은 것은? 

기출 2020 서울시

> • 한 사람의 상관이 몇 사람의 부하를 직접 적절하게 감독할 수 있는가의 문제이다.
> • 직무의 성질, 시간적·공간적 요인, 인적 요인을 고려한다.

① 통솔범위의 원리　　② 조정의 원리
③ 명령통일의 원리　　④ 전문화의 원리

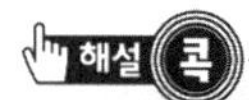

통솔범위의 원리
한 사람의 통솔자가 직접 감독할 수 있는 부하직원의 수 또는 조직단위의 수는 통솔자가 효과적으로 지도·감독할 수 있는 수를 초월해서는 안 된다는 원리이다. 이상적인 통솔범위의 결정에는 업무의 성질, 부하의 능력, 관리자의 능력 등을 고려하여야 한다.
② **조정의 원리** : 공동목표를 원활히 달성할 수 있도록 구성원간의 업무수행을 질서정연하게 배정하는 원리이다.
③ **명령통일의 원리** : 한 사람의 하위자는 오직 한 사람의 상관에 의해서만 지시나 명령을 받아야 한다는 원리이다.
④ **전문화의 원리** : 조직원 개개인에게 동일 업무만 분담시킴으로써 업무의 전문성을 기할 수 있도록 하는 원리이다.



정답 09 ④ 10 ④ 11 ② 12 ①

## 13 참모조직의 단점으로 옳은 것은?

① 대규모 조직에 부적합
② 의사전달의 경로에 혼란야기 가능
③ 전문가의 활용곤란
④ 지나친 경직성

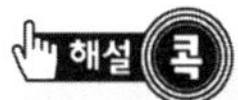

참모조직의 단점
• 조직 내의 인간관계가 복잡해지고 의사전달의 경로에 혼란을 야기할 수 있다.
• 계선조직과의 알력(軋轢)과 대립이 조성된다.
• 양 조직간에 책임 전가를 할 우려가 있다.

## 14 조직의 특징으로 옳지 않은 것은?

① 조직은 목표를 달성하기 위한 것이다. 조직은 공동목표를 달성하기 위한 수단으로서 인위적으로 편성된 것이다.
② 조직은 2인 이상의 협동체이다. 조직은 여러 사람으로 구성된 실체로서 그 기능을 수행하기 위하여 서로 협동한다.
③ 조직은 사회적 단위이다. 조직은 2인 이상으로 구성되지만 구성원의 단순합계와는 별도의 사회적 단위이다.
④ 조직은 하나의 체제로 파악할 수 있는데 체제는 엔트로피적인 특성을 갖는다.

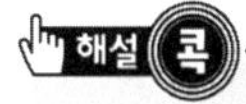

조직의 계속성
조직은 하나의 체제로 파악할 수 있는데 체제는 역 엔트로피적인 특성을 갖는다. 즉, 조직은 그 구성원이 바뀌더라도 체제를 계속 유지하면서 조직의 목표를 추구해 나간다.

## 15 다음 중 공식조직의 특징으로 옳은 것은?

기출 2016 지방직

① 감정의 차원 존중
② 자연발생적인 관계
③ 인위적으로 계획된 조직구조
④ 조직기구표에 나타나 있지 않은 소집단

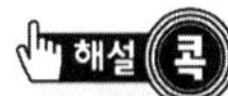

공식조직은 능률이나 비용의 논리를 중시하고, 인위적으로 계획된 조직구조 및 조직의 기구표에 나타나는 조직을 특징으로 한다.

## 16 비공식조직의 순기능으로 옳지 않은 것은?

기출 2009 지방직

① 공식조직의 경직성을 완화한다.
② 공식적 리더십을 보완한다.
③ 합리적인 의사결정을 한다.
④ 쇄신적 분위기를 조성한다.

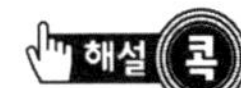

비공식조직은 감정의 차원을 중시하는 비합리적인 의사결정을 특징으로 하며, 순기능으로 작용할 때는 집단의 단결력이 생겨서 의사소통이 쉬워지고, 개인의 정체감과 자존심을 높여줌으로써 조직의 활력소가 된다.

## 17 비공식조직의 특성에 해당되는 것은?

기출 2006 행안부

① 명분성
② 합리성
③ 전체 질서 강조
④ 감정의 논리
⑤ 외면적 조직

해설 콕

②·④ 공식조직은 행정목적의 능률적 수행을 위해 합리적, 관료제적, 인위적 측면에 중점을 둔 법에 근거한 조직이며, 비공식조직은 혈연, 지연, 학연 등 인간관계를 기초로 비합리적, 감정적, 대면적 측면에 중점을 둔 자생적 조직이다.
① 비공식조직은 명분보다 실리에 따르는 조직이다.
③ 공식조직은 전체적인 질서인데 반하여 비공식조직은 그 전체적인 조직 속의 각 계층, 각 단위에서 자연발생적인 소집단으로 성립하는 부분적 질서이다.
⑤ 공식조직은 외면적 또는 외재적인데 비하여 비공식조직은 내면적 또는 내재적이다.

## 18 비공식조직의 특성에 대한 설명으로 가장 옳은 것은?

기출 2021 서울시

① 감정의 원리가 지배한다.
② 과학적 관리기법을 중시한다.
③ 능률의 원리가 지배한다.
④ 공적 목적을 추구하고, 인위적이며 제도적이다.

해설 콕

비공식조직은 혈연, 지연, 학연, 취미, 종교, 이해관계 등의 기초 위에 성립하기 때문에 감정의 원리가 지배한다.
②·③·④는 모두 공식조직의 특성에 해당한다.



정답 13 ② 14 ④ 15 ③ 16 ③ 17 ④ 18 ①

## 19 파슨즈(T. Parsons)의 조직의 분류에 해당하지 않는 것은?

① 경제조직
② 사회조직
③ 정치조직
④ 통합조직

해설 콕

파슨즈(T. Parsons)의 조직의 분류
- 경제조직
- 정치조직
- 통합조직
- 유형유지조직

## 20 파슨즈(T. Parsons)의 조직의 분류 중 통합조직에 해당하는 것은?

① 기업체
② 행정기관
③ 법 원
④ 학 교

해설 콕

파슨즈(T. Parsons)의 조직의 분류

| 경제조직 | 기업체, 공기업 등 |
|---|---|
| 정치조직 | 행정기관, 정당 등 |
| 통합조직 | 법원, 경찰 등 |
| 유형유지조직 | 문화, 학교, 교회, 박물관 등 |

## 21 에치오니(A. Etzioni)의 조직의 분류에 해당하지 않는 것은?

① 합리적 조직
② 강제적 조직
③ 공리적 조직
④ 규범적 조직

해설 콕

에치오니(A. Etzioni)의 조직의 분류
- 강제적 조직
- 공리적 조직
- 규범적 조직

## 22 카츠(D. Katz)와 칸(R. Kahn)의 조직의 분류 중 체제(형상)유지조직에 해당하는 것은?

① 사업관서나 공기업

② 학교, 교회, 가정

③ 대학, 연구기관

④ 국가, 정부기관, 노조 · 압력집단이나 정당

해설 콕

카츠(D. Katz)와 칸(R. Kahn)의 조직의 분류

| 구분 | 내용 |
|---|---|
| 생산조직 또는 경제조직 | 행정분야의 사업관서나 공기업 |
| 체제(형상)유지조직 | 학교, 교회, 가정 등 |
| 적응조직 | 대학, 연구기관 등 |
| 관리 · 정치조직 | 국가, 정부기관, 노조 · 압력집단이나 정당 |



## 23 민츠버그(H. Mintzberg)의 조직유형 분류에서 전문적 관료제에서의 조정기제는?

기출 2015 지방직

① 직접감독 ② 기술표준

③ 산출표준화 ④ 상호조절

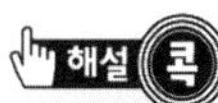


① 단순구조

③ 사업부제

④ 애드호크라시

정답 19 ② 20 ③ 21 ① 22 ② 23 ②

## 02 조직구조론

**01** 조직구조의 기본변수에 대한 다음 설명 중 옳지 않은 것은?

① 복잡성은 수직적 · 수평적 분화의 정도를 나타낸다.
② 조직규모가 커질수록 복잡성은 계속 증대한다.
③ 공식성은 조직 내의 직무가 표준화되어 있는 정도를 나타낸다.
④ 조직의 규모가 커질수록 공식성은 높아진다.

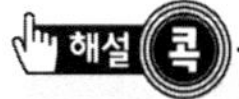

조직규모가 커지면 어느 정도까지는 복잡성이 증대하다가 어느 수준부터는 체감한다.

**02** 조직 내의 업무가 표준화 되어있는 정도를 뜻하는 것은?

① 중앙화 ② 집권화
③ 공식화 ④ 복잡성

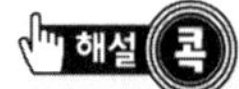

조직의 구조적 변수
1. **공식화** : 조직 내의 직무의 표준화 정도
2. **집권화와 분권화** : 조직계층, 상하간의 권한 분배, 즉 의사결정의 집중도에 의한 분류
3. **복잡성** : 조직의 분화 정도로 조직이 하위 단위로 세분화 되는 과정이나 상태

**03** 다음 중 참모(막료)조직의 특징에 해당하지 않는 것은?

① 목표를 간접적으로 달성하고 계선기관을 조언 · 보좌하는 수평적 탈계층제 구조이다.
② 조언, 보좌 등의 전문적인 지식과 기술이 요구된다.
③ 구체적인 집행권이나 명령권을 행사한다.
④ 조직 내에서 권고 · 자문 · 조사 · 연구에 응하는 활동을 통하여 국민에게 간접적으로 봉사한다.

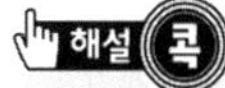

참모(막료)조직은 구체적인 집행권이나 명령권을 행사할 수 없다. 계선조직이 구체적인 집행권과 명령권을 행사한다.

## 04 다음 중 집권화의 특징에 해당하지 않는 것은?

① 위기 상황과 같은 불리한 조직 환경에 효과적인 조직구조이다.
② 통일성을 촉진할 수 있다.
③ 중복과 혼란을 피할 수 있다.
④ 대규모조직에 효용이 크다.

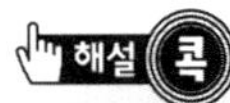

집권화와 분권화의 특징

| 구 분 | 집권화 | 분권화 |
|---|---|---|
| 장 점 | • 위기 상황과 같은 불리한 조직 환경에 효과적인 조직구조이다.<br>• 통일성을 촉진할 수 있다.<br>• 중복과 혼란을 피할 수 있다. | • 최고관리자의 과도한 의사결정 부담을 경감하고 하부 조직구성원의 능력과 기술을 적극적으로 활용할 수 있다.<br>• **대규모조직에 효용이 크다.**<br>• 조직실정에 맞는 업무처리가 가능하다. |
| 단 점 | • 조직의 관료주의화 및 권위주의적 성향이 초래된다.<br>• 창의성, 자주성, 혁신성, 탄력성이 결여된다. | • 중앙의 지휘감독이 약화된다.<br>• 업무의 중복이 초래된다.<br>• 조정이 어렵다. |



## 05 공식화에 대한 설명으로 옳지 않은 것은?

① 규칙 등이 문서화된 정도를 뜻한다.
② 높은 공식화는 과업 수행의 지속성을 확보할 수 있다.
③ 공식화 수준이 높은 과업을 수행하는 조직구성원에게는 재량의 여지가 많다.
④ 지나친 문서주의(red tape)를 초래할 수 있다.

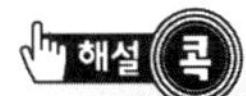

공식화 수준이 높은 과업을 수행하는 조직구성원에게는 재량의 여지가 적다.

## 06 유기적 조직구조에 대한 설명으로 옳지 않은 것은?

① 직무 · 권한 · 책임관계의 탄력성 ② 명령통일의 원칙
③ 분권적 의사결정 ④ 수평적 · 인격적인 상호작용

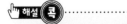

해설 콕

유기적 조직구조는 직무 · 권한 · 책임관계의 탄력성, 분권적 의사결정, 수평적 · 인격적인 상호작용으로 특징지어지는 비관료제적 조직구조이다.
명령통일의 원칙과 계층의 원칙은 반드시 지켜지지는 않는다. 그러나 기업 전체목적을 달성하기 위해 각 부문간 경계를 넘어 상호간의 유기적인 협동이 행해지고 있다.

정답 01 ② 02 ③ 03 ③ 04 ④ 05 ③ 06 ②

## 07 관료제의 특징에 대한 설명으로 옳지 않은 것은?

① 창의성 존중
② 업무의 전문화 및 효율적 처리
③ 권한과 책임의 명확화
④ 목적전도(목적전치)의 현상

해설 콕

관료제의 장 · 단점

| | |
|---|---|
| 장 점 | • 업무의 전문화 및 효율적 처리<br>• 권한과 책임의 명확화<br>• 문서로 규정된 규약과 절차 |
| 단 점 | • <u>창의성 무시</u><br>• 목적전도(목적전치)의 현상<br>• 인간소외현상<br>• 비능률성(무사안일주의) |

## 08 조직구조의 특성을 기계적 구조와 유기적 구조로 구분하는 경우 다음에서 유기적 구조의 특성에 해당하는 것은?

① 좁은 직무범위
② 분명한 책임관계
③ 높은 팀워크
④ 높은 집권화

해설 콕

유기적 조직은 변화하는 환경에 빠르게 적응하기 위한 조직으로 신축성, 자율성, 적응성 등을 특징으로 하는 동태적 조직이다. 그러므로 조직구성원간의 협동성(팀워크)이 중요한 요소로 작용한다.

## 09 관리자의 업무를 전문화하고 수평적 분업관계에서 연결되는 부문별로 전문관리자를 두어 작업자를 지휘, 감독하는 형태의 구조는?

① 사업부 구조
② 관료제 구조
③ 직능식 구조
④ 유기적 구조

해설 콕

관리자의 업무를 전문화하고 수평적 분업관계에서 연결되는 부문별로 전문관리자(직장 ; 職長)를 두어 작업자를 지휘, 감독하는 형태의 구조는 직능식 구조에 해당한다.

## 10 다음 중 사업부 조직의 세가지 유형에 해당하지 않는 것은?

① 독립채산제로서 독립적인 경영활동을 통해 실현한 이익을 자체적으로 처리하고 책임지는 이익책임 단위로서의 유형
② 각 사업부에 할당된 시장을 책임지고 관리하여 더 나아가 시장을 개척하는 시장책임 단위로서의 유형
③ 권한이 각 사업부에 대폭 위양되어 있는 분권적 단위로서의 유형
④ 최고경영층과 본부의 스탭에 집중된 집권적 단위로서의 유형

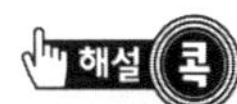


세가지 유형은 ①, ②, ③이며, 사업부 조직체제하에서의 최고경영층과 본부의 스탭은 전사적 목표의 설정, 사업부간 자원배분, 사업부의 업적평가, 전사적 지원기능 등을 담당한다.

## 11 조직구조의 유형 중에서 기능별 구조(functional structure)와 비교하여 사업별 구조(divisional structure)가 가지는 장점으로 보기 어려운 것은?

① 사업부서 내의 기능간 조정이 용이하고 변화하는 환경에 신속하게 대응할 수 있다.
② 성과책임의 소재가 분명해 성과관리 체제에 유리하다.
③ 특정 산출물별로 운영되기 때문에 고객만족도를 제고할 수 있다.
④ 중복과 낭비를 예방하고 기능 내에서 규모의 경제를 구현할 수 있다.

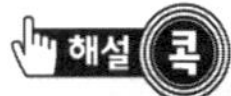


④는 기능별 구조의 장점이다. 사업별 구조는 각각의 사업부서 내에서 여러 가지 기능을 중복적으로 수행하므로, 공통관리비의 절감효과가 작아 중복과 낭비가 초래되고 규모의 경제를 구현할 수 없다.

## 12 애드호크라시(adhocracy)에 대한 설명으로 가장 옳지 않은 것은?

① 애드호크라시는 특정 업무를 수행하기 위해 다양한 분야의 전문가가 일시적으로 구성된 후 업무가 끝나면 해체되는 경우가 많다.
② 애드호크라시는 문제해결 지향적인 체계이다.
③ 애드호크라시는 변화가 심하고 적응력이 강한 임시적인 체계이다.
④ 애드호크라시는 수평적 조직 형태를 갖추고 있기 때문에 권한과 책임을 둘러싼 갈등은 발생하지 않는다.

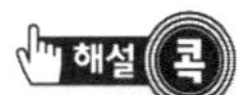


애드호크라시는 계층제 형태를 띠지 않기 때문에 오히려 권한과 책임이 모호하여 조직내 갈등이 발생할 가능성이 높다. 수평구조인 팀제의 경우 팀장의 조직 장악력이 부족할 경우 계층이 없음으로 인한 갈등이 생길 수 있고, 매트릭스 조직도 기능적 구조와 사업 구조가 결합되어 명령계통이 이원화된 관계로 역시 신속한 결정이 어렵고 갈등이 발생할 소지가 높은 조직이다.

정답 07 ① 08 ③ 09 ③ 10 ④ 11 ④ 12 ④

**13** 다음 글에서 설명하는 조직구조로 옳은 것은? 기출 2017 지방직

> • 전통적인 기능 조직과 프로젝트 조직의 장점을 혼합한 조직이다.
> • 의사결정의 어려움 및 권력 투쟁의 발생가능성이 단점이다.
> • 관련 분야간 상호협력 및 조직의 유연성 제고가 장점이다.

① 라인스탭 조직 ② 프로젝트 조직
③ 라인 조직 ④ 매트릭스 조직

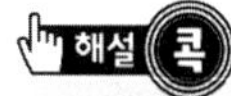

매트릭스 조직에 대한 설명이다.

**14** 프로젝트 팀에 대한 설명으로 옳지 않은 것은?

① 다양한 분야의 전문가집단으로 이루어진, 특수목표를 위한 비일상적 업무달성을 위한 임시조직이다.
② 조직구성원의 책임이나 권한관계는 상하관계가 되도록 하는 것이 중요하다.
③ 기술환경과 시장환경 변화에 적응하기 위해 기술 핵심조직이 유기적인 형태로 운영되는 구조이다.
④ 과업이 일단 완수되면 해산하고 새로운 사업에는 새로운 팀이 구성된다.

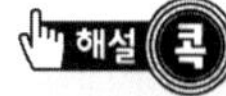

프로젝트 팀을 구성할 때에는 동등한 위치를 갖는 전문가들을 수평적 조직으로 편성하게 되며, 이때 조직구성원의 책임이나 권한관계도 상하가 아닌 좌우의 관계가 되도록 하는 것이 중요하다.

**15** 태스크 포스에 대한 설명으로 옳지 않은 것은?

① 대형 프로젝트 수행 ② 일시적
③ 공식적 또는 비공식적 ④ 여러 집단의 대표자나 전문가

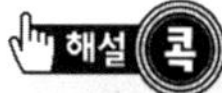

프로젝트 팀과 태스크 포스

| 구 분 | 프로젝트 팀(임시팀) | 태스크 포스(임시위원회) |
|---|---|---|
| 목 적 | 대형 프로젝트 수행 | 소규모 특정문제 해결 |
| 존속기간 | 장기적 | 일시적 |
| 성 격 | 공식적 | 공식적 또는 비공식적 |
| 구성원 | 다양한 분야의 전문가나 구성원 | 여러 집단의 대표자나 전문가 |

## 16 조직 활동을 기능별로 전문화시키고 전문화된 부문들을 프로젝트로 통합시키는 조직 형태로서, 수직적 조직관리 개념에 수평적 조직 개념을 부가한 이중의 지휘체계를 가지는 조직은?

기출 2010 지방직

① 태스크 포스(task force)
② 행렬 조직(matrix organization)
③ 계선 조직(line organization)
④ 관료제(bureaucracy)

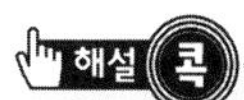


매트릭스 조직(행렬 조직 ; matrix organization)은 한 사람의 업무담당자가 기능부문과 제품부문의 관리자로부터 동시에 통제를 받도록 이중권한 구조를 형성하고 있다.

## 17 위원회 조직의 특징으로 볼 수 없는 것은?

① 결정의 신속성・기밀성을 기할 수 있다.
② 책임소재가 불분명하다.
③ 각 부문간의 이견을 조정・통합하여 업무처리의 능률성을 기할 수 있다.
④ 압력단체(이익집단)의 활동무대가 될 가능성이 높다.

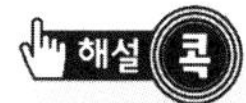


결정이 지연되어 신속성・기밀성을 기하기 어렵고, 시간과 경비가 많이 소요된다.

## 18 팀 구조(수평구조)에 대한 설명으로 옳지 않은 것은?

① 고객 수요 변화에 신속히 대응할 수 있도록 조직의 신축성을 크게 제고할 수 있는데 있다.
② 신속한 의사결정 체계가 이루어진다.
③ 부서간의 경계가 제거되어 조직 전체의 관점에서 업무를 이해하게 된다.
④ 팀원의 사기가 향상된다.

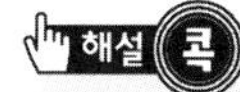


승진기회의 박탈로 인한 사기저하가 올 수 있다.



정답 13 ④ 14 ② 15 ① 16 ② 17 ① 18 ④

## 19 라인 조직(군대식 조직)에 대한 설명으로 옳지 않은 것은?

① 책임, 권한이 명백하다.
② 부문간 유기적 조정이 원활하다.
③ 명령이 명확하고 통솔이 잘된다.
④ 결정이 신속하다.

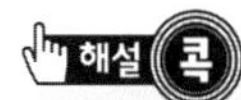

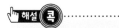

라인 조직에는 법무팀, 회계부, 인사부, 정보기술부 등의 경영관리 지원전문가가 존재하지 않으며, 각 부문간 유기적 조정이 곤란하다.

## 20 핵심 역량 위주로 조직의 주요 기능을 합리화하고, 여타 기능은 외부 기관들과 계약 관계를 통해 수행하는 조직구조 유형은?

① 네트워크 구조
② 라인스탭 조직
③ 스탭 조직
④ 라인 조직(군대식 조직)

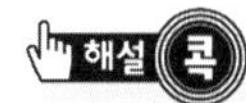

네트워크 구조에 대한 설명이다.

② **라인스탭 조직** : 기업목표 달성에 필요한 핵심적 활동을 수행하는 라인 조직에 전문적 지식이나 기술을 가지고 라인의 활동을 도와주는 스탭을 결합한 조직이다.
③ **스탭 조직** : 라인 조직을 도와서 전문적 지식과 기술, 경험으로 목표달성을 위한 활동이 원활하도록 간접적으로 지원하는 역할을 한다.
④ **라인 조직(군대식 조직)** : 최고경영자의 권한과 명령이 직선적으로 하급자 또는 일선관리자까지 내려가는 구조이므로, 명령일원화의 원칙이 유지되는 명령식 구조이다.

## 21 조직이 대규모화되는 초기상황, 경영환경이 안정적이고 확실성이 높은 상황에 효과적인 조직 형태는?

기출 2018 서울시

① 라인스탭 조직(Line staff organization)
② 라인 조직(Line organization)
③ 프로젝트 조직(Project organization)
④ 매트릭스 조직(Matrix organization)

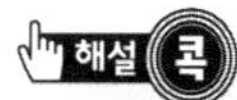

주요 조직의 형태별 특징

| | |
|---|---|
| 라인 조직 | • 최고경영자의 권한과 명령이 직선적으로 하급자 또는 일선관리자까지 내려가는 명령식 구조이다.<br>• 창업단계 혹은 중·소규모의 조직에 효과적이다. |
| 라인스탭 조직 | • 라인 조직에 전문적 지식이나 기술을 가지고 라인의 활동을 도와주는 스탭을 결합한 조직이다.<br>• 조직이 대규모화되는 초기상황, 경영환경이 안정적이고 확실성이 높은 상황에 효과적이다. |
| 프로젝트 조직 | • 다양한 분야의 전문가집단으로 이루어진, 특수목표를 위한 비일상적 업무달성을 위한 임시조직이다.<br>• 과업이 완수되면 해산하고 새로운 사업에는 새로운 팀이 구성된다. |
| 매트릭스 조직 | • 전통적인 기능 조직과 프로젝트 조직의 장점을 혼합한 조직이다.<br>• 인적자원을 효율적으로 활용할 수 있으며, 시장 변화에 대해 빠른 대처가 가능하다. |

**22** 라인스탭 조직에 대한 설명으로 가장 옳지 않은 것은? 기출 2020 서울시

① 스탭 조직은 실질적인 집행권이나 명령권을 가진다.
② 조직이 대규모화 되면서 업무 조언을 위한 기능이 설치된 조직이다.
③ 스탭은 라인의 합리적인 의사결정을 도울 수 있다.
④ 라인과 스탭간의 권한과 책임의 소재가 불분명할 수 있다.

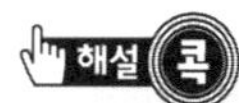

라인스탭 조직은 기업목표 달성에 필요한 핵심적 활동을 수행하는 라인 조직에 전문적 지식이나 기술을 가지고 라인의 활동을 도와주는 스탭을 결합한 조직이다.
스탭 조직은 실질적인 집행권이나 명령권은 없으나, 라인관리자가 의사결정을 할 때 조언, 지원 조성, 촉진, 협조 등을 하는 조직으로, 목표 달성에 간접적으로 기여한다.

**23** 매트릭스 조직에 대한 설명으로 가장 옳지 않은 것은? 기출 2019 서울시

① 구성원의 능력과 재능을 최대한 활용할 수 있다.
② 강력한 추진력으로 의사결정을 신속하게 할 수 있다.
③ 고객의 요구나 시장의 변화에 신속하게 대응할 수 있다.
④ 구성원들의 역할과 관련된 갈등이나 모호성이 발생할 수 있다.

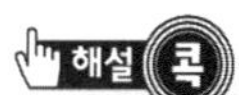

매트릭스 조직은 한 사람의 업무담당자가 기능부문과 제품부문의 관리자로부터 동시에 통제를 받도록 이중 권한구조를 형성하고 있는 조직을 말한다. 두 명의 상사를 갖는 구조이기 때문에 역할갈등 및 권력투쟁이 발생할 가능성이 있으며, 두 라인간 의사소통 및 결정에 많은 시간이 필요하다.
②는 라인 조직 등에 대한 설명이다.

**24** 다음 조직구조의 유형들을 수직적 계층을 강조하는 구조에서 수평적 조정을 강조하는 구조로 옳게 배열한 것은?

ㄱ. 유기적 구조
ㄴ. 사업 구조
ㄷ. 기능 구조
ㄹ. 네트워크 구조
ㅁ. 기계적 구조

① ㄷ - ㅁ - ㄴ - ㄹ - ㄱ
② ㄷ - ㅁ - ㄹ - ㄱ - ㄴ
③ ㅁ - ㄷ - ㄴ - ㄹ - ㄱ
④ ㅁ - ㄷ - ㄹ - ㄴ - ㄱ

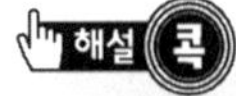

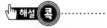

다프트(R. L. Daft)는 기계적 구조와 유기적 구조를 양극단에 위치시키고 가운데에 대안적 조직구조 5가지를 추가하여 모두 일곱 가지 조직모형을 유기적 구조의 순으로 제시하였는데 '**기계적 구조 - 기능 구조 - 사업 구조 - 매트릭스 구조 - 수평 구조 - 네트워크 구조 - 유기적 구조**' 순으로 수평적 조정과 차별화 전략을 중시하는 구조로 파악하였다.

**25** 최근 보건행정 조직을 개편하면서 서비스 친절 프로젝트팀을 계선 조직에 완전히 첨가하여 조직하였다. 새롭게 편성된 조직의 장점은?

가. 조직의 자원이용이 효율적이다.
나. 조직의 관리기술을 발전시킬 수 있다.
다. 조직의 기능적, 생산적 관리가 다 가능하다.
라. 구성원들의 혼란을 줄일 수 있다.

① 가, 나, 다
② 가, 다
③ 나, 라
④ 가, 나, 다, 라

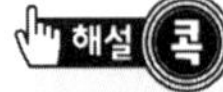


매트릭스 조직의 장점은 가, 나, 다이며, 매트릭스 조직의 단점으로는 명령일원화의 원칙에 위배되므로 명령의 이중화 내지 일관성 결여로 구성원의 혼란을 야기할 수 있다.

## 26 보건의료조직에 있어서 전통적인 관료제 조직의 경직성을 극복하기 위하여 오늘날 많이 채택되고 있는 조직의 형태끼리 바르게 조합된 것은?

| | |
|---|---|
| 가. Team 조직 | 나. Matrix 조직 |
| 다. Adhocracy | 라. 위원회 |

① 가, 나, 다 ② 가, 다
③ 나, 라 ④ 가, 나, 다, 라

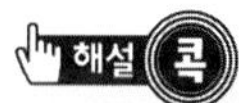

가, 나, 다, 라. 모두 전통적인 관료제 조직의 경직성을 극복하기 위하여 오늘날 많이 채택되고 있는 조직의 형태이다.

## 27 불확실하고 동태적인 상황에서 보건의료조직이 채택하는 방법으로 적절하지 않은 것은?

① 태스크 포스의 활용 ② 계층제의 확립
③ 팀제 도입 ④ 수평적 활동의 활성화

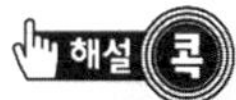

관료제 조직의 경직성을 극복하기 위하여 대두된 이론으로서 Adhocracy와 같은 신축성 있는 이론과 관련성이 깊다. 대표적인 이론으로는 태스크 포스, 프로젝트 팀, 매트릭스 조직, 팀제의 도입을 들 수 있다. 상대적으로 계층제와는 관련성이 없다.

## 28 다음 중 SWOT전략 중 SO전략은?

① 자사의 강점과 시장의 기회를 결합하여 사업영역이나 시장, 사업포트폴리오 등을 확장하는 공격적인 전략을 구사하는 전략
② 약점을 보완하여 기회를 살리는 전략
③ 강점을 가지고 시장의 위협을 회피하거나 최소화하는 전략
④ 약점을 보완하면서 위협을 회피, 최소화하는 전략

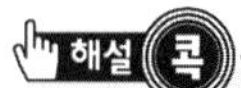

① SO전략, ② WO전략, ③ ST전략, ④ WT전략

## 29 〈보기〉의 보건의료분야 SWOT 분석에 따른 대응전략으로 가장 옳은 것은?

기출 2022 서울시

> • 최첨단 의료시설과 장비, 최고의 의료진
> • 정부의 통제와 규제, 새로운 경쟁자의 등장

① SO전략 ② WO전략
③ ST전략 ④ WT전략

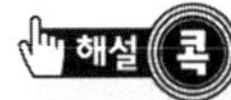


ST전략은 위협(정부의 통제와 규제, 새로운 경쟁자의 등장)을 회피하고, 강점(최첨단 의료시설과 장비, 최고의 의료진)을 사용하는 전략이다.

## 30 특정 분야의 우수한 경영사례를 표적으로 삼아 그들의 뛰어난 운영 방식을 도입하여 조직의 경쟁력을 높이고 혁신을 추구하는 기법은?

기출 2009 지방직

① Restructuring(리스트럭처링)
② Benchmarking(벤치마킹)
③ Total Quality Management(총체적 품질관리)
④ Reengineering(리엔지니어링)

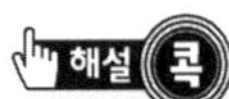


미국의 제록스(Xerox) 사가 일본의 경쟁 기업들의 경영 노하우를 분석하고, 그 결과를 경영에 활용하여 다시 기업 경쟁력을 회복한 경영전략인 Benchmarking(벤치마킹)에 대한 설명이다.

① Restructuring(리스트럭처링)은 비전이나 미래목표에 도달하기 위해서 조직구조를 혁신적으로 재구축하는 것을 말한다.
③ TQM(총체적 품질관리)은 궁극적 목적인 고객만족과 관리개선을 위하여 고객지향적인 서비스 품질에 초점을 두고 전직원의 참여를 통하여 지속적 서비스 개선을 도모해 나가는 통합관리체계이다.
④ Reengineering(리엔지니어링)은 기업의 활동이나 업무의 전반적인 흐름을 분석하고, 경영 목표에 맞도록 조직과 사업을 최적으로 다시 설계하여 구성하는 것이다.

## 31 조직변화를 설명하는 레윈(K. Lewin)의 이론에 대한 설명으로 가장 옳지 않은 것은?

기출 2018 서울시

① 조직변화를 위한 준비단계를 해빙기라고 한다.
② 변화기에는 문제해결을 통해 변화하고자 하는 동기를 갖는다.
③ 변화 영역에 변화를 주고자 하는 단계를 변화기라고 한다.
④ 재결빙기가 있으면 안정화된다.

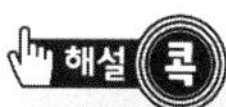


레윈(K. Lewin)의 3단계 변화관리 모델

| 해빙기 | • 조직변화를 위한 준비단계를 말한다.<br>• **문제해결을 통해 변화하고자 하는 필요성과 동기를 갖는 단계**이다. |
|---|---|
| 변화기 | • 구체적으로 변화하는 단계이다.<br>• 다양한 방법으로 변화를 시도하는 단계이다. |
| 재결빙기 | • 변화를 지속시키기 위한 단계이다.<br>• 변화가 조직 내에 자리 잡게 하여 안정화시키는 단계이다. |

## 32 최근 다문화가족의 이혼이 증가함에 따라 해당 문제에 대처하기 위해 보건복지부, 법무부, 여성가족부 등을 포함하여 한시적으로 '다문화가족정책위원회'를 운영하기로 했다. 이 조직 구조의 장점에 해당하지 않는 것은?

기출 2021 서울시

① 인력 구성의 탄력성을 보인다.
② 목적 달성을 위해 자원을 집중할 수 있다.
③ 환경변화에 적응성이 높은 편이다.
④ 최고관리자가 지속적으로 장기계획에 집중할 수 있다.

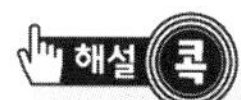


한시적으로 '다문화가족정책위원회'를 운영하기로 했기 때문에 최고관리자가 지속적으로 장기계획에 집중할 수 없다.

다문화가족정책위원회

다문화가족정책위원회는 「다문화가족지원법」 제3조의4의 규정에 따라 다문화가족의 삶의 질 향상과 사회통합에 관한 중요사항을 심의・조정하기 위하여 설치한 국무총리 소속 위원회로 관계 중앙행정기관의 장(12명)과 국무총리가 위촉하는 7명 이내의 민간인 등 위원장을 포함한 20명 이내의 위원으로 구성되며, 다문화가족지원을 위한 기본계획 및 시행계획의 수립・시행, 추진실적 점검 및 평가 그리고 각종 다문화가족 지원사업의 조정・협력 등에 관한 사항을 심의・조정한다.

정답 29 ③ 30 ② 31 ② 32 ④

## 03 조직행태론

**01** 매슬로우(A. Maslow)의 욕구 5단계설 중에서 소속감은 어느 욕구에서 느낄 수 있는가?

① 생리적 욕구
② 안전의 욕구
③ 사회적 욕구
④ 존경의 욕구

해설 콕

사회적 욕구
사회적 및 사교적인 본질과 관계되는 것으로 동료의식, 소속감, 우정, 애정 등의 욕구를 말한다.
① **생리적 욕구** : 음식, 물 등 인간의 가장 기본적인 생존을 위한 욕구를 말한다.
② **안전의 욕구** : 일단 생존의 욕구가 충족되면 신체적인 피해와 상실에 대하여 자신을 보호함으로써 지속적인 생존을 도모한다.
④ **존경의 욕구** : 자신의 중요성을 다른 사람에게 인식시키고자 하는 욕구로 그로 인해 자기 자신에 대한 존경의 욕구를 말한다.

**02** 매슬로우(A. Maslow)의 욕구이론 중 자신의 잠재력을 극대화 시키려는 욕구단계는?

기출 2015 지방직

① 사회적 욕구
② 자아실현의 욕구
③ 존경의 욕구
④ 생리적 욕구

해설 콕

존경의 욕구가 어느 정도 충족되면 다음에는 최상위 욕구인 자아실현의 욕구가 발생하게 된다. 자아실현의 욕구는 자신의 잠재능력을 최대한으로 발휘하여 최상의 인간으로서 자기완성을 이루려는 욕구이다.

**03** 알더퍼(C. Alderfer)의 ERG이론에서 주장하는 3가지 욕구에 해당하지 않는 것은?

① 생존(존재) 욕구
② 관계 욕구
③ 안전 욕구
④ 성장 욕구

해설 콕

ERG이론에서의 욕구는 생존(존재) 욕구, 관계 욕구, 성장 욕구의 세가지로 나뉜다.

**04** 동기부여이론 중 사람들의 욕구는 단계적으로 이루어져 있지 않으며, 불만족과 만족 증진은 서로 별개의 차원으로 이루어져 있다고 주장한 학자는? 기출 2015 지방직

① 맥그리거(D. McGregor) ② 아지리스(C. Argyris)
③ 브룸(V. Vroom) ④ 허즈버그(F. Hezberg)

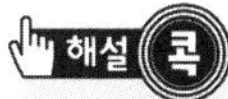


허즈버그(F. Hezberg)는 만족을 얻으려는 욕구(만족 · 동기요인)와 불만을 피하려는 욕구(불만 · 위생요인)를 별개의 평행선 위에 놓고 이원화시켜 고찰한다.

**05** 조직에서 인간의 동기를 설명하는 허즈버그(F. Herzberg)의 이론에 대한 설명으로 가장 옳지 않은 것은? 기출 2019 서울시

① 사람의 욕구를 만족과 불만족의 2요인으로 설명하고 있다.
② 욕구를 단계적으로 보고 하위욕구가 충족되면 다음 단계의 욕구가 동기부여를 할 수 있다.
③ 임금에 대한 불만족을 제거하여야 하지만 이를 통해 동기가 부여되는 것은 아니다.
④ 성취감, 승진 등의 동기요인이 만족되면 적극적인 태도로 유도될 수 있다.

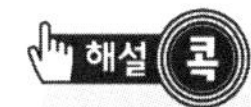


허즈버그(F. Hezberg)의 2요인이론은 인간의 욕구가 단계별(욕구단계설, ERG이론)로 계층을 이루는 것이 아니라 부정적 행동을 방지하는 요인과 긍정적 행동을 유발하는 요인이라는 별개의 요인으로 이루어져 있고, 이 중 긍정적 행동을 유발하는 요인만이 동기부여요인으로 작용한다고 설명하는 이론이다. ②는 매슬로우(A. Maslow)의 욕구계층제이론에 대한 설명이다.

CHAPTER 05 보건조직론

**06** 맥클리랜드(D. C. McClelland) 동기이론 중 개인 및 사회의 발전과 관련이 있는 것은?

① 성취 욕구 ② 소속(친교) 욕구
③ 권력(지배) 욕구 ④ 생존(존재) 욕구

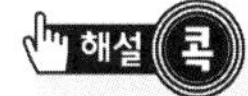


맥클리랜드(D. C. McClelland)의 성취동기이론

- 인간은 성취 욕구, 소속(친교) 욕구, 권력(지배) 욕구가 있는데, 개인 및 사회의 발전은 성취 욕구와 밀접한 상관관계를 갖는다는 이론을 말한다.
- 높은 성취동기의 사람들로 구성된 조직이나 사회의 경제 발전이 빠르며, 성취동기가 높은 사람들은 좀 더 훌륭한 경영자로서 성공한다고 주장한다. 특히, 한 나라의 경제 성장은 그 사회구성원의 성취 욕구의 함수라고 주장한다.

정답 01 ③ 02 ② 03 ③ 04 ④ 05 ② 06 ①

## 07 McGregor의 Y이론과 관계가 적은 것은?

① Likert의 체제 Ⅲ·Ⅳ
② Maslow의 상위욕구
③ Herzberg의 불만요인(위생요인)
④ Argyris의 성숙인간

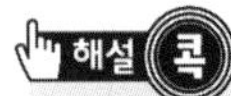

Herzberg의 불만요인(위생요인)은 단순히 불만을 제거해 주는 요인으로 만족요인이 아니다. 따라서 Y이론적 관리전략과 무관하다.

## 08 맥그리거(D. McGregor)의 Y이론에 대한 설명으로 가장 옳은 것은? 기출 2018 서울시

① 구성원은 처벌과 통제를 해야 한다.
② 조직구성원들의 경제적 욕구 추구에 대응한 경제적 보상 체계가 확립되어야 한다.
③ 자기통제와 자기지시를 행할 수 있다.
④ 인간은 자기중심적이고 책임지는 것을 싫어한다.

해설 콕

맥그리거(D. McGregor)의 XY이론

| 구분 | 내용 |
|---|---|
| X이론 인간관 | • 인간은 본래 일을 싫어하고, 가급적이면 일을 기피하려고 한다.<br>• 인간이 일을 싫어하기 때문에 조직의 목적 지향적인 노력을 조성하기 위해서는 강압, 통제, 지시, 벌칙에 의한 위협 등이 필요하다.<br>• 보통 인간은 지시받는 것을 좋아하고, 책임을 회피하려고 하며, 야심이 적고, 그 무엇보다도 안전만을 추구하려고 한다.<br>• 강제·명령·통제·금전에 의한 유인·위협·벌칙 등을 강조한다. |
| Y이론 인간관 | • 인간은 원천적으로 일을 싫어하지 않으며, 조건만 맞으면 일을 자연스럽게 받아들인다.<br>• 인간은 자기가 실행하려는 목표의 달성을 위하여 **자기지시와 자기통제를 한다**.<br>• 보통의 사람은 적당한 조건하에서는 책임을 지려고 할 뿐만 아니라 추구하기까지 한다.<br>• 조직 문제를 해결하는데 있어서 상상력, 재간, 창조성을 고도로 활용하려는 능력은 모든 사람에게 고루 퍼져 있다.<br>• 명령·통제를 줄이고, 개개인의 자발적 근무의욕과 동기가 발생하도록 유인한다.<br>• 조직원의 사회심리적 욕구충족을 강조해야 한다. |

**09** **보건의료인력은 보건의료서비스를 제공하는데 필요한 인력자원이다. 인력자원의 동기부여에 관한 이론과 그 설명이 옳지 않은 것은?** 기출 2010 지방직

① 욕구단계이론 : 인간의 욕구 중 사회적 욕구는 기본적인 의식주 및 안전의 욕구가 충족되었을 경우 비로소 실현하고자 하는 욕구를 가지게 된다.

② X・Y이론 : 일을 싫어하고 수동적인 인간형의 경우는 보상과 제재에 의한 관리가 가장 적합하며, 일을 좋아하고 적극적인 인간형의 경우는 민주적 리더십과 권한의 위임 등이 적합하다.

③ 2요인이론 : 불만요인과 만족요인은 별개의 차원으로 구성되지 않으며, 불만요인이 사라지면 바로 만족을 하게 된다.

④ 미성숙－성숙이론 : 인간은 미성숙 단계에서 성숙한 단계로 나아가며, 조직의 관리방법은 이러한 과정에 영향을 끼치게 된다.

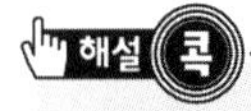


2요인이론

위생(불만족)요인이 충족되는 것은 단지 직무불만족 요인을 제거하는 것일 뿐이며, 직무만족에 영향을 주려면 동기(만족)요인을 강화해야 한다는 이론이다. 이것은 우선 위생(불만족)요인을 충족하고, 그에 멈추지 말고 동기(만족)유발요인을 충족시켜야 한다는 결론에 이른다.



**10** **V. Vroom의 기대이론에 대한 설명으로 옳지 않은 것은?** 기출 2012 지방직

① 어떤 방법으로 동기를 불러일으킬 수 있는가에 초점을 둔 과정이론이다.

② 수단성(instrumentality)은 개인 활동의 성과와 그에 따른 보상의 관계를 나타낸다.

③ 기대감(expectancy)은 특정 행위를 통해 달성될 성과의 객관적 확률이다.

④ 유의성(valence)은 특정한 보상에 대한 한 개인의 선호도이다.

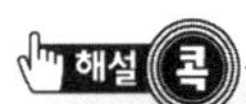


결과 또는 보상과 기대감

| 결과 또는 보상<br>(outcome or reward) | 행동의 산물로서 개인행동의 성과와 같은 1차적 결과(first-level outcome)와 성과에 따른 보상과 승진 등 2차적 결과(second-level outcome)로 구분된다. |
|---|---|
| 기대감<br>(expectancy) | • 자신의 노력이 일정한 성과(1차적 결과)를 달성한다는 기대이다.<br>• 이것은 수치로 표현할 때 행동과 결과간에 전혀 관계가 없는 0의 상태로부터 시작하여 행동과 결과간의 관계가 확실한 1의 사이에 존재한다. |

정답 07 ③ 08 ③ 09 ③ 10 ③

## 11 브룸(V. Vroom)의 기대이론(Expectancy Theory)에 대한 설명으로 옳지 않은 것은?

**기출** 2017 지방직

① 유의성은 보상에 대한 객관적 선호의 정도이다.
② 전체 동기부여 수준은 0의 값을 가질 수 있다.
③ 수단성은 성과가 보상을 가져올 것이라는 믿음이다.
④ 기대감은 자신의 노력이 일정한 성과를 달성한다는 기대이다.

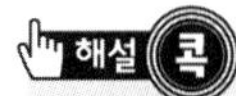


유의성은 보상에 대한 주관적 선호의 정도이다.

## 12 동기부여이론들과 관련된 다음 설명 중 가장 옳은 것은?

① 매슬로우의 욕구단계론, 알더퍼의 ERG이론, 브룸의 기대이론(VIE)은 과정이론이 아닌 내용이론에 속한다.
② 매슬로우의 생리적 욕구는 알더퍼의 성장 욕구와 유사하다.
③ 허즈버그의 2요인이론에 따르면 위생요인의 변화는 동기요인의 변화를 가져온다.
④ 브룸의 기대이론에서는 기대감(expectancy), 수단성(instrumentality), 유의성(valence)이 동기를 결정한다.

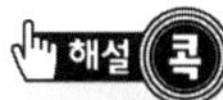


① 브룸의 기대이론(VIE)은 내용이론이 아닌 과정이론에 속한다.
② 매슬로우의 생리적 욕구는 알더퍼의 생존 욕구와 유사하다.
③ 위생요인과 동기요인은 별개이며, 위생요인의 제거는 불만을 없애줄 뿐, 동기를 부여하거나 만족을 가져다주지는 못한다.

## 13 다음 중 동기부여이론의 제안자와 이론 및 그 특성을 바르게 조합한 것은?

**기출** 2016 지방직

① 허즈버그(F. Herzberg) – 2요인이론 – 불만족요인의 해소가 만족요인을 증대시킨다.
② 브룸(V. Vroom) – 기대이론 – 동기수준은 달성가능성과 욕구의 크기 등에 의해 결정된다.
③ 맥그리거(D. McGregor) – X・Y이론 – X이론에서 인간은 조직문제 해결에 창의적이다.
④ 매슬로우(A. Maslow) – ERG이론 – 인간의 욕구를 존재 욕구, 안전 욕구, 성장 욕구로 구분하였다.

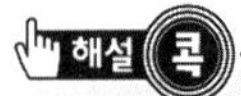

① 허즈버그(F. Herzberg)는 만족요인에 영향을 주는 요인을 '동기요인'이라 하고, 불만족요인을 '위생요인'이라고 명명하였다. 위생요인이 충족되는 것은 단지 불만족요인을 제거하는 것일 뿐이며, 만족요인에는 영향을 주지 못하므로, 직무만족에 영향을 주려면 동기요인을 강화해야 한다고 주장하였다.
③ 조직문제 해결에 창의적인 이론은 Y이론이다.
④ ERG이론은 알더퍼(C. Alderfer)가 주장하였다.

## 14 아담스(J. S. Adams)의 공정성(공평성)이론에 대한 설명으로 옳지 않은 것은?

기출 2017 지방직

① 비교집단과 투입 – 산출의 비율에 대한 비교를 통해 공정하다고 느낄 때 인간은 행동한다.
② 형평성의 비교과정을 투입에 대한 산출의 비율로 설명한다.
③ 투입에는 직무수행에 동원한 노력, 기술, 교육수준, 사회적 지위 등이 포함된다.
④ 산출에는 개인이 받게 되는 보수, 승진, 직업안정성, 사회적 상징, 책임 등이 포함된다.

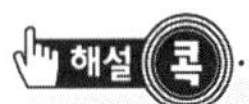

공정하지 않다고 느낄 때 불공정성을 해결하려고 행동한다.

CHAPTER 05 보건조직론

## 15 다음 〈보기〉의 내용과 관련이 있는 동기이론은?

> 내재적으로 동기화된 행동에 외적 보상이 주어졌을 때 내재적 동기가 오히려 삭감되는 과잉정당화(Overjustification) 효과를 설명한다.

① 포터(L. Porter)와 롤러(E. Lawler)의 동기유발모형(EPRS모형)
② 데시(E. Deci)의 인지평가이론
③ 로크(E. A. Locke)의 목표설정이론
④ 아담스(J. S. Adams)의 공정성이론

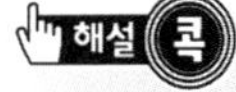

데시(E. Deci)의 인지평가이론은 내재적으로 동기화된 행동에 외적 보상이 주어졌을 때 내재적 동기가 오히려 삭감되는 과잉정당화(Overjustification) 효과를 설명한다. 즉 "외적 보상으로 외적 동기를 유발시켜 조직몰입을 높이고자 하는 것은 타인에 의해 통제된다는 느낌을 발생시켜 과업에 대한 흥미를 감소시키게 된다"는 이론이다.

정답 11 ① 12 ④ 13 ② 14 ① 15 ②

## 16 다음 중 동기부여이론의 성격이 다른 하나는?

① 알더퍼(C. Aldefer) – ERG이론
② 아지리스(C. Argyris) – 성숙 · 미성숙이론
③ 포터와 롤러(L. Porter & E. Lawler) – 업적만족이론
④ 맥클리랜드(D. C. McClleland) – 성취동기이론

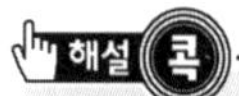

포터와 롤러(L. Porter & E. Lawler)의 업적만족이론은 동기이론 중 과정이론에 속한다.
나머지 ①, ②, ④는 내용이론에 속한다.

## 17 동기부여이론 중 내용이론이 아닌 것으로 가장 옳은 것은?

기출 2020 서울시

① 매슬로우(Maslow)의 욕구단계이론
② 아지리스(Argyris)의 미성숙 – 성숙이론
③ 브룸(Vroom)의 기대이론
④ 허즈버그(Herzberg)의 2요인이론

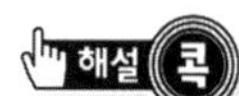

동기부여이론의 구분

| 구 분 | 정 의 | 대표적인 이론 |
| --- | --- | --- |
| 내용이론 | 인간행동의 원동력은 '무엇'이며, 사람들이 무엇을 원하고 필요로 하는 지를 연구하는 이론 | • 매슬로우(A. Maslow)의 욕구계층제이론<br>• 알더퍼(C. Alderfer)의 ERG이론<br>• 허즈버그(F. Herzberg)의 2요인이론<br>• 맥클리랜드(D. C. McClelland)의 성취동기이론<br>• 맥그리거(D. McGregor)의 XY이론<br>• 아지리스(C. Argyris)의 미성숙 – 성숙이론 |
| 과정이론 | 동기부여가 '어떤 과정'을 통해 일어나는가에 관한 이론 | • <u>브룸(V. Vroom)의 기대이론</u><br>• 아담스(J. S. Adams)의 공정성이론<br>• 로크(E. A. Locke)의 목표설정이론<br>• 데시(E. Deci)의 인지평가이론<br>• 포터(L. Porter)와 롤러(E. Lawler)의 동기유발모형(EPRS모형) |

**18** 하버드대학 메이오(Mayo) 교수의 호손 공장실험을 통한 조직관리에 대한 주장을 〈보기〉에서 모두 고른 것은? **기출** 2019 서울시

> ㄱ. 지나친 인간의 기계화, 작업 세분화는 오히려 작업의 능률 저하를 보였다.
> ㄴ. 조직구성원의 감정과 대인관계의 중요성을 보여주었다.
> ㄷ. 업무배분을 통한 전문화의 성과로 과학적 관리론의 중요성을 보여주었다.
> ㄹ. 최소한의 비용과 노동으로 최대의 생산효과를 찾는 것을 거부하였다.

① ㄱ
② ㄱ, ㄴ
③ ㄱ, ㄴ, ㄷ
④ ㄱ, ㄴ, ㄷ, ㄹ

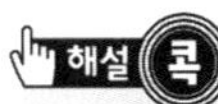


호손실험을 통한 조직관리에 대한 내용으로 옳은 것은 ㄱ, ㄴ이다.
ㄷ은 과학적 관리론에 대한 내용이며, ㄹ은 호손실험과 관련이 있는 내용으로 볼 수 없다.



**19** 〈보기〉에서 보건행정조직에서 리더십이 강조되는 이유로 옳은 것을 모두 고른 것은? **기출** 2019 서울시

> ㄱ. 다양한 전문가들의 복잡한 구조로 이루어져 있어 이를 조직성과로 이끄는데 리더십이 필요하다.
> ㄴ. 끊임없이 변화하는 외부환경에 적절히 대응하고 적응하기 위해 리더십이 필요하다.
> ㄷ. 새로운 기술의 도입과 같은 변화가 조직에 통합될 수 있도록 리더십이 필요하다.
> ㄹ. 보건행정조직은 빠른 의사결정과 통합을 위해 조직의 상하 수직관계의 리더십이 더욱 강조된다.

① ㄱ
② ㄱ, ㄴ
③ ㄱ, ㄴ, ㄷ
④ ㄱ, ㄴ, ㄷ, ㄹ

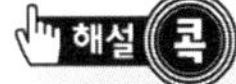


보건행정조직은 다양한 전문가들의 복잡한 구조로 이루어져 있고 끊임없이 변화하는 외부환경에 적절히 대응해야 하므로, 변화에 저항적인 권위형 리더십보다는 지도자가 부하들의 의견을 반영하여 의사결정을 하는 민주형 리더십이 강조된다고 할 수 있다.

**정답** 16 ③ 17 ③ 18 ② 19 ③

## 20 리더십 이론에 대한 다음 설명 중 틀린 것은?

① 과학적 관리론에서부터 연구되기 시작하였다.
② 행태론은 리더의 행동유형을 연구하였다.
③ 상황론은 상황에 따라 리더십이 효율성이 달라진다고 보았다.
④ 리더십 이론은 1930년대 인간관계론에서 연구가 시작되어 행태론에서 경험적으로 연구되었다.

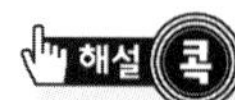


1920년대 후반 이후로 인간관계론적 접근법이 조직현상을 설명하고 이해하는데 하나의 중요한 패러다임으로서 그 위치를 확보함에 따라 조직학 분야에서 리더십 연구가 차지하는 비중이 상당히 커졌다. 즉, 조직목표의 효과적 달성은 조직구성원의 목표에 대한 몰입 정도에 의하여 크게 좌우되기 때문에 조직의 관리자는 조직구성원들의 노력을 통합하고 조정하는데 많은 관심을 기울여 왔다.

## 21 리더십에 관한 다음 설명 중 가장 옳지 않은 것은?

① 특성론적 접근법은 주로 업무의 특성과 리더십 스타일 사이의 관계에 초점을 맞춘다.
② 행태론적 접근법은 리더의 행동과 효과성 사이의 관계에 관심을 갖는다.
③ 상황론적 접근법에 기초한 이론의 예로 피들러의 상황적합적 리더십이론, 하우스의 경로-목표 모형 등을 들 수 있다.
④ 변혁적 리더십이 거래적 리더십보다 늘 행정에 유용한 것은 아니다.

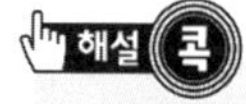


업무의 특성과 리더십 스타일 사이의 관계에 초점을 맞춘 것은 행태론적 접근법의 특징에 해당한다.

## 22 리더십에 대한 다음 설명 중 가장 옳지 않은 것은?

① 자질론은 지도자의 자질·특성에 따라 리더십이 발휘된다는 가정하에 지도자가 되게 하는 개인의 속성·자질을 연구하는 이론이다.
② 행태이론은 눈에 보이지 않는 능력 등 리더가 갖춘 속성보다 리더가 실제 어떤 행동을 하는가에 초점을 맞춘 이론이다.
③ 상황론의 대표적인 예로 피들러(F. Fiedler)의 상황조건론, 하우스(R. J. House)의 경로-목표 모형 등이 있다.
④ 변혁적 리더십은 거래적 리더십을 기반으로 하므로 거래적 리더십과 중첩되는 측면이 있다.

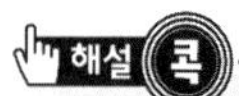

변혁적 리더십은 고전적인 기계적 구조 등에서 중시하는 거래적 리더십과는 반대로 유기적 구조하에서 카리스마적 리더십, 지적 자극, 개별적 배려, 영감적 리더십 등을 중시하는 변화지향적 리더십이다.

**23** 허쉬와 브랜차드(P. Hersey & K. Blanchard)의 상황이론에서 과업지향적인 리더십이 필요한 경우는?

① 구성원들의 능력과 의지가 낮은 경우
② 구성원들의 능력은 별로 없지만 의지는 높은 경우
③ 능력은 있지만 의지가 약한 경우
④ 능력과 의지가 모두 높은 경우

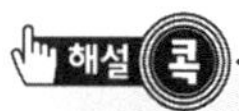

허쉬와 브랜차드(P. Hersey & K. Blanchard)의 상황이론

| | |
|---|---|
| 구성원들의 능력과 의지가 낮은 경우 | 과업지향적인 리더십 |
| 구성원들의 능력은 별로 없지만 의지는 높은 경우 | 관계지향적인 리더십 |
| 능력은 있지만 의지가 약한 경우 | |
| 능력과 의지가 모두 높은 경우 | 결정과 책임을 구성원들에게 위양하는 리더십 |

**24** 변혁적 리더십의 특성에 대한 설명으로 옳은 것은? 기출 2012 지방직

① 미래지향적이며, 장기적 성향을 갖고 있다.
② 수직적 의사소통이 대부분이다.
③ 변화에 저항적이다.
④ 권력의 원천은 지위에서 온다.

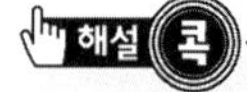

②, ③, ④는 권위적 리더십에 대한 설명이다.

정답 20 ① 21 ① 22 ④ 23 ① 24 ①

## 25 조직의 책임자가 다음과 같이 결정하였다. 어떠한 리더십을 활용하고자 하는 것인가?

> “우리는 재원이 부족하여 직원의 월급인상으로 직원의 동기수준을 높일 수가 없다. 차라리 우리조직의 목적을 부각시켜 직원들의 도덕적인 가치와 이상에 호소함으로써 조직원의 의식을 변화시켜야 한다.”

① 지시적 리더십　　② 거래적 리더십
③ 자율적 리더십　　④ 변혁적 리더십

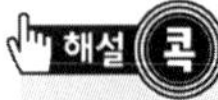

변혁적 리더십은 인본주의, 평화, 평등, 정의, 자유와 같은 높은 수준의 도덕적 가치와 이상에 호소하여 부하들의 의식을 더 높은 단계로 끌어 올리려 하는 특성을 지닌다.

## 26 변혁적 리더십(Transformational Leadership)의 구성 요인에 해당하지 않는 것은?

기출 2021 서울시

① 카리스마　　② 개별적 배려
③ 조건적 보상　　④ 지적인 자극

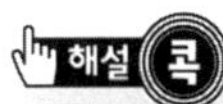

변혁적 리더십의 구성 요인(Bass & Avolio, 1994)

| 구성 요인 | 내용 |
|---|---|
| 카리스마 | 리더가 난관을 극복하고 현상에 대한 각성을 확고하게 표명함으로써 부하에게 자긍심과 신념을 심어준다. |
| 영감적 동기 | 리더가 부하로 하여금 도전적 목표와 임무, 미래에 대한 비전을 열정적으로 받아들이고 계속 추구하도록 격려한다. |
| 개별적 배려 | 리더가 부하에게 특별한 관심을 보이고 각 부하의 특정한 요구를 이해해 줌으로써 부하에 대해 개인적으로 존중한다는 점을 전달한다. |
| 지적인 자극 | 리더가 부하로 하여금 형식적 관례를 다시 생각하게 함으로써 새로운 관념을 촉발시키게 한다. |

## 27 임파워링 리더십과 관련이 없는 것은?

① 비전을 설계한다.
② 상호의사전달(커뮤니케이션)에 의해 비전을 부하와 공유한다.
③ 구성원 개개인들이 자기 자신을 리드할 수 있는 셀프리더(self-leader)가 될 수 있도록 리드한다.
④ 비전의 실현을 위해 부하를 관리한다.

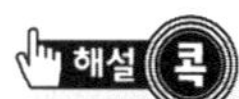

③은 슈퍼리더십에 해당되는 내용이다. 슈퍼리더십 이론의 가장 핵심적인 사항은 "변혁의 시대에 있어서 리더는 슈퍼리더(super-leader)가 되어야 한다"는 것이다. 여기서 슈퍼리더란 '구성원 개개인들이 자기 자신을 리드할 수 있는 셀프리더(self-leader)가 될 수 있도록 리드해가는 사람'을 말한다.



## 28 보건조직의 목표관리(MBO, management by objective)에 관한 설명으로 가장 옳지 않은 것은?

기출 2017 지방직

- 연구의 시작시점에서 과거의 관찰시점으로 거슬러 가서 관찰시점으로부터 연구시점까지의 기간 동안 조사
- 질병발생 원인과 관련이 있으리라고 의심되는 요소를 갖고 있는 사람들과 갖고 있지 않는 사람들을 구분한 후 기록을 통하여 질병발생 원인을 찾아내는 방법

① 직무만족도와 생산성의 동시 향상
② 객관적 업무 평가기준 제공
③ 역할의 모호성과 갈등 감소
④ 조직의 장기적 목표설정

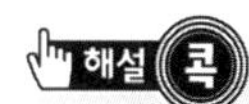

경영 환경에 적합한 평가주기를 결정하고, 성과를 평가하는 단계가 필요하다. 하급자는 자신의 성과를 스스로 평가하고, 상급자는 하급자의 업적을 평가한다. 이때 하급자의 능력과 태도는 평가의 대상이 아니다. 평가기간 내에 달성한 성과만을 객관적으로 평가하는 것이 MBO이다. 따라서 MBO의 목표가 장기적이어서는 곤란하다.

정답 25 ④ 26 ③ 27 ③ 28 ④

## 29 MBO(목표관리)와 TQM(총체적 품질관리)의 내용 중 가장 옳지 않은 것은?

① MBO는 인간의 자율능력을 믿는 자기실현적 인간관의 영향을 많이 받았다.
② TQM의 시간관은 장기적이며, 통제유형은 예방적·사전적 통제이다.
③ MBO는 역할모호성 및 역할갈등을 감소시키고 일과 사람의 조화수준을 높인다.
④ TQM의 기본 구성요소는 목표설정, 참여, 환류이다.

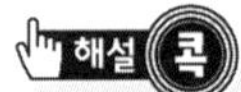

목표설정, 참여, 환류를 기본요소로 하는 것은 MBO이다. 즉, MBO는 상하간 참여하에 목표를 협의설정하고, 이를 사후적 관리(평가 및 환류)하는 것을 중시하는 반면, TQM은 사전적 관리(예방적 통제)를 중시한다.

## 30 총체적 품질관리(TQM)와 목표관리(MBO)에 대한 설명으로 가장 옳은 것은?

① TQM이 X이론적 인간관에 기반하고 있다면, MBO는 Y이론적 인간관에 기반하고 있다.
② TQM이 분권화된 조직관리 방식이라고 하면, MBO는 집권화된 조직관리 방식이다.
③ TQM이 조직 내부 성과의 효율성에 초점을 둔다면, MBO는 고객만족도 중심의 대응성에 초점을 둔다.
④ TQM이 팀 단위의 활동을 바탕으로 한다면, MBO는 개별 구성원의 활동을 바탕으로 한다.

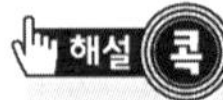

MBO가 개인 중심의 성과관리제도라면 TQM은 팀 단위의 성과관리제도이다.
① TQM과 MBO는 Y이론적 인간관에 기반하고 있다.
② TQM과 MBO는 분권화된 조직관리 방식이다.
③ MBO가 조직 내부 성과의 효율성에 초점을 둔다면, TQM은 고객만족도 중심의 대응성에 초점을 둔다.

## 31 다음 상황에 적합한 갈등관리의 유형으로 옳은 것은?

> • 사안이 매우 중요하여 양보할 수 없다.
> • 비상상황에서 신속하고 단호한 결정을 해야 한다.
> • 조직의 질서 유지에 필수적인 법규를 시행해야 한다.

① 회피형(avoiding) ② 협동형(collaborating)
③ 타협형(compromising) ④ 압박형(forcing)

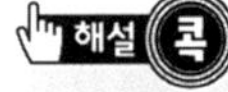

압박(강요, 대립, 경쟁)형에 대한 설명이다.

## 32 마치와 사이먼(J. March & H. Simon)이 주장한 개인적 갈등의 원인에 해당하지 않는 것은?

① 비수락성
② 비비교성
③ 비전문성
④ 불확실성

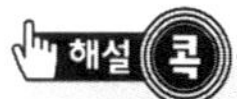

마치와 사이먼(J. March & H. Simon, 1958)은 개인적 갈등의 원인을 비수락성, 비비교성, 불확실성의 세가지로 구분하였다.

## 33 슈미트와 코찬(S. M. Schmidt & T. A. Kochan)이 주장한 집단간 갈등의 원인에 해당하지 않는 것은?

① 사실에 관한 인지의 차이
② 목표의 비양립성
③ 한정된 자원의 획득을 둘러싼 경쟁
④ 상호의존성

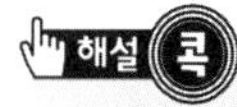

집단간 갈등의 원인

| 마치와 사이먼(J. March & H. Simon) | 슈미트와 코찬(S. M. Schmidt & T. A. Kochan) |
|---|---|
| • 공동결정의 필요성<br>• 목표의 이해관계의 차이<br>• 사실에 관한 인지의 차이 | • 목표의 비양립성<br>• 한정된 자원의 획득을 둘러싼 경쟁<br>• 상호의존성 |

## 34 다음 중 갈등에 관한 내용으로 옳지 않은 것은?

① 갈등은 부정적인 것이므로 배척되어야 하는 대상이다.
② 갈등이 합리적으로 해결되면 조직의 쇄신이나 발전으로 이어질 수 있다.
③ 갈등은 조직의 창의성을 향상시킨다.
④ 갈등은 개인과 집단의 균형을 깨뜨려서 혼란과 무질서를 초래한다.

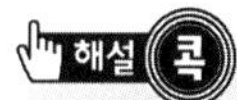

갈등은 역기능뿐만 아니라 순기능도 지니고 있기 때문에 무조건적인 배척 대상이 아니라 관리되어야 할 대상이다.

정답 29 ④ 30 ④ 31 ④ 32 ③ 33 ① 34 ①

## 35 다음 중 갈등의 순기능에 해당하지 않는 것은?

① 어느 정도의 갈등은 집단의 형성 및 집단 활동의 유지를 위해 필요한 현상이다.
② 조직이나 개인의 문제점에 대해서 관계자들의 관심을 갖게 하는 계기가 되어 변화를 가져온다.
③ 갈등이 합리적으로 해결되면 쇄신이나 변동 및 발전과 재통합의 계기가 된다.
④ 개인과 집단의 균형을 깨뜨려서 혼란과 무질서를 초래하고 조직구성원의 사기를 저하시킨다.

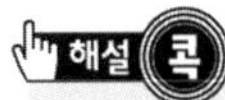


①, ②, ③은 갈등의 순기능, ④는 갈등의 역기능에 해당한다.

## 36 갈등해결의 원칙으로 옳지 않은 것은?

① 주어를 문제가 아닌 사람으로 본다.
② 입장(positions)이 아닌 실익(interests)에 초점을 맞춘다.
③ 상생적인 대안을 개발한다.
④ 객관적인 기준을 정한다.

해설 콕

사람과 문제를 분리한다. 즉, 주어를 사람이 아닌 문제로 본다. 예컨대 사무실이 지저분할 때, "왜 너는 사무실을 지저분하게 써?"라고 하기보다는 "사무실이 지저분하네, 청소 좀 해야 되겠다"라고 말하는 것이 갈등을 줄이는 행동이 된다.

## 37 브레인스토밍의 특징으로 옳지 않은 것은?

① 어떠한 제안에도 평가를 해서는 안 된다.
② 가능한 많은 아이디어를 낸다.
③ 다른 사람의 아이디어를 새롭게 바꾸거나 새로운 아이디어를 결합하는 것도 허용된다.
④ 실현불가능하거나 현실적이지 않은 아이디어는 받아들이지 않는다.

해설 콕

실현가능성이 없거나 현실적이지 않은 아이디어라도 받아들인다.

## 38 마치와 사이먼(J. March & H. Simon)의 갈등해결 전략으로 옳지 않은 것은?

① 문제해결　　② 설 득

③ 회 피　　④ 책 략

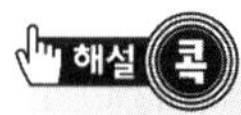

갈등해결 전략

1. 문제해결
2. 설 득
3. 협 상
4. 책 략

## 39 로빈스(S. P. Robbins)의 갈등관리 전략 중 갈등촉진기법에 해당하지 않는 것은?

① 의사소통　　② 구성원의 이질화

③ 상위목표의 도입　　④ 경쟁의 조성

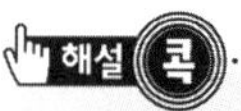

갈등촉진기법은 의사소통, 구성원의 이질화, 경쟁의 조성과 같은 방법을 제시한다.



## 40 다음의 상황에서 필요한 갈등해결 방법은?

기출 2016 지방직

- 양보할 수 없는 중요한 문제
- 신속하게 결정을 해야 하는 상황
- 조직의 질서유지에 필수적인 법규 시행

① 강요형(forcing)　　② 회피형(avoiding)

③ 협동형(collaborating)　　④ 타협형(compromising)

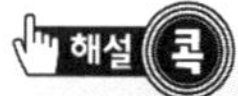

양보할 수 없는 중요한 문제, 조직의 질서유지에 필수적인 법규 시행 등의 경우에는 대립하고 경쟁해서라도 상대방에게 수긍하도록 강요해야 한다.

정답 35 ④ 36 ① 37 ④ 38 ③ 39 ③ 40 ①

**41** 갈등관리에 관한 내용 중 가장 옳지 않은 것은?

① 갈등은 조직의 현상유지적 균형을 교란하는 요인이기 때문에 해소전략을 강구해야만 한다.

② 회피는 갈등행동의 억압 등에 의하여 단기적으로 갈등을 진정시킬 수 있는 방법이다.

③ 당사자들이 대립되는 주장을 부분적으로 양보하여 공동의 결정에 도달하게 하는 방법이 타협이다.

④ 갈등을 일으킨 당사자들이 직접 접촉하여 갈등의 원인이 되는 문제를 공동으로 해결하는 방법이 문제해결이다.

해설 콕

갈등을 역기능적 존재라고 인식하는 것은 전통적 관점이며, 현대적 관점은 관리적 갈등관으로서 적정한 갈등수준을 유지하는 갈등관리가 필요하다고 본다. 갈등관리란 역기능적 갈등을 예방하고 해결하며 억제하는 반면, 순기능적 갈등을 적정 수준으로 유지하거나 조장하는 것이다.

## 04 의사소통과 의사결정

**01** 의사소통의 일반원칙으로 옳지 않은 것은?

① 전달자가 그 의도하는 바를 표현할 때 피전달자는 그가 뜻하는 의미를 정확하게 이해할 수 있어야 한다.
② 의사소통 내용의 전후 일치를 말하며, 처음의 명령과 나중의 명령이 모순되어서는 안 된다.
③ 적절한 시기와 시간을 맞추어야 한다.
④ 의사소통의 양은 방대할수록 좋다.

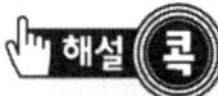


의사소통에는 적당한 정보의 양이 담겨져 있어야 하며, 정보의 양이 과다할 경우는 이해 및 처리가 곤란하고, 과소할 경우 자료로서의 가치를 상실하게 된다.

**02** 다음 공식적 의사전달 유형 중 횡적 의사전달 방식은? 기출 2017 지방직

① 사후통지제도
② 면 접
③ 고충심사
④ 발 령

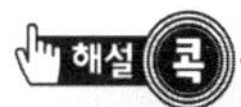


의사소통의 방향에 따른 구분

- **횡적(수평적) 의사소통** : 회의, 사전심사제도, 회람, 사후통지제도
- **종적(수직적) 의사소통** : 면접, 고충심사, 발령, 보고, 제안, 의견조사

**03** 공식적 의사소통 중 하의상달 방법을 옳게 짝지은 것은? 기출 2022 서울시

① 편람, 회람
② 품의, 제안
③ 회람, 보고
④ 회의, 결재제도

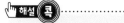

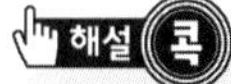


①·③ 편람, 회람은 상의하달적 의사소통이다.
④ 회의는 수평적 의사소통의 유형이다.

수직적 의사소통의 유형

| 구분 | 내용 |
|---|---|
| 상의하달적 의사소통 | • 명령 : 지시, 훈령, 발령, 규정, 규칙, 요강, 고시, 회람 등<br>• 일반정보 : 조직 또는 조직의 업무에 관한 지식을 구성원들에게 알려주기 위한 편람(manual), 핸드북(handbook), 뉴스레터(newsletter), 구내방송, 강연 등 |
| 하의상달적 의사소통 | 보고, 면접, 의견조사, 제안제도, 결재제도(품의제도) 등 |

정답 41 ① / 01 ④ 02 ① 03 ②

**04** 다음 중 비공식적 의사소통의 특징에 해당하는 것은?

① 사회심리적인 만족감과 조직에의 적응력을 높여준다.
② 전달자와 피전달자간에 권한과 책임관계가 명확하다.
③ 의사소통이 확실하고 편리하다.
④ 소통이 느리고 변동하는 사태에 신속한 적응이 불가능하다.

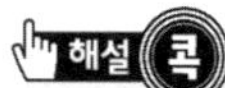

①은 비공식적 의사소통의 특징이며, ②, ③, ④는 공식적 의사소통의 특징이다.

**05** 의사소통시의 고려사항으로 옳지 않은 것은?

① 보건행정조직에 있어서 의사소통은 그것이 치료적인 것이든 행정적인 것이든 사실(facts)과 감정(feelings)을 모두 포함한다.
② 메시지는 너무 길어서도, 너무 짧아서도 안 된다.
③ 한 번 이상 반복하지 않는 것이 좋다.
④ 발신자에게 인내심을 가지고 감정이입하여 효과적인 청취자가 되도록 한다.

해설 콕

대부분의 사람들은 기억력이 짧고 그들이 듣고 읽는 것의 대부분을 다 기억해 낼 수 없다. 만약 정보, 계획 그리고 사건이 중요하다면 그런 것은 한 번 이상 언급하는 것이 필수적이다.

**06** 의사소통에 저해되는 요인으로 옳지 않은 것은?

① 인간이 가지고 있는 지식, 경험, 가치관, 선입견 등에 의해 판단하는 경우
② 경쟁관계나 적의를 품고 있는 경우
③ 과다한 업무량이라든가 비밀유지를 특히 필요로 하는 업무 등인 경우
④ 사회의 분화도가 덜 분화되어 전문화가 약한 경우

해설 콕

사회의 분화도가 진화되어 그 전문화가 깊어진 사회일수록 의사소통이 어려워진다.

## 07 정형적 의사결정(programmed decision – making)의 장점으로 보기 어려운 것은?

① 의사전달의 능률성을 기할 수 있다.
② 의사결정과정을 조직구성원들이 쉽게 이해할 수 있다.
③ 의사결정과정이 신속하고 원활하게 진행될 수 있다.
④ 새로운 문제가 일어날 때마다 결정을 용이하게 해 준다.

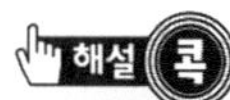


④는 비정형적 의사결정의 장점이다.

## 08 다음 중 전략적 의사결정의 내용에 해당하지 않는 것은?

① 기업의 외부 환경과의 관계에 대한 결정을 한다.
② 하위 경영자들이 주로 수행한다.
③ 기업목표가 결정된다.
④ 새로운 환경변화에 대한 적응대책을 세운다.

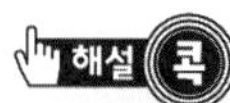


전략적 의사결정은 최고 경영자들이 수행한다.



## 09 다음 중 관리적 의사결정에 해당하는 것은?

① 기업목표 결정, 신제품 개발 계획, 새로운 환경변화에 대한 적응대책
② 최고 경영자들이 수행
③ 업무의 구체적 수행에 있어 능률 또는 수익성 높이기 위한 의사결정
④ 조직편성, 권한 및 책임관계 체계, 교육훈련과 개발, 재무/시설 결정

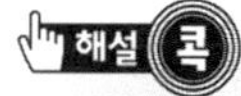


전략적 · 관리적 · 업무적 의사결정의 유형

| 구분 | 내용 |
|---|---|
| 전략적(strategic) 의사결정 | • 기업의 내부 문제보다는 기업과 외부 환경과의 관계에 관한 결정<br>• 기업목표의 시스템이 결정되고 다른 세부계획이 결정<br>• 최고 경영자들이 수행<br>• 기업목표 결정, 신제품 개발 계획, 새로운 환경변화에 대한 적응대책 |
| 관리적(administrative) 의사결정 | • 기업의 내부 문제에 관한 결정<br>• 전략적 의사결정을 구체화하는데 필요한 의사결정<br>• 조직편성, 권한 및 책임관계 체계, 교육훈련과 개발, 재무/시설 결정 |
| 업무적(operating) 의사결정 | • 업무의 구체적 수행에 있어 능률 또는 수익성 높이기 위한 의사결정<br>• 각 부문 예산배분, 생산일정의 계획수립, 업적의 평가와 통제, 생산량/재고수준 결정 등<br>• 하위 경영자들이 주로 수행 |

정답 04 ① 05 ③ 06 ④ 07 ④ 08 ② 09 ④

## 10 선형계획법과 관련이 있는 의사결정의 상황은?

① 확실성의 상황
② 위험의 상황
③ 불확실성의 상황
④ 상충의 상황

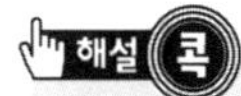


확실성의 상황하의 의사결정 문제란 의사결정자에게 이용가능한 각 행동대안들의 선택에 따른 결과들이 사전에 미리 알려져 있는 것을 말한다. 이러한 확실성의 상황하에서 의사결정을 위한 대안을 분석하기 위한 계량분석모형으로는 선형계획이 대표적이다.

## 11 조직의 목표 달성을 위해 어떻게 한정된 자원을 가장 잘 합리적으로 배분할 것인가를 결정하는 기법은?

① 브레인스토밍법
② 명목집단기법
③ 선형계획법
④ 포커스기법

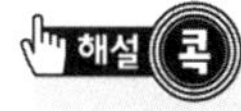


선형계획법
• 조직의 목표 달성을 위해 어떻게 한정된 자원을 가장 잘 합리적으로 배분할 것인가를 결정하는 기법이다.
• 주로 생산계획, 예산편성에 사용된다.

## 12 기계 · 노동자 · 자재의 유휴시간을 최소화하여 생산비를 절감시키는 것을 그 목적으로 하는 기법은?

① 대기모형(대기행렬이론)
② 선형계획법
③ 브레인스토밍법
④ 명목집단기법

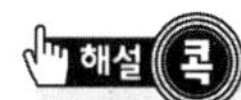


대기모형(대기행렬이론)은 기계 · 노동자 · 자재의 유휴시간을 최소화하여 생산비를 절감시키는 것을 그 목적으로 한다. 생산활동의 경우 작업공정의 대기행렬, 서비스를 기다리는 작업자나 재료의 대기행렬 등이 나타나는데, 여러 면에서 낭비를 최소화하기 위해 개발된 것이 대기이론이다.

## 13 일련의 활동(activity)과 그 활동의 결과로 나타나게 되는 단계(events)를 선형 그래프화한 기법은?

① CPM기법
② PERT기법
③ 브레인스토밍법
④ 네트워크모형

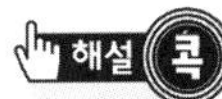


네트워크모형은 일련의 활동(activity)과 그 활동의 결과로 나타나게 되는 단계(events)를 선형 그래프화 한 것이다.

## 14 〈보기〉에 해당하는 의사결정 방법으로 가장 적절한 것은?

기출 2016 지방직

- 자유로운 제안이 가능하다.
- 많은 아이디어가 나올수록 좋으므로 대량 발언을 한다.
- 여러 사람이 모여 어느 한 문제에 대한 아이디어를 공동으로 낸다.

① 델파이기법(Delphi technique)
② 대기모형(Queuing model)
③ 브레인스토밍(Brainstorming)
④ 의사결정나무(Decision tree)

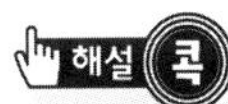


브레인스토밍(Brainstorming)은 일정한 테마에 관하여 회의형식을 채택하고, 구성원의 자유발언을 통한 아이디어의 제시를 요구하여 발상을 찾아내려는 방법이다.



정답 10 ① 11 ③ 12 ① 13 ④ 14 ③

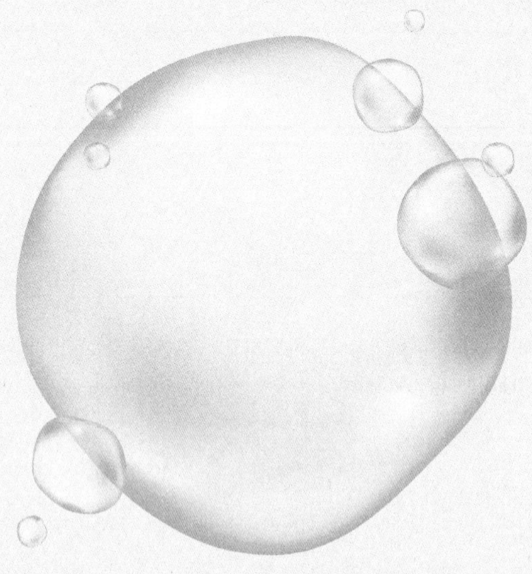

성공한 사람은 대개 지난번 성취한 것 보다 다소 높게, 그러나 과하지 않게 다음 목표를 세운다. 이렇게 꾸준히 자신의 포부를 키워간다.

– 커트 르윈 –

# CHAPTER 06
# 보건인사행정론

CHAPTER 06

보건행정

# 보건인사행정론

**출제포인트**

❶ 인사행정의 과정, 인사행정제도 패러다임의 변화를 알아본다.
❷ 인사행정의 직업공무원제도, 대표관료제, 실적주의와 엽관주의 등을 학습한다.
❸ 계급제와 직위분류제의 장・단점을 학습한다.
❹ 근무성적평정의 방법과 근무성적평정 과정의 오류를 학습한다.

## 01 인사행정론의 기초

### 1 인사행정의 개요

(1) 인사행정의 개념

① 인사행정이란 '조직활동의 수행에 필요한 인적자원의 효율적 관리활동'을 의미한다. 다시 말하면, 조직활동의 수행에 필요한 인적자원(human resource)을 충원하고 유지하며, 근무 의욕을 고취하고 통제하는 일련의 활동을 말한다.

**The 알아보기**

**인사행정의 3요소**
임용, 능력발전, 사기양양

② 즉, 경영목적을 효율적으로 달성하기 위하여 노동력을 소유하고 있는 인간을 확보・육성・개발하고 협력체계를 확립하여 종업원의 능력을 최대한으로 발휘시키는 조직적 관리활동이라고 할 수 있다.

(2) 인사행정의 과정

| 과 정 | 특 징 | 비 고 |
|---|---|---|
| 인력계획 | 보건인력조직에 필요한 인력의 수요와 공급에 관한 예측을 하고, 그것을 토대로 최적의 공급 방안을 모색하는 활동이다. | |
| 조직구조의 형성 | 인력계획이 수립되면 조직속의 구체적 직위에 대한 직무설계를 하고 구조를 형성하여야 한다. | 직무설계 |
| 임 용 | 조직구조의 형성 작업이 끝나면 이에 필요한 인적자원을 모집하고 충원하는 임용을 하게 된다. | • 모집<br>• 시험・임용 |
| 능력발전 | 조직원 개개인의 능력을 발전시키기 위한 활동이다. | • 교육훈련<br>• 근무성적 평정 |

| 동기부여 | 근무 의욕을 고취하기 위한 동기부여 활동이 전개된다. | • 사기관리<br>• 보상체계관리 |
|---|---|---|
| 규범과 통제 | • 조직원들의 태도와 활동이 보건조직의 목표와 일치되도록 그들을 유도하고 통제하는 기능이 필요하다.<br>• 이를 위하여 정부는 공무원들에게 엄격한 의무와 행동 규범을 요구하고, 이것을 위반하는 공무원들에게는 그에 상응하는 제재 조치를 취하게 된다. | • 단체행동규범<br>• 징계 |

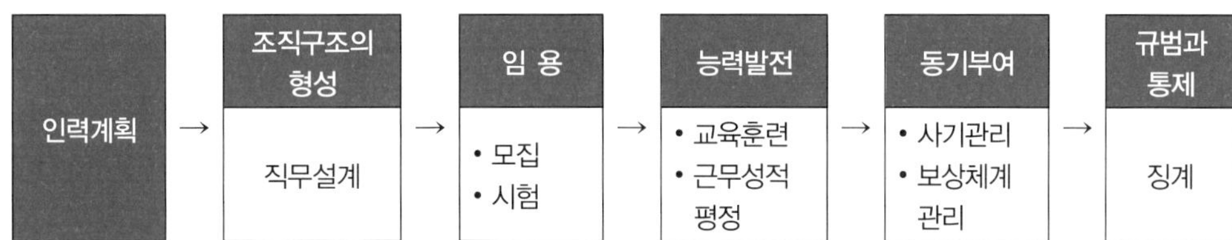


### 심화Tip 직무설계 방법 기출 2018 서울시

| 직무확대 | • 수평적으로 직무의 범위를 늘리고 다양성을 증가시키는 방법이다.<br>• 직무에 대한 흥미와 만족도를 높일 수 있으나, 새로운 직무에 대한 교육비용이 증가한다. |
|---|---|
| 직무충실화 | • 직무를 수직적으로 늘려 직무내용을 깊이 있게 하는 방법이다.<br>• 의사결정의 자율성이 증가하고 전문성이 향상된다. |
| 직무단순화 | • 작업자들이 좁은 범위의 몇 가지 일을 담당하도록 하는 방법이다.<br>• 교육이 용이하지만 직무에 대한 무료감을 느낄 수 있다. |
| 직무순환 | • 작업자들이 여러 가지 직무를 수행하도록 하는 방법이다.<br>• 업무의 지루함을 상쇄시킬 수 있으나 전문성이 떨어질 수 있다. |

## 2 인사행정제도 패러다임의 변화

| 구 분 | 전통적 인사행정<br>(Traditional Personnel Administration) | 새로운 인적자원관리<br>(New Human Resource Management) |
|---|---|---|
| 변화 수용 | • 소극적 수용<br>• 위험 회피 | • 적극적 수용<br>• 위험 감수 |
| 인사 이념 | • 조직의 화합<br>• 결과로서의 평등 | • 개인의 존중<br>• 공정 경쟁 및 선택의 자유 |
| 인사 기능 | • 행정적 기능<br>• 분절적 행정 | • 전략적 기능(strategic) 중시<br>• 상호연계 |
| 임 용 | • 신규인력 정기 채용<br>• 규격화된 임용<br>• 경직되고 형식요건을 중시<br>• 평생 한 직장(고용보장) | • 필요인재 수시 채용<br>• 유연한 임용<br>• 실적(성과)에 치중<br>• 평생 복수 직장(경력보장) |
| 관 리 | • 인간중심의 주 · 종적 관리<br>• 집단일률관리<br>• 기능별 조직 | • 과업중심의 합리적 관리<br>• 개별다양 관리<br>• 과제해결형 조직 |
| 교육 훈련 | • 공급자 중심<br>• 내부기관에서 실시 | • 수요자 중심<br>• 내외 구분 없이 실수요 중시 |
| 보수 체계 | • 연공적 보수체계<br>• 획일화<br>• 연공급<br>• 균일임금체계<br>• 일률성 중시 | • 성과급 강화<br>• 다양화 · 차별화<br>• 역할성과급<br>• 복수임금체계<br>• 공헌도와 다양성 중시 |
| 근무 평정 | • 감점주의(실책처벌)<br>• 능력 중시(투입 지향)<br>• 비공개주의 | • 가점주의<br>• 역할성과 중시(결과 지향)<br>• 공개와 피드백 |
| 복무 관리 | • 고정근무<br>• 시간과 투입관리<br>• Negative제도(처벌징계 위주)<br>• 공무원 단체 불인정 | • 자유시간근무, 재택근무<br>• 역할성과와 결과관리<br>• Positive제도(보상과 포상활용)<br>• 공무원 단체 인정 |
| 경력 개발 | • 일반행정가 지향<br>• 기관주도의 일률형 | • 전문가 지향<br>• 자유와 자기책임의 선택형 |

## 3 보건의료인력계획

### (1) 개 요

① 보건의료인력계획은 보건·의료에 대한 장래의 경제적 유효수요를 충족시키고, 과잉되지 않는 충분한 보건의료인력확보를 기도하는 과정이다.

② 다른 서비스산업과 마찬가지로 보건의료도 공급과정을 기계화하기 어려운 노동집약적 사업이기 때문에 장기간의 교육을 받은 전문인력에 대한 수요가 어느 분야보다도 높다. 따라서 인력자원이 보건·의료부문에서 차지하는 비중이 크기 때문에 보건인력의 수급분야별 분포, 지역적 분포 등에 관해서 장기계획으로 대처해야 한다.

### (2) 보건의료인력계획의 개념과 모형

보건의료인력 확보를 위한 분석절차의 내용은 공급분석, 공급추계, 수요분석, 수요추계, 공급계획의 다섯 부분으로 나눌 수 있다.

① 보건의료인력의 공급분석

모든 직종의 보건의료인력의 현재 공급상황을 구체적으로 측정한다.

㉠ <u>보건의료인력의 범위</u> 기출 2018, 2022 서울시

ⓐ 보건의료인력은 국민의 건강과 생명을 다루는 전문직업인으로서 국가의 각종 법률로 그 자격을 엄격하게 규정하여 면허 또는 자격 소지자가 아니면 보건의료관계행위를 할 수 없도록 규제하고 있다.

ⓑ 우리나라에서 법으로 정한 보건의료인력은 「의료법」에서 의료인으로 규정한 의사, 치과의사, 한의사, 조산사, 간호사와 「약사법」에서 규정한 약사 및 한약사, 「의료기사 등에 관한 법률」에서 규정한 의료기사(임상병리사, 방사선사, 물리치료사, 작업치료사, 치과기공사, 치과위생사), 의무기록사, 안경사가 있으며, 이외 「의료법」 제58조에서 규정한 간호조무사가 있다. 이외에도 보건교육사, 국제의료관광코디네이터, 위생사 등이 있다.

㉡ <u>보건의료인력 공급의 정보원</u>

ⓐ 전문보건인력은 훈련기관에서 대부분 배출되므로 과거 졸업자 총수에서 이주, 사망, 퇴직, 전직자를 빼면 가용 보건의료인력수가 나온다.

ⓑ 이외에 면허발부대장이나 직업등록 자료에서도 얻을 수 있다.

㉢ <u>보건의료인력의 제 특성에 관한 정보의 필요성</u>

각 계층에 걸친 보건의료인력의 파악과 아울러 보건의료인력의 연령, 성별, 소득수준, 종사업무, 형태별, 교육배경별 및 전문분야별 제 특성에 관한 정보가 필요하다. 연령분포는 장래의 공급변화 추계에도 필요하다. 이외에도 보건의료인력의 지리적 분포에 관한 지식이 필요하다.

② 보건의료인력 공급추계의 산정

㉠ 보건의료인력의 손실계산 : 사망, 은퇴, 이주 등

㉡ 보건의료인력의 증가 : 신규 배출되는 각급 보건의료인력, 양성기관의 졸업생수, 자격 또는 면허취득자 파악 및 교육기관의 확대방안 등을 고려한다.

㉢ 보건의료인력의 생산성 향상을 통한 공급의 확대방안 등을 고려한다.

③ 보건의료인력의 수요분석

㉠ 생물학적인 수요에 기초를 두는 방법 : 그 나라 국민들의 사망과 질병이환 수준, 그리고 이에 필요한 보건서비스의 총수요를 추정하고 서비스당 소요시간과 서비스 건수를 감안하여 총 소요인력을 계산한다.

㉡ 규범적인 접근 방법(전통적 표준법) : 예컨대 의사 대 인구비라든가 보건의료인력 대 인구비로서 소요인력을 산출한다.

㉢ 비교연구에 의한 방법 : 보건의료인력 수요를 결정하기 위해서 다른 나라 수치와 비교하여 결정하는 것을 말한다.

㉣ 러시아형 분석법 : 실제 보건서비스 수요를 보건의료인력의 근무시간과 서비스당 평균소요시간 등을 감안하여 할당하는 방법을 말한다.

④ 보건의료인력의 수요추계

㉠ 10년 또는 20년 후의 목표시일에 기대되는 경제적 유효수요를 측정한다.

㉡ 보건의료인력의 수요 추계시에 고려할 사항

ⓐ 인구의 증가

ⓑ 인구의 구성

ⓒ 사회경제적 여건 : 교육수준, 도시화 정도, 소득수준 등

⑤ 공급계획

수요충족을 위한 공급계획을 작성한다. 추정된 장기수요와 공급을 비교하여 균형을 유지할 수 있는 필요한 수요인력 공급계획안을 작성한다.

**심화Tip** OJT(On the Job Training) 기출 2019 서울시

직장 상사가 강사가 되어 실시하는 개별교육의 한 종류이며, 주로 사업장 내에서 실시한다.

| 구분 | 내용 |
|---|---|
| 장 점 | • 개개인에 대한 효율적인 지도훈련이 가능하다.<br>• 추상적이지 않고 직장의 실정에 맞는 실제적 훈련이 가능하다.<br>• 즉시 업무에 연결될 수 있고, 효과가 즉각적으로 나타난다.<br>• 교육을 통하여 상사와 부하간의 의사소통과 신뢰감이 깊어진다. |
| 단 점 | • 전문적인 강사가 아니어서 교육이 원만하지 않을 수 있다.<br>• 다수의 대상을 한 번에 통일적인 내용 및 수준으로 교육시킬 수 없다.<br>• 전문적인 고도의 지식 및 기능을 교육하기 힘들다.<br>• 업무와 교육이 병행되는 관계로 훈련에만 전념할 수 없다. |

# 02 공직구조의 형성 및 근무성적 평정

## 1 공직구조의 형성

### (1) 개 요

① 실적제의 적용을 받는 경력직 공무원을 분류하는 방식으로 가장 대표적인 것으로 계급(rank)을 중심으로 공직의 계층적 구조를 형성하는 계급제와 직무를 중심으로 공직을 구조화하는 직위분류제가 있다.

② 계급제와 직위분류제는 상호대립되는 것처럼 보이나, 사실은 상호보완적으로 활용되고 있다. 즉, 계급제를 채택한 국가에서는 직위분류제적 요소를 많이 가미하고 있으며, 반대로 직위분류제를 채택한 미국 등의 국가에서는 계급제적 요소를 도입함으로써 상호 약점을 보완해 나가는 추세를 보이고 있다.

**심화Tip** 직렬 · 직류 · 직군 · 직위 기출 2022 서울시

- **직렬** : 직무의 종류가 유사하고, 그 책임과 곤란성의 정도가 다른 직급의 군을 말한다(지방공무원법 제5조 제8호).
- **직류** : 같은 직렬 내에서 담당 분야가 같은 직무의 군을 말한다.
- **직군** : 직무의 성질이 유사한 직렬의 군을 말한다.
- **직위** : 1명의 공무원에게 부여할 수 있는 직무와 책임을 말한다.

### (2) 계급제

① 의 의

㉠ 계급제는 공무원 개개인의 자격과 능력을 기준으로 계급(rank)을 나누는 것을 의미한다.

㉡ 우리나라는 계급제를 기본으로 하고 채용, 승진 및 전직 등에 있어 직위분류제의 요소를 활용하고 있다.

② 장 · 단점

| 구분 | 내용 |
|---|---|
| 장 점 | • 직위분류제와 비교하여 장래의 발전가능성과 잠재력을 지닌 사람을 채용할 수 있다.<br>• 인력 활용의 융통성과 효율성을 높여 탄력적 인사관리를 가능하게 한다.<br>• 직업공무원제 확립을 용이하게 한다.<br>• 일반행정가의 양성에 유리하다.<br>• 공무원의 직업적 연대의식과 일체감 제고를 통해 능률성을 제고할 수 있다.<br>• 여러 부서의 경험을 두루 쌓은 공무원은 시야와 이해력이 넓어 다른 부서의 공무원과 협조가 원활하게 이루어질 수 있다.<br>• 사람이 직책의 유무에 관계없이 신분이 유지되므로 공무원의 신분보장에 유리하다. |
| 단 점 | • 직무급 체계의 수립을 어렵게 하고, 행정의 전문화에 부응하지 못한다.<br>• 의사결정의 합리화를 기하기 어렵고, 적임자의 임용을 담보할 수 없어 능률성을 떨어뜨린다.<br>• 신분보장과 폐쇄형 임용 체제로 인해 무사안일을 부추기고 공무원을 특권집단화 할 우려가 높다. |

### (3) 직위분류제

① 의 의

직위분류제는 직책을 중심으로 공직을 분류하는 것으로, 각 직위를 직무의 난이도와 책임의 경중도에 따라 등급(class)으로 분류하는 것이다.

② 장·단점

| | |
|---|---|
| 장 점 | • 담당 직책이 요구하는 능력의 소유자를 임용하게 됨으로써 채용시험, 전직, 승진 등의 인사배치를 할 때보다 적합한 기준을 제공한다.<br>• 훈련의 수요를 쉽게 파악할 수 있게 해주고, 직무급의 수립에 용이하다.<br>• 근무성적 평정기준의 설정에 유익하다.<br>• 횡적으로 직책의 한계와 종적으로 지휘감독 관계가 분명하여 권한과 책임의 한계를 명백하게 함으로써 조직관리의 합리성을 기할 수 있다.<br>• 행정의 전문화와 정원 관리 등을 용이하게 한다. |
| 단 점 | • 폭넓은 안목을 지닌 일반행정가의 양성을 어렵게 한다.<br>• 인사관리의 신축성을 확보할 수 없어 조직 및 직무의 변화에 잘 대응하지 못한다.<br>• 상위직급에서의 업무 통합을 어렵게 한다. |

### (4) 직업공무원제도

① 의 의

㉠ 직업공무원제란 유능하고 젊은 인재들을 공직에 유치해 그들이 공직에 근무하는 것을 명예롭게 생각하면서 일생 동안 공무원으로 근무하도록 운영하는 인사제도를 말한다.

㉡ 직업공무원제는 원칙적으로 젊은 인재를 최하위 직급으로 임용하여, 장기간에 걸쳐 근무하도록 하면서 단계적으로 승진시킨다. 선발기준으로는 전문적인 직무수행능력보다는 장기적인 발전 가능성을 중시한다. 그리고 상위 직급은 원칙적으로 승진에 의하여 충원되며, 외부로부터의 유입은 허용되지 않는다. 따라서 직업공무원제는 계급제와 폐쇄형 충원체제 및 일반 능력가주의(generalist)를 본질적인 특성으로 지니고 있다.

② 직업공무원제의 수립요건

㉠ 실적제의 확립

직업공무원제도가 수립되기 위해서는 먼저 실적제가 확립되어야 한다.

㉡ 공무원에 대한 높은 사회적 평가

관직이 국민으로부터 높은 사회적 평가를 받아야 한다.

㉢ 젊은 사람의 채용

젊은 사람을 채용하여 평생에 걸쳐 해당 직렬의 상위까지 승진할 수 있게 하여야 그들이 일생 동안 근무할 가능성이 높아진다.

㉣ 능력발전

공무원 개개인이 지니고 있는 소질을 재직자 훈련, 전보 및 승진을 통해 발전시키고, 그들의 소질·능력·흥미와 일치되는 직책을 담당케 하여야 한다.

㉤ 보수와 연금제도의 적정화

보수가 적정화되고, 또한 합리적인 연금제도의 확립을 통해 퇴직 후의 생활에 대해서도 안정감을 가질 수 있도록 하여야 한다.

ⓗ 적절한 인력 수급 계획

정부는 인사의 불공평·침체를 방지하기 위하여 직급별 수급 계획을 세워야 한다. 이러한 계획을 세우려면 이직률, 공무원의 연령 구조, 직급별 평균 근무 연수, 정부의 직무계획 등을 파악해야 한다.

### (5) 대표관료제

#### ① 의 의

㉠ 대표관료제는 민족, 인종, 지역, 성별, 직업 등의 기준에서 국민 전체의 인적 구성을 반영하도록 공무원을 충원하는 인사제도를 말한다.

㉡ 대표관료제의 원리는 사회적 비혜택 집단을 도우려는 복지주의 그리고 진보적 자유주의, 집단주의와 성과주의를 기반으로 하는 것이다. 그리고 사회적 형평성의 구현을 강조한다.

#### ② 장 점

㉠ 대표관료제의 인적 구성이 사회 각계각층을 비례적으로 대표한다는 것 자체가 민주적인 가치에 부합되며, 정부관료제 내에서 다양한 사회세력들 사이에 상호 견제와 조정이 이루어진다는 점에서도 행정의 민주화에 기여한다.

㉡ 대표관료제는 사회의 여러 집단들에게 관료제 내에 자신들의 대표를 가지게 하는 관계로 대외적으로 정부정책의 정당성과 광범위한 수용을 창출할 수 있다. 예를 들면 특정 정부보건정책의 수립에 여성공무원들이 관여함을 알게 될 때 여성들이 해당 정책을 수용할 가능성은 커진다고 할 수 있는데, 이는 여성공무원을 통해 여성들의 특수한 입장이 정책에 반영되었으리란 기대심리가 작용하기 때문이다. 뿐만 아니라 정책에 관여한 여성공무원들이 여성들에게 해당 정책에 순응하도록 설득 종용할 수 있는 것도 한 원인이 될 수 있다.

㉢ 대표관료제가 보유하는 인력의 다양성은 보다 효과적이고 창의적인 정책을 낳을 수 있다. 상이한 사회적 배경을 가진 사람들일수록 이른바 주류집단들에서는 찾기 어려운 새로운 문제해결 방안이나 기술을 제공할 수 있다.

㉣ 정부 입장에서 볼 때 대표관료제는 정부의 고용 혜택과 국가권력에 대한 접근이 하위의 어느 집단이나 세력에도 공평하게 부여됨을 국민들에게 보여주는 긍정적인 효과를 거둘 수 있다

#### ③ 문제점

㉠ 비례적 대표성을 강제적으로 확보하는 임용할당제와 같은 방법이 우선시 되고 능력과 자격을 임용의 이차적 기준으로 삼기 때문에 실적제의 원리와 상충된다.

㉡ 대표관료제의 옹호자들은 과거 공직에의 공평한 접근을 거부당하였던 소수민족이나 여자들에게 특별한 배려를 하기 위한 목적에서 소수집단 우대정책을 활용한 것을 주창하는 반면, 반대자들은 그러한 정책이 공직수행의 전문성과 합리성을 저해할 뿐만 아니라 실적제를 적용하였더라면 임용될 수 있는 사람들을 출신배경별 대표성 실현을 위해 희생시키는 이른바 역차별 문제를 야기할 수 있음을 환기시킨다.

### (6) 실적주의와 엽관주의 기출 2020 서울시

① 실적주의와 엽관주의의 비교

| 구 분 | 실적주의 | 엽관주의(정실주의) |
|---|---|---|
| 의 의 | 공직임용에 있어 당파성이나 정실, 혈연, 지연이 아니라 능력, 자격, 성적 등 실적을 기준으로 하여 행하여지는 인사행정의 원리 | 사람을 공직에 임용함에 있어서 능력·자격·업적이 아니라 당파성·개인적 충성심·학벌·지연·혈연·정치적 영향력 등에 인사의 기준을 두는 제도 |
| 장 점 | • **공직에의 기회균등** : 능력과 자격만 있으면 누구나 공직에 취임할 수 있는 기회가 균등하게 보장된다.<br>• **공무원 자질 향상** : 공개경쟁채용시험제도로 공무원 자질 향상에 이바지 한다.<br>• **정치적 중립성** : 공무원이 정치적으로 중립을 지킴으로써 국민을 위한 봉사자로서 임무를 충실히 수행할 수 있다.<br>• **신분보장** : 신분이 보장됨으로써 심리적 안정 및 전문지식과 기술의 습득에 의한 전문행정을 가능하게 한여 직업 공무원제가 발전될 수 있다. | • **정당이념의 철저한 실현** : 공무원이 자기 정당에 충성하는 사람들로 임용되어 정당이념을 철저히 실현할 수 있다.<br>• **관료의 특권화 방지와 평등이념의 부합** : 관직이 선거결과에 좌우되므로 특권화가 방지되며 관직이 개방됨으로써 평등이념을 실현할 수 있다.<br>• **공직 침체화의 방지** : 관료사회에 새로운 기풍을 불어넣어 주고 신진대사를 가능하게 하여 공직의 침체를 막을 수 있다.<br>• **민주적 통제의 강화와 행정의 민주화** : 국민의 지지를 받은 정당의 당원이 임용됨으로써 행정이 민주화 될 수 있다. |
| 단 점 | • **행정의 형식화, 경직화, 소극화** : 행정집행이 창의적이기보다는 법규, 절차, 기준에 대한 위반 여부만을 따지게 됨으로써 목적보다 수단에 치중하는 지나친 형식화, 경직화, 소극화를 초래한다.<br>• **인사행정의 집권화** : 정실의 방지에 지나치게 주력하다 보면 인사행정의 지나친 집권화를 초래하여 창조적이고 민주적인 인사행정을 어렵게 한다.<br>• **인사행정의 형식화** : 객관적인 인사절차나 법규에 지나치게 집착하는 나머지 인사행정의 형식화를 초래할 우려가 있다.<br>• **관료제의 강화, 특권화, 보수화** : 공무원의 지나친 신분보장은 관료제의 강화, 특권화, 보수성을 초래시킬 우려가 있다. | • **행정능률의 저하** : 행정이 정실화 됨으로써 행정능률이 저하된다.<br>• **행정의 계속성 손상** : 정권이 바뀔 때마다 대량의 인력교체가 일어나 행정의 계속성이 손상된다.<br>• **관료의 정당사병화** : 관료가 국민이 아니라 정당을 위하여 봉사하게 되어 행정책임의 확보가 어렵다.<br>• **예산 낭비와 행정질서 문란** : 정당추종자들을 임명하기 위해 불필요한 관직이 증설되어 정부재정이 낭비된다.<br>• **행정의 부패** : 충성심을 보여주기 위한 정치자금의 필요에 따라 공금의 남용이나 행정상의 부패가 초래된다.<br>• **신분상의 불안** : 신분이 보장되지 않는다. |

② 실적제와 엽관제의 조화

현대국가는 실적제가 필요한 것은 사실이지만 문제점을 보완하기 위해 실적제에 엽관제의 요소를 가미하여 조화시킬 필요가 있다. 즉 인사행정상의 능률화 및 국가발전의 담당자로서 역할을 수행하기 위해서는 실적제를 원칙으로 하되, 고위직에 있어서는 엽관제를 가미시켜 인사행정상 신축성을 부여하는 것이 바람직하다.

## 2 근무성적 평정

### (1) 의 의

① 조직원이 근무하고 있는 조직체에서의 근무실적, 직무수행능력 및 태도, 청렴도 등을 체계적·정기적으로 평가하는 것을 말한다.

② 평가결과는 보수·승진·배치전환·교육훈련 등의 인사행정에 반영된다.

### (2) 목 적

조직구성원의 근무실적과 직무수행능력을 측정하여 인사에 반영하는 근무성적 평정제도는 피평정자의 동기유발을 통하여 조직 전체의 생산성을 높이고자 하는데 주된 목적이 있다.

### (3) 유 형 기출 2017 지방직 기출 2021 서울시

① 평정의 방법에 따른 분류

| 구분 | 내용 |
|---|---|
| 자질평정척도법 | • 성실성, 분석력 등과 같은 자질을 평정척도로 측정하는 방법이다.<br>• 평가자는 피평가자의 능력이나 태도와 관련한 평가항목을 3점 척도, 5점 척도 혹은 7점 척도 등으로 측정한다. |
| 서열법 | • 평가자가 피평가자의 능력이나 업적을 총체적으로 비교하여 피평가자의 순서를 단순하게 결정하는 방법이다.<br>• 서열법은 일반적으로 평가가 용이하며, 관대화 경향이나 중심화 경향과 같은 오차를 제거할 수 있다.<br>• 단점으로는 평가대상자가 20~30명을 넘을 때에는 평정이 어려워지며, 이때에는 몇 그룹으로 나누어 그 내부에서 순위를 정하여 그것을 종합하는 방법을 취해야 한다. 이와 반대로 너무 인원수가 적을 때에는 순위를 매기더라도 별로 의미가 없다. |
| 도표식 평정척도법 | • 도표로 된 평정표를 사용하는 근무성적 평정방법이다.<br>• 가장 많이 이용되고 있으며, 평정표의 작성이 용이하고 평정이 쉽다는 장점을 지닌다. |
| 강제할당법 | 결과가 과도하게 집중되거나 관대화 되는 것을 막기 위해 성적 분포의 비율을 미리 정해 놓는 평정방법을 말한다. |
| 사실기록법 | 조직원의 근무성적을 객관적인 사실에 기초하여 평가하는 방법이다. |
| 목표관리법 | 상·하급자간에 협의를 통하여 부서 및 개인의 목표를 명확히 설정하고 일정 기간(근무성적 평정기간) 동안 목표 활동을 수행하게 한 뒤, 성과를 평가하여 보상 체제에 반영하는 평가방법이다. |
| 체크리스트 평정법 | 공무원 평정에 적절하다고 판단되는 표준행동목록을 미리 작성해 두고, 이 목록에 단순히 가부를 표시하게 하는 방법을 통하여 공무원의 근무성적을 평가하는 방법이다. |
| 강제선택법 | • 2개 또는 4~5개의 항목으로 구성된 각 기술 항목의 조(組) 가운데서 피평정자의 특성에 가까운 것을 강제적으로 골라 표시하도록 하는 평정방법이다.<br>• 예시한 항목은 가장 긍정적인 항목도 있고 가장 부정적인 항목도 있다. 평가자와 피평가자는 예시한 항목의 점수를 정확하게 알 수 없다. 평가자는 피평가자가 예시한 항목에 해당되는지를 선택만 하면 된다.<br>• 예컨대 대학병원을 평가하는 강제선택척도를 예시하면 다음과 같다.<br>i ) 매년 병원시설환경개선에 대한 투자비율이 높다.<br>ii ) 신종감염병 대비실적이 5점 만점에 4점 이상이다.<br>iii ) 응급환자의 치료를 거절한 적이 있다.<br>iv ) 대외적으로 산학협동을 한 실적이 없다. |

| | |
|---|---|
| | 예시한 평가항목 중 2가지는 바람직한 행동 사례이고, 나머지는 부정적인 행동사례이다. 비교적 구체적인 행동사례를 보고 평가자는 선택만 하면 되기 때문에 이 평가방법은 평가자의 주관성을 배제하고 평가의 객관성을 높여주는 효과가 크다. |
| 중요사건서술(기록)법 | • 조직목표 달성의 성패에 미치는 영향이 큰 중요한 사실을 중점적으로 기록, 검토하여 피평가자의 직무태도와 업무수행능력을 개선하도록 유도하는 평가방법이다.<br>• 이 평가방법은 여러 가지 중요사건들을 추출하여 몇 개의 영역으로 나누고 각 영역에서 현저하게 좋거나 나쁜 행동의 예를 기록하여 이를 평가하는 것이다.<br>• 성과와 관련된 행동을 판단하고, 어떠한 행동이 능력개발이나 승진 등에 중요하고 인정되는 행동인가를 명확히 해준다. |
| 행태기준 평정척도법 | • 도표식 평정척도법과 중요사건기록법의 장점을 통합한 방법이다.<br>• 피평가자의 직무와 관련되는 중요한 행동이나 사건들을 나열해 주고 각각의 행동들에 대하여 자주 하는지 전혀 안하는지의 척도를 매기게 하여 총점을 계산한다. 업무와 직결되는 행동이라 평가하기도 쉽고 피평가자가 좋은 점수를 받기위해 구체적으로 어떤 행동을 해야 하는지를 제시해 줄 수 있는 장점도 있다. |
| 행태관찰척도법 | • 행태기준평정척도법과 도표식 평정척도법을 혼합한 방법이다.<br>• 도표식 평정척도법과 유사하게 사건의 빈도수를 표시한 등급을 사용하되, 행태에 관한 구체적인 사건・사례를 기준으로 평가하는 평정방법을 말한다. |

② 평정자를 기준으로 한 분류

| | |
|---|---|
| 자기평정법 | 피평정자가 자신의 근무 성적을 스스로 평가하는 방법이다. |
| 동료평정법 | 피평정자들이 상호 평정하는 방법이다. |
| 감독자평정법 | 피평정자의 상관인 감독자가 평정하는 방법이다. |
| 부하평정법 | 부하들이 상관을 평정하는 방법이다. |
| 집단평정법(다면평가제) | 피평정자의 상급자・동료・부하・고객 등이 참여하여 평정하는 방법이다. |

### (4) 근무성적 평정 과정의 오류

① 오류 유형 기출 2014 지방직

| | |
|---|---|
| 연쇄효과, 현혹효과(Halo Effect, 후광효과) | 한 분야에 있어서의 피평정자에 대한 호의적 또는 비호의적인 인상이 다른 분야에 있어서의 그 피평정자에 대한 평가에 영향을 미치는 것을 말한다. |
| 이미지평가 오류 | 부하에 대한 선입관이나 이미지로(에서) 평가해 버리는 경향을 말한다. 예를 들면, '피평정자 A씨는 원래 업무에 대한 지식이 풍부하기 때문에 이번에도 높은 실적을 올렸을 것이다'라고 평가해 버리는 오류를 말한다. |
| 논리적 오류 | 각 평가요소간 논리적인 상관관계가 있는 경우 비교적 높게 평가된 평가요소가 있으면 다른 요소도 높게 평가하는 경향을 말한다. 예를 들면 '영업 실적이 높은 사람은 사교성이 강하다'라고 평가하는 경향을 말한다.<br>현혹효과가 평정자 개인의 특성에 의한 평가상의 오류인데 반해, 논리적 오류는 평가자가 각 평가요소간 논리적으로 일치된다고 생각하는 데서 생기는 오류이다. |
| 집중화(중심화) 경향 | 평정자가 모든 피평정자들에게 대부분 중간 수준의 점수를 주는 심리적 경향을 말한다. |
| 관대화 경향 | 평정 결과의 분포가 우수한 쪽에 집중되는 경향을 말한다. |
| 엄격화 경향 | 평정 결과의 점수 분포가 낮은 쪽에 집중되는 경향을 말한다. |

| | |
|---|---|
| 규칙적 오류 | 어떤 평정자가 다른 평정자들보다 언제나 후한 점수 또는 나쁜 점수를 주는 것을 말한다. |
| 총계적 오류 | 평정자의 평정기준이 일정치 않아 관대화 및 엄격화 경향이 불규칙하게 나타나는 경우를 말한다. |
| 상동적 오류 | 사람에 대한 경직된 편견이나 고정관념에 의한 오차를 의미하는 것으로, 직원에 대한 평가가 그가 속한 사회적 집단에 대한 지각을 기초로 해서 이루어지는 것으로 보는 오류를 말한다. |
| 근접 오류 | 인사평가표상에서 근접하고 있는 평가요소의 평가결과 혹은 특정 평정시간 내에서의 평가요소간의 평가결과가 유사하게 되는 오류를 말한다. |
| 시간적 오류 | 평가자가 피평정자를 평가함에 있어서 쉽게 기억할 수 있는 최근의 실적이나 능력 중심으로 평가하려는 데서 생기는 오류를 말한다. |
| 연공 오류 | 피평정자의 학력이나 근속연수, 연령 등 연공에 좌우되어서 발생하는 오류를 의미한다. 예를 들어 학력이 대졸자와 중졸자가 있을 때 전자는 더 높게 평가해 버리는 경향을 말한다. |
| 대비 오류 | 직무기준과 직무능력 요건이 말한 절대기준이 아닌 자신에 기준을 두어 자신과 부하를 비교하는 경우를 말한다. 이러한 오류를 방지하기 위해서는 직무기준(업무목표)과 직무능력 요건에 비추어 평가를 해야 하며, 평정자 훈련을 통해 판단기준을 통일하도록 해야 한다. |
| 극단화 오류 | 평가가 평정 단계의 최상위, 혹은 최하위에 집중해 버리는 경향을 말한다. |

② 방지책

㉠ 집중화 경향, 관대화 경향 및 엄격화 경향의 폐단을 막기 위해서는 강제배분법을 활용할 수 있다.

㉡ 근무성적 평정결과에 이의가 있는 경우 확인자에게 이의를 신청할 수 있도록 하고 있고, 이의신청 결과에 불복하는 경우 근무성적평가위원회에 근무성적 평가결과의 조정을 신청할 수 있도록 하고 있다.

**심화Tip 직무평가 방법** 기출 2021 서울시

| | |
|---|---|
| 직무분류법 | • 직무에 등급을 매기는 방법으로 간편하고 이용도가 높다는 장점이 있다.<br>• 많은 직무 중 직군을 등급으로 매겨서 비교적 유사 혹은 동질적인 직무를 한 등급으로 평가한다.<br>• 이 방법은 강제적으로 배정하는 특성이 있으므로 정부기관에서 널리 사용되는 경향이 있다. |
| 서열법 | 직무의 상대적 가치에 따라 서열을 매기는 방법이다. |
| 점수법 | 모든 직무를 동일한 평가요소를 적용하여 점수로 평가하는 방법이다. |
| 요소비교법 | 기업의 핵심이 되는 기준직무(key job)와 비교하여 직무의 상대적 가치를 결정하는 방법이다. |

CHAPTER 06 보건인사행정론

# 출제예상문제

## 01 인사행정론의 기초

**01** 인사행정과정에 대한 내용이 잘못 연결된 것은?

① 조직구조의 형성 - 직무설계
② 임용 - 시험·임용
③ 동기부여 - 교육훈련, 근무성적 평정
④ 규범과 통제 - 단체행동규범, 징계

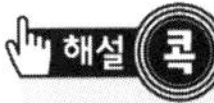


인사행정과정
1. **인력계획**
2. **조직구조의 형성** : 직무설계
3. **임용** : 모집, 시험·임용
4. **능력발전** : 교육훈련, 근무성적 평정
5. **동기부여** : 사기관리, 보상체계관리
6. **규범과 통제** : 단체행동규범, 징계

**02** 〈보기〉에서 설명하는 직무설계 방법은? 기출 2018 서울시

> 한 사람이 맡아서 수행하는 직무를 다양하게 부여하여 작업수와 종류를 증가시키는 것으로, 직무에 대한 흥미와 만족도를 높일 수 있으나 새로운 업무를 학습하기 위한 비용이 많이 든다.

① 직무순환 ② 직무확대
③ 직무충실화 ④ 직무단순화

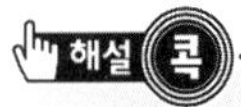

직무설계 방법

| | |
|---|---|
| 직무확대 | • 수평적으로 직무의 범위를 늘리고 다양성을 증가시키는 방법이다.<br>• 직무에 대한 흥미와 만족도를 높일 수 있으나 새로운 직무에 대한 교육비용이 증가한다. |
| 직무충실화 | • 직무를 수직적으로 늘려 직무내용을 깊이 있게 하는 방법이다.<br>• 의사결정의 자율성이 증가하고 전문성이 향상된다. |
| 직무단순화 | • 작업자들이 좁은 범위의 몇 가지 일을 담당하도록 하는 방법이다.<br>• 교육이 용이하지만 직무에 대한 무료감을 느낄 수 있다. |
| 직무순환 | • 작업자들이 여러 가지 직무를 수행하도록 하는 방법이다.<br>• 업무의 지루함을 상쇄시킬 수 있으나 전문성이 떨어질 수 있다. |

## 03 전통적 인사행정의 특징에 해당하지 않는 것은?

① 소극적 수용
② 행정적 기능
③ 균일임금체계
④ 성과급의 강화

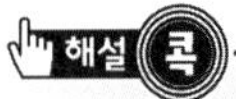

전통적 인사행정은 성과급이 아닌 연공적 보수체계를 채택하고 있다.



## 04 새로운 인적자원관리제도의 특징을 알맞게 나열한 것은?

ㄱ. 과업중심의 합리적 관리
ㄴ. 수요자 중심
ㄷ. 처벌징계 위주
ㄹ. 전문가 지향

① ㄱ, ㄴ
② ㄱ, ㄹ
③ ㄱ, ㄴ, ㄹ
④ ㄱ, ㄷ, ㄹ

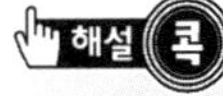

처벌징계 위주의 인적관리는 전통적 인사행정의 특징이며, 새로운 인적자원제도에서는 보상과 포상을 위주로 하는 Positive제도를 취하고 있다.

정답 01 ③ 02 ② 03 ④ 04 ③

## 05 보건의료인력의 공급분석에 대한 설명으로 옳지 않은 것은?

① 모든 직종의 보건의료인력의 현재 공급상황을 구체적으로 측정한다.
② 면허 또는 자격 소지자가 아니면 보건의료관계행위를 할 수 없도록 규제하고 있다.
③ 면허발부대장이나 직업등록 자료에서도 얻을 수 있다.
④ 보건의료인력의 지리적 분포나 연령분포는 불필요하다.

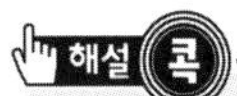

각 계층에 걸친 보건의료인력의 파악과 아울러 보건의료인력의 연령, 성별, 소득수준, 종사업무, 형태별, 교육배경별 및 전문분야별 제 특성에 관한 정보가 필요하다. 연령분포는 장래의 공급변화 추계에도 필요하다. 이외에도 보건의료인력의 지리적 분포에 관한 지식이 필요하다.

## 06 직장내 교육훈련(OJT ; On the Job Training)에 대한 설명으로 가장 옳지 않은 것은?

기출 2019 서울시

① 교육훈련이 실제적이다.
② 다수의 직원을 일시에 교육할 수 있다.
③ 직원의 습득도와 능력에 따라 교육할 수 있다.
④ 상사나 동료간 이해와 협동정신을 강화시킨다.

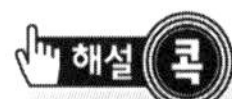

OJT(On the Job Training)
직장 상사가 강사가 되어 실시하는 개별교육의 한 종류이며, 주로 사업장 내에서 실시한다.

| 구분 | 내용 |
|---|---|
| 장 점 | • 개개인에 대한 효율적인 지도훈련이 가능하다.<br>• 추상적이지 않고 직장의 실정에 맞는 실제적 훈련이 가능하다.<br>• 즉시 업무에 연결될 수 있고, 효과가 즉각적으로 나타난다.<br>• 교육을 통하여 상사와 부하간의 의사소통과 신뢰감이 깊어진다. |
| 단 점 | • 전문적인 강사가 아니어서 교육이 원만하지 않을 수 있다.<br>• 다수의 대상을 한 번에 통일적인 내용 및 수준으로 교육시킬 수 없다.<br>• 전문적인 고도의 지식 및 기능을 교육하기 힘들다.<br>• 업무와 교육이 병행되는 관계로 훈련에만 전념할 수 없다. |

## 07 보건의료인력의 수요분석시 생물학적인 수요에 기초를 두는 방법은?

① 그 나라 국민들의 사망과 질병이환 수준, 그리고 이에 필요한 보건서비스의 총수요를 추정하고 서비스당 소요시간과 서비스 건수를 감안하여 총소요인력을 계산하는 방법이다.
② 의사 대 인구비라든가 보건의료인력 대 인구비로서 소요인력을 산출하는 방법이다.
③ 보건의료인력 수요를 결정하기 위해서 다른 나라 수치와 비교하여 결정하는 방법이다.
④ 실제 보건서비스 수요를 보건의료인력의 근무시간과 서비스당 평균소요시간 등을 감안하여 할당하는 방법이다.

해설 콕

② 규범적인 접근 방법(전통적 표준법)
③ 비교연구에 의한 방법
④ 러시아형 분석법

## 02 공직구조의 형성 및 근무성적 평정

**01** 직무의 종류는 유사하나 그 곤란도, 책임의 정도가 상이한 직급의 군은? 기출 2022 서울시

① 직 렬　② 직 류
③ 직 군　④ 직 위

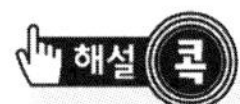

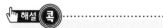

직렬이란 직무의 종류가 유사하고, 그 책임과 곤란성의 정도가 다른 직급의 군을 말한다(지방공무원법 제5조 제8호).
② **직류** : 같은 직렬 내에서 담당 분야가 같은 직무의 군을 말한다.
③ **직군** : 직무의 성질이 유사한 직렬의 군을 말한다.
④ **직위** : 1명의 공무원에게 부여할 수 있는 직무와 책임을 말한다.

**02** 직위분류제와 계급제를 비교한 것 중 틀린 것은?

① 현재 직위분류제도가 증가추세이다.
② 장기적으로 보면 계급제가 효과적이고 단기적으로 보면 직위분류제가 유용하다.
③ 직위분류제는 보직의 합리화에 기여한다.
④ 직위분류제는 개방형을 원칙으로 한다.

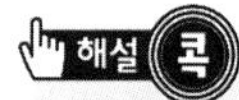

직위분류제와 계급제는 상호 접근되어 가고 있는 추세이지 직위분류제가 일방적으로 확대되어 가는 추세는 아니다.

**03** 직업공무원제의 수립과 유지를 위한 요건으로서 적절치 못한 것은?

① 공직에 대한 높은 사회적 평가
② 직무수행 능력에 초점을 둔 인재의 채용
③ 교육훈련을 통한 능력의 발전
④ 합리적인 퇴직연금제도의 운영

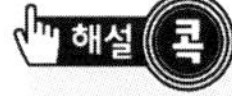

②는 실적주의에 대한 설명이다. 직업공무원제는 채용 당시의 능력보다는 잠재능력(나이와 학력 제한 등)에 초점을 둔다.

## 04 인사행정제도에 대한 다음 설명 중 가장 옳은 것은?

① 직업공무원제는 장기근무를 장려하고 행정의 계속성과 일관성을 유지하는데 긍정적인 제도로 개방형 인사제도 및 전문행정가주의에 입각하고 있다.

② 엽관주의는 정당에의 충성도와 공헌도를 임용기준으로 삼는 인사행정제도로 행정의 민주화에 공헌한다는 장점이 있다.

③ 실적주의는 개인의 능력이나 자격, 적성에 기초한 실적을 임용기준으로 삼는 인사행정제도로 정치지도자들의 행정통솔력을 강화시키는데 기여한다.

④ 대표관료제는 전체 국민에 대한 정부의 대응성을 향상시키고 실적주의를 강화하여 행정의 능률성을 향상시키는 장점이 있다.

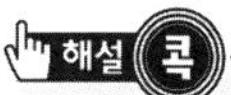

엽관주의는 행정의 민주화에 공헌한다는 장점이 있다.

① 직업공무원제는 계급제와 폐쇄형 공무원제 및 일반행정가주의에 입각하고 있다. 이와는 대조적으로, 실적주의가 확립된 미국의 공무원제도는 직위분류제와 개방형 공무원제 및 전문가주의에 입각하고 있다.

③ 실적주의는 개인의 능력이나 자격, 적성에 기초한 실적을 임용기준으로 삼는 인사행정제도로 정치지도자들의 행정 통솔력을 약화시킨다. 정치지도자들의 행정통솔력을 강화시키는 것은 엽관주의이다.

④ 대표관료제는 출신지역이나 집단에 대한 정부의 대응성(전체 국민에 대한 대응이 아님)을 향상시키지만 실적주의를 저해하며, 행정의 능률성을 저해하는 한계가 있다.

CHAPTER 06 보건인사행정론

## 05 엽관제의 장점이 아닌 것은?

① 행정의 능률적 수행이 곤란하다.

② 행정의 계속성과 직업적 안정성을 확보할 수 있다.

③ 정부관료제의 민주화에 기여한다.

④ 관리자의 리더십 함양에 기여한다.

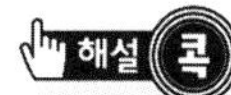

엽관제는 공무원의 신분이 정권교체와 관련되어 있으므로 행정의 계속성과 직업의 안정성을 확보할 수 없다.

정답 01 ① 02 ① 03 ② 04 ② 05 ②

## 06 개방형 임용제도와 관련이 없는 것은?

① 정책의 효율성과 전문성 제고
② 공직내부 또는 외부에서 전문가 영입
③ 계급정년제 폐지
④ 공개경쟁시험 강화

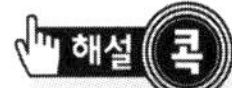

개방형 임용제도란 정책의 효율성과 전문성을 위하여 공직내부 또는 외부에서 전문가를 영입하려는 것으로 계급정년제 폐지와는 무관하다.

## 07 실적주의에 대한 설명으로 옳지 않은 것은?

① 행정의 형식화, 경직화, 소극화
② 인사행정의 집권화
③ 정치적 중립성
④ 예산 낭비와 행정질서 문란

실적주의와 엽관주의의 특징 비교

| 구 분 | 실적주의 | 엽관주의(정실주의) |
|---|---|---|
| 장 점 | • 공직에의 기회균등<br>• 공무원 자질 향상<br>• 정치적 중립성<br>• 신분보장 | • 정당이념의 철저한 실현<br>• 관료의 특권화 방지와 평등이념의 부합<br>• 공직 침체화의 방지<br>• 민주적 통제의 강화와 행정의 민주화 |
| 단 점 | • 행정의 형식화, 경직화, 소극화<br>• 인사행정의 집권화<br>• 인사행정의 형식화<br>• 관료제의 강화, 특권화, 보수화 | • 행정능률의 저하<br>• 행정의 계속성 손상<br>• 관료의 정당사병화<br>• **예산 낭비와 행정질서 문란**<br>• 행정의 부패<br>• 신분상의 불안 |

## 08 공무원의 임용방식 중 실적주의의 특성으로 가장 옳지 않은 것은?

기출 2020 서울시

① 기회의 균등
② 정치적 중립
③ 공무원 신분의 보장
④ 정실주의, 자격주의

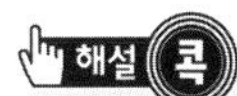

실적주의는 공직임용에 있어 당파성이나 정실, 혈연, 지연이 아니라 능력, 자격, 성적 등 실적을 기준으로 하여 행하여지는 인사행정의 원리이다.

## 09 대표관료제에 대한 설명으로 잘못된 것은?

① 공직의 인적 구성을 다양화함으로써 사회 세력 사이의 상호견제와 조정을 가능케 한다.
② 여러 집단이 자신의 대표를 가짐으로써 정부정책의 정당성과 수용성을 높인다.
③ 선거에 의해 관직을 구성함으로써 관료의 대표성과 민주적 정당성을 높인다.
④ 인력을 다양화함으로써 창의적인 정책을 낳는다.

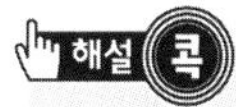

선거에 의해 관직을 구성하는 것은 엽관주의에 대한 설명이다.

## 10 우리나라에서 현재 적용하고 있는 공무원의 근무성적 평정의 요소를 정확하게 열거하고 있는 것은?

① 근무실적 – 직무수행능력 – 직무수행태도 – 청렴도
② 근무실적 – 직무수행방법 – 직무수행절차 – 청렴도
③ 근무실적 – 직무수행기술 – 직무수행방법 – 청렴도
④ 근무실적 – 직무수행태도 – 직무수행절차 – 청렴도

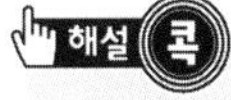

근무성적 평정은 조직원이 근무하고 있는 조직체에서의 근무실적, 직무수행능력 및 태도, 청렴도 등을 체계적·정기적으로 평가하는 것을 말한다.

## 11 근무성적 평정에서 강제배분법을 적용하는 이유는?

① 후광효과(halo effect)의 방지
② 평정의 신뢰도 향상
③ 논리적 오류의 방지
④ 관대화 경향의 방지

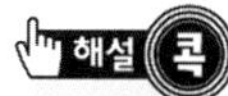

관대화(너그러운 평정)나 집중화(무난하게 중간등급을 주는 평정)를 막기 위한 방법이 강제배분법이다.

강제배분법
근무성적평정 등에서 평정 결과의 분포가 과도하게 집중되거나 관대화 되는 것을 막기 위해 성적 분포의 비율을 미리 정해 놓고 평정하는 방법을 말한다. 분포 비율을 정하는 데는 여러 가지 방법이 있으나, 분포 비율을 10, 20, 40, 20, 10 등으로 하여 종 모양인 정상분포곡선이 되도록 배분하는 것이 일반적인 예이다. 우리나라에서는 평정 대상 공무원의 등급(수・우・양・가)별 분포 비율이 2 : 4 : 3 : 1이 되도록 평정하게 하는 강제배분 방법을 채택하고 있다.

## 12 근무성적 평정상의 오류로, '언제나 좋은 점수 또는 언제나 나쁜 점수'를 주게 됨으로써 나타는 것은?

① 집중화 경향
② 규칙적 오류
③ 시간적 오류
④ 근본적 귀속의 착오

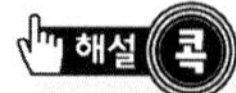

규칙적 오류에 대한 설명이며, 일관적 착오라고도 한다.

## 13 다음은 근무성적 평가방법 중 무엇을 설명한 것인가?

기출 2017 지방직

> 피평가자의 직무와 관련되는 중요한 행동이나 사건들을 나열해 주고 각각의 행동들에 대하여 자주 하는지 전혀 안하는지의 척도를 매기게 하여 총점을 계산한다. 업무와 직결되는 행동이라 평가하기도 쉽고 피평가자가 좋은 점수를 받기위해 구체적으로 어떤 행동을 해야 하는지를 제시해 줄 수 있는 장점도 있다.

① 중요사건서술법(Critical incident appraisal method)
② 평가센터법(Assessment Center)
③ 목표관리법(MBO : management by objectives)
④ 행위기준평가법(Behaviorally Anchored Rating Scales)

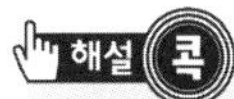

행위기준평가법에 대한 설명이다.
① 중요사건서술법은 기업목표 달성의 성패에 미치는 영향이 큰 중요한 사실을 중점적으로 기록, 검토하여 피평가자의 직무태도와 업무수행능력을 개선하도록 유도하는 평가방법이다.
② 평가센터법은 피평가자의 직속상관이 아닌 특별히 선정된 라인관리자들이 6~12명의 개인들을 동시에 복수의 평가훈련을 통해서 평가하는 방법이다.
③ 목표관리법은 실제 결과로 나타난 업적을 목표와 비교하여 평가하는 방법이다.

**14** **한 평정요소에 대한 평정자의 판단이 연쇄적으로 다른 요소의 평정에도 영향을 주는 오류 현상은?** 기출 2022 서울시

① 후광효과
② 대비 오차
③ 규칙적 오차
④ 상동적 오차

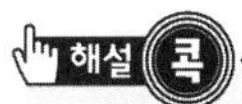

후광효과란 피평정자의 한 평정요소에 대한 평정자의 판단이 연쇄적으로 그 피평정자의 다른 요소의 평정에도 영향을 미치는 것을 말한다.
② **대비 오차** : 직무기준과 직무능력 요건이 말한 절대기준이 아닌 자신에 기준을 두어 자신과 부하를 비교하는 경우를 말한다.
③ **규칙적 오차** : 한 평정자가 다른 평정자보다 일관적, 지속적으로 과대 또는 과소평정 하는 것으로, 특정인의 가치관이나 평정기준에 의해 언제나 좋은 점수 떠는 나쁜 점수를 주는 오차를 말한다.
④ **상동적 오차** : 사람에 대한 경직된 편견이나 고정관념에 의한 오차를 의미하는 것으로, 직원에 대한 평가는 그가 속한 사회적 집단에 대한 지각을 기초로 해서 이루어진다.

**15** **사람에 대한 경직된 편견이나 고정관념에 의한 오차를 의미하는 것으로, 직원에 대한 평가가 그가 속한 사회적 집단에 대한 지각을 기초로 해서 이루어지는 것으로 보는 근무성적 평정상의 오류는?** 기출 2014 서울시

① 상동적 오차
② 대비 오차
③ 후광효과
④ 총계적 오차
⑤ 집중화 경향

정답 11 ④ 12 ② 13 ④ 14 ① 15 ①

해설 콕

상동적 오차에 대한 설명이다.

② **대비 오차** : 직무기준과 직무능력 요건이 말한 절대기준이 아닌 자신에 기준을 두어 자신과 부하를 비교하는 경우를 말한다.

③ **후광효과** : 한 분야에 있어서의 피평정자에 대한 호의적 또는 비호의적인 인상이 다른 분야에 있어서의 그 피평정자에 대한 평가에 영향을 미치는 것을 말한다.

④ **총계적 오차** : 평정자의 평정기준이 일정치 않아 관대화 및 엄격화 경향이 불규칙하게 나타나는 경우를 말한다.

⑤ **집중화 경향** : 평정자가 모든 피평정자들에게 대부분 중간 수준의 점수를 주는 심리적 경향을 말한다.

## 16 다음 중 직무평가 방법이 아닌 것은?

① 요소비교법　　② 서열법

③ 대인비교법　　④ 점수법

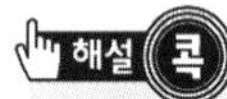

대인비교법은 인물비교법으로서 근무성적 평정방법에 해당한다.

## 17 〈보기〉의 내용에 해당하는 직무평가 방법으로 가장 옳은 것은?

기출 2021 서울시

> • 직무에 등급을 매기는 방법이다.
> • 간편하고 이용도가 높다는 장점이 있다.
> • 많은 직무 중 직군을 등급으로 매겨서 비교적 유사 혹은 동질적인 직무를 한 등급으로 평가한다.
> • 이 방법은 강제적으로 배정하는 특성이 있으므로 정부기관에서 널리 사용되는 경향이 있다.

① 서열법(ranking method)

② 직무분류법(job classification method)

③ 점수법(point rating method)

④ 요소비교법(factor comparisons method)

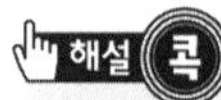

직무분류법(job classification method)은 사전에 작성한 직무등급표에 따라 해당 직무를 분류하는 방법이다.

① **서열법(ranking method)** : 직무의 상대적 가치에 따라 서열을 매기는 방법

③ **점수법(point rating method)** : 모든 직무를 동일한 평가요소를 적용하여 점수로 평가하는 방법

④ **요소비교법(factor comparisons method)** : 기업의 핵심이 되는 기준직무(key job)와 비교하여 직무의 상대적 가치를 결정하는 방법



16 ③ 17 ② 정답

# CHAPTER 07
# 예산행정론

CHAPTER 보건행정

# 07 예산행정론

**출제포인트**

❶ 예산의 원칙을 살펴보고, 각 원칙의 특성과 예외를 학습한다.
❷ 예산제도의 유형으로 품목별 예산제도, PBS, PPBS, ZBB, MBO를 학습한다.
❸ 재정과정인 예산과정과 결산과정을 학습한다.

## 01 예산의 기초

### 1 예산의 개요

(1) 예산의 개념

① 예산은 회계연도 동안의 정부의 수입·지출의 예정적 계산서이자 사업계획서이다.

② 예산은 정부의 가장 중요한 문서의 하나로 정책결정의 결과와 우선순위, 사업의 목적 그리고 정부가 제공하는 서비스의 전반적인 수준을 나타낸다.

③ 정부 예산은 일정한 회계연도의 화폐 단위로 표시한 세입·세출에 관한 계획이라고 할 수 있다.

④ 예산은 국민들이 납부하는 조세와 사용자 부담금 등 공공의 재원으로 편성·운영되기 때문에 이는 법률에 근거하여 집행되어야 한다.

(2) 유사개념과의 비교

① 1회계연도의 수입을 세입이라고 하며, 1회계연도의 지출을 세출이라고 하므로 예산은 1회계연도에 있어서의 세입·세출의 예정적 계산이라고 할 수 있다.

② 결산이 사후의 수지(收支)의 집계인데 반하여 예산은 사전에 예상되는 경비 및 수입에 관한 계획안이다.

③ 예산은 단순한 재정설명서와 달리 화폐 표시를 수반하는 수지간의 균형이 고려되어 있으며, 정치단체의 수입·지출의 예정적 계산이라는 점에서 기업이나 가계수지의 예정적 계산과는 다르다.

**The 알아보기**

**예산과 재정**

예산이 주로 일반회계 중심의 개념이라면, 재정은 일반회계뿐만 아니라 특별회계, 기금, 조세, 공채, 차입금 등을 포함하여 예산보다 더 광범위한 개념이다.

## 2 예산의 기능

### (1) 정치적 기능

① 예산은 국민이 그 대표기관인 의회를 통해 정부를 통제하는 수단의 하나이다.

② 예산제도는 의회제도와 병행해서 발달한 제도이며, 어떤 의미에서 의회제도 자체가 재정의 민주적 통제를 위해 발달했다고 해도 과언이 아니다.

③ 누가 비용을 부담하고 누가 편익을 얻는가에 관한 계획서라고도 할 수 있다. 예산의 배분과정을 통해 가치가 배분되고 정치적 이해관계가 조정된다.

### (2) 행정적 기능

① 재정통제 기능

의회가 정부의 재정활동에 대하여 행사하는 민주적 통제수단 기능이다.

② 관리적 기능

행정부가 가능자원을 효과적으로 동원하여 최대의 능률성과 효율성을 확보하는 기능이다.

③ 계획 기능

기획과 예산의 연계 기능이다.

④ 감축 기능

사업의 우선순위에 따라 원점에서 예산을 배분하는 기능이다.

### (3) 경제적 기능

**The 알아보기**

**머스그레이브(R. A. Musgrave)의 3대 경제적 기능**

- 자원배분 기능
- 소득재분배 기능
- 경제안정 기능

① 경제안정 기능

국민경제에 결정적 영향을 미치는 예산은 경제안정화에 기여하는 재정정책의 도구로서의 기능을 가진다.

② 경제성장 촉진 기능

예산은 신흥 개발도상국가는 물론 선진국에서도 경제성장의 수단으로 인식되고 있다. 특히 정부가 경제 발전의 주도적인 역할을 담당하는 유도발전 정책의 경우 자본형성을 위한 예산의 직접적인 역할이 더욱 강조된다.

③ 소득재분배 기능

예산은 상속세, 소득세 등의 세율 조정과 사회보장적 지출 등을 통하여 소득재분배 기능을 수행한다.

④ 자원배분 기능

예산은 경제발전 목표의 달성을 극대화시키기 위한 합리적 자원배분 수단으로 기능하고 있으며, 특히 시장경제가 제대로 작동하지 않는 경우 예산의 자원배분 기능은 더욱 강화된다.

(4) 법률적 기능

① 예산은 입법부가 행정부에 대하여 재정권을 부여하는 중요한 형식이다.

② 예산은 법령에 따라서 편성되고 집행되므로, 예산은 법령을 행하는 기능을 갖는다.

## 3 예산의 원칙

### (1) 입법부중심 예산의 원칙(전통적 예산의 원칙) 기출 2016, 2017 지방직

| | |
|---|---|
| 예산 공개의 원칙 | 심의, 의결된 예산 및 결산은 국방·국가정보 등 국가 안보에 관련된 사항을 제외하고는 모두 공개되어야 한다.<br>※ 예외 : 정보비, 외교활동비 |
| 예산 명료성의 원칙 | 예산은 모든 국민이 쉽게 이해할 수 있도록 편성되어야 한다.<br>※ 예외 : 총괄예산 |
| 예산 사전의결의 원칙 | 예산은 집행하기에 앞서 국회의 의결을 거쳐야 한다.<br>※ 예외 : 준예산, 예비비 |
| 예산 정확성(엄밀성)의 원칙 | 예산은 결산과 정확하게 일치해야 한다는 원칙이다. 즉 정부는 국민들에게 필요 이상의 돈을 거두어서는 안 되며, 계획대로 명확하게 지출해야 한다는 원칙이다. |
| 예산 한정성의 원칙 | 예산의 각 항목은 상호 명확한 한계를 지녀야 한다. 예산 한정성의 원칙은 다음과 같은 세가지 내용을 지닌다.<br>① 예산의 목적 외 사용 금지<br>② 계상된 금액 이상의 지출 금지<br>③ 연도 경과 금지 |
| 예산 통일성의 원칙 | 특정한 세입과 특정한 세출을 직결시켜서는 안 된다는 원칙이다.<br>※ 예외 : 목적세, 수입대체경비, 특별회계, 기금 |
| 예산 단일성의 원칙 | 예산에 대한 통제와 국가재정에 대한 국민의 이해를 용이하게 하기 위해서 예산은 구조면에서 국가의 세입·세출을 단일의 회계(일반회계)로 통일하여야 함을 요구하는 원칙이다.<br>※ 예외 : 특별회계, 추가경정예산, 기금 |
| 예산 완전성의 원칙<br>(총계예산원칙) | 모든 세입과 세출은 예산에 포함되어야 한다는 원칙이다. 예산에는 모든 세입·세출이 완전히 계상되어야 하며, 예산에 계상되지 않은 수입·지출은 인정될 수 없다.<br>※ 예외 : 전대차관(외국에서 빌려옴), 순계예산, 기금, 수입대체경비, 현물출자 |
| 성과주의 재정운용의 원칙 | 재정을 운영함에 있어서 지출성과의 극대화를 위하여 노력하여야 한다는 원칙이다. |
| 수익금 직접사용금지의 원칙 | 정부의 모든 재정활동으로 발생한 모든 수입은 지정된 수납기관에 납부하여야 하며, 지출하고자 할 때에는 반드시 세출예산에 계상하여 집행해야 한다는 원칙이다. |

**순계예산**

총계예산에 대비되는 용어로, 국가활동에 있어 국고가 수납(收納) 또는 지출금액의 전액을 예산에 계상하지 않고 순수입(純收入)과 순지출(純支出)을 계상하는 예산제도를 말한다. 즉 조세수입이면 조세의 총수입액에서 징세비를 공제한 잔액을 말한다.

### (2) 행정부중심 예산의 원칙(현대적 예산의 원칙)

① 의 의

과거 입법부 중심의 통제지향적 예산 원칙은 정부의 기능과 책임이 확대됨에 따라 새로운 사태에 적응하기 어렵다는 문제점이 대두되게 되었다. 행정부는 현대의 복잡하고 어려운 정치적·사회적·경제적인 여러 문제를 해결하는 수단으로 예산을 활용하게 되었으며, 예산 원칙도 이러한 상황에서 재조명되게 되었다.

② 주요 원칙

| | |
|---|---|
| 계획의 원칙 | 예산은 행정부의 사업 계획을 반영하는 것이므로 예산의 편성은 행정부 수반의 전체 사업 계획의 수립과 밀접한 관련성을 갖지 않으면 안 된다. |
| 적절한 수단구비의 원칙 | 정부가 책임 있게 예산을 편성·심의·집행하기 위해서는 적절한 수단을 구비하여야 한다. |
| 다원적 절차의 원칙 | 예산은 정부의 다양한 활동을 나타내주는 만큼 이러한 활동의 능률적인 수행을 위해서는 다양한 절차가 필요하다. |
| 시기 신축성의 원칙 | 예산은 경제사정 등 객관적 정세의 변동에 대응할 수 있는 장치를 포함해야 한다. |
| 예산기구 상호성의 원칙 | 예산의 편성·집행은 행정수반의 지휘를 받아야 하나 능률적인 예산 운영을 위해서는 모든 부처와 그 산하기관의 적극적인 협력을 필요로 한다. |
| 보고의 원칙 | 선례나 답습보다는 정확한 재정보고 및 업무보고를 참고하여 관리되어야 한다. |
| 재량의 원칙 | 행정부는 재량범위를 확대하여 법에 설정된 목적 달성에 적절한 방법을 강구한다. |

## 4 예산의 종류

### (1) 세입·세출의 성질에 따른 구분

세입·세출의 성질에 따른 예산 종류는 안정성 및 회계 책임과 관계가 깊으며, 정부에서 수행하는 사업의 성질에 따라서 예산을 일반회계와 특별회계로 구분할 수 있다.

| | |
|---|---|
| 일반회계 | 정부 사업 가운데 국민의 기본 욕구를 충족시키기 위한 것으로 그 세입을 주로 조세 수입으로 충당한다는 특징을 지닌다. |
| 특별회계 | 사업적 성격이 농후하거나 일반회계와 분리하는 것이 능률적일 것으로 판단되는 것으로서 세입은 주로 자체수입, 일반회계로부터의 전입금 등으로 구성된다. |

### (2) 예산 편성 절차 또는 성립시기에 따른 구분 : 본예산·수정예산·추가경정예산

기출 2017 지방직 기출 2021 서울시

| | |
|---|---|
| 본예산<br>(당초예산) | 정기국회 심의를 거쳐 확정된 최초 예산을 말한다. |
| 수정예산 | 행정부가 입법부의 승인을 얻기 위해 예산안을 입법부에 제출한 이후에 국내외의 사회·경제적 여건의 변화로 예산안의 내용 중 일부를 변경할 필요성이 있을 때 제출되는 예산안을 말한다. |
| 추가경정예산 | 입법부를 통과하여 이미 성립된 예산에 대해 행정부가 추가적으로 다시 편성 내용을 변경·제출하여 입법부의 승인을 받는 것을 말한다. |

### (3) 예산 불성립시 예산 집행을 위한 장치 : 준예산, 잠정예산, 가예산 기출 2020 서울시

| | |
|---|---|
| 준예산 | ① 새로운 회계연도가 개시될 때까지 예산안이 의결되지 못한 경우 전년도 예산에 준하여 지출할 수 있도록 한 예산으로, 의회의 의결을 필요로 하지 않는다.<br>② 「헌법」 제54조는 새로운 회계연도가 개시될 때까지 예산안이 의결되지 못한 때에 정부는 국회에서 예산안이 의결될 때까지 다음의 경우에 전년도 예산에 준하여 집행할 수 있도록 규정하고 있다.<br>• 헌법이나 법률에 의하여 설치된 기관 또는 시설의 유지·운영<br>• 법률상 지출의무의 이행<br>• 이미 예산으로 승인된 사업의 계속의 경우 |
| 잠정예산 | ① 새로운 회계연도가 개시될 때까지 예산안이 의결 되지 못한 경우 일정 기간(최초 4~5개월분) 동안 예산의 집행을 허용하는 예산이다.<br>② 반드시 사전에 의회의 의결을 필요로 한다는 점에서 준예산과 구별된다. |
| 가예산 | ① 새로운 회계연도가 개시될 때까지 예산안이 의결되지 못한 경우 1개월 이내의 예산의 집행을 허용하는 것이다.<br>② 1개월분의 집행에 대한 의회의 의결을 필요로 한다.<br>③ 의회의 의결을 필요로 한다는 점에서 준예산과 구별되고, 최초의 1개월분으로 제한된다는 점에서 잠정예산과 차이가 있다. |

## 5 예산의 분류

### (1) 의 의

① 예산의 분류란 국가의 세입과 세출을 일정한 기준에 따라서 유형별로 구분해 이를 체계적으로 배열하는 것을 말한다.

② 우리나라에서는 세출 예산 과목을 소관별로 장, 관, 항, 세항, 목으로 구분하며, 각 단계별로 다른 분류 방법을 사용하여 예산 분류를 체계화시키고 있다. 우선 소관은 조직별 분류에 해당된다. 그리고 장, 관, 항은 기능별 분류의 대분류, 중분류, 소분류에 해당된다. 세항에서는 사업 계획으로서 단위사업이 나타난다. 그리고 목은 품목별 분류에 해당된다.

### (2) 우리나라 예산의 분류

현재 우리나라는 조직별, 기능별, 품목별 분류를 결합하여 사용하고 있다. 반면 세입 예산의 경우 관, 항, 목으로만 구분하고 있다.

① 기능별 분류

㉠ 예산의 기능별 분류는 정부의 주요 기능을 기준으로 하여 예산을 분류하는 방법이다.

㉡ 우리나라는 세출 예산을 방위비·교육비·사회개발비·경제개발비·일반행정비·지방재정교부금·채무상환 및 기타 등으로 기능별로 분류하고 있다.

| | |
|---|---|
| 장 점 | • 정부의 사업 계획 수립과 입법부의 예산 심의를 쉽게 해준다.<br>• 국가사업에 대한 국민의 이해가 쉽다.<br>• 행정부가 예산 집행에 신축성을 발휘할 수 있어 예산 지출의 효율성을 높일 수 있다. |
| 단 점 | • 입법부의 예산 통제가 어렵게 되며 회계 책임을 분명히 할 수 없다.<br>• 예산의 기능별 분류에 대해서는 주요 기능이 정부의 각 기능을 포괄하고 있기 때문에 부처별 사업 계획의 내용을 파악하기 어려워 합리적인 예산집행이 곤란하다. |

② 품목별 분류

㉠ 품목별 분류는 예산을 급여, 수당, 정보비 등 지출 대상에 따라 분류하는 것을 말한다.

㉡ 우리나라의 예산 과목은 소관(조직), 장, 관, 항, 세항, 목으로 분류되는데, 목이 품목별 분류에 해당된다.

㉢ 행정부의 세출 예산을 엄격히 통제하는 통제중심의 예산 분류 형태로서 행정부의 예산 집행의 재량을 엄격히 제한하고 있다.

| | |
|---|---|
| 장 점 | 통제 중심의 방법이긴 하나 회계 책임과 회계 검사 그리고 입법부의 대행정부 통제를 쉽게 해준다. |
| 단 점 | • 예산 집행의 신축성이 거의 없다.<br>• 국가사업의 국민 경제적 영향을 파악하기 어렵다. |

③ 경제성질별 분류

경제성질별 분류는 예산 지출이 국민경제에 미칠 영향을 기준으로 하여 분류하는 방법을 말한다.

| | |
|---|---|
| 장 점 | 재정이 거시경제 지표인 고용, 물가, 국제수지 등에 어떠한 영향을 미칠 것인가를 파악하는 데 적합한 분류방식이다. 즉 경제안정과 경제성장, 국민소득 분배 등의 국민경제적 관점에서 예산이 편성될 수 있도록 국가 정책의 수립 · 결정에 유용한 자료를 제공해주는 방법이다. |
| 단 점 | 예산 지출 통제가 어렵고 회계책임의 소재가 불분명하다는 흠이 있다. |

## 6 예산제도의 유형

(1) 품목별 예산제도(LIBS ; Line Item Budgeting System)

① 의 의

㉠ 지출대상을 품목별로 분류하여 지출대상과 한계를 규명함으로써 예산지출의 통제를 가하려는 제도이다.

㉡ 의회가 행정부를 통제하기 위해 고안되었다.

② 장 · 단점

| | |
|---|---|
| 장 점 | • 인사행정에 유용한 자료와 정보를 제공할 수 있다.<br>• 경비의 사용주체 및 집행이 품목별로 표시되어 작성이 용이하고 회계집행의 내용 및 책임의 소재가 명확해진다.<br>• 정부지출의 대상이 되는 물품, 품목(인건비 · 급여 수당 · 시설비) 등을 기준으로 한 예산제도이며, 또한 우리나라 경찰의 예산제도이다.<br>• 비교적 운영하기 쉽고 회계책임이 명백하다.<br>• 실천이 가장 용이하다. |
| 단 점 | • 품목과 비용을 따지는 미시적 관리로 정부전체 활동의 통합조정에 필요한 수단을 제공하지 못한다.<br>• 품목별 예산제도는 예산의 운용이 용이하지만, 지출목적이 불분명하고 기능의 중복이 심한 단점이 있다. |

### (2) 성과주의 예산제도(PBS)

① 의 의

㉠ 예산편성의 중심을 투입에서 성과로 전환하여 정부활동을 특정기능이나 사업별(예 무기, 훈련, 건설사업)로 분류한 예산이다.

㉡ 예산과목을 사업계획 · 활동별 · 세부사업별로 '단위원가 × 업무량 = 예산액'으로 표시하여 편성하는 예산이다.

㉢ 성과주의 예산제도는 투입요소 중심이 아니라, 산출(output) 또는 성과(performance)를 중심으로 예산을 운용하는 제도이다. 예산집행 결과 어떠한 산출물(output)을 생산하였으며, 어떠한 결과(outcome)를 냈는가를 측정하고, 이를 기초로 책임을 묻거나 보상을 하는 결과중심의 예산제도이다.

② 장 · 단점

| | |
|---|---|
| 장 점 | • 예산편성에 있어서 자원배분을 합리화할 수 있고, 예산의 집행에 있어서도 신축성을 부여할 수 있다.<br>• 정부정책이나 계획수립을 용이하게 하고 있을 뿐 아니라, 입법부의 예산심의를 간편하게 하는 장점이 있다.<br>• 예산집행 결과에 대한 평가를 통하여 해당 부서의 업무능률을 측정할 수 있으며, 다음 연도의 예산에 반영할 수 있다.<br>• 정부가 무슨 일을 얼마의 돈을 들여서 완성하였는가를 일반국민이 이해할 수 있다. |
| 단 점 | • 업무측정단위 선정 어려움, 단위원가 계산 곤란 등의 단점이 있다.<br>• 인건비 등 경직성 경비의 적용이 어려워 기본경비에 대한 적용이 곤란하다. |

### (3) 계획 예산제도(PPBS)

① 의 의

㉠ 보건행정에서 계획의 작성, 프로그램의 작성, 예산편성의 과정으로 구성된 제도이다.

㉡ 장기적인 계획과 단기적인 예산을 프로그램작성을 통하여 유기적으로 결합하여 자원배분에 관한 의사결정을 일관성 있게 합리화하려는 제도이다.

㉢ 종래의 관리 중심의 예산기능을 지양하고 상대적으로 경시되어 왔던 예산편성에 있어서의 계획기능을 중시하는 예산제도이다.

② 장 · 단점

| | |
|---|---|
| 장 점 | • 최소의 비용으로 최대의 정책효과를 거둘 수 있도록 사업에 재원을 배분하는 제도이다.<br>• 사업구조, 사업요강, 특수분석연구, 사업 및 재정계획 예산주기 등을 통하여 구체화된다. |
| 단 점 | • 실천이 용이하지 않다.<br>• 체계적인 분석을 강조하는 계획 예산제도하에서는 사업을 계획하고 분석하는 전문가의 힘이 강해지는 반면에 경험 많은 관료의 영향력은 감소하게 된다.<br>• 장기적 시각과 객관적인 분석도구를 통하여 예산결정을 합리화함으로써 하향적 예산접근으로 하급자들의 예산참여를 곤란하게 하고 정책구조의 집권화를 초래할 가능성이 높다. |

**심화Tip　PPBS의 과정**

1. 장기계획의 수립(Planning)
2. 사업계획 작성(Programming) : 실시계획, 사업구조, 사업재정계획
3. 예산편성(Budgeting)

### (4) 영기준 예산제도(ZBB ; Zero－Base Budgeting)

① 의 의

행정기관의 모든 사업 활동을 전년도 예산을 고려치 않고 사업의 우선순위를 결정하여 이에 따라 예산을 편성하는 제도이다.

② 장 · 단점

| | |
|---|---|
| 장 점 | • 점증주의 방식을 탈피하여 가용자원의 효율적 배분이 가능하다.<br>• 중하위관리자를 예산편성에 참여시킴으로써 예산의 효율적 집행이 가능하다.<br>• 추진 중인 사업에 대한 지속적인 평가가 가능하다.<br>• 영기준 예산제도는 어떤 예산제도와도 공존할 수 있다. |
| 단 점 | • 매년 국가정책의 효율성을 재검토하는 것이 현실적으로 불가능하다.<br>• 의사결정 패키지를 매년 재검토하고 분석하는데 비용이 많이 든다.<br>• 예산정책의 일관성이나 지속성이 유지되지 못할 가능성이 크다.<br>• 상부에서 하부에서 결정된 우선순위를 반영하지 않을 수도 있다.<br>• 경직성이 강한 부문에는 적용하기 어렵다. |

**심화Tip　영기준 예산제도의 절차**

1. 의사결정단위의 확인 · 선정
2. 의사결정 패키지의 작성
3. 우선순위의 결정
4. 실행예산 편성

### (5) 목표관리제도(MBO ; Management by Objectives)

① 의 의

목표관리는 계획 예산제도의 경우와 같이 목표의 중요성을 강조하면서, 목표별로 또는 목표달성을 위한 관련 프로그램별로 예상되는 사업비용을 배분한다.

② 장 · 단점

| | |
|---|---|
| 장 점 | • 목표에 집중시킴으로써 정책의 효과성과 효율성을 높일 수 있다.<br>• 참여로 인한 사기와 직무만족을 높일 수 있다. |
| 단 점 | • 성과의 계량적인 측정에 치우쳐서 정책을 오도할 위험이 있다.<br>• 업무부담을 가중시킬 수 있다. |

# 02 재정과정

## 1 재정과정(예산과정 + 결산과정)

(1) 의 의

① 재정과정이란 나라살림을 운용하는 일련의 과정으로, 크게 예산과정과 결산과정으로 구분할 수 있다.

| 예산과정 | 정부의 예산안 편성, 국회의 예산안 심의・확정, 정부의 예산집행으로 구성된다. |
|---|---|
| 결산과정 | 정부의 결산보고서 작성, 감사원의 결산검사 확인, 국회의 결산심사로 구성된다. |

② 이러한 재정과정은 3년의 기간에 걸쳐 이루어지고, 특정 연도 중에는 전년도 결산, 해당 연도 예산의 집행, 다음 연도 예산안의 편성 및 심의가 이루어진다.

(2) 재정의 기능(R. A. Musgrave)

① 효율적 자원배분 기능

㉠ 시장경제체제하에서 자원배분은 시장에 맡겨지는데, 이 경우 시장실패의 문제가 발생한다.

㉡ 따라서 정부는 시장에서 공급되지 않는 도로, 항만, 국방과 같은 공공재를 생산하여 공급하고, 생산과정에서 공해물질을 발생시키는 기업에 대해서는 부담금 등을 부과하여 생산량을 줄이거나, R & D투자와 같이 시장기능에 의해 과소 투자될 경우에는 보조금을 지급하여 투자량을 증가시켜 자원배분의 효율성을 제고하는 기능을 수행한다.

**심화Tip 시장실패**

경제주체는 시장에서 결정되는 가격에 따라 자신의 이윤을 극대화할 수 있는 수준의 생산량을 결정하고 노동이나 자본과 같은 생산요소를 구입한다. 이와 같은 방식으로 자원이 배분될 경우 시장에서는 사회적으로 꼭 필요함에도 불구하고 해당 재화가 공급되지 않거나, 사회적 관점에서의 최적 생산량보다 많거나 적게 생산되는 문제가 생기는데 경제학에서는 이러한 현상을 '**시장실패**'라고 한다.

② 소득의 재분배 기능

㉠ 개인의 소득은 생산성, 부의 수준 등에 의해 결정되므로 시장기능에 의해 소득이 분배되면 개인이 가진 능력의 차이로 인해 소득분배의 불평등이 확대되게 되는 '부익부 빈익빈' 현상이 나타난다.

㉡ 이 경우 정부는 조세나 보조금 등의 정책수단을 이용하여 소득분배의 불균형 정도를 완화한다. 즉, 고소득층에는 높은 세율을 적용하고, 저소득층에는 낮은 세율을 적용하는 누진세제나 경제활동을 통해 소득을 창출하기 어려운 취약계층에게는 최저생계비 등을 지급하고 있다.

③ 경제안정 및 성장을 도모하는 기능

㉠ 정부는 호황국면에서는 경기가 지나치게 과열되지 않도록 경기를 조절하고, 불황국면에서는 실업 등으로 국민이 고통 받는 기간을 최소화하여 경기가 회복국면으로 빠르게 진입할 수 있도록 경제안정을 위한 다양한 재정정책을 수행한다.

㉡ 재정정책은 정부의 지출규모를 직접적으로 조정하는 것으로 호황기에는 지출규모를 축소하고, 침체기에는 지출규모를 증가시킨다.

## 2 예산과정

### (1) 정부의 예산안 편성

| | |
|---|---|
| 매년 1월 31일까지 | • 각 부처는 기획재정부에 중기사업계획서를 제출하고, 정부는 이를 바탕으로 향후 5년간 재정운용의 기본방향과 목표, 경제성장률 및 세입규모 등에 대한 전망, 분야별 재원배분 계획과 투자방향 등이 포함된 국가재정운용계획을 수립한다.<br>• 국가재정운용계획은 국가의 정책전망과 재원배분계획을 제시하는 5년 단위의 계획으로 단년도 예산편성의 기본 틀이 되며, 매년 경제 · 사회적 여건의 변화를 반영하여 조정 · 보완된다. |
| 3월 31일까지 | 기획재정부는 이러한 계획에 기초하여 3월 31일까지 각 부처에 다음 연도의 예산안 편성지침을 통보한다. |
| 5월 31일까지 | 각 부처는 이에 따라 예산요구서를 작성하여 기획재정부에 5월 31일까지 제출한다. |
| 9월 3일까지 | 이러한 예산 요구에 대해 국가 전체적인 중요성, 그리고 개별 사업에 대한 평가를 전제로 개별 부처와 기획재정부간 조정 과정, 즉 사정이 이루어진다. 이러한 조정이 끝나면 당정회의, 국무회의 심의 그리고 대통령의 승인을 받아 9월 3일까지 국회에 제출한다. |

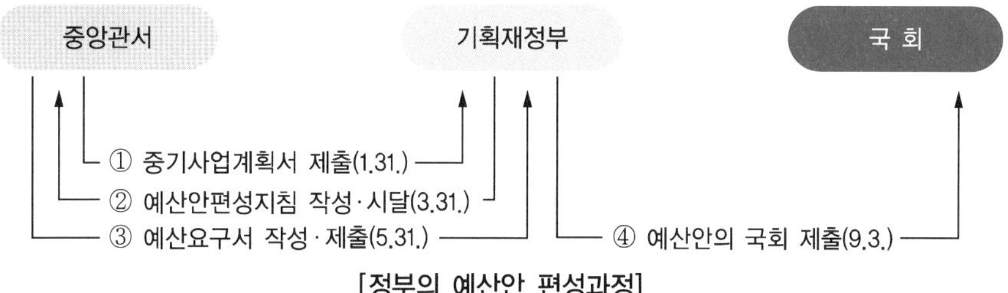


**[정부의 예산안 편성과정]**

### (2) 예산심의

① 정부가 편성한 예산안은 국회가 심의하여 회계연도 개시 30일 전인 12월 2일까지 확정한다.

② 예산안은 본회의에서 재적의원 과반수의 출석과 출석의원 과반수의 찬성으로 의결된다.

### (3) 예산집행 기출 2016 지방직

① 의 의

㉠ 예산이 국회에서 확정되면 회계연도 개시와 함께 집행 단계에 들어간다.

㉡ 예산의 집행은 국회에서 확정된 예산에 대해 회계연도의 개시와 더불어 국가재원을 조달하고 공공경비를 지출하는 활동을 말한다.

㉢ 예산집행과정에서는 단순히 예산으로 정해진 금액을 수납하고, 지출하는 것만이 아니라, 수입규모와 시기를 조정하고 예산을 배정하며, 국채를 발행하고, 국회에서 확정된 내용에 조정을 가하여 집행(예산의 이용·전용)하는 등 다양한 활동이 이루어진다.

② 예산집행의 과정

㉠ 예산집행은 예산의 배정으로부터 시작되는데, 이는 확정된 예산을 예산집행기관이 계획대로 집행할 수 있도록 허용하는 일종의 승인이다. 기획재정부장관은 분기별로 예산배정계획을 작성하여 국무회의의 심의와 대통령의 승인을 얻은 후에 각 중앙관서의 장에게 예산을 배정하고, 배정된 예산은 다시 하급기관에 재배정된다.

㉡ 따라서 국회에서 예산성립이 되더라도 해당 예산의 배정이 안 된 상태에서는 지출원인행위를 할 수 없다. 배정된 예산은 관련 법령에 따라 기획재정부장관이 작성하여 통지한 월별 세부자금계획의 범위 안에서 정해진 목적과 용도로 집행된다. 지출원인행위는 재무관이 행하고, 지출행위는 한국은행을 지급인으로 채권자를 수취인으로 국고수표를 지출관이 발행하고, 출납공무원은 현금지급을 담당한다.

**심화Tip 지출원인행위**

지출원인행위란 세출예산, 계속비, 국고채무부담행위(지방자치단체의 경우 채무부담행위)의 범위 내에서 국가 또는 지방자치단체의 지출의 원인이 되는 계약, 기타의 채무 부담행위를 말한다.

③ 예산집행의 신축성 유지방안

예산집행에서 신축성을 유지하기 위한 대표적 장치로는 다음과 같은 것이 있다.

| | |
|---|---|
| 총괄예산제도 | • 예산의 신축적 집행을 폭넓게 인정하는 제도이다.<br>• 이는 구체적으로 용도를 제한하지 아니하고, 포괄적인 지출을 허용하는 것이다.<br>• 예컨대 교부금이나 포괄보조금과 같은 형식이다. |
| 이용과 전용 | • 목적 외 사용을 금지하는 한정성 원칙의 예외적인 장치로서의 예산의 이용(移用)과 전용(轉用)이 있다.<br>• 예산의 이용은 입법 과목(장, 관, 항) 사이의 상호 융통으로 국회와 기획재정부의 승인을 얻어야 한다.<br>• 예산의 전용은 행정 과목(세항, 목)간의 재원 이전이며, 기획재정부의 승인을 통해 가능하다. |
| 예산이체제도 | 정부조직 등에 관한 법령의 제정·개정·폐지로 인해 그 직무 권한에 변동이 있을 때 예산도 이에 따라서 변동시키는 제도이다. |

| | |
|---|---|
| 이월제도 | • 예산을 해당 회계연도에 집행하지 않고 다음 연도에 넘겨 차기 회계연도의 예산으로 사용하는 이월제도가 있는데 명시이월과 사고이월로 나뉜다.<br>• 명시이월이란 세출예산 중 연도 내에 지출하지 못할 상황이 예측될 때에는 미리 국회의 승인을 얻어 다음 연도에 사용할 수 있게 한 것이다.<br>• 사고이월은 회계연도 독립이라는 원칙에 예외적인 장치로, 해당 연도 내에 지출원인행위를 하고, 불가피한 사유로 인해 연도 내에 지출하지 못한 경비와 지출원인행위를 하지 않은 부대 경비에 한해 인정된다. |
| 계속비제도 | 완공에 수년이 소요되는 대규모 공사·제조·연구 개발 사업의 경우에 총액과 연부금을 정해서 인정하는 제도이다. |
| 예비비제도 | • 예측할 수 없는 예산 외의 지출 또는 예산 초과 지출에 충당하기 위해 세입·세출예산 외에 '상당하다고 인정'되는 금액의 예비비를 계상할 수 있다.<br>• '예산 외의 지출'이란 예산에 계상되지 않은 신규 소요를 말하며, '예산 초과 지출'이란 예산에 계상된 경비 중 일부가 부족한 경우 해당 소요 예산으로 충당이 불가능한 추가 소요를 말한다. |
| 국고채무부담행위 제도 | • 해당 예산에 반영되지 않았지만 예산 집행과 동일한 효과를 창출할 수 있도록 인정하는 국고채무부담행위 제도가 있다.<br>• 국고채무부담행위란 국고의 부담을 야기하는 채무를 체결할 권한을 부여하는 것이다.<br>• 이는 차관(借款), 국공채 등과 같이 국가채무에 포함된다.<br>• 채무를 부담할 권한만 부여받는 것이며, 지출에 대해서는 다시 국회의 의결을 얻어야 한다. |
| 회계연도 개시전 예산배정 | • 회계연도 개시 전에 대통령이 정하는 바에 의해 기획재정부 장관이 예산을 배정하는 제도이다.<br>• 회계연도 전에 배정할 수 있는 경비는 외국에 지급하는 경비, 선박에 속하는 경비, 교통이나 통신이 불편한 지방에 지급하는 경비, 각 관서에서 필요한 부식물의 매입 경비, 정보비, 여비 등이 있다. |
| 추가경정예산제도 | 국회 의결에 의해 예산이 성립한 이후 상황 변화로 인해 사업을 변경하거나 새로운 사업을 추진해야 하는 경우 추가경정예산을 편성하여 국회 의결을 받아 예기치 못했던 사태에 대처할 수 있도록 하고 있다. |

**심화Tip** **회계검사** 기출 2017 지방직

회계검사란 예산과정 중 조직의 재정적 활동 및 그 수입·지출의 결과에 관하여 사실을 확증·검증하는 행위로 마지막 단계에서 수행되는 것을 말한다.

## 3 결산과정

### (1) 개 요

① 의 의

결산은 예산과정의 최종단계로서 '한 회계연도 동안의 국가의 수입과 지출의 실적을 확정적 계수로서 표시하는 행위'를 말한다.

② 결산의 성격

㉠ 결산은 정부의 재정운영실적에 대한 사후적 재정보고이다.

㉡ 결산은 예산운용결과에 대한 사후적 확인심사 과정이다.

㉢ 결산은 법률적인 것이라기보다는 정치적·역사적인 성격이 강하다.

㉣ 결산은 예산집행의 책임을 해제 받는 공식적 절차이다.

㉤ 결산은 정보산출과정이다.

㉥ 결산은 재정운용에 대한 역사적 기록인 동시에 환류적 정책평가이다.

㉦ 결산은 바람직한 예산운영을 위한 교육과정이며, 홍보과정이다.

③ 기 능

결산의 기능은 예산의 범위 내에서 재정 활동을 했는지를 확인하고, 그 결과를 장래의 재정 운영에 반영하는 것이다.

## (2) 결산과정

| | | |
|---|---|---|
| 계산서 제출<br>(각 부서 → 기획재정부) | 2월 말까지 | 각 부서는 예산 지출을 마감하여 세입결산보고서, 세출결산보고서, 계속비결산보고서, 국가의 채무에 관한 계산서를 2월 말까지 기획재정부장관에게 제출해야 한다. |
| 감사원 제출<br>(기획재정부 → 감사원) | 4월 10일까지 | 기획재정부장관은 세입세출결산에 각 중앙 관서의 세입세출결산보고서, 계속비결산보고서 및 국가의 채무에 관한 계산서를 첨부하여 감사원에 제출해야 한다. |
| 결산의 확인(회계검사)<br>및 보고서 제출<br>(감사원 → 기획재정부) | 5월 20일까지 | • 조직의 재정적 활동 및 그 수입·지출의 결과에 관하여 사실을 확증·검증하는 행위이다.<br>• 감사원은 세입세출결산서를 검사하고, 그 보고서를 다음 연도 5월 20일까지 기획재정부장관에게 제출한다. |
| 국가결산서보고서 제출<br>(정부 → 국회) | 5월 31일까지 | 정부는 감사원의 검사를 거친 세입세출 결산을 국회에 제출한다. |
| 국회의 심의(결산심의) | 정기국회<br>개회 전까지 | 결산의 최종적인 과정은 국회의 심의를 거침으로써 끝난다. |

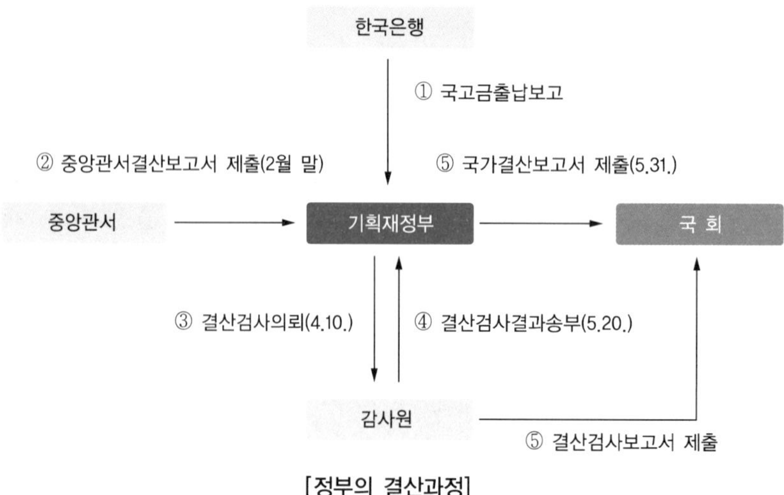


[정부의 결산과정]

# CHAPTER 07 예산행정론 출제예상문제

## 01 예산의 기초

**01** 예산에 대한 설명으로 옳지 않은 것은?

① 예산은 회계연도 동안의 정부의 수입·지출의 예정적 계산서이자 사업계획서이다.
② 예산은 정부의 가장 중요한 문서의 하나로 정책결정의 결과와 우선순위, 사업의 목적 그리고 정부가 제공하는 서비스의 전반적인 수준을 나타낸다.
③ 정부 예산은 일정한 회계연도의 화폐 단위로 표시한 세입세출에 관한 계획이라고 할 수 있다.
④ 예산은 사후의 수지(收支)의 집계이다.

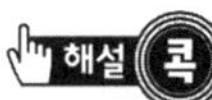

결산이 사후의 수지(收支)의 집계인데 반하여 예산은 사전에 예상되는 경비 및 수입에 관한 계획안이다.

**02** 국회가 행정부에 대한 민주적 통제수단으로서 예산 기능은?

① 정치적 기능
② 자원배분 기능
③ 법률적 기능
④ 관리적 기능

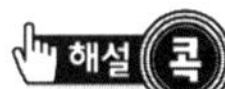

예산은 각종 정치단체들이나 이해집단의 상이한 주장과 이익을 서로 협상하고 조절하는 계기를 마련해 준다는 의미에서 정치적 기능을 수행하고 있다. 또한 예산은 국민이 그 대표기관인 의회를 통해 정부를 통제하는 수단의 하나이다. 이와 같이 예산은 행정부에 대한 민주적 통제수단으로서 중요한 의미를 지니게 되는데 이를 예산의 '재정통제 기능'이라 한다.

정답 01 ④ 02 ①

## 03 의회가 정부의 재정활동에 대해 행사하는 민주적 통제수단으로서의 예산 기능은?

① 경제안정 기능 ② 자원배분 기능
③ 재정통제 기능 ④ 관리적 기능

해설 콕

재정통제 기능
의회가 정부의 재정활동에 대하여 행사하는 민주적 통제수단으로서의 기능이다.
① **경제안정 기능** : 국민 경제에 결정적 영향을 미치는 예산은 경제안정화에 기여하는 재정정책의 도구로서의 기능을 가진다.
② **자원배분 기능** : 예산은 경제발전 목표의 달성을 극대화시키기 위한 합리적 자원배분 수단으로 기능하고 있으며, 특히 시장경제가 제대로 작동하지 않는 경우 예산의 자원배분 기능은 더욱 강화된다.
④ **관리적 기능** : 행정부가 가능자원을 효과적으로 동원하여 최대의 능률성과 효율성을 확보하는 기능이다.

## 04 다음 중 예산의 고전적 원칙이 아닌 것은?

① 명료성의 원칙 ② 보고의 원칙
③ 공개성의 원칙 ④ 한정성의 원칙

해설 콕

보고의 원칙이란 예산의 편성·심의·집행은 각 기관의 재정 및 업무보고에 기초를 두어야 한다는 것으로 현대적 원칙에 속한다.

## 05 다음 중 전통적 예산의 원칙 중 정부는 국민들에게 필요 이상의 돈을 거두어서는 안 되며, 계획대로 명확하게 지출해야 한다는 원칙은?

기출 2017 지방직

① 공개성의 원칙 ② 완전성의 원칙
③ 통일성의 원칙 ④ 정확성의 원칙

해설 콕

전통적 예산의 원칙은 입법부 중심의 예산원칙을 말하며, 설문은 정확성의 원칙에 대한 설명이다.

## 06 다음의 전통적 예산의 원칙 중에서 우리나라의 특별회계예산은 어떤 원칙에 위배되는가?

| | |
|---|---|
| ㄱ. 예산 단일성의 원칙 | ㄴ. 예산 완전성의 원칙 |
| ㄷ. 예산 사전의결의 원칙 | ㄹ. 예산 통일성의 원칙 |

① ㄱ, ㄴ　　② ㄱ, ㄹ
③ ㄴ, ㄷ　　④ ㄷ, ㄹ

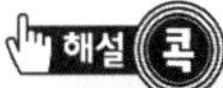

ㄱ. **예산 단일성의 원칙** : 예산에 대한 통제와 국가재정에 대한 국민의 이해를 용이하게 하기 위해서 예산은 구조면에서 국가의 세입·세출을 단일의 회계(일반회계)로 통일하여야 함을 요구하는 원칙이다.
※ 예외 : 특별회계, 추가경정예산, 기금

ㄴ. **예산 완전성의 원칙** : 모든 세출과 세출은 예산에 포함되어야 한다는 원칙이다. 예산에는 모든 세입·세출이 완전히 계상되어야 하며, 예산에 계상되지 않은 수입·지출은 인정될 수 없다.
※ 예외 : 전대차관(외국에서 빌려옴), 순계예산, 기금, 수입대체경비, 현물출자

ㄷ. **예산 사전의결의 원칙** : 예산은 집행하기에 앞서 국회의 의결을 거쳐야 한다.
※ 예외 : 준예산, 예비비

ㄹ. **예산 통일성의 원칙** : 특정한 세입과 특정한 세출을 직결시켜서는 안 된다는 원칙이다.
※ 예외 : 목적세, 수입대체경비, 특별회계, 기금



## 07 다음 중 현대적 예산의 원칙으로 옳지 않은 것은?

① 계획의 원칙　　② 예산 통일성의 원칙
③ 적절한 수단구비의 원칙　　④ 시기 신축성의 원칙

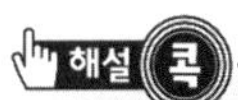

예산의 원칙

| 전통적 예산의 원칙 | 현대적 예산의 원칙 |
|---|---|
| • 예산 공개의 원칙<br>• 예산 명료성의 원칙<br>• 예산 사전의결의 원칙<br>• 예산 정확성(엄밀성)의 원칙<br>• 예산 한정성의 원칙<br>• <u>예산 통일성의 원칙</u><br>• 예산 단일성의 원칙<br>• 예산 완전성의 원칙(총계예산원칙)<br>• 성과주의 재정운용의 원칙<br>• 수익금 직접사용금지의 원칙 | • 계획의 원칙<br>• 적절한 수단구비의 원칙<br>• 다원적 절차의 원칙<br>• 시기 신축성의 원칙<br>• 예산기구 상호성의 원칙<br>• 보고의 원칙<br>• 재량의 원칙 |

정답 03 ③ 04 ② 05 ④ 06 ② 07 ②

## 08 다음 글에서 설명하는 것으로 옳은 것은?

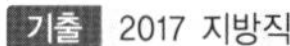
기출 2017 지방직

> 예산안이 국회를 통과하여 예산이 성립된 이후 예산에 변경을 가할 필요가 있을 때에 이를 수정·제출하여 국회의 심의를 거쳐 성립되는 예산

① 본예산
② 잠정예산
③ 수정예산
④ 추가경정예산

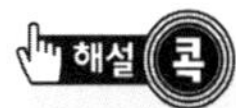

추가경정예산에 대한 설명이다.

## 09 예산이 회계연도 개시 전까지 국회에서 의결되지 못하여 예산이 성립되지 못할 때 활용하는 예산 종류에 해당하지 않는 것은?

기출 2021 서울시

① 추가경정예산
② 잠정예산
③ 가예산
④ 준예산

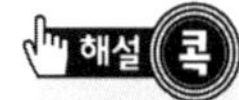

추가경정예산은 예산안이 국회를 통과하여 예산이 성립된 이후 예산에 변경을 가할 필요가 있을 때에 이를 수정·제출하여 국회의 심의를 거쳐 성립되는 예산을 말한다.

② **잠정예산** : 새로운 회계연도가 개시될 때까지 예산안이 의결 되지 못한 경우 일정 기간(최초 4~5개월분) 동안 예산의 집행을 허용하는 예산
③ **가예산** : 회계연도 개시 이전까지 예산이 국회에서 의결되지 못했을 경우 최초의 1개월분의 예산을 국회의 의결로 집행할 수 있는 예산
④ **준예산** : 새로운 회계연도가 개시될 때까지 예산 의결이 이루어지지 않은 경우 전년도 예산에 준하는 경비를 지출할 수 있는 예산

**10** 회계연도 개시 이전까지 예산이 국회에서 의결되지 못했을 경우 최초의 1개월분의 예산을 국회의 의결로 집행할 수 있는 것은? 기출 2015 지방직

① 가예산
② 준예산
③ 본예산
④ 잠정예산

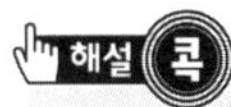

문제의 지문은 가예산에 대한 설명이다.

**11** 새로운 회계연도가 개시될 때까지 예산 의결이 이루어지지 않은 경우 전년도 예산에 준하는 경비를 지출할 수 있는 것으로, 우리나라에서 현재 채택하고 있는 제도는? 기출 2020 서울시

① 본예산
② 가예산
③ 준예산
④ 추가경정예산

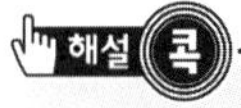

준예산

「헌법」 제54조는 새로운 회계연도가 개시될 때까지 예산안이 의결되지 못한 때에 정부는 국회에서 예산안이 의결될 때까지 다음의 경우에 전년도 예산에 준하여 집행할 수 있도록 규정하고 있다.

- 헌법이나 법률에 의하여 설치된 기관 또는 시설의 유지·운영
- 법률상 지출의무의 이행
- 이미 예산으로 승인된 사업의 계속의 경우

① **본예산** : 정기국회 심의를 거쳐 확정된 최초 예산을 말한다.
② **가예산** : 새로운 회계연도가 개시될 때까지 예산안이 의결되지 못한 경우 일정 기간(1개월 내) 동안 잠정적으로 편성하는 예산을 말한다.
④ **추가경정예산** : 입법부를 통과하여 이미 성립된 예산에 대해 행정부가 추가적으로 다시 편성 내용을 변경·제출하여 입법부의 승인을 받는 예산을 말한다.



정답 08 ④ 09 ① 10 ① 11 ③

## 12 준예산의 지출항목에 속하지 않는 것은?

① 법정시설의 운영비
② 계속비
③ 공무원의 보수
④ 사무처리의 기본경비

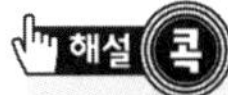

공무원의 보수는 1980년도 이전 헌법에서 준예산으로 포함되어 있었으나, 1980년 헌법 개정으로 삭제되었다.

현행 「헌법」 제54조는 새로운 회계연도가 개시될 때까지 예산안이 의결되지 못한 때에 정부는 국회에서 예산안이 의결될 때까지 다음의 경우에 전년도 예산에 준하여 집행할 수 있도록 규정하고 있다.

- 헌법이나 법률에 의하여 설치된 기관 또는 시설의 유지·운영
- 법률상 지출의무의 이행
- 이미 예산으로 승인된 사업의 계속의 경우

## 13 현재 우리나라에서 사용되지 않는 것은?

① 예산의 이용
② 준예산
③ 가예산
④ 추가경정예산

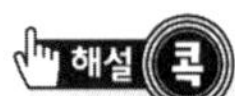

현재 가예산제도는 우리나라에서 사용되지 않고 있다.

## 14 입법부의 행정부에 대한 민주 통제를 강화하는데 가장 편리한 예산 분류 방법은?

① 기능별 분류
② 품목별 분류
③ 조직별 분류
④ 사업별 분류

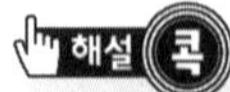

품목별 분류는 예산을 급여, 수당, 정보비 등 지출 대상에 따라 분류하는 것을 말한다. 행정부의 세출예산을 엄격히 통제하는 통제중심의 예산 분류 형태로서 행정부의 예산 집행의 재량을 엄격히 제한하고 있다.

## 15 정부의 활동이 국민경제에 미치는 영향을 파악하기 위한 예산 분류 방법은?

① 기능별 분류
② 품목별 분류
③ 조직별 분류
④ 경제성질별 분류

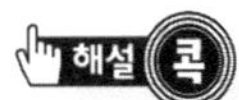

경제성질별 분류는 예산 지출이 국민경제에 미칠 영향을 기준으로 하여 분류하는 방법을 말한다.

## 16 기능별 분류의 특징으로 옳지 않은 것은?

① 정부의 사업 계획 수립과 입법부의 예산심의를 쉽게 해준다.
② 국가사업에 대한 국민의 이해가 쉽다.
③ 행정부가 예산집행에 신축성을 발휘할 수 있어 예산 지출의 효율성을 높일 수 있다.
④ 입법부의 예산통제가 쉬워 회계 책임을 분명히 할 수 있다.

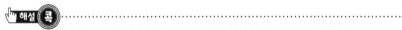

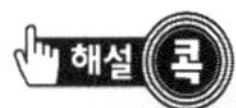

기능별 분류는 입법부의 예산통제가 어렵기 때문에 회계 책임을 분명히 할 수 없다.

## 17 예산제도와 그 특성의 연결이 가장 옳지 않은 것은?

① 품목별 예산제도(LIBS) – 통제 지향
② 성과주의 예산제도(PBS) – 관리 지향
③ 계획 예산제도(PPBS) – 기획 지향
④ 영기준 예산제도(ZBB) – 목표 지향

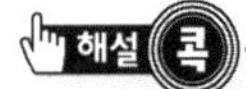

영기준 예산제도(ZBB)는 목표중심이 아니라 평가, 감축 또는 우선순위중심의 예산이다.



정답 12 ③ 13 ③ 14 ② 15 ④ 16 ④ 17 ④

## 18 보건행정에서 계획의 작성, 프로그램의 작성, 예산편성의 과정으로 구성된 제도는?

기출 2010 지방직

① 계획 예산제도(PPBS)
② 프로그램평가검토기법(PERT)
③ 체계분석(SA)
④ 성과주의 예산제도(PBS)

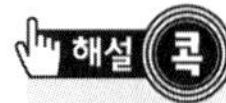


계획 예산제도(Planning Programming Budgeting System)는 목표를 분명히 정의하고, 이를 달성할 사업계획 및 각종 대안을 체계적으로 검토하여 수립(계획의 작성, 프로그램의 작성)하며, 다년간에 걸친 사업재정계획을 수립(예산편성의 과정)하는 장기적 시계(時界, time horizon)를 갖고 있는 예산제도이다.

## 19 다음 중 계획 예산제도(PPBS)의 장점이 아닌 것은?

① 의사결정자의 다원화와 민주화
② 최소의 비용으로 최대의 정책효과를 거둘 수 있도록 사업에 재원을 배분
③ 장기계획과 예산편성의 탄력성
④ 명확한 국가목표 설정과 측정가능성 제고

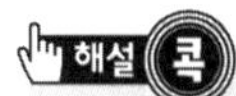


계획 예산제도(PPBS)는 대통령이나 장관, 중앙예산기관이 모든 예산과정을 주도하므로 과도한 중앙집권화를 초래하는 비민주적이라는 지적을 받는다. 즉 <u>의사결정의 일원화라는 장점을 지니지만 의사결정의 집권화라는 단점을 지닌다</u>.

## 20 다음 중 계획 예산제도(PPBS)에 대한 설명 중 잘못된 것은?

① 체계적인 분석을 강조하는 계획 예산제도하에서는 사업을 계획하고 분석하는 전문가의 힘이 강해지는 반면에 경험 많은 관료의 영향력은 감소하게 된다.
② 계획 예산제도는 목표의 구조화, 체계적인 분석, 재원배분을 위한 정보체계 등을 강조하는 예산제도이다.
③ 계획 예산제도는 사업구조, 사업요강, 특수분석연구, 사업 및 재정계획 예산주기 등을 통하여 구체화된다.
④ 계획 예산제도는 장기적 시각과 객관적인 분석도구를 통하여 예산결정을 합리화함으로써 정책구조의 분권화를 초래할 가능성이 높다.

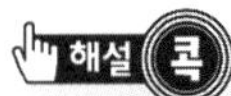

계획 예산제도는 장기적 시각과 객관적인 분석도구를 통하여 예산결정을 합리화함으로써 하향적 예산접근으로 하급자들의 예산참여를 곤란하게 하고 정책구조의 집권화를 초래할 가능성이 높다.

## 21 다음 중 성과주의 예산제도의 장점으로 적합하지 않은 것은?

① 사업계획과 예산을 연계시킨다.
② 재정사용의 투명성을 증대시킨다.
③ 정치지도자의 예산개입을 약화시킨다.
④ 관리자의 조직관리능력을 향상시킨다.

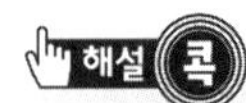

사업중심이므로 사업 내에서 자율적 변경이 가능한데다가 단위원가를 사용함으로써 의회의 회계적 통제가 곤란하므로 품목별 예산제도(LIBS)에 비하여 재정사용의 투명성이 약화되는 단점이 있다.

① 계획과 예산을 연계시키는 것은 계획 예산제도(PPBS)이지만, 성과주의 예산제도도 사업계획별・활동별로 분류한 다음 각 세부사업별로 '단위원가 × 업무량 = 예산액'으로 편성하는 사업중심 예산이므로 사업계획과 예산을 연계시킨다고 할 수 있다.
③ 성과주의 예산제도는 점증주의(분권적・상향적 예산결정방식)이므로 집권적인 계획예산에 비하여 정치지도자의 예산개입을 약화시킨다.
④ 성과주의 예산제도는 활동별 단가의 변화를 추적함으로써 단가가 현저히 상승한 활동에 대해서는 능률적 관리를 촉구할 수 있으므로 관리자의 조직관리능력을 향상시킨다.



## 22 계획 예산제도(PPBS)와 영기준 예산제도(ZBB)에 관한 설명 중 가장 부적절한 것은?

① PPBS가 하향적일 때에 ZBB는 상향적이다.
② PPBS가 미시적 분석을 선호할 때에 ZBB는 거시적 분석을 선호한다.
③ PPBS가 새로운 프로그램이나 기존의 프로그램간의 예산변동액에 주요 관심을 가질 때에 ZBB는 기존의 프로그램의 계속적인 재평가에 주요 관심을 기울인다.
④ PPBS가 개방체제의 성격을 띨 때에 ZBB는 폐쇄체제의 성격을 띠고 있다.

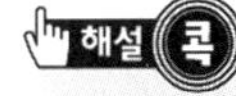

계획 예산제도(PPBS)는 장기계획을 수립하고 그 계획을 달성할 수 있는 실시계획을 짜며, 이를 연차적으로 단기적 예산에 반영하는 거시적・하향적・집권적 예산제도인 반면, 영기준 예산제도(ZBB)는 각 사업단위 부서에서 매년 0을 기준으로 사업의 우선순위를 엄격히 사정하여 예산을 편성하는 미시적・상향적・분권적 예산제도이다.

정답 18 ① 19 ① 20 ④ 21 ② 22 ②

## 23 영기준 예산제도에 대한 설명으로 옳지 않은 것은?

① 예산정책의 일관성이나 지속성이 유지된다.
② 중하위 관리자를 예산편성에 참여시킴으로써 예산의 효율적 집행이 가능하다.
③ 추진 중인 사업에 대한 지속적인 평가가 가능하다.
④ 영기준 예산제도는 어떤 예산제도와도 공존할 수 있다.

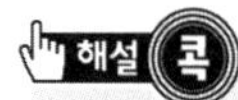


예산정책의 일관성이나 지속성이 유지되지 못할 가능성이 크다.

## 24 목표관리제도(MBO)에 대한 설명으로 옳지 않은 것은?

① 목표에 집중시킴으로써 정책의 효과성과 효율성을 높일 수 있다.
② 참여로 인한 사기와 직무만족을 높일 수 있다.
③ 성과의 계량적인 측정에 치우쳐서 정책을 오도한 위험성도 있다.
④ 업무부담이 줄어든다.

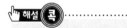

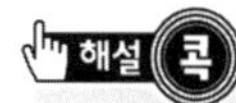


목표관리제도는 계획 예산제도의 경우와 같이 목표의 중요성을 강조하면서, 목표별로 또는 목표달성을 위한 관련 프로그램별로 예상되는 사업비용을 배분하는 제도로 업무부담을 가중시킬 수 있다.

## 02 재정과정

**01** 우리나라의 재정과정은 몇 년에 걸쳐 이루어지는가?

① 1년　　② 2년
③ 3년　　④ 4년

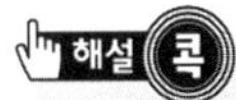

재정과정은 3년의 기간에 걸쳐 이루어지고, 특정연도 중에는 전년도 결산, 해당 연도 예산의 집행, 다음 연도 예산안의 편성 및 심의가 이루어진다.

**02** 다음 중 머스그레이브(R. A. Musgrave)가 주장한 재정의 3대 기능 중 '공공재의 외부효과 및 소비의 비경합성과 비배재성에 기인한 시장실패(market failure)를 재정을 통해서 교정하고 사회적 최적 생산과 소비수준이 이루어지도록 한다'라는 내용과 관련성이 가장 높은 재정의 기능은?

① 소득재분배 기능　　② 경제안정화 기능
③ 자원배분 기능　　④ 행정적 기능

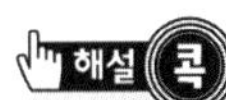

외부효과는 대가 없이 타인에게 손해나 이익을 주는 현상으로서 시장실패 현상이며, 그 중에서도 경제적 시장실패 현상이다. 이러한 경제적 시장실패를 해결하는 기능이 경제적 기능 중 자원배분 기능이다.

**03** 다음 중 예산에 대한 설명으로 옳지 않은 것은? 기출 2016 지방직

① 예산의 전용이란 행정과목인 세항, 목 사이의 상호융통을 의미한다.
② 순계예산과 기금은 전통적 예산원칙 중 완전성의 예외항목에 해당한다.
③ 예산의 집행은 배정 → 지출원인행위 → 재배정 → 지출의 순서로 행해진다.
④ 준예산은 신회계연도가 개시되었는데도 예산이 입법부를 통과하지 못할 경우의 예산운영을 대비한 제도이다.

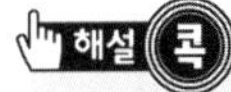

**예산집행과정**
배정요구 → 배정계획수립 → 배정·재배정 → 지출원인행위 → 지출행위 → 현금지급



정답 23 ① 24 ④ / 01 ③ 02 ③ 03 ③

**04** **예산집행의 신축성을 유지하기 위한 방안에 대한 설명 중 가장 옳지 않은 것은?**

① 이체는 정부조직 등에 관한 법령의 제정·개정 또는 폐지로 인하여 중앙관서의 직무와 권한에 변동이 있을 때 관련 예산을 이동하는 것이다.

② 전용은 입법과목간 상호융통으로, 각 중앙관서의 장은 예산의 목적범위 안에서 재원의 효율적 활용을 위하여 기획재정부장관의 승인을 얻어 각 세항 또는 목의 금액을 전용할 수 있다.

③ 이월은 해당 연도 예산액의 일정 부분을 다음 연도로 넘겨서 사용할 수 있는 제도이다.

④ 계속비는 완성에 수년도를 요하는 사업에 대해 그 경비의 총액과 연도별 지출액을 정하여 미리 국회의 의결을 얻은 범위 안에서 수년도에 걸쳐 지출하는 경비이다.

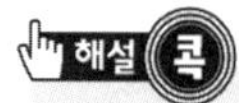

입법과목간 상호융통은 전용이 아니라 이용이다. 전용은 세항, 목 등 행정과목간 상호융통으로 각 중앙관서장이 기획재정부장관의 승인을 얻어 전용한다.

**05** **예산과정 중 조직의 재정적 활동 및 그 수입·지출의 결과에 관하여 사실을 확증·검증하는 행위로 마지막 단계에서 수행되는 것으로 옳은 것은?** 기출 2017 지방직

① 예산편성

② 예산집행

③ 회계검사

④ 회계결산

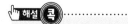

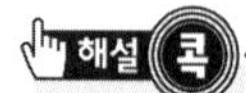

감사원에서 행하는 회계검사에 대한 설명이다.

**06** **우리나라의 보건복지재정에 대한 설명으로 옳지 않은 것은?** 기출 2009 지방직

① 최근 수년간 노인복지예산이 증가하였다.

② 보건복지부 소관의 기금은 국민연금기금, 국민건강증진기금, 응급의료기금 등이 있다.

③ 국민건강보험의 재정후원을 목적으로 국민건강증진기금이 마련되었다.

④ 공무원, 군인, 사립학교 교직원은 국민연금의 가입대상이 아니다.

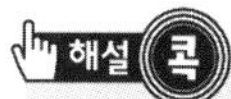

국민건강증진사업의 원활한 추진에 필요한 재원을 확보하기 위하여 국민건강증진기금을 설치한다(국민건강증진법 제22조 제1항).

① 고령화사회에 접어들면서 최근 수년간 노인복지예산이 증가하였다.

② 보건복지부 소관 예산안은 일반회계, 3개의 특별회계(농어촌구조개선, 국가균형발전, 책임운영기관) 및 3개의 기금(국민연금, 국민건강증진, 응급의료)으로 구성된다.

④ 각각 공무원연금, 군인연금, 사립학교 교직원연금의 가입대상이다.

**07** 정부가 법률로 정하여 특정 사업이 지속적, 안정적으로 운영되도록 마련한 것으로, 국민연금, 응급의료 및 국민건강증진에 특별히 마련된 자금의 형태는? 기출 2019 서울시

① 기 금 ② 본예산

③ 특별회계 ④ 추가경정예산

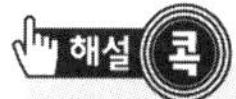

기금에 대한 설명이며, 보건복지부 소관의 기금에는 국민연금기금, 국민건강증진기금, 응급의료기금 등이 있다.

② **본예산(당초예산)** : 정기국회 심의를 거쳐 확정된 최초 예산을 말한다.

③ **특별회계** : 사업적 성격이 농후하거나 일반회계와 분리하는 것이 능률적일 것으로 판단되는 것으로서 세입은 주로 자체수입, 일반회계로부터의 전입금 등으로 구성된다.

④ **추가경정예산** : 입법부를 통과하여 이미 성립된 예산에 대해 행정부가 추가적으로 다시 편성 내용을 변경・제출하여 입법부의 승인을 받는 것을 말한다.

**08** 〈보기〉에서 보건복지부 소관 기금만을 모두 고른 것은? 기출 2018 서울시

| | |
|---|---|
| ㄱ. 국민연금기금 | ㄴ. 국민건강증진기금 |
| ㄷ. 응급의료기금 | ㄹ. 산업재해보상보험 및 예방기금 |
| ㅁ. 고용보험기금 | ㅂ. 사회보험성기금 |

① ㄱ, ㄴ, ㄷ ② ㄱ, ㅁ, ㅂ

③ ㄴ, ㄹ, ㅂ ④ ㄴ, ㅁ, ㅂ

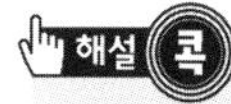

보건복지부 소관의 기금은 ㄱ. 국민연금기금, ㄴ. 국민건강증진기금, ㄷ. 응급의료기금이며, 고용노동부 소관의 기금은 ㄹ. 산업재해보상보험 및 예방기금, ㅁ. 고용보험기금이다.

CHAPTER 07 예산행정론

정답 04 ② 05 ③ 06 ③ 07 ① 08 ①

## 09 결산의 확인은 어느 기관이 하는 것인가?

① 감사원 ② 기획재정부
③ 국 회 ④ 국무회의

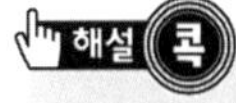

결산의 확인은 감사원에서 행해진다.

## 10 결산에 대한 다음 설명 중 옳지 않은 것은?

① 결산은 정부의 재정운영실적에 대한 사후적 재정보고이다.
② 결산은 예산운용결과에 대한 사후적 확인심사 과정이다.
③ 결산은 법률적 성격이 강하다.
④ 결산은 예산집행의 책임을 해제 받는 공식적 절차이다.

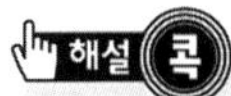

결산은 법률적인 것이라기보다는 정치적·역사적인 성격이 강하다.



09 ① 10 ③ 정답

CHAPTER 08

# 보건의료서비스

CHAPTER 08

보건행정

# 보건의료서비스

**출제포인트**

❶ 일차보건의료에 대하여 학습하고, 보건의료서비스의 특징을 학습한다.
❷ 의료의 관리, 의료의 질 향상 방법, 보건사업에 대하여 학습한다.
❸ 보건의료행정에 대한 욕구조사, 보건의료체계와 보건통계에 대하여 학습한다.

## 01 보건의료

### 1 보건의료의 개요

#### (1) 의료와 보건의료

| 구 분 | 의료(Medical care) | 보건의료(Health care) |
|---|---|---|
| 관 심 | 질 병 | 건 강 |
| 목 표 | 진단과 치료(진료) | 대인보건서비스와 환경보건서비스 등을 통한 건강 증진<br>• 대인보건서비스 : 사람에게 직접적인 서비스<br>• 환경보건서비스 : 건강에 적합한 생활환경 조성 |
| 책 임 | 개 인 | 국가, 사회 |
| 산 출 | 의료서비스(medical services)의 산출 | 보건서비스(health services)의 산출 |
| 담당기관 | 의사, 의료요원 | 개인, 사회, 국가 |
| 범 위 | 좁은 의미의 의료(진료) | 넓은 의미의 의료(건강관리) |

#### (2) 보건의료의 목표

보건의료의 목표는 양질의 의료(good care, adequate care), 총괄적인 의료(comprehensive health care)를 국민 누구에게나, 필요할 때 서비스하는데 있다.

- **양질의 의료** : 의료기관의 구조적인 측면, 진료과정적인 측면, 그리고 진단결과, 치료결과, 만족도 등의 결과를 통틀어 말한다.
- **총괄적인 의료** : 질병의 자연사 전체 스펙트럼(1단계 : 비병원성기~제5단계 : 회복기)을 포용하는 것을 의미한다.
- **국민 누구에게나** : 형평성을 뜻한다.
- **필요할 때 서비스 한다** : 지리적, 경제적, 시간적, 심리적 접근성을 뜻한다.

## 2 일차보건의료

### (1) 알마아타 선언에서 정의한 일차보건의료(World Health Organization, 1978)

① 일차보건의료는 지역사회의 개인과 가족 누구나 접근할 수 있는 실제적이고 과학적으로 타당하며, 사회적으로 받아들일 수 있는 방법과 기술에 기초한 필수적 보건의료를 말한다.

② 이는 자조와 자결의 정신을 살려 발전의 모든 단계에서 가족과 개인이 완전히 참여하고 지역사회와 국가가 비용을 스스로 부담할 수 있어야 가능하다.

③ 일차보건의료는 한 국가의 보건의료체계의 중심 기능이자 주된 초점을 이루는 부분이며, 지역사회의 전반적인 사회·경제적 발전의 한 부분이다. 또한 이는 개인, 가족, 지역사회가 국가보건의료체계와 처음 만나는 곳으로, 사람들이 살고 일하는 장소에서 가능한 한 가까운 곳에서 만나는 보건의료를 말하며, 연속적인 보건의료 과정에서 첫 번째 요소를 차지한다.

### (2) 일차보건의료의 특징(WHO, 1978) 기출 2020 서울시

① 각 나라와 지역의 경제적 상황, 사회문화적 또는 정치적 특성을 반영해서 발전한다. 또한 적합한(relevant) 사회과학, 생의학, 보건서비스 연구와 공중보건 경험의 결과를 적용하는 것이 기초가 된다.

② 적절한 건강증진, 예방, 치료, 재활을 제공함으로써 지역사회의 주요 건강문제를 해결한다.

③ 최소한 주요 건강문제와 이를 예방·관리할 수 있는 방법을 교육하는 것, 음식물의 공급을 촉진하고 적절한 영양을 공급하는 것, 안전한 식수를 적절하게 공급하고 기본 위생을 확보하는 것, 가족계획을 포함하여 모자보건 의료서비스를 제공하는 것, 주요 감염병을 예방하기 위한 예방접종, 각 지역의 풍토병을 예방하고 관리하는 것, 흔한 질병과 손상을 적절하게 치료하는 것, 필수적인 약품을 공급하는 것을 포함한다.

④ 보건 분야 이외에도 국가와 지역사회 개발과 관련된 모든 영역과 측면에서 관련성을 갖고, 서로 조정되는 가운데 협력한다. 여기서 영역은 특히 농업, 축산, 식품, 산업, 교육, 주택, 공공사업, 통신 등을 포함한다.

⑤ 일차보건의료를 계획, 조직, 운영, 통제하는 데에 지역사회와 개인의 자립과 참여를 최대한 요구하고 촉진시키며, 지역과 국가, 그리고 기타 자원을 최대한 활용한다. 또한 이러한 목적을 달성하기 위해 적절한 교육을 통하여 지역사회의 참여능력을 계발한다.

⑥ 통합되고 기능적이며 서로 지원하는 의뢰체계(referral systems)를 갖추어 지속성을 높이고, 모든 사람을 위한 포괄적인 보건의료를 점진적으로 개선해 가며, 필요가 가장 큰 사람들의 우선순위가 높다.

⑦ 지역 혹은 의뢰된 단계에서 의사, 간호사, 조산사, 보조인력, 지역사회 일꾼, 혹은 전통 보건인력 등의 보건의료인력에 기초하며, 이들은 하나의 팀으로 일하고 지역사회에 나타난 필요에 부응할 수 있도록 사회적, 기술적으로 적합하게 훈련되어야 한다.

> **The 알아보기**
>
> **일차보건의료의 4A**
> - Accessible : 소외된 지역 없이 보건의료 활동이 전달되어야 한다.
> - Available : 적극적인 주민참여에 의해 사업이 이루어져야 한다.
> - Acceptable : 지역사회가 쉽게 받아들일 수 있는 방법으로 제공되어야 한다.
> - Affordable : 재정적으로 부담 가능한 방법으로 이루어져야 한다.

**심화Tip** **일차보건의료(PHC)의 기본원칙** 기출 2018 서울시

| | |
|---|---|
| 포괄성 | 모든 사람에게 필요한 의료서비스 |
| 수용성 | 주민이 쉽게 받아들일 수 있는 방법으로 그들의 지불능력에 맞게 제공 |
| 근접성 | 근접한 거리에서 제공 |
| 균등성(평등성) | 어떤 여건(소득, 지위에 관계없이)에서도 똑같이 제공 |
| 지속성 | 지속적인 서비스 제공 |
| 유용성 | 쉽게 이용할 수 있고 유용할 것 |
| 상호협조성 | 사회 여러 분야와 협조체계를 유지 |
| 주민참여 | 지역사회의 적극적인 참여 |

### (3) 일차보건의료 전략(WHO, 2008)

① 보건의료체계의 문제점

㉠ 필요와 반대인 보건의료 공급(inverse care) : 필요가 크지 않은 사람들이 대부분의 의료자원을 소비하고, 필요가 매우 큰 사람들은 아주 작은 부분을 소비한다.

㉡ 가난에 빠지게 하는 의료(impoverishing care) : 지나친 의료비 지출로 많은 사람들이 가난에 빠진다.

㉢ 통합성이 없고 쪼개진 서비스(fragmented and fragmenting care) : 보건의료가 전문화되고 세분화되어 환자 중심의 전체적인 접근이 어려워지고 지속성이 없다.

㉣ 안전하지 못한 서비스(unsafe care) : 안전과 위생을 보장해주지 못하는 열악한 시스템 때문에 병원 감염이 증가하고 약물의 부작용이 늘어난다.

㉤ 잘못된 방향설정(misdirected care) : 치료 중심의 의료자원 분배로 인해 예방이 소홀히 취급된다.

② 개혁과제

㉠ 서비스의 보편적 적용(universal coverage reforms) : 건강의 불평등을 줄이고 사회 정의를 달성하기 위해서는 모든 사람에게 충분한 보건의료를 적절한 비용 부담으로 제공해야 한다.

㉡ 서비스 제공체계(service delivery reforms) : 사람들의 요구와 기대에 부응하여 보건의료 서비스를 일차의료 중심으로 재설정하며 동시에, 변화하는 요구에 적절하게 대응하고 좋은 결과를 산출할 수 있어야 한다.

㉢ 공공정책의 개혁(public policy reforms) : 일차의료를 중심으로 두고 공중보건 활동을 통합하며, 모든 영역의 공공정책에 건강을 중요한 가치로 두어 건강한 공동체를 만들어야 한다.

㉣ 지도력(leadership reforms) : 보건의료체계가 매우 복잡하므로 명령과 규제, 방임에서 탈피하여 참여와 협상에 기초한 지도력이 필요하다.

# 02 보건의료서비스

## 1 보건의료서비스

### (1) 보건의료서비스 개요

① 보건의료서비스의 개념

사람을 대상으로 건강의 보호, 향상을 일차적 과제로 삼고 질병에 대처하여 직접 사람에게 행하여지는 모든 조처를 말한다.

> **The 알아보기**
>
> **보건의료서비스의 3대요소**
>
> 1. 제공자(의료인)
> 2. 이용자(주민)
> 3. 제도적 장치(전달체계)

② 보건의료서비스의 종류

㉠ 질병 예방적 관점에서의 분류

| 1차 예방서비스 | 건강증진과 예방 |
|---|---|
| 2차 예방서비스 | 진료(※ 만성퇴행성 질환은 특히 2차 예방이 중요함) |
| 3차 예방서비스 | 재 활 |

㉡ 의료기술의 복잡성에 따른 분류

| 1차 의료서비스 | 비교적 간단한 의료적 조치로 해결할 수 있는 문제를 대상으로 하는 의료서비스이다. 예방접종이나 건강교육, 감기, 설사, 단순외상, 정상분만 등의 진료로, 의원과 보건소에서 주로 담당한다. |
|---|---|
| 2차 의료서비스 | 1차 의료에 비해 전문적인 인력, 다수의 보조인력, 복잡한 시설, 장비가 있어야 해결할 수 있는 문제들을 대상으로 한다. 단과전문의와 병원급 의료기관에서 제공된다. |
| 3차 의료서비스 | 2차 의료로는 해결할 수 없는 건강 문제가 대상이다. 분과전문의, 다수 직종의 협동체계, 특수 시설과 장비를 갖춘 병원에서 제공한다. |

### (2) 보건의료서비스의 특성 기출 2014, 2017 지방직 기출 2019 서울시

① 권리로서의 보건의료

㉠ 과거에는 의료의 개념이 혜택의 측면이 강하게 부각되었다면 현재에는 인류의 기본권리라고 생각하게 되었다.

㉡ WHO 헌장 전문(1946) : 인종, 종교, 정치적 신념, 경제적 혹은 사회적 조건에 따른 차별 없이 최상의 건강 수준을 유지하는 것은 인간이 누려야 할 기본권의 하나이다.

㉢ 세계인권선언(1948) : 모든 사람은 의식주, 의료 및 필요한 사회복지에 의해 자신과 가족의 건강 및 복지에 충분한 생활수준을 유지할 권리를 가지며, 실업, 질병, 심신장애, 배우자의 사망, 노령 기타 불가항력에 의한 생활불능의 경우에는 보장을 받을 권리를 가진다(제25조).

㉣ 대한민국 헌법 : 헌법 제36조에서 보건권에 대해서 명문화하고 있다.

**심화Tip** 「헌법」 제36조

① 혼인과 가족생활은 개인의 존엄과 양성의 평등을 기초로 성립되고 유지되어야 하며, 국가는 이를 보장한다.
② 국가는 모성의 보호를 위하여 노력하여야 한다.
③ 모든 국민은 보건에 관하여 국가의 보호를 받는다.

② 정보의 비대칭성(소비자 무지)

㉠ 질병의 원인이나 치료방법, 의약품 등에 관한 지식과 정보는 매우 전문적인 내용이어서 의사나 약사, 간호사 등 의료인력을 제외하고, 소비자는 거의 알지 못하는 경우가 대부분이다.

㉡ 소비자의 무지는 공급유인수요현상을 창출해 국민 의료비 증가를 초래할 개연성이 있다.

**The 알아보기**

**공급유인수요현상**
소비자에게 의학적으로 필요한 것보다 더 구매하도록 유도하는 의사의 노력에 따른 의료수요현상

③ 생산의 독점성(면허제도에 의한 법적 독점)

면허제도는 의료시장에서 법적 독점권을 부여하는 장치이며, 또한 관련학과 졸업자만 면허시험에 응시할 수 있으므로 의료서비스 공급시장에 대한 진입장벽을 높이는 원인이 된다.

④ 보건의료공급의 비탄력성

보건의료인력의 양성 및 시설설치에 시간과 비용이 많이 든다.

⑤ 우량재(기능재) **기출** 2021 서울시

㉠ 우량재는 인간의 생존에 필수적이며, 인간이 인간다운 생활을 하기 위해 반드시 향유되어야 하는 재화를 의미한다.

㉡ 의식주, 기초교육, 의료서비스는 우량재로서 인간의 생존에 필수적인 재화이며, 이 때문에 헌법에서도 보건권을 기본권으로 규정하고 있다(헌법 제36조).

㉢ 우량재는 소득수준, 사회적 지위, 지역, 사회계층을 막론하고 모든 국민에게 기본적으로 제공되어야 하는 재화이기 때문에 국가가 담당하여야 한다. 즉, 우량재의 공급을 시장에 맡겨두면 구매능력이 없는 계층은 소외되어 인간다운 생활이 불가능하기 때문에 사회정의와 형평성의 실현을 위해 국가가 적극적으로 개입해야 한다.

**The 알아보기**

**지위재(地位財, Positional goods)**
지위재는 명품백, 다이아몬드 등 사적인 재화들로, 재화 또는 서비스 자체의 기능과 품질보다 그 재화 등이 가지는 이미지, 상황 등에 의해 거래되는 재화를 말한다.

⑥ 외부효과의 존재 **기출** 2020 서울시

㉠ 보건의료 분야에서 외부효과가 나타나는 사례는 흔하지 않으나, 일단 발생하면 큰 영향을 미치는 감염병이 대표적이다.

㉡ 외부효과가 존재하는 경우에 이를 시장에 맡겨두면 외부효과가 제대로 제거되지 않으므로 감염병관리는 정부가 강제로 개입하여 해결(국가방역체계운영, 국가예방접종사업 실시 등)해야 한다.

⑦ 수요발생의 예측불가능성

㉠ 일반적인 상품에 대한 수요는 소비자의 구매의지에 의해 결정되지만, 의료에 대한 수요는 질병이 발생해야 나타나기 때문에 수요를 예측하기가 매우 어렵다.

㉡ 개별적 수요의 불확실성과 불규칙성에 대한 집단적 대응을 위해 건강보험이 필요하다.

⑧ 치료의 불확실성

질병에 대한 다양성 때문에 결과를 측정하기 곤란하다.

⑨ 소비적 요소와 투자적 요소의 혼재

㉠ 소비적 요소 : 소비자는 의료서비스를 구입하고 진료비를 지불하는데, 이 금액만큼 다른 재화의 소비에 지출할 소득이 감소하고, 저축할 여력이 줄어들게 되므로 의료서비스에 대한 지출은 소비자의 소비로 분류된다.

㉡ 투자적 요소 : 아동이 건강하게 자라도록 의료비를 지출하는 것은 두말 할 것도 없이 미래세대의 생산인력에 대한 투자이다. 이러한 관점에서 본다면 국민을 건강하게 하여 삶의 질을 높이고, 건강한 노동력을 유지하도록 적절한 의료비를 지출하는 것은 인적 자본(human capital)을 증가시키는 투자로 해석될 수 있다.

⑩ 자본집약적인 동시에 노동집약적 성격

병원시설에 막대한 자본이 필요한 자본집약적인 특성을 가지고 있는 한편, 보건의료서비스는 다양한 직종의 협력이 필요한 노동집약적인 서비스이다.

⑪ 갈등의 상존

다양한 전문직종으로 구성되어 있어 갈등의 소지가 항상 존재한다.

⑫ 공공재적 성격(비배제성 및 비경합성)

보건의료는 모든 소비자에게 골고루 편익이 돌아가야 하는 재화이다.

㉠ 타인의 소비로 자기의 소비가 지장을 받지 않는 비경합성을 가지고 있다.

㉡ 공급자가 대가를 치르지 않은 사람에게 공급을 제한할 수 없다.

⑬ 업무의 양과 종류의 방대

업무의 양과 종류의 변동이 커서 통제하기가 쉽지 않다.

⑭ 명확한 목표설정 및 경영성과의 평가가 곤란

명확한 목표설정이 어렵고 경영성과를 평가하는 기준이 애매한 경우가 많다.

### (3) 보건의료서비스에 대한 정부의 역할 기출 2014 지방직

① 의료정보제공자의 역할

정보와 소비자 인식의 발달로 인해 가입자의 알권리 충족을 위한 의료정보를 제공하는 역할을 수행한다.

② 보험자로서의 역할

국민건강보험에 대한 강제가입을 통해 보험가입자의 역선택을 방지하는 역할을 수행한다.

③ 재정지원자로서의 역할

보건의료서비스에 소요되는 재정을 지원하는 역할을 수행한다.

④ 의료서비스제공자로서의 역할

직접적인 보건의료서비스 제공자로서의 역할을 수행한다.

### (4) 보건의료서비스에 대한 국가의 개입이 정당화되는 이유 기출 2017 지방직

① 시장기능의 실패

보건의료를 개인의 영역에만 맡겨놓으면 과도한 의료비의 지출, 고수익 보건의료서비스에만 비효율성 자원의 배분 등이 발생하므로 국가의 개입이 필요하다.

**심화Tip 시장기능 실패의 원인**

- **외부효과** : 의료는 외부경제효과를 가진다. 정부는 경제적 유인을 제공하여 보건의료효과가 높은 사업을 장려하거나 외부불경제효과를 야기하는 시설 혹은 행위를 규제하거나 직접 보건의료서비스를 제공하는 방식으로 사회적 편익을 향상시킨다.
- **정보의 비대칭성** : 보건의료서비스는 다른 시장의 재화나 서비스와는 달리 그것의 파악에 전문적인 지식과 숙련된 경험이 요구된다. 서비스 이용자들은 정보를 선별하는 능력이 부족하고 대부분 서비스 미경험자이기 때문에 가치를 평가하는데 한계가 있어 시장이 실패한다.
- **경쟁의 제한** : 보건의료서비스는 다른 어떤 종류의 서비스보다 법적, 제도적으로 경쟁이 제한되어 독과점이 형성되고 있다.
- **공공재적 성격** : 보건의료는 비배재성과 비경합성을 갖는 공공재적 성격을 갖는데, 공공재는 시장에 맡겨두었을 경우 시장실패가 야기되므로 정부가 개입하여 시장실패를 막아야 한다.
  예 금연정책, 의료보험 등

② 건강의 총체적 특성

㉠ 건강은 그 어떤 것보다 우선되는 가치이며, 잠재적 유효성이 가장 크므로 국가의 개입이 필요하다.

㉡ 건강(보건의료)의 잠재적 유효성(질병의 예방·치료가 가져다주는 장기적인 효과)

ⓐ 건강한 삶을 통한 개인의 행복과 사회 및 국가의 생산성 및 경쟁력 향상

ⓑ 국민국가로서 국민의 건강과 국가의 경쟁력을 제고

③ 건강권의 대두

현대 복지국가에서 생존적 기본권의 하나로 건강권의 개념이 대두되었다.

**심화Tip 건강권의 유형**

- **소극적 건강권** : 국가에 대하여 건강한 생활을 침해하지 않도록 요구할 권리
- **적극적 건강권** : 국가에 대하여 건강의 유지 및 향상에 필요한 조치를 요구할 권리
- 「**헌법**」 **제36조** : 모든 국민은 보건에 관하여 국가의 보호를 받는다.

④ 건강의 다차원적 요소에 의한 결정

건강은 정치, 경제, 사회, 문화, 개인적 요인 등 다차원적 영향요인에 의해 결정되므로 건강향상을 위해서는 개인적 노력 이외에 공익을 대표하는 국가의 개입이 필요하다.

## 2 의료관리

### (1) 의료관리의 개념

의료관리는 제한된 자원을 최대한으로 활용하여 인구집단의 건강을 유지 증진하려는 목표를 가지고, 이를 효과적·효율적으로 형평성 있게 관리하여 목표를 달성하도록 하는 것이다.

**심화Tip** 의료관리의 주요 개념

1. **효과** : 기대하는 결과를 얼마만큼 성취하였는지를 표현하는 것
2. **효율** : 자원을 투입한데 비하여 얼마만큼을 산출하였는지를 표현하는 것
3. **형평성** : 준공공재에 해당하는 의료분야에서 특히 염두에 두어야 할 사항
4. **총괄성** : 아플 때만 진료를 받는 것이 아닌 질병의 모든 자연사를 포함
5. **접근성** : 지리적 접근성, 경제적 접근성, 심리적 접근성을 모두 포함
6. **지속성** : 의료 이용자들에게 공급되는 의료서비스의 제공이 예방, 진단 및 치료, 재활에 이르기까지 총괄적으로 이루어지는 것
7. **의료의 질** : 양질의 의료는 의료서비스의 기본

### (2) 의료관리의 기능

① 질병의 예방과 건강 증진 그리고 진료
② 환경관리, 사업장보건관리, 학교보건관리 등 분야별 관리
③ 보건행정, 병원경영 등의 조직관리
④ 각종 지원업무

### (3) 의료관리의 절차(투입 – 관리 – 산출 – 결과)

전반적인 의료관리는 인력, 재료, 기술, 정보, 자본 등을 투입(input)하고, 의사결정, 기획, 조직, 업무수행, 조정, 평가 등의 관리과정(process)을 거쳐서 환자진료, 건강증진, 교육훈련 등의 산출(output)이 있게 되고, 그에 따른 결과(outcome)가 뒤따르게 된다.

## 3 의료의 질

### (1) 의료의 질의 정의

① 리와 존스(Lee & Jones)의 정의 기출 2017 지방직

양질의 보건의료란 "그 시대의 사회, 문화 및 전문지식의 발전 정도에 따라 내용이 결정되며, 다음의 조건을 지녀야 한다"고 주장하였다.

㉠ 의과학에 근거한 합리적인 의료행위
㉡ 예방을 강조
㉢ 의료제공자와 소비자간의 긴밀하고 지속적인 협조
㉣ 각 개인에 대한 전인적인 치료
㉤ 환자와 의사간에 긴밀하고 지속적인 인간관계의 유지
㉥ 사회복지사업과의 연계
㉦ 다양한 보건의료서비스의 통합·조정
㉧ 주민의 필요충족에 요구되는 모든 보건의료서비스의 제공

② 도나베디안(A. Donabedian)의 정의

㉠ 양질의 의료란 "진료의 모든 과정에서 예상되는 이익과 손해의 균형을 맞춘 상태에서 환자의 복지를 가장 높은 수준으로 높일 수 있는 것으로 예상되는 의료"라고 하였다. 도나베디안(A. Donabedian)은 다시 의료의 질을 절대적 정의, 개인적 정의, 사회적 정의로 구분하여 정의하였다.

| | |
|---|---|
| 절대적 정의 | 비용에 상관없이 현재의 의학기술이 제공할 수 있는 최대한의 서비스를 제공하는 것 |
| 개인적 정의 | 소비자 개개인의 편익과 위험 및 비용이 함께 고려된 입장 |
| 사회적 정의 | 자원의 사회적 배분의 정당성이 감안된 것 |

㉡ 의료서비스의 비용, 편익 및 질에 관한 모형

ⓐ 초기 단계에는 의료서비스의 양과 비용이 증가함에 따라 편익이 급격히 증가하는 반면 위험의 증가는 적으나, 시간이 경과함에 따라 많은 비용이 투입됨에 따라 한계편익은 감소하는 반면 한계위험은 증가한다고 하였다.

ⓑ 따라서 위험과 비용이 제한되며, 편익이 극대화되는 점을 적정수준의 의료의 질로 보았다. 일반적으로 질과 비용은 단순한 직선관계가 아니며, 일정 수준 이상에서는 상치관계라고 볼 수 있다고 하였다.

## (2) 의료의 질의 구성요소

### ① 마이어스(Myers B. A.)의 구성요소 기출 2014, 2015, 2017 지방직

㉠ 접근 용이성 : 지리적·경제적·시간적인 이유로 인하여 주민들에게 필요한 보건의료서비스를 제공하는데 있어서 장애를 받아서는 안 된다는 것이다. 즉 의료서비스를 필요로 하고, 이용할 의사가 있을 때 언제, 어디서라도 이용할 수 있어야 한다는 개념이다.

| 구분 | 내용 |
|---|---|
| 지리적 접근성 | 환자의 입장에서 자기가 원하는 의료서비스를 지리적으로나 시간적으로 가까운 곳에서 서비스 받고 싶어 하는 것은 일반적인 욕구이다. |
| 경제적 접근성 | 우리나라의 경우 국민건강보험제도와 의료급여제도를 통하여 경제적 접근도를 높이고자 하고 있다. |
| 시간적 접근성 | 질병을 가진 환자가 의료이용에 장애를 초래할 경우에 해당되는 것을 의미한다. 이때는 필요한 경우 보건의료인력이 다른 보건의료인력, 시설, 장비, 약품, 보건의료서비스 등을 이용할 수 있어야 한다. |

㉡ 질적 적정성 : 의료서비스에 있어서 가장 중요한 것은 질적 적정성이 보장되는 것이다. 의사들은 충분한 지식과 기술을 지니고 있어야 하며, 각종 연수교육, 학술잡지, 학술모임 등을 통해 나날이 발전하는 의학을 계속 공부하여 자신의 능력을 향상시켜야 한다. 이를 위해서는 의사들에게 적정의료수가가 책정되도록 뒷받침되어야 하며, 지속적 의학교육체계가 활성화되어야 한다.

㉢ 지속성(연속성) : 의료 이용자들에게 공급되는 의료서비스의 제공이 예방, 진단 및 치료, 재활에 이르기까지 총괄적으로 이루어지는 것을 말한다.

| 구분 | 내용 |
|---|---|
| 개인적 차원의 의의 | 건강 문제를 종합적으로 다루는 전인적 의료가 지속적으로 이루어지는 것을 말한다. |
| 지역사회 수준의 의의 | 의료기관들이 유기적 관계를 가지고 있어서 협동적으로 의료서비스 기능을 수행하는 것을 말한다.<br>예 보건의료서비스 요건 중 한 병원에서 진료를 받다가 상급병원으로 이송될 경우 중복된 의료서비스를 배제하고 신속히 다음 단계의 의료서비스를 제공받는 것 |

㉣ 효율성(경제적 합리성)

| 구분 | 내용 |
|---|---|
| 경제적 측면의 효율성 | 보건의료의 목적을 달성하는데 투입되는 자원의 양을 최소화하거나 일정한 자원으로 최대의 목적을 달성하는 것을 말한다. |
| 의료보험을 통한 대처 | 다수가 의료비를 조달, 관리하여 개인의 부담을 분산시키는 것이 의료 이용에 따르는 경제적 어려움을 해결해주는 방안이 된다. |

**심화Tip 적정 보건의료서비스의 요건**

1. 접근용이성(개인적 접근성, 포괄적 서비스, 양적인 적합성, 형평성)
2. 질적 적정성(전문적인 자격, 개인적 수용성, 질적인 적합성)
3. 지속성(개인중심의 진료, 중점적인 의료제공, 서비스의 조정)
4. 효율성(의료인에게 평등한 재정, 의료인에게 적정한 보상, 효율적인 관리)

② 부오리(Vuori H.)의 구성요소

㉠ 효과성, 효율성, 적합성, 과학적 · 기술적 질의 속성은 질 향상 프로그램을 주관하는 기관당사자에 따라 우선순위가 바뀐다.

㉡ 보건의료의 소비자는 '적합성'을 가장 중요시하는 반면 효율과 과학적 · 기술적 질에 대해서는 관심도가 떨어지나, 의료제공자는 과학적 · 기술적 질에 가장 많은 관심을 갖게 된다. 또한 보건당국은 소비자와 제공자의 관심이 떨어지는 '효율성'을 가장 중요시한다. 결국 의료의 질은 네 가지 구성요소가 절충된 것이다.

| | |
|---|---|
| 효과성 | 한 서비스가 이상적인 상황에서 잠재적 영향을 모두 발휘했을 경우와 비교하여 운영체계 내에서 실제로 영향을 미친 정도를 보는 것 |
| 효율성 | 한 서비스가 생산비에 미치는 실제적인 영향의 관계를 나타낸 개념 |
| 적합성 | 인구집단의 요구와 이용 가능한 서비스와의 관계로서 수적/분배적 두 측면을 가짐 |
| 과학적 · 기술적 질 | 현재 이용 가능한 의학지식과 기술을 실제에 적용하는 정도 |

③ 도나베디안(A. Donabedian)의 구성요소

㉠ 기술적 부문 : 의학기술을 개인의 건강 문제에 적용하는 것

㉡ 대인관계의 부문 : 환자와 치료자간의 사회적, 심리적 상호 작용을 관리하는 것

㉢ 쾌적함 : 쾌적한 대기실, 편안하고 따뜻한 진찰실, 깨끗한 입원실 침대와 침상 옆 전화, 좋은 음식 등

### (3) 의료의 질의 속성 기출 2016 지방직

① **효능성** : 보건의료의 과학과 기술을 가장 바람직한 환경에서 사용하였을 때 건강을 향상시키는 능력

② **효과성** : 의료서비스를 제공하는 일상적인 환경에서 성취할 수 있는 건강수준 향상 능력

③ **효율성** : 특정 건강수준을 획득하는데 사용한 비용을 측정하는 것

④ **적정성** : 비용에 대한 상대적인 의료의 효과 또는 편익

⑤ **수용성** : 의료의 효과에 대한 환자와 환자 가족의 기대

| | |
|---|---|
| 접근성 | 환자에게 의료서비스를 쉽고 편리하게 제공하는 능력 |
| 환자 – 의료 제공자 관계 | 의료서비스를 제공하는 과정에서 환자와 의료제공자가 맺게 되는 관계로, 환자 만족도에 중요 |
| 쾌적한 환경 | 편리하고 안락한 의료 환경 |
| 의료의 효과에 대한 환자 선호도 | 환자가 인지하는 의료서비스의 효과로, 의료인이 판단하는 의료의 효과와 항상 일치하는 것은 아님 |
| 의료의 비용에 대한 환자 선호도 | 환자가 인지하는 의료서비스의 비용 |

⑥ **합법성** : 사회적 선호도(윤리적 원칙, 가치, 법, 규제)와 개인의 수용성의 일치 정도

⑦ **형평성** : 의료서비스의 분포와 의료의 편익이 인구 집단에게 얼마나 공평하게 제공되는가의 정도

### (4) 적정진료보장(QA)과 의료의 질 향상(QI) 비교

QA(Quality Assurance)는 의료서비스의 질을 평가(quality assessment)하고, 그 문제점을 개선하여 질을 향상(quality improvement)시키는 관리기법이다. 1990년 이후 미국에서는 QA용어를 거의 사용하지 않고 있으며, QI(Quality Improvement)를 많이 사용하고 있다.

| 구 분 | 적정진료보장(QA) | 의료의 질 향상(QI) |
|---|---|---|
| 개 념 | • 의료의 질 평가<br>• 협의의 질 관리<br>• 최소한의 질적 수준<br>• 소극적인 질 관리 | • 평가를 기반으로 교정이 필요한 부분 개선<br>• QA보다 발전된 질 평가<br>• 지속적, 자발적인 요소 포함<br>• 적극적, 체계적인 질 관리 |
| 초 점 | • 진료의 적절성 평가<br>• 임상적 활동 평가 | • 의료의 질 향상(의료의 질 평가 + 교정이 필요한 부분 개선) |
| 목 적 | • 의료의 산출보다 과정중심<br>• 기준의 미달점 찾아 시정 | • 고객중심의 사고<br>• 과학적인 방법 및 직원의 참여<br>• 업무과정 개선을 통해 지속적 의료의 질 향상 |
| 관 점 | 후향적 관점(결과지향적) | • 전향적 관점(예방적 개념)<br>• 의료의 비용절감, 의료서비스전달체계의 효율성 극대화 포함 |
| 위원회 | 감염위원회, 약사위원회, 의무기록위원회, 사고관리위원회, 조직위원회 | 감염관리, 약품사용평가, 의무기록, 위험도관리, 의료의 질 관리, 영양관리 |

### (5) 질 향상 접근방법 기출 2018 서울시

① 개념적 접근방법(A. Donabedian)

| | |
|---|---|
| 구조적 접근<br>(사회적 수단) | • 인적자원 : 전문인력의 수, 자질<br>• 물적자원 : 시설, 장비<br>• 신임제도 : 정부기관이나 민간조직기구가 보건의료기관들이 미리 설정된 표준에 도달하는지 여부를 평가하고 인정하는 제도(의료기관 서비스평가시범사업, 병원표준화심사)<br>• 면허제도 : 정부기관이나 기구에서 개인에게 일정수준의 능력을 지녔음을 증명해 줌으로써 특정한 직업에 종사할 수 있도록 허가<br>• 조직체계 : 병원조직, 관리 |
| 과정적 접근<br>(의료인의 환자 관리활동) | • 의료제공자와 환자간에 혹은 이들 내부에서 일어나는 행위에 관한 것(환자에게 취한 태도까지 포함)<br>• 동료의사에 의한 심사 : 동료의사들에 의해 검토<br>• 의무기록조사 : 의무기록조사위원회에서 조사 주제를 선정하고, 진료표준을 설정하여 표준의 충족 여부를 의무기록을 통하여 조사한다. |

| 결과(Outcome) 측면의 접근 | • 현재 및 과거에 의료서비스를 제공받은 개인, 집단 및 지역사회의 실제 또는 잠재적 건강 상태에서 바람직하거나 그렇지 못한 상태로의 변화, 보건의료체계 및 의료제공자들의 책임과 연계된 건강수준(신체적인 것 외에 사회적, 심리적인 요소와 환자의 만족도도 포함)<br>• 수명 및 사망률<br>• 급성기 생리적 안정도<br>• 만성질환과 유병률<br>• 합병증<br>• 신체기능 상태<br>• 정신 기능<br>• 삶의 질(Quality of life)<br>• 진료 비용<br>• 특수 서비스 이용<br>• 진료 관련 만족도 |
|---|---|

② 단계적 접근방법

| 문제의 발견 | • 성공적인 QA를 위해 중요하다.<br>• 문제발견팀 : QA에는 전직원 즉 의사, 간호사, 지원부서 직원, 행정직, 경영진 등이 문제규명에 참여하며, 이상적으로는 환자대표도 참여하는 것이 바람직하다.<br>• 정보출처 : 문헌(교과서, 학술잡지 등), 전국 통계자료, 환자반응, 신문기사 등<br>• 명목집단기법의 사용 : 강력한 구성원에 의해 그룹이 끌려가는 것을 막고 소극적인 구성원을 과정에 끌어들임으로써 합의를 이루는데 효과적인 방법이다. |
|---|---|
| 문제의 우선순위 결정 | 문제의 우선순위 결정 기준은 다음과 같다<br>• 의학적 중요성 : 유병률과 건강에 미치는 영향, 드물지만 위중한 문제<br>• 문제의 사회적 중요성 : 비용, 가족과 사회에 미치는 영향<br>• 실현가능성과 중복<br>• 효율성 : 현재 존재하는 비효율성의 개선 여부<br>• 개선과제의 실현 가능성<br>• 문제 확인 가능성 |
| 문제의 분석 | • 인식된 문제의 원인 혹은 영향을 미치는 요인을 규명한다.<br>• 인식된 문제와 그에 대한 가능한 원인 및 기여요인간의 관계를 확인한다.<br>• 문제에 대한 진술과 생각할 수 있는 가설을 설정한다. |
| 문제에 대한 심층 연구 | • 문제의 존재 여부, 크기, 성격 등을 증명한다.<br>• 가설 검증 |
| 개선 과제의 규명 | 문제 연구의 결과를 근거로 가장 효과적인 개선 과제를 규명한다. |
| 개선 과제의 실행 | 개선 과제에 따른 실행 계획을 제시하고 이를 실행한다. |
| 문제에 대한 지속적 모니터링 및 재평가 | • 개선 사업의 효과 측정<br>• 개선 과제 실행의 문제점이 발견되면 이를 수정한다. |

**심화Tip** **의료의 질 관리 관련 용어**

- **질**(Quality) : 특별한 서비스, 치료절차, 진단, 임상문제에 따른 예기된 결과에 대하여 현존 수용가능한 성취 정도
- **세부기준**(Criteria) : 현존 지식과 경험을 토대로 지표를 평가할 수 있는 객관적이며 기설정된 기준
- **표준**(Standard) : 의료의 질과 적정성을 포함하여 설정된 세부기준(criteria)을 기초로 한 달성가능한 성과의 기대수준
- **평가지표**(Indicator) : 진료서비스가 표준(standard)에 부응하는지 여부를 평가하고 관찰할 수 있는 측정가능한 지표로 진료활동, 결과 및 진료양상(care aspect) 등과 연계된 객관적인 변수
- QC(Quality Control) : 산업체에서 품질관리 초기에 많이 사용하던 용어로서, 질의 일정 수준을 표준으로 선정한 후, 특정 의료서비스가 표준에 도달했는지를 평가하고 감시하는 것[= 질 평가(quality assessment)]
- TQM/CQI(Total Quality Management/Continuous Quality Improvement) : TQM은 과정, 결과, 서비스 전반에 지속적 향상을 추구하는 질 관리 기법으로, 질 향상 추구시 조직내 각 계층의 전직원의 참여, 변화와 관리를 강조하며 의료이용자 중심의 서비스를 제공하는 것. CQI는 TQM과 동시에 쓰이는 용어로 질 평가와 질 향상이 일시적인 활동이 아니라, 지속적으로 시행되어야 함을 강조하며, 최근에는 직접적인 업무수행 향상(PI ; Performance Improvement)까지 강조함
- **위기관리**(Risk Management) : 환자와 직원의 위험을 최소화하는 실무차원의 통합적 관리 프로그램
- **진료 평가**(Clinical Review) : 환자에게 제공된 진료와 서비스를 포함하여 진료결과를 평가하는 활동
- **비임상부문 평가**(Non-Clinical Review) : 임상부서가 아닌 재무, 행정, 급식, 청소 및 시설유지 관리 등의 부서를 평가하는 활동
- **의료이용 감사**(Utilization Review) : 재정, 사람, 건물, 공간, 시간, 기기 등 자원의 적절성과 활용도를 평가하는 활동
- **업무수행 향상**(Performance Improvement) : 종래의 의료의 질 개념이 의학적인 측면에 치우쳐 있다는 반성에서 조직 전체의 질 향상이라는 좀 더 넓은 개념으로 접근하는 방법

## 4 보건사업

### (1) 보건사업의 정의

지역주민 전체의 건강 문제를 해결하기 위하여 체계적으로 지역의 보건문제를 진단하고 자원을 우선적으로 투입해야 할 영역을 선정하여 이를 해결하기 위한 실천계획을 기획하여 실행에 옮기는 전반적 활동을 말한다.

### (2) 보건사업의 목적

협의의 건강권 즉, 보건의료서비스에의 접근(access to health service)이나 그 이용(use of service)을 훨씬 더 유용하게 하기 위한 것으로 개인보다는 지역사회를 대상으로 시행하는 활동에 초점을 둔다.

### (3) 보건사업관리

① 보건사업관리는 의학기술의 적용뿐만 아니라 건강관리를 위한 모든 수단을 동원하여 인구집단의 건강수준 향상을 위한 보건사업의 기획, 실행 및 평가를 하는 활동을 의미한다.

② 보건사업관리는 보건사업을 대상으로 한 관리활동에 포괄하는 용어이며, 국가 수준의 보건의료정책을 대상에 포함시키는 경우에는 '보건정책 및 관리(health policy and management)'라는 표현을 사용하기도 한다.

**심화Tip 관리(management)**

관리는 '사람을 모아 기대하는 목적을 달성하는 활동'으로 일반적으로 관리의 순환과정인 '기획 – 실행 – 평가' 또는 '기획 – 조직 – 명령 – 조정 – 통제'의 기능을 순차적으로 거치면서 조직이 설정한 목적을 달성하는 과정을 말한다.

### (4) 보건사업의 대상

① 대상 인구에 따른 분류

생애주기에 따라 그 대상이 가지는 건강문제의 특이성이 존재하고 건강의 위험도 등이 다르기 때문에 인구를 중심으로 분류하는 경우는 주로 생애주기를 중심으로 분류하는 것이 보통이다.

② 대상 질병에 따른 분류

㉠ 어떤 질병이 보건사업의 대상이 되기 위해서는 질병의 발생률이 높다거나 유병률이 높아야 한다.

㉡ 질병의 치병률, 지역사회에 특히 많이 발생하는 질병, 지역의 관심도에 따라 우선순위가 정해지고 그 질병을 효과적이고 효율적으로 관리할 수 있는 수단이 존재해야 한다. 이러한 사업의 대표적인 질병은 감염병이라고 볼 수 있다.

㉢ 생활습관병도 질병별 보건사업의 대상이 되고 보호자가 필요한 장애를 수반하는 질병 등도 보건사업의 대상이 된다.

③ 보건사업 수단이나 내용에 따른 분류

출산장려사업, 금연사업, 절주사업 등이 있고, 주로 건강생활실천사업의 주요 내용이 해당된다.

### (5) 보건사업을 위한 지역사회의 진단

① 의 의

㉠ 특정 지역사회를 대상으로 지역주민의 건강수준과 해당 지역의 보건문제를 파악하는 것이다.

㉡ 해당 지역의 보건문제를 해결 또는 건강수준을 향상시키기 위해 수행해야 할 사업의 내용 및 우선순위를 결정하는 과정이다.

② 진단내용

㉠ 인구학적 분포 및 특성 파악 : 연령 및 성비의 구성과 증감 추이, 교육 및 소득수준 등

㉡ 건강수준 파악 : 사망률, 사망원인, 유병률, 건강행태

㉢ 의료이용 현황 파악

㉣ 가용자원 파악 : 의료기관 및 지역사회 사업 등

㉤ 지역사회 요구도 파악

### (6) 보건사업의 우선순위 결정

① BPRS(Basic Priority Rating System) – 절대적 결정기준

㉠ 한론(J. Hanlon)과 피켓(G. Pickett)이 개발한 방법으로 건강문제의 크기, 건강문제의 심각도, 보건사업의 효과성(또는 추정 효과)을 평가항목으로 한다.

㉡ BPRS = (A + 2B) × C

| 건강문제의 크기(A) | 만성질환은 유병률, 급성질환은 발병률의 크기를 이용하여 점수화 |
|---|---|
| 건강문제의 심각도(B) | 심각성은 긴급성, 중증도, 경제적 손실, 타인에게 미치는 영향을 고려하여 평가 |
| 보건사업의 효과성(C) | 효과성(C)이 가장 중요함. 정확한 추정이 곤란하므로 전문가의 조언과 평가, 체계적 논문고찰 및 메타분석 결과 등을 이용하여 사업의 최대효과와 최소효과를 추정함 |

㉢ 한계 : 질병간의 우선순위를 결정하기 위해 개발된 방법으로, 유병률과 발병률을 이용하여 점수를 매긴다. 건강증진사업의 경우 우선순위 대상이 질환이 아니라, 건강행태이므로 BPRS 방식을 그대로 이용하기는 어렵다.

② PEARL

㉠ BPRS 방식에 의해 우선순위가 정해졌다 하더라도 정치, 경제, 행정, 시간, 윤리 등으로 인해 보건교육사업에서 문제를 해결하지 못하는 경우도 많다.

㉡ 따라서, BPRS 계산 후 실현 가능성 여부를 판단하는 기준으로 PEARL을 주로 사용한다. 특히, 장기계획이나 사업의 우선순위가 쉽게 안 드러나는 경우 주로 활용할 것을 권장한다.

ⓒ PEARL : 0 또는 1(P × E × A × R × L)

| 적절성(Propriety) | 해당 기관의 업무범위에 해당되는가? |
|---|---|
| 경제적 타당성 (Economic Feasibility) | 문제를 해결하는 것이 경제적으로 의미가 있는가? |
| 수용성(Acceptability) | 지역사회나 대상자들이 사업을 수용할 것인가? |
| 자원의 이용 가능성 (Resources) | 사업에 사용할 재원이나 자원이 있는가? |
| 적법성(Regality) | 적법한가? |

ⓔ 각 평가항목에 0점 또는 1점의 점수를 부여한 후 5가지 항목을 곱하여 사업의 시행 여부를 결정하며, 1항목이라도 불가의 판정(0점)을 받으면 PEARL 값이 0점이 되어 사업 실행이 불가하다.

③ PATCH(Planned Approach To Community Health)

ⓐ 미국 질병관리본부(CDC)에서 지역 보건요원의 보건사업기획 지침서로 개발한 것이다.

ⓑ '중요성'과 '변화가능성'을 기준으로 사용한다.

| 기 준 | 의 의 | 평가 기준 |
|---|---|---|
| 중요성 | 건강문제가 지역사회에 얼마나 심각한 영향을 주는가 또는 건강문제를 변화시키면 건강수준에 얼마나 효과가 나타나는가를 평가하는 기준 | • 건강문제가 얼마나 흔한가를 평가 → 질병의 유병률, 발병률 등<br>• 해당 문제가 지역의 건강수준에 얼마나 심각한 영향을 미치는가를 평가 → 사망률, 장애발생률 등 |
| 변화가능성 | 건강문제가 얼마나 용이하게 변화될 수 있는가를 평가 | • 다른 사업에서 건강결정요인을 성공적으로 감소시킨 경험이 있는가?<br>• 건강결정요인을 변화시킬 수 있다고 제시한 문헌이 있는가?<br>• 건강결정요인(행태)이 고착되지 않고 아직 형성단계에 있는가? |

④ 브라이언트(J. Bryant)의 우선순위 결정기준 기출 2020 서울시

ⓐ 문제의 크기, ⓑ 문제의 심각도, ⓒ 사업의 기술적 해결가능성, ⓔ 주민의 관심도를 대상으로 각각의 점수를 합하여 우선순위를 결정한다.

⑤ NIBP(Needs/Impact – Based Planning)

ⓐ 캐나다의 Metropolitan Toronto District Health Council(MTDHC)이 개발한 보건사업 기획방법이다.

ⓑ '건강문제의 크기(need)'와 '해결을 위한 방법의 효과(impact)'를 기준으로 우선순위를 평가한다.

ⓒ 필요의 크기와 추정효과의 정도에 따른 보건사업을 다음과 같이 구분한다.

ⓐ 반드시 실행

ⓑ 실 행

ⓒ 연구를 촉진

ⓓ 사업실행 금지

㉣ 결정된 우선순위의 사업실행의 가능성을 CLEAR라는 기준을 이용하여 보완한다.

| 평가항목 | 내 용 |
|---|---|
| 지역사회 역량<br>(Community capacity) | • 건강문제에 대한 일반인의 관심<br>• 문제 확인, 사업을 위한 지역사회의 역량<br>• 환경변화에 대한 지역사회의 탄력적 대응 능력 |
| 합법성<br>(Legality) | • 누구에게 위임되어 있는 문제인가?<br>• 문제를 해결하지 않으면 법적 책임이 발생하는가? |
| 효율성<br>(Efficiency) | • 비용효과적인 방법이 있는가?<br>• 비용편익이 높은 방법이 있는가? |
| 수용성<br>(Acceptability) | • 목표 집단이 사업전략을 수용하겠는가?<br>• 사업을 시행할 때 다른 보건서비스를 중단하거나 제한해야 하는가?<br>• 서비스 공급자나 목표 집단이 축소된 서비스를 수용하겠는가?<br>• 사업을 시작하지 않거나 중단한다면 국민, 서비스 공급자, 정부가 이를 받아들일 수 있는가?<br>• 문제를 해결하려는 정부의 의지가 있는가? |
| 자원의 활용 가능성<br>(Resource availability) | • 대상지역에 사업을 실시하는 것이 실제 가능한가?<br>• 사업을 중단할 경우 중단에 필요한 비용을 조달할 수 있는가?<br>• 적절한 인력, 재원, 시설이 활용 가능한가? |

⑥ 황금 다이아몬드 모델(Golden Diamond Model)

㉠ 미국 메릴랜드(Maryland) 주에서 보건지표의 상대적 크기와 변화의 경향(trend)을 이용하여 우선순위를 결정하는 방법으로 상대적 기준을 사용하고 있다.

㉡ 메릴랜드 주의 황금 다이아몬드는 지방자치단체별 건강지표 자료 및 과거의 경향(trend)이 확보되어 있다면 쉽게 우선순위를 정할 수 있으며, 형평성을 추구하는데 매우 적합한 우선순위 결정방법이다.

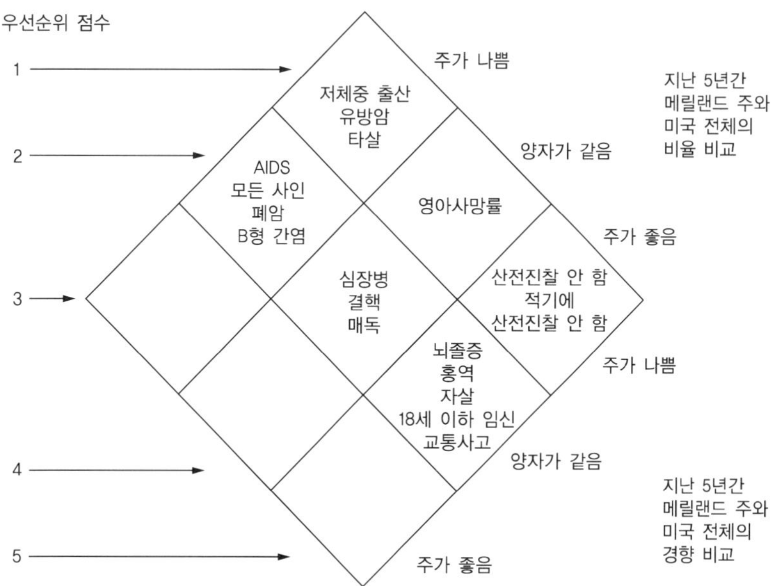


[건강문제의 우선순위를 결정하기 위한 황금다이아몬드 모델]

〈자료출처 : 배상수, 보건사업기획, 계축문화사, 2008〉

㉢ 주요 건강문제를 선정한 후 이들 건강문제의 이환율과 사망률, 변화의 경향을 미국 전체와 비교하여 '주가 좋음', '같음', '주가 나쁨'으로 구분하여 '황금다이아몬드' 상자에 표시하였다.

㉣ 황금다이아몬드 방식은 유병률(사망률)이 높고 그 추세가 악화되어도 기준지역에 비해 낮으면 우선순위가 낮아진다. 따라서 건강문제의 절대적 크기와 사업의 효과를 감안하여 보정하는 것이 필요하다.

### (7) 보건사업의 실행

#### ① 보건사업 실행의 계획 수립

㉠ 개 요

ⓐ 보건사업 실행은 보건사업이 지향하는 가치와 조직의 역량, 그리고 준비정도 등에 영향을 받는다. 이런 요소들은 보건사업의 효과성과 효율성에 직접적으로 영향을 미친다. 이런 점 때문에 실행단계에서 보건사업 관리자는 자원확보, 조직구조 개발, 직원능력 개발 등에 관심을 기울여야 한다.

ⓑ 실행과정에서는 인적자원 및 물적자원에 대한 관리가 필요하다.

㉡ 실행계획 수립

ⓐ 보건사업을 구체적으로 실행하기 위해서는 우선 적절한 계획을 수립해야 한다.

ⓑ 일반적으로 보건사업 계획안이 조직의 관리자로부터 승인되고 보건사업 담당자가 세부계획을 작성하여 실행한다. 세부계획에는 보건사업의 목적과 목표달성에 필요한 여러 요소들이 포함되어야 한다. 보건사업 실행계획을 수립할 때 고려해야 할 여섯 가지 내용은 다음과 같다.

| 구분 | 내용 |
|---|---|
| 누가(Who) 실행하는가? | • 보건사업의 주최자와 주관자<br>• 보건사업 실행을 준비한 사람<br>• 보건사업 담당자, 외부 전문가, 자원봉사자 |
| 언제(When) 실행하는가? | • 보건사업 실행 일시<br>• 보건사업 실행 기간 |
| 어디서(Where) 실행하는가? | • 가장 적합한 장소<br>• 차선으로 고려할 수 있는 장소 |
| 어떤 또는 무엇을(What) 실행하는가? | • 보건사업 형태와 제목<br>• 보건사업의 핵심 요소 |
| 왜(Why) 실행하는가? | • 보건사업의 목적<br>• 보건사업의 주제<br>• 보건사업의 강조점 |
| 어떻게(How) 실행하는가? | • 보건사업의 구조와 절차<br>• 예산과 인력의 준비<br>• 홍보와 보건사업 수단 |

② 보건사업 실행

㉠ 보건사업 실행은 보건사업의 목적과 목표를 달성하기 위해서 계획된 내용을 실제로 수행한다는 것을 말한다.

㉡ 보건사업 실행은 이미 작성된 계획에 따라 실제의 활동을 전개하는 과정으로 보건사업 개발과정 가운데 핵심적인 단계에 해당된다.

**심화Tip 넓은 의미의 보건사업 실행과 좁은 의미의 보건사업 실행**

| | |
|---|---|
| 넓은 의미의 보건사업 실행 | 계획된 사업을 실행할 수 있는 운영조직을 편성하는 것에서부터 대상자를 모집하기 위한 홍보, 선정된 활동의 내용의 실행, 활동결과의 정리, 실행 후의 평가, 평가결과의 작성까지를 포함한다. |
| 좁은 의미의 보건사업 실행 | • 보건사업의 활동이 직접 전개되는 과정을 의미한다.<br>• 사업내용을 매개로 제공자와 참여자간에 상호작용이 이루어지는 과정을 의미한다. |

### (8) 보건사업의 평가

① 개 요

㉠ 보건사업평가란 보건사업에 관한 의사결정을 지원하기 위해 체계적으로 정보를 수집, 분석, 보고하는 과정을 말한다.

㉡ 평가의 궁극적 목적은 '의사결정의 지원', 그리고 체계적으로 이루어져야 한다. 이러한 평가를 위해 지표와 일관성을 가지고 이루어져야 한다.

② 필요성

㉠ 국가 예산으로 운영되는 보건사업의 가치나 효과에 대한 국민의 책임추궁이 강조되어 세금 낭비 여부를 따지게 되었다.

㉡ 정부로부터 연구지원 사업이 대폭 증가되었다.

㉢ 새로운 기술 혹은 방법의 계속적인 성장은 이들의 효과측정의 필요성을 유발하였다.

㉣ 정책수립에 있어 우선순위를 결정하는데 근거자료로 수요가 증가하였다.

③ 목 적

㉠ 사업의 목표의 달성정도의 파악 및 수행 여부를 판단한다.

㉡ 사업의 효율성 제고, 사업추진력 확보 및 계속사업의 관리·개선을 도모한다.

㉢ 사업운영과정에 대한 모니터링 체계 구축 및 신규사업 시행 여부를 판단한다.

㉣ 보건사업 담당자의 업무능력을 배양한다.

㉤ 법적 또는 규정상의 책임을 이행한다.

④ 보건사업의 평가 단계

㉠ 목표의 설정

㉡ 성공의 정도를 측정하는데 필요한 기준의 선정

㉢ 성공 정도의 확정 및 이에 대한 논리적 설명

㉣ 앞으로의 사업 활동에 대한 제언 등

⑤ 보건사업평가의 기본원칙

㉠ 평가는 명확한 목적하에 이루어져야 한다.

㉡ 평가에는 기획에 관련된 사람, 사업에 참여한 사람, 평가에 따라 영향을 받게 될 사람들이 참여해야 한다.

㉢ 평가는 기획에서 실행으로 연결되는 사업의 전 과정에 걸쳐 지속적으로 시행되어야 한다.

㉣ 평가는 측정기준이 명확하고, 객관적이어야 한다.

㉤ 평가는 사업의 기획 단계부터 최종결과까지 포괄하여야 한다.

㉥ 평가는 미래 지향적이며, 활동 중심적으로 시행되어야 한다.

㉦ 평가는 문제점을 찾고 해결하기 위한 방안이 마련되어야 한다.

㉧ 평가는 그 결과가 사업의 향상과 성장을 위하여 환류되어야 한다.

⑥ 보건사업평가기준

㉠ 보건사업을 통하여 무엇을 수행하였는가를 평가한다.

㉡ 사업의 결과에 대해 평가한다.

㉢ 사업의 성공과 실패에 대한 이유를 분석한다.

㉣ 서비스 노력과 성취도의 비율도 평가의 대상에 포함된다.

⑦ 평가항목

㉠ 사업의 적합성

㉡ 사업량의 충족성

㉢ 사업의 효과성

㉣ 사업의 효율성

㉤ 사업의 부수적 효과

⑧ 서치만(Suchman E. A.)의 사업평가항목 기출 2016 지방직

| | |
|---|---|
| 업무량/노력 평가 | 효과에 관계없이 목표달성을 위해 수행된 업무의 질과 양을 측정평가 |
| 성과 평가 | 특정의 정책 목표를 과연 얼마나 달성하였느냐의 측정평가 |
| 성과의 충족량(적절성) 평가 | 정책 목표와 수단간의 관계가 타당한 것인지에 관한 평가 |
| 효율성 평가 | 정책에 소요된 투입과 산출의 비율 |
| 업무진행과정 평가 | 어떤 정책이나 사업이 어떻게 그리고 왜 어떠한 성과를 시현했는가를 분석하는 평가 |

⑨ 평가유형 기출 2022 서울시

| 구 분 | 특 징 | 예 |
|---|---|---|
| 구조(투입)평가 | • 자원이 투입되는 단계에서의 평가<br>• 구조평가는 인력과 시설, 장비, 정보의 적절성에 대하여 평가하는 것으로 사업에 투입되는 자원의 적절성을 보는 것<br>• 구조분석에서 유형적인 인력과 시설 이외에 무형적인 정보가 사업수행에 적합한가를 평가할 필요가 있음<br>• 사업에 필요한 정보의 수집, 산출, 활용을 위한 구조가 제대로 갖추어져 있는지를 평가하는 것은 사업의 구조평가에서 중요함 | • 사업목표, 일정, 인력, 예산이 구체적으로 제시되었는가?<br>• 사업대상의 범위가 적절한가?<br>• 물적자원에 대한 준비는 충분한가? |
| 과정평가 | • 사업을 실행하는 과정 중에 사업계획과 진행 정도를 비교함으로써 목표 달성이 가능하도록 사업내용을 조정<br>• 목표달성을 저해하는 요인을 조기에 발견하여 시정<br>• 목표달성을 촉진하는 요인은 강화 | • 계획대로 실행되고 있는가?<br>• 이용자의 특성은 무엇인가?<br>• 목표 집단이 사업에 참여하는가?<br>• 이용의 형평성이 보장되고 있는가?<br>• 목표대비 사업의 진행정도는 어느 정도인가?<br>• 자원은 효율적으로 사용되고 있는가?<br>• 사업 목표의 수정 필요성은 있는가? |
| 결과평가 | 사업의 종료시 사업 효과를 측정함으로써 사업의 지속이나 확대 여부를 판단하기 위하여 실시하는 평가 | • 사업이 목적과 목표를 달성하였는가?<br>• 사업에 의해 야기된 의도되지 않은 결과는 없는가?<br>• 사업이 사회적 형평성의 달성에 기여하고 있는가?<br>• 조직과 지역사회의 문제해결 역량이 강화되었는가? |

**심화Tip 평가유형의 비교** 기출 2022 서울시

| 투입(input) | 과정(process) | 산출(output) | 결과(outcome) | |
|---|---|---|---|---|
| • 인력<br>• 시설/장비<br>• 정보/자료<br>• 사업비 | • 대상자 참여<br>• 진행정도<br>• 예산집행과 효율<br>• 사업의 질과 만족도<br>• 기술수준<br>• 문제점 | • 사업량 | • 기여요인<br>• 결정요인 | • 건강수준<br>• 사회지표 |
| 구조평가 | 과정평가 | | 결과평가 | |

〈자료출처〉 지역사회간호학 1, 안옥희 등 저, 현문사, 2020

⑩ 보건사업의 평가과정

| | |
|---|---|
| 평가기전을 마련하는 단계 | • 평가모델의 선택, 평가모델을 평가할 논리적 모델 개발, 평가지표를 체계적으로 구성하는 단계<br>• 평가를 위한 전반적인 모델링 마련, 평가계획표를 작성하고, 자료수집방법을 설정하며, 분석방법 제시 |
| 평가준비 단계 | • 보건사업 수행 후 보건사업 평가 전에 미리 준비해야 할 사항을 점검하고 구성하는 단계<br>• 평가조직 구성, 평가조직을 활용하는 방안과 평가기간, 평가장소, 평가대상과 범위를 미리 제시<br>• 평가모델에 따라서 사업수행 후 평가를 잘 수행할 수 있는 가장 효율적인 평가체계를 구성하는 단계 |
| 평가실시 단계 | • 보건사업 평가모델에 따른 평가자료를 실제로 수집하고 분석하는 단계<br>• 평가 자료 수집, 평가일정과 평가장소, 평가범위에 맞추어 체계적 자료 관리, 분석, 보고서 작성 |
| 평가결과 환류 단계 | • 보건사업 평가결과를 활용과 환류 및 결과에 대해 포상을 하는 단계<br>• 평가결과를 향후 보건사업에 어떻게 적용하고 개선해 나갈 것인가를 고민하는 단계 |

# 03 보건의료행정에 대한 욕구조사

## 1 욕구조사의 개념

### (1) 욕구조사의 의의

특정 지역사회 또는 특정 집단의 사회문제를 해소하기 위한 서비스의 개발이나 기존 서비스의 보완을 위한 작업에 앞서 대상집단의 욕구를 정확히 파악하기 위해 실시하는 조사이다.

**The 알아보기**

**델파이법**

여러 전문가들의 의견을 우편으로 수집한 후 이들의 의견을 정리하여 다시 전문가들에게 배부하는 방법으로 일반적 합의가 있을 때까지 과정을 반복하는 방법이다.

### (2) 욕구조사의 절차

| 단계 | 내용 | 설명 |
|---|---|---|
| 제1단계 | 욕구조사의 목적과 자원 확인 | 조사에 투입될 예산, 인력, 시간을 자원의 관점에서 확인 |
| 제2단계 | 구체적 정보나 자료의 확인 | 표적집단을 분명히 하고 표적집단의 분포도와 문제의 심각성에 대한 정보와 자료목록 작성 |
| 제3단계 | 조사설계 | 타당한 조사방법 선택 및 대표성을 고려한 대상자 표집 |
| 제4단계 | 자료수집과 분석 | 서베이법나 면접법 등으로 직접자료 수집을 하거나, 델파이법과 같은 간접조사로 자료수집 |
| 제5단계 | 조사보고서 작성 | 조사목적, 배경, 조사팀 구성 및 역할, 조사 대상자, 조사설계 및 자료수집의 방법, 조사결과, 결과의 함의, 결론 등으로 구성함 |

## 2 조사방법

### (1) 조사목적에 따른 분류

| 구분 | 내용 |
|---|---|
| 탐색적 조사<br>(예비적 조사) | 연구문제에 대한 사전 지식이 충분하지 않을 때 연구문제의 발견, 변수의 규명, 가설의 도출을 위해서 실시하는 조사<br>예 문헌조사, 전문가의견조사, 사례조사, 초점집단면접 등 |
| 기술적 조사 | • 관찰한 것을 서술적으로 기술하는 것으로 단지 있는 그대로 기술하거나 묘사하는 것<br>• 현상에 대한 정확한 실태 묘사가 목적<br>예 지역별, 성별 노인학대 발생비율 조사, 횡단조사, 종단조사 |
| 설명적 조사 | 사실과 사실간의 인과관계를 규명하거나(진단적 조사) 미래의 사실에 대해 예측하는 조사(예측적 조사)<br>예 감염병 발생에 영향을 미치는 요인에 관한 조사(소득수준, 교육수준 등) |

### (2) 시간차원에 따른 분류

#### ① 횡단조사

㉠ 의 의

횡단조사란 일정 시점에서 특정 표본이 가지고 있는 특성을 파악하거나, 이 특성에 따라 집단을 분류하는 조사이다.

㉡ 장・단점

| | |
|---|---|
| 장 점 | • 간단하고 비용이 적게 든다.<br>• 대규모 조사가 가능하다. |
| 단 점 | • 조사시점과 조사대상자가 달라짐에 따라 특성의 변화를 직접 측정하기 어렵다.<br>• 조사시점의 변화에 따라 측정의 동질성 확보가 어렵다.<br>• 선택적 오류(외부 정보를 객관적으로 받아들이지 않고, 자기 인식이나 경험에 비추어 유리한 것만 선택하는 오류)를 범하기 쉽다. |

#### ② 종단조사

㉠ 의 의

시간의 흐름에 따라 조사 대상이나 상황의 변화를 측정하는 것으로 일정한 간격을 두고 반복적으로 측정하여 자료를 수집하는 조사방법이다.

㉡ 조사의 유형

| 유 형 | 의 의 | 예 시 |
|---|---|---|
| 추세연구<br>(trend study) | 광범위한 연구대상의 특정 속성을 여러 시기에 관찰하여 그 결과를 비교한다. | 인구센서스, 물가조사,<br>선거기간 동안의 여론조사 |
| 패널연구<br>(panel study) | 기본적으로 동일한 응답자에 대해 서로 다른 시점에 두 차례 이상 조사를 실시하는 조사기법을 의미한다. | 고령화연구패널조사 |
| 코호트연구<br>(cohort study) | • 같은 해에 태어났거나 유사한 경험을 공유하는 집단(코호트, cohort)을 반복조사하는 것이다.<br>• 조사시점에 따라 응답자가 서로 다르다. | 베이비붐 세대의 건강 변화조사 |

### (3) 자료수집기법에 따른 분류

#### ① 질문지조사

㉠ 의 의

질문지조사는 질문지에 응답자가 직접 내용을 기입하도록 하는 조사방법이다.

㉡ 장・단점

| | |
|---|---|
| 장 점 | • 다른 방법에 비하여 시간, 노력, 비용이 적게 든다.<br>• 상황에 따라 변하지 않고 질문의 일관성을 유지할 수 있다.<br>• 익명으로 응답할 수 있어 자유롭게 표현하기가 용이하다.<br>• 시간적 여유가 있기 때문에 심사숙고할 수 있다.<br>• 응답자의 과거의 행동이나 사적 행위에 관한 정보를 얻을 수 있다.<br>• 보다 넓은 범위에 걸쳐 보다 쉽게 응답자에게 접근할 수 있다. |

| 단 점 | • 질문의 요지를 설명할 수 없어 융통성이 결여되어 있다.<br>• 읽고 쓸 수 있는 능력이 없는 사람에 대해서는 조사가 불가능하다.<br>• 무응답 처리가 많은 것을 통제할 수 없다.<br>• 응답자가 응답할 의사를 가지고 있고, 응답할 수 있는 부분에 대해서만 자료를 수집할 수 있다.<br>• 우편배송일 경우 회수율이 낮다. |
|---|---|

㉢ 종 류

ⓐ 집합조사법 : 연구자가 조사대상자를 일정한 장소에 집합시켜서 동일한 조건하에 질문지를 나눠주고 필요시 간단한 설명을 하면서 실시하는 조사법이다.

| 장 점 | • 짧은 시간에 많은 자료를 얻을 수 있으며, 회수율이 높다.<br>• 조사가 간편하고 비용이 적게 든다.<br>• 조사의 표준화가 가능하다.<br>• 질문 및 부연 설명이 가능하다. |
|---|---|
| 단 점 | • 조사대상자를 집합시킨다는 것이 쉽지 않다.<br>• 표본추출을 조직체의 담당자가 주도하기 쉽다.<br>• 무응답이나 오기(잘못된 기록)를 통제하기가 어렵다. |

ⓑ 배포조사법 : 연구자가 조사대상자에게 질문지를 배포한 후, 스스로 응답을 기입하도록 하고, 일정 기간이 지나면 질문지를 회수하는 조사법이다.

| 장 점 | • 응답자가 생각해서 응답할 수 있는 시간적 여유를 준다.<br>• 비용이 적게 들고 편리하다.<br>• 개인 일정에 맞추어 응답할 수 있도록 한다.<br>• 우편조사보다는 회수율이 높다. |
|---|---|
| 단 점 | • 질문지가 잘못 기입되어도 시정하기가 어렵다.<br>• 질문 내용의 애매한 사항에 대해 보충 설명할 수 있는 기회가 없다.<br>• 본인의 의견이 기입되었는지 제3자의 영향을 받았는지 알 수 없다. |

ⓒ 우편조사법 : 우편으로 질문지를 송부하여 기입하게 한 후 우편으로 회수하는 방법이다.

| 장 점 | • 광범위한 지역에 걸친 조사가 가능하다.<br>• 접근하기 어려운 사람에게도 조사가 가능하다.<br>• 편리하고 비용이 적게 든다.<br>• 많은 사람을 표본으로 삼을 수 있다.<br>• 면접하기가 어려운 사람들에게도 쉽게 적용할 수 있다.<br>• 무기명조사의 경우 무기명임을 납득시키기가 용이하다.<br>• 응답내용이 깊이 생각해야 할 사항, 응답이 개인적인 서류나 다른 사람의 의견을 참조해야 할 사항, 질문의 성격이 응답자를 당황하게 하는 경우 등에 적용하기가 용이하다. |
|---|---|
| 단 점 | • 회수율이 낮다.<br>• 시간이 많이 걸릴 수 있다.<br>• 피조사자가 성실하지 못한 응답을 할 가능성이 높다.<br>• 복잡한 내용과 형식으로 조사해야 하는 경우 어렵다.<br>• 질문 내용의 애매한 사항에 대해 보충 설명할 수 있는 기회가 없다.<br>• 본인의 의견이 기입되었는지 제3자의 영향을 받았는지 알 수가 없으므로 대표성에 의문이 갈 수 있다. |

ⓓ 전화조사법 : 조사자가 피조사자에게 전화로 질문내용을 묻고, 응답을 기록하는 방법이다.

| 구분 | 내용 |
|---|---|
| 장 점 | • 조사가 간편하고 비용이 적게 든다.<br>• 피조사자에게 접근하기가 용이하다.<br>• 단시간 내에 필요한 정보를 얻고자 할 때 효과적이다.<br>• 전화번호부에 의해 무작위 추출이 가능하다. |
| 단 점 | • 응답내용과 응답시간이 짧은 경우에만 가능하다.<br>• 응답자가 응답을 거부하는 경우가 많을 수 있다.<br>• 전화통화로 충분히 설명하기 곤란한 내용은 조사하기가 어렵다.<br>• 상세한 정보 획득이 곤란하다.<br>• 전화가 없는 사람이 조사대상에서 제외된다. |

ⓔ 인터넷조사법 : 인터넷 홈페이지에 문항 제시한 후 방문자에게 설문하거나 메일로 조사하는 방법이다.

| 구분 | 내용 |
|---|---|
| 장 점 | • 광범위한 지역을 대상으로 조사할 수 있다.<br>• 저렴한 비용으로 신속하게 조사할 수 있다.<br>• 학교, 기업체, 단체 등의 구성원들을 대상으로 조사하는 경우 유용하다.<br>• 통계처리 프로그램과 연결해서 조사할 경우 쉽게 결과를 분석할 수 있다. |
| 단 점 | • 컴퓨터 통신망 가입자 및 전자통신을 활용할 능력이 있는 사람만 조사가 가능하다.<br>• 응답 회수율이 매우 낮다.<br>• 전자통신의 보호장치가 미흡한 경우에는 사생활이 침해받을 가능성이 많다. |

② 면접조사(인터뷰)

㉠ 의의 : 조사원이 표본으로 선정된 응답자를 상대로 직접 대면하여 조사하는 방법이다.

㉡ 장・단점

| 구분 | 내용 |
|---|---|
| 장 점 | • 언어적 소통이 가능한 모든 사람에게 조사할 수 있다.<br>• 설문지보다 더 공정한 표본을 얻을 수 있다.<br>• 응답자가 조사자와 긴밀한 소통을 할 수 있다.<br>• 추가질문을 할 수 있다.<br>• 복잡한 질문을 할 수 있고 정확한 응답을 얻어낼 수 있다.<br>• 면접환경을 통제할 수 있다.<br>• 제3자의 영향을 배제할 수 있다.<br>• 응답자의 과거행동이나 개인적 행위에 대해서도 정보를 얻을 수 있다. |
| 단 점 | • 조사가 복잡할 수 있다(사전협조, 약속, 면접지준비 등).<br>• 많은 시간과 비용이 필요하다.<br>• 면접자 편의(bias)가 발생하기 쉽다(질문의 왜곡과 기록의 왜곡).<br>• 응답자의 상황에 따라 내용이 달라질 수 있다(불안, 피곤 등).<br>• 표준화가 어렵다.<br>• 넓은 지역에 분포한 대상의 경우 면접 실시의 어려움이 있다.<br>• 익명성이 결여되어 어렵거나 민감한 질문에 대해 정확한 응답을 얻기가 어렵다. |

㉢ 종 류

ⓐ 표준화(객관식)면접법 : 사전에 만들어진 질문지로 모든 응답자에게 같은 순서, 같은 언어로 질문하는 면접 방법으로, 면접자가 임의로 수정이 불가능하다.

| 구분 | 내용 |
|---|---|
| 장 점 | • 오류를 최소화 할 수 있다(순서와 내용 일정).<br>• 응답의 차이에 대하여 비교가 가능하다.<br>• 신뢰도가 높다.<br>• 자료의 수량적 처리가 비교적 쉽다. |
| 단 점 | • 응답자의 내면을 충분히 끌어낼 수가 없다.<br>• 융통성이 없다. |

ⓑ 비표준화(주관식)면접법 : 비구조화로 조사하고자 하는 대상이나 사례가 미리 구조화된 조사표를 작성하기 어려운 경우, 조사원이 최소한의 방향만 제시하는 지침을 가지고 응답자로 하여금 자유롭게 응답하도록 하는 것이다.

| 구분 | 내용 |
|---|---|
| 장 점 | • 면접상황에 따라 융통성을 발휘할 수 있다.<br>• 표면적 측면보다는 의미의 표준화를 가능하게 할 수 있다.<br>• 면접결과에 대한 타당도가 높을 수 있다.<br>• 표준화 면접에서 필요한 질문을 만드는데 유용한 자료를 제공할 수 있다. |
| 단 점 | • 질문문항이나 순서에 따른 오류가 발생할 우려가 있다.<br>• 신뢰도가 낮을 수 있다.<br>• 자료의 표준화가 어렵다. |

ⓒ 반표준화(반구조화, 준구조화)면접법 : 표준화와 비표준화의 중간형태로서 개략적인 조사표를 가지나 융통성 있게 면접내용을 조정하는 경우이다. 즉 일정한 수의 중요한 질문을 구조화하고 이외의 질문들은 구조화 하지 않는 면접방법이다.

| 구분 | 내용 |
|---|---|
| 장 점 | 연구의 목적과 범위 내에서 어느 정도 융통성을 가지고 면접할 수 있다. |
| 단 점 | 조사원이 훈련되어 있지 않으면 좋은 자료를 얻기가 쉽지 않다. |

③ 지역사회포럼(공개토론회)

㉠ 의 의

지역사회주민들이 그들의 사회적 욕구나 문제를 잘 알고 있다는 전제하에 조사자가 지역사회에 거주 또는 활동하는 사람을 대상으로 공개토론회 형식의 포럼을 개최하고, 이 모임에서 여러 사람이 제기하는 욕구와 문제를 파악하는 자료수집 방법이다.

㉡ 장 · 단점

| 구분 | 내용 |
|---|---|
| 장 점 | • 적은 비용으로 광범위한 사람들의 의견을 수렴할 수 있다.<br>• 지역사회 내의 개인, 집단이 가지고 있는 개별적인 욕구를 식별할 수 있다.<br>• 지역주민의 협조를 쉽게 얻을 수 있다. |
| 단 점 | • 관심 있는 사람만 참여하여 표본편의가 발생할 수 있다.<br>• 소수만의 의견 발표로, 지역사회 내에 영향력이 높은 사람들의 의견만이 수렴될 수 있다. |

# 04 보건의료체계

## 1 보건의료체계의 개요

### (1) 보건의료체계의 의의

① 국가 사회가 보건과 관련하여 투자하는 자원의 집합체를 말하며, 일반 자원을 보건서비스의 형태로 한 특수 산출로 전환하는 종합적인 체계를 말한다.

② 국민의 건강을 향상시키기 위한 보건의료서비스의 생산·분배·소비와 관련되는 요인들간의 구조적·기능적인 체계의 총칭을 말한다.

**The 알아보기**

**보건의료체계(WHO의 정의)**
건강을 증진하고 회복시키고 유지시키는 모든 활동을 말한다.

### (2) 보건의료체계의 목표

국민들의 건강욕구를 파악하여 보건의료체계의 효율적 운영을 통해 국민건강증진을 도모하는 것이 보건의료체계의 목표이다.

**심화Tip 우리나라 보건의료체계의 특징** 기출 2016 지방직

1. 공공보건의료가 취약한 편이다.
2. 민간부문 중심의 의료서비스 공급구조이다.
3. 보건의료자원의 지역적 분포가 불균형적이다.
4. 보건의료기관간의 기능이 단절되어 있다.
5. 양·한방의 의료공급체계를 가지고 있다.
6. 의원과 병원, 대형병원간 의료기관 종별 기능이 상호 중복되어 환자 상태에 맞는 최적의 의료가 공급·이용되지 못하고 비효율을 초래하고 있다.
7. 고가의료장비가 지속적으로 증가하는 추세에 있으며, 의료기관이 주로 도시지역에 집중되어 있다.
8. 의사 중 전문의 비중이 높아 의료자원 낭비와 국민의료비를 증가시킬 수 있다.
9. 급성기 병상 공급과잉문제와 장기요양보험제도의 도입으로 인한 장기요양병상 증가문제 등과 관련하여 국가 전체적인 유형별 병상수급과 함께 지역별 병상수급이 가장 중요한 과제로 대두되고 있다. 반면에 공공병상 비중은 상대적으로 아주 낮은 것으로 평가되고 있다.
10. 보건행정체계는 보건복지부와 행정안전부로 이루어진 이원적 구조이다.

## 2 보건의료체계의 유형

### (1) 프라이(J. Fry)의 분류

① 자유방임형 의료체계(자유기업형)

㉠ 의 의

ⓐ 전통적으로 개인의 자유와 능력을 최대한으로 존중하여 기업정신에 따라 민간주도의 형태로 의료가 전달된다.

ⓑ 이 제도는 국민이 의료인이나 의료기관을 선택함에 있어 최대한의 자유가 허용되며, 정부의 통제는 극히 제한된 상태이다.

㉡ 시행방법

ⓐ 보험료를 부담하기 어려운 계층에 대해서는 국가의 일반재정에 의해 사회부조방식으로 의료부조나 의료보호제도가 시행되고 있다.

ⓑ 자유방임형에서는 질병이 발생하였을 때를 대비하여 의료비와 소득상실은 보험방식을 통해 공동 부담하는 국민건강보험제도(NHI ; National Health Insurance)가 정착되어 있다.

㉢ 장・단점

| | |
|---|---|
| 장 점 | • 선택에 대한 자유재량권이 있다.<br>• 의료기관도 자유경쟁의 원칙하에 효과적으로 운영되기 때문에 의료서비스의 질적 수준이 높다. |
| 단 점 | • 의료자원의 지역간 불균형 현상이 심하고 의료자원의 불균형 분포로 의료비는 매우 높다.<br>• 의료의 수요와 공급이 자유시장 원칙에 의해 운영되기 때문에 의료라는 공공재적 특성이 무시될 가능성이 크다. |

㉣ 대표국가 : 우리나라, 미국, 일본

② 사회보장형 의료체계 기출 2022 서울시

㉠ 의 의

의료의 생산이 국가에 의해 계획적으로 이루어지고, 계획되어 생산된 보건의료서비스는 국가보건조직에 의해 조직되며, 재원조달은 세금이나 의료보험금에 의해 이루어진다.

㉡ 시행방법

이러한 유형의 국가는 질병의 치료뿐만 아니라 보건교육, 예방, 재활에 이르기까지 건강에 관련된 모든 서비스를 포괄적으로 제공하며, 의료기관을 국가가 직접 관리하는 국민보건서비스(NHS ; National Health Service)형식을 취하고 있다.

㉢ 장・단점

| | |
|---|---|
| 장 점 | 소득수준에 관계없이 모든 국민에게 포괄적이고 균등한 의료를 보장할 수 있다. |
| 단 점 | 의료조직의 형태를 수반하고 있기 때문에 의료서비스가 비효율적일 수 있고, 의사에 대한 인센티브 부족으로 의료의 질이나 생산성이 떨어진다. |

㉣ 대표국가 : 영국, 뉴질랜드 등

③ 사회주의형 의료체계

㉠ 의 의

국가의 기본목표가 의료자원과 의료서비스의 균등한 분포와 균등한 기회 제공에 있으므로 개개인의 의료서비스 선택권은 존재하지 않는다.

㉡ 시행방법

의료는 국가의 전체 프로그램의 하나로 철저하게 기획되며, 누구에게나 필요시에는 무료로 제공되는 것이다.

㉢ 장・단점

| 장 점 | 예방서비스의 비중이 크며, 의료전달이 조직적이고 체계적이어서 자원의 활용도가 높다. |
|---|---|
| 단 점 | 관료조직체계가 갖는 경직성이나 의료인에 대한 인센티브 결여로 의료서비스의 생산성이나 질은 떨어진다. |

㉣ 대표국가 : 러시아를 비롯한 대부분의 사회주의 국가

## (2) 테리스(M. Terris)의 분류(의료서비스 제공형태에 따른 분류) 기출 2020 서울시

① 공적부조형

㉠ 저소득층의 의료서비스를 정부의 일반재정에 의존하는 형이다.

㉡ 공중보건 및 1차 의료 중심의 서비스가 제공된다.

㉢ 접근이 가능한 사람만 제공을 받을 수 있다.

② 의료보험형

㉠ 의료보험을 통한 재원조달을 하는 형이다.

㉡ 독일, 프랑스, 일본, 한국 등이 대표적이다.

③ 국민보건서비스형

㉠ 의료서비스를 기본적 생존권으로 보고, 조세에 의한 재원조달을 통해 거의 무료로 제공되는 형이다.

㉡ 보건의료자원이 국유화되어 있다.

㉢ 영국, 뉴질랜드, 이탈리아 등이 대표적이다.

## (3) 로머(M. Roemer)의 분류(1976) 기출 2019 서울시

| 유 형 | 특 징 | 국 가 |
|---|---|---|
| 자유기업형 | • 수요・공급・가격 시장의존<br>• 정부개입 최소화<br>• 시장을 통한 이윤동기로 효율성 제고<br>• 보건의료비가 주로 개인에 의해 조달<br>• 의료 전문주의 경향이 강함<br>• 민간의료보험이 활발함<br>• 의료의 남용문제 | 미 국 |

| | | |
|---|---|---|
| 복지국가형 | • 보건의료 요구도에 따른 공급<br>• 보건의료서비스 제공의 많은 부분이 민간에 의하지만 질과 비용의 통제에 관해서는 정부가 개입함<br>• 사회보험이나 조세에 의한 보건의료서비스 제공<br>• 보건의료서비스의 형평적인 배분을 유지<br>• 남용에 따라 보건의료비 상승 문제 | 독일, 프랑스, 영국 |
| 저개발국가형 | • 보건의료비 지불능력이 부족한 저개발국가의 체계<br>• 전문인력 및 보건의료시설 부족<br>• 보조인력에 의한 서비스<br>• 보건의료서비스 혜택이 극소수의 지배계급에만 국한 | 아시아 및 아프리카의 저개발국가 |
| 개발도상국형 | • 자유기업형과 복지국가형의 혼합형태(변이형)<br>• 보건의식수준이 낮고 보건의료투자가 낮음<br>• 근로자중심 사회보험<br>• 보험조직이 보건의료자원의 개발을 담당하고 소유하고 있음 | 아시아 및 남미의 개발도상국가 |
| 사회주의국형 | • 보건의료기관 · 인력을 국가가 관장<br>• 형평적 배분<br>• 자유기업형이나 공적부조에 의존하는 나라에서 보다 보건의료인력이나 시설 자원이 풍부<br>• 국가가 모든 책임을 지고 보건의료서비스를 배분<br>• 보건의료서비스 수준이 낮음<br>• 효율성이 낮음 | 사회주의국가 |

**심화Tip 로머(M. Roemer)의 Matrix 분류(시장개입 정도에 따른 분류, 1991)** 기출 2015 지방직

| 유 형 | 특 징 |
|---|---|
| 자유기업형 | • 기업을 경영하듯이 자유롭게 보건의료업을 허용하는 형태<br>• 민간의료부문의 자율성이 존중되며 의료의 질은 높은 수준을 유지<br>• 의료비를 개인적으로 책임져야 하기 때문에 민간보험에 의존<br>• 미국의 의료제도 |
| 복지지향형 | • 사회보험에 의하여 재정을 조달(한국, 일본 등)<br>• 일본형(모든 국민을 의료보장의 대상), 서구형(고소득자를 제외)<br>• 초기에는 대부분의 의료기관은 보험공단 소유, 보험제도의 확대로 민간의료기관 증가 |
| 보편적 포괄주의형 | • 모든 국민에게 의료보장 적용<br>• 재원 : 정부의 일반재정에서 조달<br>• 영국, 스웨덴, 노르웨이(복지지향형 → 보편적 포괄주의형으로 전환)<br>• 병원은 정부의 소유, 의료의 질과 의료비용을 통제하기 위해 정부가 적극적으로 개입 |
| 사회주의 중앙계획형 | • 보건의료서비스를 국가가 모든 책임을 가지고 제공하는 전체주의 국가 유형<br>• 모든 보건의료인은 국가에 고용되어 있으며, 보건의료시설은 국유화<br>• 의료공급의 생산효율이 낮고 의료서비스의 질이 떨어지며, 소비자의 의료선택권도 없음 |

### (4) 경제협력개발기구(OECD)의 분류

| | |
|---|---|
| 사회보험형 | • 일명 비스마르크형<br>• 적용대상자의 강제 적용, 빈곤층은 별도 관리<br>• 주 재원은 보험료, 본인 일부부담금 부과 |
| 국민보건서비스형 | • 일명 베버리지형<br>• 거의 무료로 보건의료서비스 제공<br>• 주요 재원은 조세, 보건의료자원의 사회화 |
| 소비자주권형 | • 민간의료보험 중심, 상업보험방식<br>• 소비자의 의료기관 및 의료보험 선택 보장 |

## 3 보건의료체계의 구성요소

### (1) 보건의료자원 기출 2014 지방직 기출 2020 서울시

① 보건의료자원의 개발

보건의료체계의 운영에 있어서 의료자원의 개발은 필수적인 요소에 해당된다.

| | |
|---|---|
| 보건의료인 | 의사, 간호사, 약사, 보건기사, 행정요원 및 기타 관련 인력 |
| 의료시설 | 병원, 의원, 약국 및 진료소 등 |
| 의료기기 및 소모품 | 진단, 치료 등 의료 활동에 소요되는 관련 기기와 소모품 |
| 의료지식 | 질병의 예방, 치료, 재활과 건강증진에 관련된 제반지식과 기술 |

② 보건의료자원의 평가 기출 2012 지방직

WHO의 'International Development of Health Manpower Policy'(1982)에서 제시한 보건의료자원 개발 정도를 평가할 때 적용할 수 있는 요소는 다음과 같다.

| | |
|---|---|
| 양적 공급(quantity) | 필요한 의료서비스 제공에 요구되는 의료자원의 양적 공급에 관한 과제로서 흔히 인구당 자원의 양으로 표시한다. |
| 질적 수준(quality) | 의료인력의 주요 기능 수행능력과 기술, 지식수준, 그리고 시설의 규모와 적정 시설 구비의 정도를 의미한다.<br>최근에는 건강수준이나 삶의 질, 부작용 등의 결과(outcome)를 질적 수준의 주요 지표로 삼는 경향이 증가하고 있다. |
| 분포(distribution, coverage) | 인력자원의 경우에는 지리적, 직종간, 전문과목별 분포가 주민의 의료 필요에 상응하게 분포되어 있는가, 시설자원의 경우에는 지리적, 종별(기능별), 규모별 분포가 주민의 의료 필요에 상응하게 분포되어 있는가에 관한 과제이다. |
| 효율성(efficiency) | 개발된 의료자원으로 얼마만큼의 의료서비스를 산출해 낼 수 있느냐 혹은 일정한 의료서비스를 생산하기 위하여 얼마나 많은 자원이 필요한가에 대한 과제이다. 때로 일정한 자원을 개발하는데 얼마나 많은 다른 자원이 필요한가를 가리키기도 한다. |
| 적합성(relevance) | 제반 의료자원의 복합적 집합체로서 공급된 의료서비스의 역량이 대상 주민의 의료 필요에 얼마나 적합한가에 관한 과제이다. |

| | |
|---|---|
| 계획(planning) | 장래에 필요한 보건의료자원의 종류와 양을 얼마나 체계적이고 정확하게 예측하고 계획하는가 하는 문제이다. |
| 통합성(integration) | 보건의료자원 개발의 중요 요소인 계획, 실행, 관리 등이 보건의료서비스 개발과 얼마나 통합적으로 이루어지는가 하는 문제이다. |

### (2) 보건의료조직(자원의 조직화)

① 여러 가지 자원을 의료 활동으로 전환시키고 가능하게 하려면 사회적인 조직화과정이 필요하며, 이를 통하여 의료자원들이 서로 효과적인 관계를 맺고 의료서비스를 제공하게 된다.

② 의료를 담당하는 국가 보건당국은 보건복지부이며, 고용노동부, 교육부, 행정안전부 등 보건의료체계와 직접 관련이 있는 중앙정부조직에 해당된다. 이외에 국민건강보험공단, 건강보험심사평가원 등 건강보험기구가 있다.

③ 민간기구들도 조직화 역할을 수행하고 있으며, 특정질환(결핵, 암 등)에 노출된 집단을 대상으로 의료서비스를 제공하는 비영리단체나 산업체와 같은 비정부기구도 그 역할을 담당하고 있다.

### (3) 보건의료서비스의 제공(포괄적인 보건의료서비스의 제공)

① 1차 예방(건강증진, 질병예방)

질병이 없는 사람을 대상으로 특정한 질병의 발생 가능성을 줄이는 것이다.

예 건강한 노인에 대한 예방접종, 건강위험평가와 상담

② 2차 예방(진료)

질병에 걸려 있지만 증상이 없는 사람을 대상으로 선별검사 등을 통하여 질병의 발현 전 단계에서 조기 발견하여 치료하는 것이다.

예 치료에 대한 교육, 당뇨환자를 위한 식이요법, 심장환자를 위한 이완요법 등

③ 3차 예방(재활)

질환이 발견되었을 때 이를 치료하고 사회적 지지를 제공함으로써 삶의 질을 높이고 기능상의 장애를 줄이는 것이다.

예 장애 보장구의 사용과 재활치료에 대한 교육

### (4) 경제적(재정적) 지원 기출 2018, 2019 서울시

보건의료체계의 운영에는 재원 확보를 통한 경제적 지원이 필수적인데, 정부재정, 사회보험, 영리 및 비영리 민간보험, 자선, 개인부담 등을 통해 재원을 조달하게 된다.

| | |
|---|---|
| 공적 재원조달 | 정부재정, 의료보험재정 |
| 고용주 | 산업체 |
| 조직화된 민간기구 | 자선, 임의보험 |
| 지역사회 | 자발적인 공동조달 |
| 외국의 원조 | 국제기관 지원, 외국지원 |
| 개인, 가계 | 이용자 개별부담 |
| 기 타 | 기부금 |

### (5) 보건의료관리

보건의료관리는 의료체계의 운영을 위해 통상 기획, 행정, 규제, 법률 제정으로 분류된다.

| | |
|---|---|
| 기 획 | 중앙이나 지역 수준에서 모두 수행할 수 있으며, 의료체계의 목적 설정, 의료자원 확보, 의료체계의 개발, 특정 서비스의 제공 등 다양한 내용을 포함한다. |
| 행 정 | 공적 권한 사용, 자원의 조직, 책임의 위임, 감독, 이해 조정, 평가와 같은 여러 가지 기능을 포함하며, 그 목적은 최대한의 효율성과 효과를 달성하는 것이다. |
| 규 제 | 의료체계의 기준을 설정하고 주로 시장에서 의료서비스를 통제하고 감시하기 위해 사용하거나 관리 감독을 위한 것이다. |
| 법률 제정 | 의료체계의 운영을 위하여 다양한 법률을 제정하게 된다. |

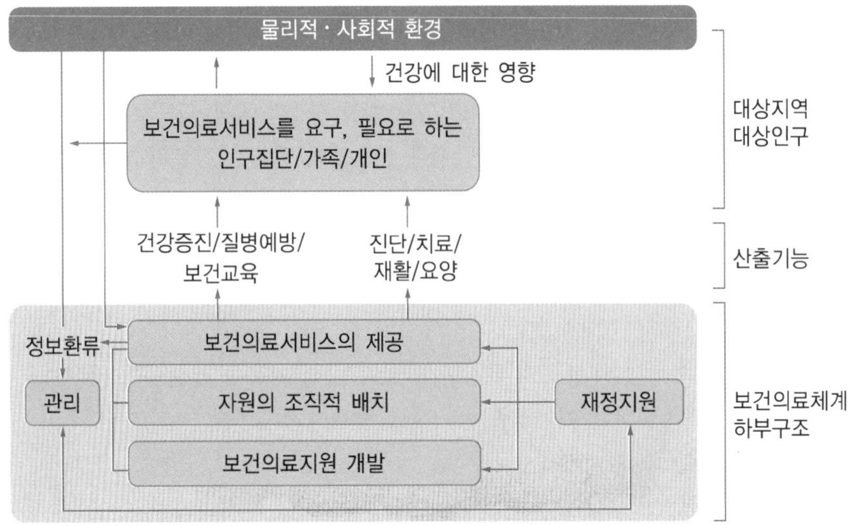


[세계보건기구의 국가보건의료체계(Kleczkowski 등, 1984)]

## 4 보건의료체계모형

### (1) 시스템이론

① 시스템(system)이란 어떤 요소의 상태 변화가 다른 요소의 상태 변화를 유도할 수 있는 연관된 요소들의 집합으로 정의된다.

② 각 시스템들은 목표와 기능을 가진 실체로서 상호 영향을 주고받는다.

③ 시스템이론에 근거한 모형 중의 하나가 보건의료체계의 투입-산출 모형이다.

**심화Tip 시스템이론**

시스템이론의 사고를 가지고 보건의료체계를 살펴보면, 보건의료체계의 밖에는 환경이라는 초시스템(super-system)이 둘러싸고 있으면서 보건의료체계(system)의 합법성, 목표, 기능, 자원의 획득, 규모와 조직에 영향을 주고 있다. 또한 보건의료체계 내에도 보건의료체계에 영향을 받는 각 하위시스템(subsystem)들이 있어 그들의 고유기능을 하고 있으며, 또한 상호 연관되어 있다. 이러한 시스템적인 사고를 나타내는 모델 중 하나가 투입-산출 모델이다.

### (2) 앤더슨(G. Anderson)의 보건의료체계의 투입 – 산출모형 기출 2017 지방직 기출 2020 서울시

① 환 경

보건의료체계를 둘러싸고 있는 부분으로 보건의료체계는 이러한 환경에 영향을 받는다. 환경에는 물리적인 환경(기후, 수질), 사회체계(문화, 지식), 국가의 정책이 포함된다.

② 투 입

의료체계에는 두 가지 투입요소가 있다. 하나는 의료체계의 목적을 달성하기 위한 생산요소를 말하는 것으로 의료의 가용성과 재정 등을 포함하고 있다. 의료체계에 있어 또 하나의 투입요소는 의료서비스의 대상인 인구집단 또는 환자를 말한다.

| 보건의료서비스 제공여건(물적자원) | 전달체계의 특성 | 가용성(자원), 조직, 재정 등 |
|---|---|---|
| 보건의료서비스의 대상(인적자원) | 인구집단 또는 환자 | 대상위험집단의 특성<br>• 소인요인 : 어떤 현상이 나타나게 하는 요인들<br>• 가능요인 : 보건의료 자원의 접근성<br>• 필요(요구) : 보건의료서비스에 대한 요구 |

㉠ 소인요인

| 인구학적 요인 | 성, 연령, 결혼 상태 등 |
|---|---|
| 사회구조적 요인 | 직업, 교육 정도, 인종 등 |
| 건강믿음 | 질병과 보건의료에 대한 태도 등 |

㉡ 가능요인(변경 가능한 요인)

| 가족 자원 | 가구의 소득, 재산, (미국의 상황에서) 의료보험의 적용 여부 등 |
|---|---|
| 지역사회 자원 | 의료 자원, 의료기관까지 가는데 걸리는 시간, 대기시간 등 |

㉢ 의료필요의 유형

| 의학적 필요 | 건강을 보장하기 위하여 특정기간에 사람들이 이용해야 한다고 보건의료전문가가 판단한 의료를 말한다. |
|---|---|
| 사회적 필요 | 사회적으로 느끼는 필요로, 사회적 필요의 크기는 결근, 결석일이나 병가일수 등을 이용하여 유추할 수 있다. |
| 개인적 필요 | 일반인들이 주관적으로 판단한 의료서비스의 이용 욕구이다. |
| 표출된 필요(수요) | 주어진 가격과 소득 등의 조건에서 사람들이 이용하고자 하는 의료서비스의 양으로, 실제 구매량이 아니라 구매할 의사가 있는 최대 수량을 의미한다. |
| 비교적 필요 | 준거집단이 이용하는 의료서비스의 양과 비교하여 대상집단의 필요를 정의한 것이다. |
| 미충족 의료 | 인지된 필요성은 있으나 소득 등의 이유로 진료를 못하여 의료적 필요가 충족되지 못하는 것이다. |
| 욕구(want) | 인지된 필요를 말하며, 개인의 건강에 부여하는 가치나 증상 민감도 등에 영향을 받는다. |

③ 과 정

실제적인 의료전달 과정에 있어서 수요자(환자)와 보건의료공급자간의 상호작용이 일어나는 것을 말한다.

④ 산 출

투입과 과정을 통한 결과이다.

| 중간산출 | 형평성, 효율, 효과 |
|---|---|
| 최종산출 | 인구의 삶과 질에 바탕을 둔 안녕 |

⑤ 분석 및 환류

산출물과 목표의 차이를 인지하고 재정비하는 것을 말한다. 여기에서는 산출결과가 목표와의 차이를 평가하고 그 원인을 찾아서 해결하는 부분이다.

## 5 보건의료전달체계

### (1) 의 의

① 의료기관의 기술 수준에 따라 기능분담과 협업관계를 정하여 의료이용을 단계화, 의료자원의 효율적 활용, 적정의료 이용을 유도하기 위한 장치이다.

② 즉, 가용의료자원을 보다 효과적, 효율적으로 활용함으로써 필요할 때 적시에, 적절한 의료기관에서 적합한 의료인에게 적정 서비스를 받을 수 있도록 제도화한 것이다.

### (2) 특 징

① 의료전달체계는 의료이용의 편의성을 제공한다.

② 의료전달체계는 의료의 균형적 발전을 가져올 수 있다.

### (3) 주요 전달체계

① 요양급여절차(2단계)

㉠ 현행 건강보험 의료전달체계는 「국민건강보험 요양급여의 기준에 관한 규칙」 제2조에 의하여 1단계 요양급여(상급종합병원을 제외한 병의원의 요양급여)를 받은 후 2단계 요양급여(상급종합병원의 요양급여)를 받도록 하고 있다.

㉡ 2단계 요양급여를 받고자 하는 때에는 상급종합병원에서의 요양급여가 필요하다는 의사소견이 기재된 요양급여의뢰서를 제출하여야 한다.

② 의료급여절차(3단계)

㉠ 의료급여전달체계는 1차, 2차, 3차로 단계적으로 실시하고 있다. 1차 의료급여기관 또는 2차 의료급여기관은 진료 중 2차 의료급여기관 또는 3차 의료급여기관의 진료가 필요하다고 판단되는 경우 의료급여의뢰서를 발급하여야 하며, 의료급여 수급자는 의료급여의뢰서를 2차 의료급여기관 또는 3차 의료급여기관에 제출하여야 한다.

㉡ 의료급여기관의 구분

| 1차 의료급여기관 | 의원, 보건소, 보건의료원 및 보건지소 |
|---|---|
| 2차 의료급여기관 | 의료법에 따른 시・도지사의 개설허가 의료기관 |
| 3차 의료급여기관 | 2차 의료급여기관 중 보건복지부장관이 지정한 의료기관 |

# 05 보건통계와 보건지표

## 1 보건통계의 개념

(1) 보건통계의 개요

① 보건통계의 정의

보건통계란 출생, 사망, 질병, 인구 변동 등 인구의 특성을 연구하는 일과 보건에 관한 여러 가지 현상 및 대상물을 다량 관측 또는 계측하여 얻은 숫자를 집계, 정리, 분석하여 결론을 구하는 것을 말한다.

② 보건통계와 유사한 용어

㉠ 생정통계 : 인류의 생활 현상에 관계하는 과학의 일부분으로서 출산, 결혼, 질병, 사망 등 인구 동태를 중심으로 하는 통계이다.

㉡ 의학통계 : 해부학, 인류학, 생리학상의 여러 계측치에 관한 통계를 포함한다.

**심화Tip 생정통계(Biostatistics)의 종류**

- **출생률** : 조출생률, 출산율, 합계 출산율
- **사망률** : 조사망률, 사산율, 신생아사망률, 영아사망률
- **혼인율과 이혼율**
- **인구증가율** : 인구자연증가율, 인구성장률
- **부양비** : 총부양비, 노년부양비, 노령화지수

(2) 보건통계의 기능

① 인구, 출생, 사망, 사산, 혼인, 질병 등의 제 현상의 수량 관계를 명백히 함으로써 한 나라 또는 한 지방의 보건상태를 파악하는데 있다.

② 보건 입법을 촉구하며, 보건사업에 대한 공공지원을 유도하는 효과가 있다.

③ 보건사업의 우선순위를 결정하여 보건사업 수행상 지휘, 관제에 도움을 주고 보건사업의 기술 발전에 도움을 주며 절차, 규정, 분류, 기술의 발전에 도움을 준다.

④ 보건사업의 행정활동에 지침이 될 수 있다.

⑤ 보건사업의 성패를 결정하는 자료가 되며, 보건사업의 기초 자료가 된다.

⑥ 지역사회나 국가의 보건 수준 및 보건 상태의 평가에 이용된다.

⑦ 보건통계는 보건사업의 필요성을 결정하고, 사업의 기획과 과정 및 평가에 이용된다.

## 2 보건지표

### (1) 보건지표의 개요

① 보건지표

보건지표란 인간의 건강상태뿐만 아니라 이와 관련된 제반 사항, 즉 보건정책, 보건의료제도, 보건의료자원, 환경, 인구 규모와 구조, 보건에 대한 의식 및 가치관 등에 대한 전반적인 수준이나 특성을 나타내는 척도이다.

② 건강지표

건강지표란 인간의 건강수준이나 특성을 나타내는 수량적인 척도로 보건지표보다는 축소된 개념이다.

③ 보건지표의 조건(WHO)

| | |
|---|---|
| 이용가능성 | 보건지표는 국가보건통계체계 등을 통해 주기적으로 생산되고 쉽게 접근하여 지표를 이용할 수 있어야 한다. |
| 일반성 | 원칙적으로 모든 인구집단에 적용이 가능해야 한다. |
| 수용성 | 개발방법이 타당하여 결과를 받아들일 수 있어야 한다. |
| 재현성 | 동일한 대상을 동일한 방법으로 측정시 동일한 결과가 나와야 한다. |
| 특이성 | 측정하고자 하는 현상만을 반영하여야 한다. |
| 민감성 | 측정하고자 하는 변화정도(크기)를 나타낼 수 있어야 한다. |
| 정확성 | 측정하고자 하는 현상을 정확히 나타내어야 한다. |

### (2) 검사방법의 타당도와 신뢰도

① 타당도

어떤 측정방법이나 검사도구가 측정하려고 하는 현상(속성)을 정확하게 판별해 내는 정도로, 타당도 높은 검사도구는 건강한 사람에게선 검사결과가 음성, 환자에게선 검사결과가 양성으로 나와야 한다.

| 질병유무 / 검사결과 | 있 음 | 없 음 | 합 계 |
|---|---|---|---|
| 양 성 | A | B | A + B |
| 음 성 | C | D | C + D |
| 합 계 | A + C | B + D | A + B + C + D |

㉠ 민감도(sensitivity) : 질환에 실제로 이환된 사람이 검사를 받았을 때 양성 판정을 받는 비율

$$\frac{\text{검사 양성자수}}{\text{총환자수}} = \frac{A}{A + C} \times 100$$

㉡ 특이도(specificity) : 질환에 이환되지 않은 정상인이 검사를 받았을 때 음성 판정을 받는 비율

$$\frac{\text{검사 음성자수}}{\text{총비환자수}} = \frac{D}{B + D} \times 100$$

㉢ 양성 예측도 : 결과가 양성으로 나온 경우 실제로 질환이 있는 비율

$$\frac{\text{검사 양성자 중 환자수}}{\text{검사 양성자수}} = \frac{A}{A + B} \times 100$$

㉣ 음성 예측도 : 결과가 음성으로 나온 경우 실제로 정상인 비율

$$\frac{\text{검사 음성자 중 정상인수}}{\text{검사 음성자수}} = \frac{D}{C + D} \times 100$$

② 신뢰도

같은 대상을 반복 측정했을 때 얼마나 일관성을 가지고 일치하느냐를 검정하는 것으로, 안정성, 예측가능성 등이 내포된 개념이다.

### (3) 질병 통계

① 발생률(Incidence Rate)

㉠ 단위 인구당 일정 기간에 새로 발생한 환자수를 표시한 것으로서, 이 질병에 걸릴 확률 또는 위험도를 나타낸다.

$$\frac{\text{어느 기간의 환자 발생수}}{\text{그 지역의 인구}} \times 100$$

㉡ 급성질환이나 만성질환에 관계없이 질병의 원인을 찾는 연구에서 가장 필요한 측정지표이다.

② 유병률(Prevalence Rate)

㉠ 일정 시점 또는 일정 기간 동안의 인구 중에 존재하는 환자수의 비율을 말한다.

㉡ 유병률은 특히 만성질환의 경우 질병관리에 필요한 인력, 자원 소요 정도를 추정할 수 있다.

$$\frac{\text{어느 시점(기간)에 있어서의 환자수}}{\text{인 구}} \times 1{,}000$$

㉢ 유병률과 발생률 및 이환기간과의 관계(유병률 = 발생률 × 이환기간)

| 구 분 | 낮은 유병률 | 높은 유병률 |
|---|---|---|
| 발생률 | 발생률이 낮은 질병 | 발생률이 높은 질병 |
| 이환기간 | 이환기간이 짧은 질병 | 이환기간이 긴 만성질환 |
| 생존기간 | 발생 후 바로 사망 | 생존기간이 긴 질병 |

③ 발병률(Attack Rate)

㉠ 일차발병률 : 어떤 집단이 한정된 기간에 어느 질병에 걸릴 위험에 폭로되었을 때 폭로자 중 새로 발병한 총수의 비율을 의미한다.

$$\frac{\text{연간 발생자수}}{\text{위험에 폭로된 인구}} \times 1{,}000$$

㉡ 이차발병률 : 발단환자(일차환자)를 가진 가구의 감수성 있는 가구원 중 이 병원체의 최장 잠복 기간 내에 발병하는 환자 비율을 말한다. 병원체의 감염력을 간접적으로 측정할 수 있다.

$$\frac{\text{해당 병원체의 최장 잠복기간 내에 발병하는 환자수}}{\text{발달환자(일차환자)와 접촉한 감수성 있는 사람수}} \times 100$$

④ 치명률(Case Fatality Rate)

어떤 질병에 걸린 환자수 중에서 그 질병으로 인한 사망자수를 나타낸다.

$$\frac{\text{연내 어떤 질병에 의한 사망자수}}{\text{그 질병의 환자수}} \times 100$$

⑤ 이환율(Morbidity Rate)

어떤 일정한 기간 내에 발생한 환자의 수를 인구당의 비율로 나타낸 것이다.

$$\frac{\text{연간 환자수}}{\text{연간 인구}} \times 1{,}000$$

## (4) 병원관리 지표

① 병상점유율

단위 인구가 하루에 점유하고 있는 병상의 비율이다.

$$\frac{\text{1일 평균 병상 점유수}}{\text{인 구}} \times 1{,}000$$

② 병상이용률

환자가 이용할 수 있도록 가동되는 병상이 실제 환자에 의해 이용된 비율로 병원의 인력 및 시설의 활용도를 간접적으로 알 수 있다.

$$\frac{\text{총재원일수}}{\text{연 가동 병상수}} \times 100$$

③ 병원이용률

병상이용률이 입원환자만을 대상으로 한 지표임에 비하여 병원이용률은 입원과 외래를 동시에 평가하는 지표라 할 수 있다.

$$\frac{\text{조정환자수}}{\text{연 가동 병상수}} \times 1,000$$

④ 병상회전율

1병상당 몇 명의 입원환자를 수용하였는가를 나타내는 지표이다. 병상회전율은 일정 기간 중 병원에서 평균적으로 1병상당 몇 명의 입원환자를 수용하였는가를 의미하는 것으로서, 병상이용률이 높을 경우에는 병상회전율이 증가할수록 병원의 수익성 측면에서 바람직하다.

$$\frac{\text{퇴원실인원수}}{\text{평균병상수}} \text{ 또는 } \frac{(\text{퇴원실인원수 + 입원실인원수}) \div 2}{\text{평균병상수}}$$

⑤ 평균재원일수

기간 중 퇴원한 환자들이 평균 며칠씩 재원했는지를 나타내는 수이며, 의료기관 또는 진료과별 환자의 특성을 반영한다.

$$\frac{\text{기간 중 총재원일수}}{\text{기간 중 퇴원환자수}}$$

⑥ 외래환자 초진율

일정 기간 연 외래환자 중 초진환자가 차지하는 비율이다. 이는 병원의 환자유인력 상태를 나타낸다. 이 비율이 높아진다면 병원진료권 인구가 증가하고 병원의 신뢰도가 커지고 있다는 것을 의미한다.

$$\frac{\text{초진환자수}}{\text{연 외래환자수}} \times 100$$

⑦ 외래환자 입원율

일정 기간 연 외래환자 중에서 그 병원에 입원한 환자의 비율이다. 이는 병원에 내원하는 환자들의 질병중증도를 간접적으로 설명한다. 외래환자 입원율이 증가한다면 환자가 선호하는 진료방식이나 의사의 저명도와 관계가 있다.

$$\frac{\text{실입원 환자수}}{\text{연 외래환자수}} \times 100$$

⑧ 100병상당 1일 평균 외래환자수

$$\frac{(\text{연 외래환자수 / 외래진료일수})}{(\text{평균가동병상수 / 100병상})}$$

CHAPTER 보건의료서비스

# 08 출제예상문제

## 01 보건의료

**01** 보건의료에 대한 설명으로 옳지 않은 것은?

① 건강에 관심을 둔다.
② 진단과 치료서비스가 주목적이다.
③ 국가, 사회가 책임을 진다.
④ 넓은 의미의 의료를 말한다.

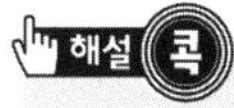

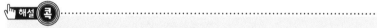

보건의료는 대인보건서비스와 환경보건서비스 등을 통한 건강증진을 목적으로 한다.

**02** 보건의료의 목표로 옳지 않은 것은?

① 양질의 의료는 의료기관의 구조적인 측면, 진료과정적인 측면, 진단결과, 치료결과, 만족도 등의 결과를 통틀어 말한다.
② 총괄적인 의료는 병원성기부터 진단기까지를 포용한다.
③ 국민 누구에나 형평성 있게 제공한다.
④ '필요할 때 서비스하는 것'이란 지리적, 경제적, 시간적, 심리적 접근성을 뜻한다.

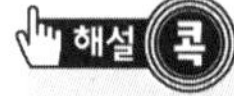


총괄적인 의료는 질병의 자연사 전체 스펙트럼(제1단계 : 비병원성기 ~ 제5단계 : 회복기)을 포용한다.

## 03 일차보건의료의 특성으로 옳지 않은 것은?

기출 2009 지방직

① 의료수가는 주민의 지불능력에 맞아야 한다.
② 의료의 접근성을 높인다.
③ 전문성이 높은 치료에 집중한다.
④ 보건의료 주체인 주민의 참여를 촉진한다.

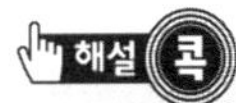

전문성이 높은 치료에 집중하는 것은 이차보건의료의 특성이다.
일차보건의료는 최소한 주요 건강문제와 이를 예방·관리할 수 있는 방법을 교육하는 것, 음식물의 공급을 촉진하고 적절한 영양을 공급하는 것, 안전한 식수를 적절하게 공급하고 기본 위생을 확보하는 것, 가족계획을 포함하여 모자보건 의료서비스를 제공하는 것, 주요 감염병을 예방하기 위한 예방접종, 각 지역의 풍토병을 예방하고 관리하는 것, 흔한 질병과 손상을 적절하게 치료하는 것, 필수적인 약품을 공급하는 것을 포함한다.

## 04 일차보건의료의 4A에 대한 설명으로 가장 옳지 않은 것은?

기출 2020 서울시

① Accessible : 소외된 지역 없이 보건의료 활동이 전달되어야 한다.
② Available : 과학적인 방법으로 접근해 건강문제를 해결해야 한다.
③ Acceptable : 지역사회가 쉽게 받아들일 수 있는 방법으로 제공되어야 한다.
④ Affordable : 재정적으로 부담 가능한 방법으로 이루어져야 한다.

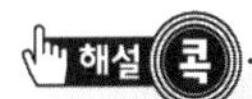

**Available(적극적인 주민참여)** : 적극적인 주민참여에 의해 사업이 이루어져야 한다.

## 05 일차보건의료 전략(WHO, 2008)에서 밝힌 보건의료체계의 문제점으로 옳지 않은 것은?

① 필요와 반대인 보건의료 공급
② 가난에 빠지게 하는 의료
③ 통합성이 없고 쪼개진 서비스
④ 지나친 예방 중심의 의료자원 분배



정답 01 ② 02 ② 03 ③ 04 ② 05 ④

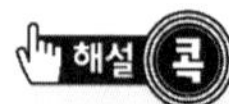

보건의료체계의 문제점

- **필요와 반대인 보건의료 공급**(inverse care) : 필요가 크지 않은 사람들이 대부분의 의료자원을 소비하고, 필요가 매우 큰 사람들은 아주 작은 부분을 소비한다.
- **가난에 빠지게 하는 의료**(impoverishing care) : 지나친 의료비 지출로 많은 사람들이 가난에 빠진다.
- **통합성이 없고 쪼개진 서비스**(fragmented and fragmenting care) : 보건의료가 전문화되고 세분화되어 환자 중심의 전체적인 접근이 어려워지고 지속성이 없다.
- **안전하지 못한 서비스**(unsafe care) : 안전과 위생을 보장해주지 못하는 열악한 시스템 때문에 병원 감염이 증가하고 약물의 부작용이 늘어난다.
- **잘못된 방향설정**(misdirected care) : 치료 중심의 의료자원 분배로 인해 예방이 소홀히 취급된다.

**06** 세계보건기구가 밝힌 일차보건의료 전략(WHO, 2008)의 개혁과제에 대한 설명으로 옳지 않은 것은?

① 사람들의 요구와 기대에 부응하여 보건의료 서비스를 일차의료 중심으로 재설정
② 일차의료를 중심으로 두고 공중보건 활동을 통합
③ 모든 영역의 공공정책에 건강을 중요한 가치로 두어 건강한 공동체를 구성
④ 엄격한 명령과 규제에 의한 지도력 필요

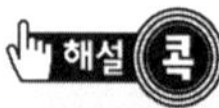

보건의료체계가 매우 복잡하므로 명령과 규제, 방임에서 탈피하여 참여와 협상에 기초한 지도력이 필요하다고 하였다.

**07** 세계보건기구(World Health Organization, WHO)가 제시한 일차보건의료(PHC)의 기본원칙에 해당하지 않는 것은? 기출 2018 서울시

① 균등성 ② 전문성
③ 유용성 ④ 포괄성

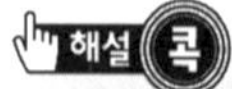

일차보건의료(PHC)의 기본원칙

- **포괄성** : 모든 사람에게 필요한 의료서비스
- **수용성** : 주민이 쉽게 받아들일 수 있는 방법으로 그들의 지불능력에 맞게 제공
- **근접성** : 근접한 거리에서 제공
- **균등성(평등성)** : 어떤 여건(소득, 지위에 관계없이)에서도 똑같이 제공
- **지속성** : 지속적인 서비스 제공
- **유용성** : 쉽게 이용할 수 있고 유용할 것
- **상호협조성** : 사회 여러 분야와 협조체계를 유지
- **주민참여** : 지역사회의 적극적인 참여

## 02 보건의료서비스

**01** 다음 중 보건의료서비스의 사회·경제적 특징 중 일반적으로 수용되는 것이 아닌 것은?

기출 2014 서울시

① 지위재
② 공공재
③ 불확실성
④ 정보의 비대칭성
⑤ 노동집약

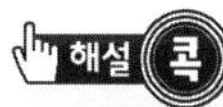

보건의료서비스의 특징은 우량재이지 지위재가 아니다.

보건의료서비스의 사회·경제적 특성
- 정보의 비대칭성
- 면허제도에 의한 법적 독점
- 우량재
- 외부효과의 존재
- 보건의료공급의 비탄력성
- 노동집약적 성격
- 수요와 치료의 불확실성
- 공공재
- 소비적 요소와 투자적 요소의 혼재

CHAPTER 08 보건의료서비스

**02** 보건의료서비스의 특성이 아닌 것은?

① 공급자의 무지
② 생산의 독점
③ 외부효과
④ 비탄력성

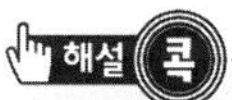

공급자(의사 등 의료제공자)의 무지가 아닌 의료수요자(환자)의 무지가 특징이다.

**03** 건강보험과 가장 관련이 깊은 보건의료의 사회·경제적 특성으로 옳은 것은?

기출 2017 지방직

① 공공재적 성격
② 보건의료공급의 비탄력성
③ 수요발생의 예측불가능성
④ 소비자 무지의 존재

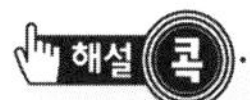

개별적 수요의 불확실성과 불규칙성에 대한 집단적 대응을 위해 건강보험이 필요하다.

정답 06 ④ 07 ② / 01 ① 02 ① 03 ③

**04** 다음 〈보기〉에 해당하는 보건의료서비스의 특성으로 옳은 것은?

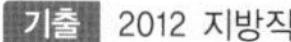


| 의료기관별 항생제 처방률, 심장관련 수술의 사망률, 수술 후 합병증 발생률을 소비자에게 공개한다. |
|---|

① 공공재
② 수요 예측의 불확실성
③ 공급의 가격 비탄력성
④ 정보의 비대칭성

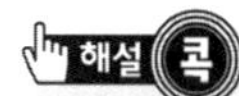


질병의 원인이나 치료방법, 의약품 등에 관한 지식과 정보는 매우 전문적인 내용이어서 의사나 약사, 간호사 등 의료인력을 제외하고, 소비자는 거의 알지 못하는 경우가 대부분이다. 소비자의 무지는 공급유인수요현상을 창출해 국민의료비 증가를 초래할 개연성이 있다. 이런 정보의 비대칭문제를 해결하기 위해 소비자에게 공개하는 것이 필요하다.

**05** 〈보기〉에서 설명하는 보건의료의 사회·경제적 특성으로 가장 옳은 것은?

기출 2021 서울시

| 국가는 모든 국민들에게 지불 용의와 능력에 관계없이 기본적인 보건의료를 제공함으로써 국민들의 건강권을 보장해야 한다. |
|---|

① 정보의 비대칭성
② 외부효과
③ 공급의 독점성
④ 가치재

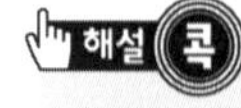


가치재(우량재)는 소득수준, 사회적 지위, 지역, 사회계층을 막론하고 모든 국민에게 기본적으로 제공되어야 하는 재화이기 때문에 국가가 담당하여야 한다.

① **정보의 비대칭성** : 질병의 원인이나 치료방법, 의약품 등에 관한 지식과 정보는 매우 전문적인 내용이어서 의사나 약사, 간호사 등 의료인력을 제외하고, 소비자는 거의 알지 못하는 경우가 대부분이다.
② **외부효과** : 외부효과가 존재하는 경우에 이를 시장에 맡겨두면 외부효과가 제대로 제거되지 않으므로 감염병관리는 정부가 강제로 개입하여 해결해야 한다.
③ **공급의 독점성** : 의료서비스 공급시장에 대한 진입장벽을 높이는 원인이 된다.

## 06 예방접종과 관계가 깊은 보건의료서비스의 사회·경제적 특성으로 가장 옳은 것은?

기출 2020 서울시

① 외부효과 ② 정보의 비대칭성
③ 수요의 불확실성 ④ 공급의 법적 독점

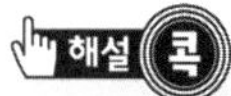

보건의료 분야에서 외부효과가 나타나는 사례는 흔하지 않으나, 일단 발생하면 큰 영향을 미치는 감염병이 대표적이다. 외부효과가 존재하는 경우에 이를 시장에 맡겨두면 외부효과가 제대로 제거되지 않으므로, 정부가 강제로 개입하여 해결(국가방역체계운영, 국가예방접종사업 실시 등)해야 한다.

## 07 보건의료서비스 수요의 탄력성에 대한 설명으로 옳은 것은?

기출 2012 지방직

① 급성 맹장수술에 대한 수요의 가격탄력성은 탄력적이다.
② 개인 건강검진서비스 수요의 소득탄력성은 일반적으로 0보다 작다.
③ 의약품 A와 의약품 B가 보완재 관계에 있을 때, A의 가격이 오르면 B의 수요량은 증가한다.
④ 의약품 A와 의약품 B가 대체재 관계에 있을 때, A의 가격이 오르면 B의 수요량은 증가한다.

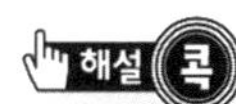

의약품 A와 의약품 B가 대체재 관계에 있을 때, A의 가격이 오르면 사람들은 오른 A를 대체할 수 있는 B를 수요하므로 B의 수요량은 증가한다.

① 급성 맹장수술은 가격 여하를 묻지 않고 반드시 수술을 해야 하므로 가격에 비탄력적이다.
② 개인 건강검진서비스 수요의 소득탄력성은 일반적으로 소득이 늘어날수록 수요가 증가하므로 일반적으로 0보다 크다.
③ 의약품 A와 의약품 B가 보완재 관계에 있을 때, A의 가격이 오르면 A에 대한 수요가 줄어들기 때문에 보완재인 B의 수요가 함께 줄어들게 된다.

## 08 홍역예방접종 의료수가를 1,000원에서 500원으로 인하하였더니 수요가 1,000명에서 1,400명으로 늘었다면 가격탄력성($|E|$)은?

기출 2019 서울시

① 0.5 ② 0.8
③ 1.0 ④ 1.5

$$가격탄력성 = -\frac{수요량의\ 변화}{가격의\ 변화율} = -\frac{\frac{Q_a - Q_b}{Q_a}}{\frac{P_a - P_b}{P_a}} = -\frac{\frac{1,000 - 1,400}{1,000}}{\frac{1,000 - 500}{1,000}} = 0.8$$

**09** 보건의료서비스는 건강증진, 질병예방, 진단과 치료, 재활로 분류할 수 있다. 다음 중 건강증진에 해당하는 것만을 고른 것은? 기출 2009 지방직

> ㄱ. 특정질병이 발생한 후 그 양상을 파악하고 정상적인 건강상태로 회복시키는 서비스
> ㄴ. 질병치료 후에도 지속되는 신체적, 정신적 기능 저하를 정상적으로 되돌리기 위한 서비스
> ㄷ. 특정질병이나 건강문제의 발생 위험성이 있는 사람을 관리하는 것
> ㄹ. 생활양식을 건강의 관점에서 바람직하게 변화시키는 교육과 활동

① ㄱ, ㄴ　　② ㄴ, ㄷ
③ ㄹ　　④ ㄴ, ㄹ

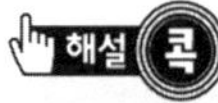

ㄱ. 치료　　ㄴ. 재활　　ㄷ. 질병예방　　ㄹ. 건강증진

**10** 국민건강보험에 대한 강제가입을 통해 보험가입자의 역선택을 방지하는 것은 보건의료서비스에 대한 정부의 역할 중 무엇을 강조한 것인가? 기출 2014 지방직

① 보험자로서의 역할
② 재정지원자로서의 역할
③ 정보제공자로서의 역할
④ 의료서비스제공자로서의 역할

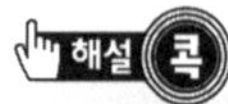

보건의료서비스에 대한 정부의 역할

1. **의료정보제공자의 역할** : 정보와 소비자 인식의 발달로 인해 가입자의 알권리 충족을 위한 의료정보를 제공하는 역할을 수행한다.
2. **보험자로서의 역할** : 국민건강보험에 대한 강제가입을 통해 보험가입자의 역선택을 방지하는 역할을 수행한다.
3. **재정지원자로서의 역할** : 보건의료서비스에 소요되는 재정을 지원하는 역할을 수행한다.
4. **의료서비스제공자로서의 역할** : 직접적인 보건의료서비스제공자로서의 역할을 수행한다.

## 11 양질의 보건의료라고 볼 수 없는 것은?

① 전인적 치료
② 의과학에 근거한 합리적 치료
③ 의사와 환자간의 긴밀한 협조
④ 치료 중심의 의료

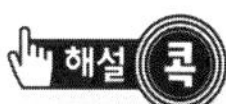

양질의 보건의료는 예방 중심의 의료라 할 수 있다.

## 12 양질의 보건의료서비스 요건에서 Myers가 정의한 요소로 가장 적합한 것은?

기출 2014 서울시

① 질적 적정성, 형평성, 지속성, 효율성
② 효율성, 접근용이성, 질적 적정성, 통제성
③ 질적 적정성, 접근용이성, 지속성, 효율성
④ 지속성, 접근용이성, 보장성, 효율성
⑤ 효율성, 지속성, 민주성, 통제성

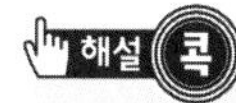

Myers의 정의(1969)
질적 적정성(Quality), 접근용이성(Accessibility), 지속성(Continuity), 효율성(Efficiency)

## 13 "의사는 충분한 지식과 기술을 지니고 있어야 하며 각종 연수교육, 학술잡지, 학술모임 등을 통해 나날이 발전하는 의학을 계속 공부하여 자신의 능력을 향상시켜야 한다"는 것은 마이어스(Myers)가 주장한 양질의 의료서비스 구성요소 중 어떤 요건을 의미하는가?

기출 2017 지방직

① 질적 적정성(Quality)
② 효율성(Efficiency)
③ 지속성(Continuity)
④ 접근용이성(Accessibility)

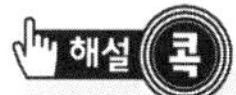

의학을 계속 공부하여 자신의 능력을 향상시켜 질적 적정성을 보장해야 한다는 의미이다.

CHAPTER 08 보건의료서비스

정답 09 ③ 10 ① 11 ④ 12 ③ 13 ①

## 14 마이어스(Myers)의 보건의료서비스 요건 중 한 병원에서 진료를 받다가 상급병원으로 이송될 경우 중복된 의료서비스를 배제하고 신속히 다음 단계의 의료서비스를 제공받는 것은 어떤 요건에 해당하는가? 기출 2015 지방직

① 접근용이성 ② 질적 적정성
③ 지속성 ④ 효율성

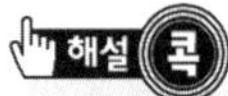

의료 이용자들에게 공급되는 의료서비스의 제공이 예방, 진단 및 치료, 재활에 이르기까지 총괄적으로 이루어지는 것으로 지속성에 대한 설명이다.

① **접근용이성** : 의료서비스를 필요로 하고, 이용할 의사가 있을 때 언제, 어디서라도 이용할 수 있어야 한다는 개념이다.
② **질적 적정성** : 의사들은 충분한 지식과 기술을 지니고 있어야 하며 각종 연수교육, 학술잡지, 학술모임 등을 통해 나날이 발전하는 의학을 계속 공부하여 자신의 능력을 향상시켜야 한다는 것이다.
④ **효율성** : 경제적 합리성을 말하며, 의료보험을 통한 대처 등이 해당된다.

## 15 양질의 보건의료서비스가 갖추어야 할 요건에 대한 설명으로 옳은 것은? 기출 2011 지방직

① 접근용이성 : 개인 중심의 진료, 중점적인 의료제공, 서비스의 조정
② 질적 적정성 : 개인적 접근성, 포괄적 서비스, 양적인 적합성
③ 효율성 : 평등한 재정, 적정한 보상, 효율적 관리
④ 지속성 : 전문적인 자격, 개인적 수용성, 질적인 적합성

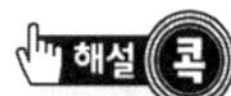

효율성의 요건
의료인에게 평등한 재정, 의료인에게 적정한 보상, 효율적인 관리
① **접근용이성** : 개인적 접근성, 포괄적 서비스, 양적인 적합성, 형평성
② **질적 적정성** : 전문적인 자격, 개인적 수용성, 질적인 적합성
④ **지속성** : 개인 중심의 진료, 중점적인 의료제공, 서비스의 조정

## 16 리와 존스(Lee and Jones)의 양질의 의료서비스 요건에 해당하지 않는 것은? 기출 2017 지방직

① 의과학에 기초 ② 전인간적인 진료
③ 국소적 치료의 강조 ④ 사회복지사업과 연계

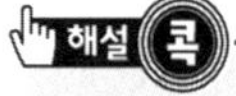

국소적 치료가 아닌 예방을 강조하였다.

## 17 보건의료서비스에 대한 국가의 개입이 정당화되는 이유로 옳은 것을 모두 고르면?

기출 2017 서울시

| | |
|---|---|
| ㄱ. 시장기능의 실패 | ㄴ. 건강의 총체적 특성 |
| ㄷ. 의료의 공공재적 특성 | ㄹ. 건강권의 대두 |

① ㄱ, ㄷ
② ㄴ, ㄹ
③ ㄱ, ㄴ, ㄷ
④ ㄱ, ㄴ, ㄷ, ㄹ

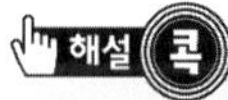


보건의료서비스에 대한 국가의 개입이 정당화되는 이유

1. **시장기능의 실패**
   보건의료를 개인의 영역에만 맡겨놓으면 과도한 의료비의 지출, 고수익 보건의료서비스에만 비효율성 자원의 배분 등이 발생하므로 국가의 개입이 필요하다.
2. **의료의 공공재적 특성**
   보건의료는 비경합성과 비배제성을 지닌 공공재의 특성을 갖는데 공공재는 시장에 맡겨 둘 경우 시장실패 할 가능성이 높으므로 정부가 개입하여 시장실패를 막아야 한다.
3. **건강의 총체적 특성**
   건강은 그 어떤 것보다 우선되는 가치이며, 잠재적 유효성이 가장 크므로 국가의 개입이 필요하다.
4. **건강권의 대두**
   현대 복지국가에서 생존적 기본권의 하나로 건강권의 개념이 대두되었다.
5. **건강의 다차원적 요소에 의한 결정**
   건강은 정치, 경제, 사회, 문화, 개인적 요인 등 다차원적 영향요인에 의해 결정되므로 건강향상을 위해서는 개인적 노력 이외에 공익을 대표하는 국가의 개입이 필요하다.

CHAPTER 08 보건의료서비스

## 18 부오리(Vuori H.)가 주장한 의료 질의 구성요소에 해당하지 않는 것은?

① 효과성
② 지속성
③ 적합성
④ 과학적 · 기술적 질

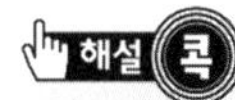


부오리(Vuori H.)가 주장한 의료 질의 구성요소
효과성, 효율성, 적합성, 과학적 · 기술적 질

정답 14 ③ 15 ③ 16 ③ 17 ④ 18 ②

**19** 부오리(Vuori H.)가 주장한 의료의 질의 구성요소 중 보건의료의 소비자가 가장 중요시 하는 것은?

① 효과성　　② 지속성
③ 적합성　　④ 과학적 · 기술적 질

**해설 콕**

보건의료의 소비자는 '적합성'을 가장 중요시하는 반면 효율성과 과학적 · 기술적 질에 대해서는 관심도가 떨어진다. 그러나 의료제공자는 과학적 · 기술적 질에 가장 많은 관심을 갖게 된다. 또한 보건당국은 소비자와 제공자의 관심이 떨어지는 '효율성'을 가장 중요시한다. 결국 의료의 질은 네 가지 구성요소가 절충된 것이다.

**20** 다음 의료의 질을 구성하는 속성 중 의료의 효과에 대한 환자와 환자 가족의 기대를 나타내는 속성은? 기출 2016 지방직

① 효과성　　② 수용성
③ 적정성　　④ 효율성

**해설 콕**

① **효과성** : 의료서비스를 제공하는 일상적인 환경에서 성취할 수 있는 건강수준 향상 능력
③ **적정성** : 비용에 대한 상대적인 의료의 효과 또는 편익
④ **효율성** : 특정 건강수준을 획득하는데 사용한 비용을 측정하는 것

**21** 도나베디안(A. Donabedian)의 의료의 질 향상 접근방법을 구조, 과정, 결과로 구분할 때 과정에 해당하는 것은? 기출 2015 지방직

① 면허와 자격증 인증제도
② 의료기관 신임제도
③ 의무기록조사
④ 환자만족도조사

**해설 콕**

①, ②는 구조, ③은 과정, ④는 결과에 해당한다.

## 22 도나베디언의 질 평가 모형과 사례가 가장 옳게 연결된 것은?

기출 2018 서울시

① 구조 – 의무기록조사
② 구조 – 환자만족도조사
③ 과정 – 동료검토
④ 결과 – 의료이용량조사(Utilization review)

해설 콕

①·③·④는 과정적 접근, ②는 결과 측면의 접근이다.

도나베디언의 질 향상 접근방법
- **구조적 접근(사회적 수단)** : 인적자원, 물적자원, 의료기관 신임제도, 면허제도, 조직체계
- **과정적 접근(의료인의 환자관리활동)** : 동료의사에 의한 심사, 의료이용량조사(Utilization review), 의무기록조사
- **결과 측면의 접근** : 환자만족도조사

## 23 보건사업에 대한 설명으로 옳은 것은?

기출 2011 지방직

① 보건사업은 조기발견이 가능한 질환에 국한한다.
② 대상 인구집단을 세분화하는 것은 바람직하지 않다.
③ 고혈압 관리사업은 발생률보다 유병률에 근거해야 한다.
④ 보건사업의 평가는 사업이 종료된 후에 실시한다.

해설 콕

고혈압은 유병률과 사망률이 높으므로 발생률보다 유병률에 근거하여야 한다.

① 어떤 질병이 보건사업의 대상이 되기 위해서는 질병의 발생률이 높다거나 유병률이 높아야 한다. 질병의 치병률, 지역사회에 특히 많이 발생하는 질병, 지역의 관심도에 따라 우선순위가 정해지고 그 질병을 효과적이고 효율적으로 관리할 수 있는 수단이 존재해야 한다. 이러한 사업의 대표적인 질병은 감염병이다. 그리고 생활습관병도 질병별 보건사업의 대상이 되고, 보호자가 필요한 장애를 수반하는 질병 등도 보건사업의 대상이 된다.
② 생애주기에 따라 그 대상이 가지는 건강문제의 특이성이 존재하고 건강의 위험도 등이 다르기 때문에 인구를 중심으로 분류하는 경우는 주로 생애주기를 중심으로 분류하는 것이 보통이다.
④ 평가는 기획에서 실행으로 연결되는 사업의 전 과정에 걸쳐 지속적으로 시행되어야 한다.

## 24 지역사회보건사업을 위한 지역사회진단시 고려해야 할 항목 중 우선순위가 가장 낮은 것은?

기출 2009 지방직

① 지역사회의 건강수준

② 지역주민의 인구특성

③ 지역사회의 가용자원

④ 지역사회의 정치적 배경

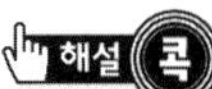

지역사회진단시 고려해야 할 항목

1. 인구학적 분포 및 특성 파악 : 연령 및 성비의 구성과 증감 추이, 교육 및 소득수준 등
2. 건강수준 파악 : 사망률, 사망원인, 유병률, 건강행태
3. 의료이용 현황 파악
4. 가용자원 파악 : 의료기관 및 지역사회 사업 등
5. 지역사회 요구도 파악

## 25 보건사업 기획 과정에 사용되는 방법에 대한 설명으로 옳은 것은?

기출 2012 지방직

① Program Evaluation and Review Technique은 사업에 필요한 활동들의 상호 연관성 및 소요시간을 보여줌으로써 사업수행을 조정하고 통제하는 방법이다.

② Planning Programming Budgeting System은 프로그램의 전년도 예산집행결과를 기준으로 소폭의 변화만을 가감하여 예산을 편성하는 방법이다.

③ Basic Priority Rating System은 건강문제의 상대적 크기를 기준으로 사업의 우선순위를 결정한다.

④ Golden diamond 방법은 건강문제에 대한 주민 관심도 및 사업의 효과를 추정해 사업의 우선순위를 결정한다.

해설 콕

② Planning Programming Budgeting System(PPBS)는 장기적인 계획과 단기적인 예산편성의 유기적 결합을 통하여 제한된 재정자원을 합리적으로 배분함으로써 정부지출의 효과를 극대화하고자 하는 예산제도이다.

③ Basic Priority Rating System은 절대적 기준으로 사업의 우선순위를 결정한다.

④ Golden diamond 방법은 미국 메릴랜드 주에서 보건지표의 상대적 크기(전국 평균)와 변화 경향을 이용하여 우선순위를 결정하는 방법이다.

## 26 Basic Priority Rating System의 평가항목에 해당하지 않는 것은?

① 건강문제의 크기
② 건강문제의 심각도
③ 경제적 타당성
④ 보건사업의 효과성

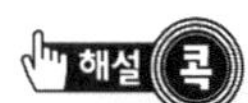

한론(J. Hanlon)과 피켓(G. Pickett)이 개발한 방법으로 건강문제의 크기, 건강문제의 심각도, 보건사업의 효과성(또는 추정 효과)을 평가항목으로 한다.

## 27 브라이언트(J. Bryant)의 건강문제 우선순위 결정기준에 해당하지 않는 것은?

기출 2020 서울시

① 문제의 크기
② 문제의 심각도
③ 주민의 관심도
④ 지역사회의 역량

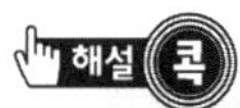

브라이언트(J. Bryant)의 우선순위 결정기준
문제의 크기, 문제의 심각도, 사업의 기술적 해결가능성, 주민의 관심도를 대상으로 각각의 점수를 합하여 우선순위를 결정한다.

## 28 다음 중 보건사업 실행계획 수립시 고려해야 할 6가지 내용 중 '왜(Why)'에 해당하는 내용이 아닌 것은?

① 보건사업의 목적
② 보건사업의 주제
③ 보건사업의 강조점
④ 보건사업의 구조와 절차

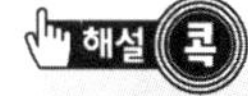

보건사업의 구조와 절차는 '어떻게(How)'에 해당하는 내용이다.



정답 24 ④ 25 ① 26 ③ 27 ④ 28 ④

## 29 보건사업 평가의 기본원칙으로 옳지 않은 것은?

① 평가는 명확한 목적하에 이루어져야 한다.
② 평가에 따라 영향을 받게 될 사람들은 평가에서 배제해야 한다.
③ 평가는 측정기준이 명확하고, 객관적이어야 한다.
④ 평가는 기획에서 실행으로 연결되는 사업의 전 과정에 걸쳐 지속적으로 시행되어야 한다.

해설 콕

평가에는 기획에 관련된 사람, 사업에 참여한 사람, 평가에 따라 영향을 받게 될 사람들이 참여해야 한다.

## 30 구강보건사업 후 치아우식증환자 발생률의 감소량을 측정하였다. 이에 해당하는 서치만(Suchman E. A.)의 사업평가항목은?

기출 2016 지방직

① 노력평가 ② 성과평가
③ 효율성 평가 ④ 성과의 충족량 평가

해설 콕

구강보건사업의 특정의 정책 목표(치아우식증환자 감소)를 과연 얼마나 달성하였느냐의 측정평가에 해당하므로 성과평가에 해당한다.

## 31 목표달성을 저해하는 요인을 조기에 발견하여 시정하고, 목표달성을 촉진하는 요인은 강화하기 위하여 평가하는 것은?

① 구조평가 ② 과정평가
③ 내부평가 ④ 영향평가

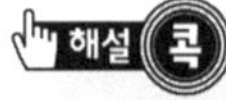

과정평가

- 사업을 실행하는 과정 중에 사업계획과 진행 정도를 비교함으로써 목표 달성이 가능하도록 사업내용을 조정한다.
- 목표달성을 저해하는 요인을 조기에 발견하여 시정한다.
- 목표달성을 촉진하는 요인은 강화한다.

## 32 보건사업 평가대상을 구조, 과정, 결과로 구분할 때 구조평가에 해당하는 것은?

기출 2011 지방직

① 질적 보건서비스
② 비용 – 편익
③ 보건서비스 만족도
④ 재원, 시설 등의 적절성

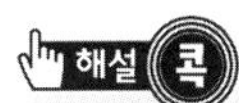

구조평가는 인력과 시설, 장비, 정보의 적절성에 대하여 평가하는 것으로 사업에 투입되는 자원의 적절성을 보는 것이다.

## 33 보건사업에 투입된 자원, 즉 인력, 시설, 장비, 재정 등이 적합한지를 판정하는 보건사업의 평가의 유형은?

기출 2022 서울시

① 구조평가
② 과정평가
③ 산출평가
④ 영향평가

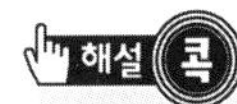

구조평가는 자원이 투입되는 단계에서의 평가로 인력과 시설, 장비, 정보의 적절성에 대하여 평가하는 유형이다.

※ 일반적으로 사업평가의 유형으로 구조평가, 과정평가, 결과평가로 나누어서 평가하는 것이 가장 일반적이다.

②·③ **과정평가(산출평가)** : 과정 및 산출에 대한 평가로 사업을 실행하는 과정 중에 사업계획과 진행 정도를 비교함으로써 목표 달성이 가능하도록 사업내용을 조정하는 평가유형이다.

④ **영향평가** : 사업의 즉각적 효과나 지식, 태도, 행위 측면에서의 영향을 판단하는 평가유형이다.

## 34 보건사업의 평가를 설계하는 과정을 순서대로 옳게 나열한 것은?

① 평가기전 마련 단계 – 평가준비 단계 – 평가실시 단계 – 평가결과 환류 단계
② 평가준비 단계 – 평가기전 마련 단계 – 평가실시 단계 – 평가결과 환류 단계
③ 평가기전 마련 단계 – 평가실시 단계 – 평가결과 환류 단계 – 평가준비 단계
④ 평가준비 단계 – 평가실시 단계 – 평가기전 마련 단계 – 평가결과 환류 단계

해설 콕

보건사업의 평가과정

| | |
|---|---|
| 평가기전 마련 단계 | 평가모델의 선택, 평가모델을 평가할 논리적 모델 개발, 평가지표를 체계적으로 구성하는 단계 |
| 평가준비 단계 | 보건사업 수행 후 보건사업 평가 전에 미리 준비해야 할 사항을 점검하고 구성하는 단계 |
| 평가실시 단계 | 보건사업 평가모델에 따른 평가 자료를 실제로 수집하고 분석하는 단계 |
| 평가결과 환류 단계 | 보건사업 평가결과를 활용과 환류 및 결과에 대해 포상을 하는 단계 |

## 03 보건의료행정에 대한 욕구조사

**01** 다음 중 욕구조사절차의 5단계 중 세 번째 단계에 해당하는 것은?

① 욕구조사의 목적과 자원확인
② 조사설계
③ 조사보고서 작성
④ 구체적 정보나 자료의 확인

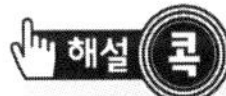

욕구조사의 목적과 자원의 확인(1단계) – 구체적 정보나 자료의 확인(2단계) – 조사설계(3단계) – 자료수집과 분석(4단계) – 조사보고서 작성(5단계)

**02** 다음 중 탐색적 조사에 해당되는 것은?

① 문헌조사
② 횡단조사
③ 종단조사
④ 예측적 조사

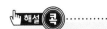

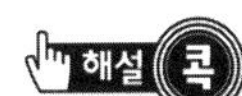

탐색적 조사(예비적 조사)
문헌조사, 전문가의견조사, 사례조사, 초점집단면접 등이 있다.
②·③ 기술적 조사
④ 설명적 조사

**03** 시간차원에 따른 분류로서 다음 중 성격이 다른 것은?

① 조사시점의 변화에 따라 측정의 동질성 확보가 어렵다는 단점이 있다.
② 시간의 흐름에 따라 대상을 측정한다.
③ 추세연구, 패널연구, 코호트연구 세가지가 있다.
④ 대상의 신체변화를 유년기부터 노년기까지 측정한다.

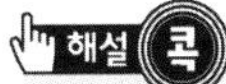

①은 횡단조사의 단점이다. 나머지는 종단조사에 대한 설명이다.



정답 34 ① / 01 ② 02 ① 03 ①

## 04 다음 중 코호트연구에 해당하는 것은?

① 인구센서스조사
② 물가조사
③ 선거기간 동안의 여론조사
④ 베이비붐 세대의 건강변화조사

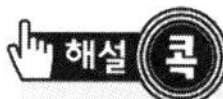

코호트연구는 같은 해에 태어났거나 유사한 경험을 공유하는 집단(코호트, cohort)을 반복해서 조사하는 연구이다.

## 05 우편조사의 특징에 대한 설명으로 옳지 않은 것은?

① 복잡한 내용과 형식으로 조사해야 하는 경우에 유리하다.
② 광범위한 지역에 걸친 조사가 가능하다.
③ 접근하기 어려운 사람에게도 조사가 가능하다.
④ 편리하고 비용이 적게 든다.

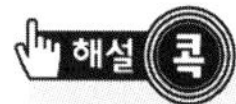

우편조사의 단점

- 회수율이 낮다.
- 시간이 많이 걸릴 수 있다.
- 피조사자가 성실하지 못한 응답을 할 가능성이 높다.
- 복잡한 내용과 형식으로 조사해야 하는 경우 어렵다.
- 질문 내용의 애매한 사항에 대해 보충 설명할 수 있는 기회가 없다.

## 06 다음 중 면접조사의 장점으로 옳은 것은?

① 시간과 비용이 적게 든다.
② 면접자의 왜곡이 발생하지 않는다.
③ 표준화가 쉽다.
④ 응답자와 조사자가 긴밀한 소통을 할 수 있다.

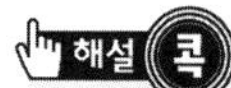

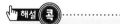

면접조사는 응답자와 조사자가 직접 대면하여 조사하기 때문에 긴밀한 소통이 가능하다는 것이 장점이다.

## 07 비표준화면접법의 특징으로 옳지 않은 것은?

① 면접상황에 따라 융통성을 발휘할 수 있다.
② 신뢰도가 높다.
③ 면접결과에 대한 타당도가 높을 수 있다.
④ 표준화면접에서 필요한 질문을 만드는데 유용한 자료를 제공할 수 있다.

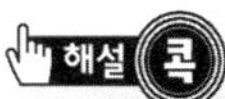

표준화면접법은 신뢰도가 높은데 비하여, 비표준화면접법은 타당도가 높다.

## 08 지역사회포럼의 특징으로 옳지 않은 것은?

① 비용이 많이 든다.
② 지역사회 내의 개인, 집단이 가지고 있는 개별적인 욕구를 식별할 수 있다.
③ 지역주민의 협조를 쉽게 얻을 수 있다.
④ 관심 있는 사람만 참여하여 표본편의가 발생할 수 있다.

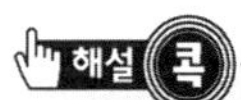

지역사회포럼(공개토론회)은 적은 비용으로 광범위한 사람들의 의견을 수렴할 수 있다.



정답 04 ④ 05 ① 06 ④ 07 ② 08 ①

## 04 보건의료체계

**01** 우리나라 보건의료체계에서 정부의 역할로 옳지 않은 것은? 기출 2011 지방직

① 보건의료소비자로서의 역할
② 국민에 대한 정보제공자로서의 역할
③ 보건의료공급자로서의 역할
④ 보건의료공급자에 대한 규제자로서의 역할

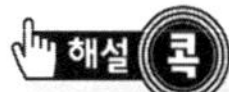


보건의료소비자로서의 역할은 환자의 역할에 해당한다.

보건의료체계에서 정부의 역할
1. 규제자로서의 역할
2. 서비스제공자로서의 역할
3. 재원조달 및 지불자로서의 역할
4. 정보제공자로서의 역할

**02** 우리나라는 보건의료자원이 공공부문보다는 민간부문에 집중되어 있다. 이에 따른 문제점에 대한 설명으로 가장 옳지 않은 것은? 기출 2016 지방직

① 의료기관의 도시지역 편중
② 국민의료비의 과도한 상승
③ 예방 중심의 보건의료서비스
④ 보건정책 추진의 어려움

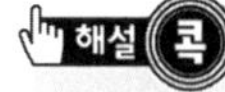


공공부문보다는 민간부문에 집중되면서 예방 중심보다 치료 중심의 보건의료서비스로 집중되고 있다.

## 03 〈보기〉에서 설명하는 보건의료체계로 가장 옳은 것은?

기출 2020 서울시

- 건강권의 개념이 보편화되어 있는 국가에서 채택하고 있는 유형이다.
- 보건의료서비스 수혜자는 전체 국민이다.
- 모든 보건의료서비스는 무료이며, 재원은 조세에서 조달된다.

① 공적부조형
② 복지국가형
③ 의료보험형
④ 국민보건서비스형

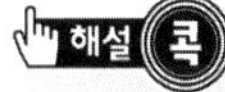

국민보건서비스형은 의료서비스를 기본적 생존권으로 보고, 조세에 의한 재원조달을 통해 거의 무료로 제공되는 형이다. 영국, 뉴질랜드, 이탈리아 등이 대표적이다.

① **공적부조형** : 저소득층의 의료서비스를 정부의 일반재정에 의존하는 형으로, 공중보건 및 1차 의료 중심의 서비스가 제공된다.
② **복지국가형** : 사회보험이나 조세에 의해 보건의료서비스를 제공하며, 보건의료서비스 제공의 많은 부분이 민간에 의하지만 질과 비용의 통제에 관해서는 정부가 개입한다.
③ **의료보험형** : 의료보험을 통한 재원조달을 하는 형으로, 독일, 프랑스, 일본, 한국 등이 대표적이다.



## 04 보건의료서비스 제공체계 유형 중 사회보장형(영국)에 비해 자유방임형(미국)이 갖는 장점을 모두 고르면?

기출 2010 지방직

ㄱ. 의료서비스의 질
ㄴ. 의사의 재량권
ㄷ. 선택의 자유
ㄹ. 의료 균점

① ㄱ, ㄴ, ㄷ
② ㄴ, ㄷ, ㄹ
③ ㄴ, ㄹ
④ ㄱ, ㄴ, ㄷ, ㄹ

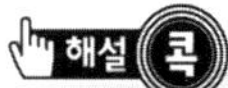

**자유방임형의 장·단점**

| 구분 | 내용 |
|---|---|
| 장 점 | • 의료인과 의료기관 선택에 대한 자유재량권이 있다.<br>• 의료기관도 자유경쟁의 원칙하에 효과적으로 운영되기 때문에 의료서비스의 질적 수준이 높다.<br>• 의료인에게 의료의 내용, 범위 및 수준 결정에 관한 재량권을 부여한다. |
| 단 점 | • 의료자원의 지역간 불균형 현상이 심하고, 의료자원의 불균형 분포로 의료비는 매우 높다.<br>• 의료의 수요와 공급이 자유시장 원칙에 의해 운영되기 때문에 의료라는 공공재적 특성이 무시될 가능성이 크다. |

정답 01 ① 02 ③ 03 ④ 04 ①

**05** M. Roemer(1991)에 의한 국가보건의료체계의 유형으로 옳은 것은? 기출 2015 지방직

① 자유방임형, 사회보장형, 사회주의형
② 자유기업형, 복지지향형, 보편적 포괄주의형, 사회주의 중앙계획형
③ 사회보험, 공공부조, 공공서비스
④ 공적부조형, 의료보험형, 국민보건서비스

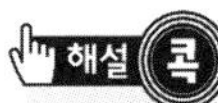

Roemer(1991)는 국가보건의료체계의 유형을 자유기업형, 복지지향형, 보편적 포괄주의형, 사회주의 중앙계획형으로 분류하였다.
①은 J. Fry의 분류 유형이고, ④는 M. Terris의 분류 유형이다.

**06** 로머(M. Roemer)가 제시한 보건의료체계 분류에서 의료서비스는 개인의 구매력에 의해 좌우되며, 보건의료비가 개인적으로 조달되는 것이 특징인 점을 강조한 유형은? 기출 2019 서울시

① 자유기업형 ② 복지국가형
③ 저개발국가형 ④ 사회주의국가형

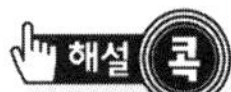

로머(M. Roemer)가 분류한 유형별 보건의료체계(1976)

| | |
|---|---|
| 자유기업형 | • 정부의 개입을 최소화하고, 보건의료비를 주로 개인에 의해 조달<br>• 민간의료보험이 활발하고 의료 전문주의 경향이 강함<br>• 국가 : 미국 |
| 복지국가형 | • 보건의료서비스 제공의 많은 부분이 민간에 의하지만 질과 비용의 통제에 관해서는 정부가 개입함<br>• 사회보험이나 조세에 의한 보건의료서비스 제공<br>• 국가 : 독일, 프랑스, 영국 |
| 저개발국가형 | • 전문인력 및 보건의료시설이 부족하고, 보조인력에 의한 서비스<br>• 보건의료서비스 혜택이 극소수의 지배계급에만 국한<br>• 국가 : 아시아 및 아프리카의 저개발국가 |
| 개발도상국형 | • 자유기업형과 복지국가형의 혼합형태(변이형)로 보건의식수준이 낮고 보건의료 투자가 낮음<br>• 근로자중심 사회보험<br>• 국가 : 아시아 및 남미의 개발도상국가 |
| 사회주의국가형 | • 보건의료기관·인력을 국가가 모든 책임을 지고 보건의료서비스를 배분<br>• 보건의료서비스 수준과 효율성이 낮음<br>• 국가 : 사회주의국가 |

## 07 경제협력개발기구(OECD)가 분류한 소비자주권형의 특징에 해당하는 것은?

① 일명 베버리지형
② 거의 무료로 보건의료서비스 제공
③ 주 재원은 조세, 보건의료자원의 사회화
④ 민간의료보험 중심

해설 콕

경제협력개발기구(OECD)의 분류

| 구분 | 특징 |
|---|---|
| 사회보험형<br>(비스마르크형) | • 적용대상자의 강제적용, 빈곤층은 별도 관리<br>• 주 재원은 보험료, 본인 일부부담금 부과 |
| 국민보건서비스형<br>(베버리지형) | • 거의 무료로 보건의료서비스 제공<br>• 주 재원은 조세, 보건의료자원의 사회화 |
| 소비자주권형 | • 민간의료보험 중심, 상업보험방식<br>• 소비자의 의료기관 및 의료보험 선택 보장 |

## 08 보건의료자원에 포함되지 않는 것은?

① 보건의료지식 ② 제 도
③ 장 비 ④ 인 력

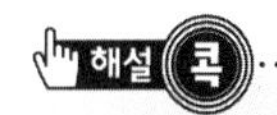

보건의료자원

| 구분 | 내용 |
|---|---|
| 보건의료인력 | 의사, 간호사, 약사, 보건기사, 행정요원 및 기타 관련 인력 |
| 보건의료시설 | 병원, 의원, 약국 및 진료소 등 |
| 보건의료기기 및 소모품 | 진단, 치료 등 의료 활동에 소요되는 관련 기기와 소모품 |
| 보건의료지식 | 질병의 예방, 치료, 재활과 건강증진에 관련된 제반지식과 기술 |

## 09 보건의료자원에 해당하지 않는 것으로 가장 옳은 것은?

기출 2020 서울시

① 보건의료인력 ② 보건의료시설
③ 보건의료지식 ④ 건강보험재정

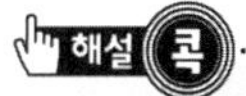

건강보험재정은 보건의료체계의 운영에 필요한 재원으로 '경제적 지원'에 해당한다.

## 10 보건의료조직의 특성에 대한 설명으로 옳지 않은 것은?

기출 2010 지방직

① 자본집약적인 동시에 노동집약적이다.
② 다양한 전문직종으로 구성되어 있어 갈등의 소지가 항상 존재한다.
③ 명확한 목표설정이 어렵고 경영성과를 평가하는 기준이 애매한 경우가 많다.
④ 업무의 양과 종류의 변동이 크지 않아 조직을 통제하기 쉽다.

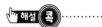

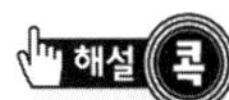

업무의 양과 종류의 변동이 커서 통제하기가 쉽지 않다.

① 병원시설에 막대한 자본이 필요한 자본집약적인 특성을 가지고 있는 한편, 보건의료서비스는 다양한 직종의 협력이 필요한 노동집약적 서비스이다.
② 의사, 간호사, 약사, 물리치료사, 방사선사 등 다양한 전문직종으로 구성되어 있어 갈등의 소지가 항상 존재한다.
③ 다양한 전문직종으로 구성된 방대한 조직이기 때문에 명확한 목표설정이 어렵고 및 경영성과를 평가하는 기준이 애매한 경우가 많다.

## 11 다음 글에서 설명하는 보건의료자원의 평가요소로 옳은 것은?

기출 2012 지방직

| '의료인력 1인당 인구수'로 OECD 국가들과 우리나라의 의료인력 현황을 비교한다. |
|---|

① 질적 수준(quality)
② 양적 공급(quantity)
③ 분포(distribution)
④ 효율성(efficiency)

해설 콕

필요한 의료서비스 제공에 요구되는 의료자원의 양적 공급에 관한 과제로서 흔히 인구당 자원의 양으로 표시하는 것은 양적 공급에 관한 평가요소이다.

① **질적 수준(quality)** : 의료인력의 주요 기능 수행 능력과 기술, 지식수준 그리고 시설의 규모와 적정 시설 구비의 정도를 의미한다. 최근에는 건강수준이나 삶의 질, 부작용 등의 결과(outcome)를 질적 수준의 주요 지표로 삼는 경향이 증가하고 있다.
③ **분포(distribution)** : 인력자원의 경우에는 지리적, 직종간, 전문과목별 분포가 주민의 의료 필요에 상응하게 분포되어 있는가, 시설자원의 경우에는 지리적, 종별(기능별), 규모별 분포가 주민의 의료 필요에 상응하게 분포되어 있는가에 관한 과제이다.
④ **효율성(efficiency)** : 개발된 의료자원으로 얼마만큼의 의료서비스를 산출해 낼 수 있는가 혹은 일정한 의료서비스를 생산하기 위하여 얼마나 많은 자원이 필요한가에 대한 과제이다.

## 12 다음 중 대부분 국가의 보건의료체계에서 일반적으로 간주되는 5개 구성 요소에 해당하지 않는 것은? 기출 2014 서울시

① 보건의료자원
② 보건의료조직
③ 보건의료관리
④ 보건의료서비스 제공
⑤ 보건의료서비스 유형의 개발

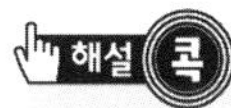


의료체계의 하부구조의 다섯 분야는 의료자원의 개발, 자원의 조직화, 의료서비스의 제공으로 구성되는 3개의 주축 분야와 이 3개 분야를 지원하는 재정 지원과 정책 및 관리의 2개 분야를 말한다.

## 13 세계보건기구 모델(Kleczkowski 등, 1984)에서 국가보건의료체계의 하부구조를 형성하는 주요 구성요소에 해당하지 않는 것은? 기출 2022 서울시

① 자원의 조직적 배치
② 의료 이용자 행태
③ 보건의료자원 개발
④ 보건의료서비스의 제공

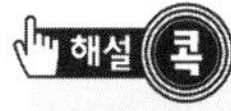


국가보건의료체계의 하부구조
세계보건기구(WHO ; World Health Organization)는 국가보건의료체계의 구성요소로 보건의료서비스의 제공, 자원의 조직적 배치, 보건의료자원 개발, 재정지원, 경영관리로 제시하고 있다.

CHAPTER 08 보건의료서비스

## 14 보건의료체계의 투입－산출 모형에 관한 설명으로 옳지 않은 것은? 기출 2017 지방직

① 환경에는 사회체계와 국가정책이 포함된다.
② 삶의 질에 근거한 안녕상태는 최종산출에 해당한다.
③ 과정은 보건의료공급자와 수요자간의 상호작용이다.
④ 소인성 요인과 필요 요인은 투입요소 중 보건의료전달체계의 특성이다.

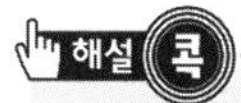


소인성 요인과 필요 요인은 투입요소 중 위험집단(의료서비스의 대상인 인구집단 또는 환자)의 특성이다.

정답 10 ④ 11 ② 12 ⑤ 13 ② 14 ④

## 15 Anderson의 의료이용행태모형 중 가능성 요인(enabling factor)에 해당하는 것은?

기출 2009 지방직

① 성, 연령, 결혼상태
② 가구주의 직업
③ 가구의 소득, 재산
④ 질병에 대한 태도

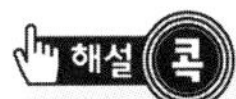

①, ②, ④는 모두 소인성 요인(predisposing factor)에 해당한다.

## 16 앤더슨 모형(Anderson model)에 따른 개인의 의료이용에 영향을 미치는 요인 중 의료인력과 시설의 분포, 건강보험과 같이 의료서비스를 이용할 수 있도록 하는 요인으로 가장 옳은 것은?

기출 2020 서울시

① 소인성 요인(predisposing factor)
② 가능성 요인(enabling factor)
③ 강화 요인(reinforcing factor)
④ 필요 요인(need factor)

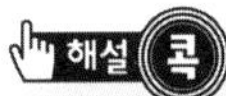

앤더슨 모형(Anderson model)

| | |
|---|---|
| 필요 요인<br>(need factor) | 보건의료서비스에 대한 요구 |
| 가능성 요인<br>(enabling factor) | • **보건의료 자원의 접근성** : 의료서비스를 이용할 수 있도록 하는 요인<br>• **가족자원** : 가구의 소득, 재산, 의료보험의 적용 여부 등<br>• **지역사회 자원** : 의료 자원, 의료기관까지 가는데 걸리는 시간, 대기시간 등 |
| 소인성 요인<br>(predisposing factor) | • 어떤 현상이 나타나게 하는 요인들<br>• **인구학적 요인** : 성, 연령, 결혼 상태 등<br>• **사회구조적 요인** : 직업, 교육 정도, 인종 등<br>• **건강믿음** : 질병과 보건의료에 대한 태도 등 |

## 17 다음 중 의료이용에 관한 개념과 설명으로 가장 옳지 않은 것은?

기출 2017 서울시

① 필요(need)는 일반인이 판단하는 것으로, 사회적 필요와 일치한다.
② 수요(demand)는 소비자들이 특정 가격 수준에서 구입하는 양으로, 실제 구매량은 아니다.
③ 미충족 의료(unmet health need)는 인지된 필요성은 있으나, 소득 등의 이유로 진료를 못 받은 경우를 말한다.
④ 욕구(want)는 개인의 건강에 부여하는 가치나 증상 민감도 등에 영향을 받는다.

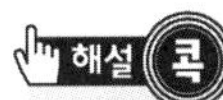


필요(need)는 개인적 필요, 사회적 필요, 의학적 필요를 모두 포괄하는 개념이며, 일반인이 판단하는 필요는 개인적 필요와 일치한다.

## 18 우리나라 보건의료자원의 문제점에 대한 설명으로 옳지 않은 것은?

기출 2010 지방직

① 보건의료자원이 공공부문보다는 민간부문에 집중되어 있다.
② 급성기 병상의 과소공급과 장기요양병상의 과잉공급 문제가 있다.
③ 의사 중 전문의 비중이 높아 의료자원 낭비와 국민의료비를 증가시킬 수 있다.
④ 고가의료장비가 지속적으로 증가하는 추세에 있으며, 의료기관이 주로 도시지역에 집중되어 있다.

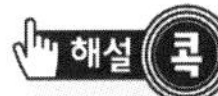


수도권 대형병원들의 병상증설로 인한 급성기 병상 공급과잉 문제와 장기요양보험제도의 도입으로 인한 장기요양병상 증가 문제 등과 관련하여 국가 전체적인 유형별 병상수급과 함께 지역별 병상 수급이 가장 중요한 과제로 대두되고 있다. 반면에 공공병상 비중은 상대적으로 아주 낮은 것으로 평가되고 있다.



## 19 우리나라의 보건의료시설에 대한 설명으로 옳지 않은 것은?

기출 2012 지방직

① 공공 의료기관보다 민간 의료기관의 수가 더 빠르게 증가하였다.
② 전체 병상수 증가는 의원의 병상수 증가에 의해 주도되었다.
③ 민간에 대한 의존도가 커서 국가정책 수립과 집행이 제한을 받는다.
④ 의료전달체계 구축을 위한 보건의료시설이 지역별로 고르게 분포되지 못한 실정이다.

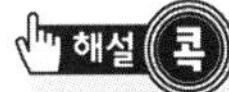


전체 병상수 증가는 대형병원의 병상수 증가에 의해 주도되었으며, 대형병원의 병상 증설 및 과잉이용은 궁극적으로 국민의료비 전체를 증가시키는 결과를 가져오게 된다.

정답 15 ③ 16 ② 17 ① 18 ② 19 ②

## 20 제한된 보건의료자원으로 양질의 의료를 공급하기 위한 방법으로 가장 적절한 것은?

기출 2011 지방직

① 저렴한 의료수가
② 종별 의료기관의 기능 정립
③ 소득계층간 균등한 의료제공
④ 의료기관의 추가적 설립

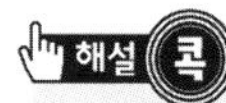

제한된 자원을 효율적으로 활용하여 양질의 의료를 제공할 수 있는 방안은 효과적인 의료전달체계의 확립이며, 종별 의료기관의 기능 정립 등이 그 예이다.

## 21 보건의료의 사회 · 경제적인 특성으로 옳은 것은?

기출 2010 지방직

① 응급의료는 탄력적이다.
② 의료공급자인 의사는 질병을 예측할 수 있다.
③ 의료는 사유재로서 보건봉사이다.
④ 성형외과 서비스는 탄력적이다.

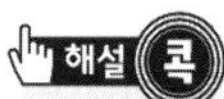

성형외과는 필수의료 수요는 아니고, 미관용 수술이므로 가격에 민감하여 탄력적이다.
① 응급의료는 수요와 공급이 모두 비탄력적이다.
② 의료공급자인 의사도 질병을 예측할 수 없다.
③ 의료가 공공재이기 때문에 의과대학이라는 제도를 만들었고, 의료법으로 독점성을 주고 있다.

## 22 의료서비스에 대한 설명으로 옳지 않은 것은?

① 의료인력은 고급인력이며, 공급의 탄력성이 매우 크다.
② 누구에게나 필수적으로 요구되는 특성을 갖고 있다.
③ 필요할 때 즉시 제공해야 하고, 저장이 불가능하다.
④ 노동집약적인 대인봉사이기 때문에 대량생산이 불가능하다.

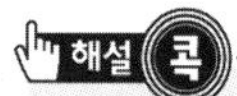

의료인력은 고급인력으로 양성하여 공급하는데 시간이 많이 걸리므로 탄력성이 매우 작다.

## 23 지역사회보건의 기본원리로 옳지 않은 것은?

기출 2011 지방직

① 지역사회의 다른 사업들과는 별개로 시행되어야 한다.
② 주민의 자주적 활동을 원칙으로 한다.
③ 합리적인 우선순위 설정과 자원의 배분이 필요하다.
④ 주민의 욕구와 건강수준에 맞는 계획과 실행이어야 한다.

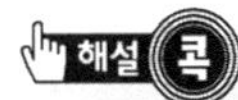


지역사회보건의 기본원리

- 지역사회의 다른 사업들과는 연계되어 시행되어야 한다.
- 지역사회 보건문제의 해결주체는 지역사회 주민이며, 모든 주민이 참여하는 자주적 활동으로 해결되어야 한다.
- 한정된 자원의 효율적 배분은 전문가와 주민이 참여하여 자원을 배분하고 조정해야 한다.
- 지역사회를 대상으로 제공되는 보건의료서비스는 주민에게 필요한 보건의료와 건강수준에 적합하도록 계획되고 실행되어야 한다.

## 24 우리나라 보건의료체계의 현황에 대한 설명으로 옳은 것은?

기출 2011 지방직

① 보건의료시설 중 공공부문이 차지하는 비중이 낮다.
② 종별에 따른 의료기관 기능이 잘 분화되어 있다.
③ 의료기관이 도시와 농촌지역에 균형적으로 분포되어 있다.
④ 농촌지역의 보건의료서비스는 공공보건조직이 전담한다.

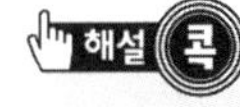


우리나라의 경우 공공보건의료가 취약한 편이다.
② 의원과 병원, 대형병원간 의료기관 종별 기능이 상호 중복되어 환자 상태에 맞는 최적의 의료가 공급·이용되지 못하고 비효율을 초래하고 있다.
③ 보건의료자원의 지역적 분포가 불균형적이다.
④ 농촌지역의 보건의료서비스는 공공보건조직뿐만 아니라 민간보건조직도 담당하고 있다.



## 25 개인의 질병 발생은 예측이 어렵다는 사실과 관련된 보건의료제도 또는 정책은?

기출 2011 지방직

① 의료인에 대한 면허제도
② 건강보험(의료보험)
③ 진료비 심사 및 수가 통제
④ 의료전달체계

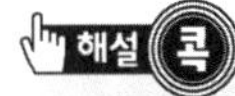


예측이 불가능하고 우연한 상병사고로 인한 위험에 대비하기 위하여 재정적인 준비를 필요로 하는 다수인이 자원을 결합하여 확률계산의 기초하에 의료수요를 상호 분담하는 제도가 건강보험제도이다.

정답 20 ② 21 ④ 22 ① 23 ① 24 ① 25 ②

## 26 의료전달체계가 대두된 가장 큰 이유는?

① 의사와 의료기관의 요구로 인하여 대두되었다.
② 세계 보건계의 흐름에 맞추어 대두되었다.
③ 의료기관간의 경쟁을 억제하기 위하여 대두되었다.
④ 보건의료자원의 효율적 활용을 하기 위하여 대두되었다.

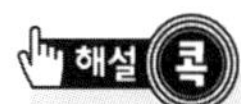

가용의료자원을 보다 효과적, 효율적으로 활용함으로써 적시에, 적절한 의료기관에서 적합한 의료인에게 적정 서비스를 받을 수 있도록 제도화한 것이다.

## 27 의료전달체계에 대한 설명으로 옳지 않은 것은?

기출 2010 지방직

① 의료전달체계는 의료이용의 편의성을 제공한다.
② 의료전달체계는 의료의 균형적 발전을 가져올 수 있다.
③ 우리나라 의료전달체계에서 요양급여절차는 3단계로 구분되어 있다.
④ 의료전달체계는 가용자원을 효율적으로 활용하기 위한 조직체계를 구축하는 것이다.

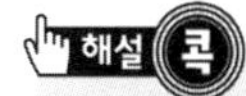

요양급여절차와 의료급여절차

| 구분 | 내용 |
|---|---|
| 요양급여절차 (2단계) | 현행 건강보험의료전달체계는 「국민건강보험 요양급여의 기준에 관한 규칙」 제2조에 의하여 1단계 요양급여(상급종합병원을 제외한 병의원의 요양급여)를 받은 후 2단계 요양급여(상급종합병원의 요양급여)를 받도록 하고 있다. |
| 의료급여절차 (3단계) | 의료급여전달체계는 1차, 2차, 3차로 단계적으로 실시하고 있다. 1차 의료급여기관 또는 2차 의료급여기관은 진료 중 2차 의료급여기관 또는 3차 의료급여기관의 진료가 필요하다고 판단되는 경우 의료급여의뢰서를 발급하여야 하며, 의료급여 수급자는 의료급여의뢰서를 2차 의료급여기관 또는 3차 의료급여기관에 제출하여야 한다. |

## 28 2차 의료급여기관의 개설 허가권자는?

① 행정안전부장관
② 보건복지부장관
③ 시·도지사
④ 국민건강보험공단

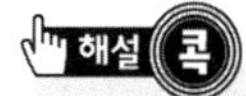

2차 의료급여기관의 개설 허가권자는 시·도지사이다.

# 05 보건통계와 보건지표

**01** 보건통계의 기능으로 옳지 않은 것은?

① 한 나라 또는 한 지방의 보건상태를 파악하는데 있다.
② 보건사업을 직접 실행한다.
③ 보건사업의 우선순위를 결정한다.
④ 보건사업의 성패를 결정하는 자료가 되며, 보건사업의 기초 자료가 된다.

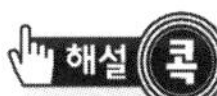

보건사업을 직접 실행하는 것은 보건통계의 기능이 아니다. 보건통계의 목적은 인구, 출생, 사망, 사산, 혼인 등의 인구변동에 대한 인구의 특성을 연구하고 생명, 건강, 질병 등 보건에 관한 여러 가지 현상과 대상물들을 측정하고 이를 분석하여 그 특성을 밝히는데 있다.

**02** 보건지표 중 '동일한 대상을 동일한 방법으로 측정시 동일한 결과가 나와야 한다'는 조건은?

① 이용가능성　　② 일반성
③ 수용성　　④ 재현성

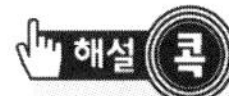

① **이용가능성** : 보건지표는 국가보건통계체계 등을 통해 주기적으로 생산되고 쉽게 접근하여 지표를 이용할 수 있어야 한다는 조건이다.
② **일반성** : 원칙적으로 모든 인구집단에 적용이 가능해야 한다는 조건이다.
③ **수용성** : 개발 방법이 타당하여 결과를 받아들일 수 있어야 한다는 조건이다.

**03** 어떤 일정한 기간 내에 발생한 환자의 수를 인구당의 비율로 나타낸 것은?

① 발생률　　② 유병률
③ 발병률　　④ 이환율

해설 콕

① **발생률** : 단위 인구당 일정 기간에 새로 발생한 환자수를 표시한 것으로서, 이 질병에 걸릴 확률 또는 위험도를 나타내 준다.
② **유병률** : 일정 시점 또는 일정 기간 동안의 인구 중에 존재하는 환자수의 비율을 말한다.
③ **발병률** : 어떤 집단이 한정된 기간에 어느 질병에 걸릴 위험에 폭로되었을 때 폭로자 중 새로 발병한 총수의 비율을 의미한다.



정답 26 ④ 27 ③ 28 ③ / 01 ② 02 ④ 03 ④

## 04 의료기관의 관리지표에 대한 설명으로 옳지 않은 것은?

기출 2009 지방직

① 병상수는 병원의 규모를 설명하는 변수이다.
② 병상이용률은 병원인력 및 시설의 활용도를 보여준다.
③ 병상회전율은 의료기관의 수입에 반비례한다.
④ 평균재원일수는 의료기관 또는 진료과별 환자의 특성을 반영한다.

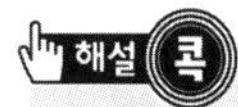

**병상회전율**

1병상당 몇 명의 입원환자를 수용하였는가를 나타내는 지표이다. 병상회전율은 일정 기간 중 병원에서 평균적으로 1병상당 몇 명의 입원환자를 수용하였는가를 의미하는 것으로 병상회전율이 증가할수록 병원의 수익성 측면에서 바람직하다.

## 05 보유 중인 병상이 얼마나 가동되었는지를 분석할 수 있는 지표는?

① 병상이용률
② 병원이용률
③ 병상회전율
④ 평균 재원일수

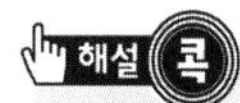

**병상이용률**

환자가 이용할 수 있도록 가동되는 병상이 실제 환자에 의해 이용된 비율로 병원의 인력 및 시설의 활용도를 간접적으로 알 수 있다.

$$\frac{\text{총재원일수}}{\text{연 가동 병상수}} \times 100$$



04 ③ 05 ① 정답

# CHAPTER 09
# 사회보장 및 의료보장

CHAPTER 09 보건행정

# 사회보장 및 의료보장

**출제포인트**

❶ 사회보장의 방법 중 소득재분배에 대하여 학습한다.
❷ 사회보험, 공공부조의 각 특징과 차이점에 대하여 학습한다.
❸ 의료보장의 종류를 학습하고, 각 의료보장의 특징과 장·단점을 확인한다.

## 01 사회보장

### 1 사회보장의 개념

#### (1) 사회보장의 의의(사회보장기본법 제3조)

출산, 양육, 실업, 노령, 장애, 질병, 빈곤 및 사망 등의 사회적 위험으로부터 모든 국민을 보호하고 국민 삶의 질을 향상시키는데 필요한 소득·서비스를 보장하는 사회보험, 공공부조, 사회서비스를 말한다.

| 구분 | 내용 |
|---|---|
| 사회보험 | 국민에게 발생하는 사회적 위험을 보험의 방식으로 대처함으로써 국민의 건강과 소득을 보장하는 제도 |
| 공공부조 | 국가와 지방자치단체의 책임하에 생활 유지 능력이 없거나 생활이 어려운 국민의 최저생활을 보장하고 자립을 지원하는 제도 |
| 사회서비스 | 국가·지방자치단체 및 민간부문의 도움이 필요한 모든 국민에게 복지, 보건의료, 교육, 고용, 주거, 문화, 환경 등의 분야에서 인간다운 생활을 보장하고 상담, 재활, 돌봄, 정보의 제공, 관련 시설의 이용, 역량 개발, 사회참여 지원 등을 통하여 국민의 삶의 질이 향상되도록 지원하는 제도 |

#### (2) 연 혁

① 사회보장에 해당하는 'Social Security'라는 말은 세계대공황을 극복하기 위하여 미국의 제32대 루즈벨트(F. D. Roosevelt) 대통령이 1934년 의회에서 뉴딜(New Deal) 정책을 설명하면서 최초로 사용하였다.

② 1935년 미국에서 사회보장법(Social Security Act)이 제정되면서 최초의 법률용어로 등장하였다.

**The 알아보기**

**평생사회안전망**
생애주기에 걸쳐 보편적으로 충족되어야 하는 기본욕구와 특정한 사회위험에 의하여 발생하는 특수욕구를 동시에 고려하여 소득·서비스를 보장하는 맞춤형 사회보장제도

③ 사회보장이라는 용어를 오늘날 세계 각국에서 사용하게 된 것은 제2차 세계대전 후의 일로서 이 용어가 일반화되게 된 계기를 이룬 것은 영국의 베버리지(Beveridge, 1942년) 보고서와 국제노동기구(ILO)의 사회보장의 길(Approaches to Social Security, 1984) 등이라 볼 수 있다.

㉠ 영국의 베버리지(Beveridge) 보고서의 사회보장 기출 2022 서울시

"실업, 질병 또는 부상으로 인하여 수입이 중단된 경우에 대처하기 위하여, 노령에 의한 퇴직이나 부양 책임자의 사망으로 인한 부양 상실에 대비하고, 나아가서는 출생, 사망 및 결혼 등에 관련된 특별한 지출을 감당하기 위한 소득보장을 의미한다"고 정의하였다.

> **The 알아보기**
>
> **베버리지 보고서**
>
> 베버리지가 위원장으로 있던 영국의 '사회보험 및 관련 서비스 각 행정부의 연락위원회'가 1942년 제출한 보고서로서, 영국 사회보장 제도가 확립되는 기반이 되었다.

㉡ 국제노동기구(ILO)의 사회보장

"질병, 부상, 출산, 실업, 노령, 폐질, 사망 등으로 인한 소득의 중단 또는 감소에 의하여 야기되는 경제적, 사회적인 고난에 대하여 사회가 그 구성원들에게 마련해주는 소득보장, 의료보장, 아동 수당 등의 일련의 공적 조치"라고 정의하고 있다.

### (3) 사회보장의 목적

① 국민의 최저기본생활보장

㉠ 사회보장에서 생활수준은 최저생활이며, 이것은 생리적 한계에 있어서 생활뿐만 아니라 사회적 한계에 있어서 최저생활을 의미한다.

㉡ 개인에게 의료와 소득에 대한 최저수준을 보장해 줌으로써 인간의 존엄성을 유지할 수 있도록 한다.

㉢ 빈곤이 개인의 무지나 나태 때문만이 아니라 저임금, 실업 등 사회적인 요인에 의한 것이라는 빈곤의 사회적 책임을 인정하면서부터 최저생활을 국가적 차원에서 보장하고 최저생활은 국민의 권리로서 정착되었다.

② 소득의 재분배

㉠ 자본주의 사회에서 소득은 각자의 능력에 따라 차이가 크므로, 이러한 소득을 분배적 정의에 따라 재분배하는 것이 소득재분배정책이다.

㉡ 소득재분배의 형태

| 구 분 | 특 징 | 예 시 |
|---|---|---|
| 수직적 (소득계층들간) 재분배 | 누진적이거나 역진적인 형태를 취하는 것으로 대체적으로 소득이 높은 계층으로부터 소득이 낮은 계층으로 재분배되는 형태를 의미한다. | 국민연금 |
| 수평적 재분배 | 동일한 소득계층 내에서 건강한 사람으로부터 질병자로, 취업자로부터 실업자에게로 소득이 재분배되는 형태를 일컫는다. | • 건강보험<br>• 고용보험 |
| 세대간 재분배 | 현 근로세대와 노령세대 또는 현 세대와 미래세대간의 소득을 재분배하는 형태이다. | 공적연금 |

③ 사회적 통합(연대감)의 증대

㉠ 사회보장제도는 가입자간의 상호위험 분산을 위하여 상호의존하는 관계이므로 사회적 연대기능을 가진다.

㉡ 사회보장을 통하여 빈부의 격차로 인해 발생할 수 있는 불평등을 완화함으로써 사회적 연대감을 강화시킬 수 있다.

④ 국민경제의 안정

실업보험처럼 소득보장이 강한 사회보험의 경우 호경기 때에는 실업이 줄어들므로 갹출된 기금이 기업으로 대출이 되어 경제발전에 기여할 수 있도록 하고, 불경기 때에는 늘어난 실업자들에게 급여를 해줌으로써 구매력을 향상시켜 경기회복에 기여함으로써 국민경제의 안정에 도움을 줄 수 있다

### (4) 사회보장의 필요성

① 상호부조제도의 붕괴

도시와 산업화로 기존의 종교단체, 혈연, 지연 등을 중심으로 상호부조제도가 붕괴되면 그 역할을 대신할 각종 사회보장제도가 필요하게 되었다.

② 산업구조변화로 근로형태의 변화

가내수공업 수준의 산업구조에서는 가족 중 1인이 근로능력을 상실하여도 가계수입에 큰 영향이 없었으나, 2차·3차 산업이 발전하면서 사고시 사회보장이 없으면 수입 중단으로 인한 가족의 생계에 문제가 생기므로 산업화 과정에서는 필수적으로 사회보장제도가 필요하게 되었다.

③ 산업화 및 도시화로 인한 사회체제 불안정에 따른 국민생활의 안정

근대화 과정에서 도시로 집중된 근로자들이 물가 및 주택난 등으로 빈곤을 겪으면서 근로자들의 불만과 사회적 불안을 해소시키기 위하여 사회보장제도가 필요하게 되었다.

④ 국민의 생존권 실현

국가는 헌법상의 기본권인 생존권을 보장하기 위하여 사회보장제도를 실시할 필요성이 있다.

### (5) 사회보장의 원칙

① 베버리지의 사회보장원칙 기출 2019, 2020 서울시

㉠ 정액(균일) 생계급여의 원칙 : 다 같은 보험생계급여를 지급한다는 원칙

㉡ 정액(균일) 기여금의 원칙 : 누구나 동일한 보험료를 낸다는 원칙

㉢ 행정책임 통합의 원칙 : 경비절감과 제도간의 상호 모순을 없애기 위해 운영기관을 통합해야 한다는 원칙

㉣ 급여의 적절성 원칙 : 최저생활보장에 충분한 급여가 욕구조사 없이 적시에 적절한 양이 지급되어야 한다는 원칙

㉤ 포괄성의 원칙 : 적용대상이 전 국민을 대상으로 포괄적이어야 하고, 모든 욕구를 포괄할 수 있어야 한다는 원칙

㉥ 대상 계층화(분류)의 원칙 : 최저생활수준의 차이와 발생사고 종류에 따라 계층을 구분하여야 한다는 원칙

※ 피고용인, 자영업자, 무보수종사자(가정주부), 비취업자, 취업연령 미달자, 퇴직자의 6개 계층으로 분류하였다.

② 국제노동기구의 원칙

㉠ 수혜대상의 보편적인 보호원칙 : 전체 국민을 대상으로 한다는 원칙

㉡ 비용부담의 공통성 원칙 : 근로자 부담은 경제적 상태 등을 고려하여 일정수준을 넘으면 안 된다는 원칙

㉢ 보험의 급여수준에 관한 원칙 : 종전 소득과 비례해서 지불한다는 원칙

## 2 사회보장의 유형

### (1) 사회보험 기출 2021 서울시

① 의 의

사회보장제도의 가장 큰 주류를 형성하는 것으로서 일반적으로 사회보험은 국민이 질병, 사망, 노령, 실업, 기타 신체장애 등으로 인하여 소득의 감소나 활동 능력의 상실이 발생하였을 때 보험의 방식으로 대처함으로써 국민의 건강과 소득을 보장하는 제도를 말한다(사회보장기본법 제3조 제2호).

② 운 영

이러한 사회보험제도를 운영하는데 중요한 것은 일반적으로 기여제도와 급여제도, 자격관리와 관리운영이다.

㉠ 기여제도 : 사회보험에서 재원은 기여제도와 비기여제도에 의해 충당된다.

| 구분 | 내용 |
|---|---|
| 기여제도 | • 어느 정도 능력이 있는 경우에 피용자와 고용주에게 적용된다.<br>• 연금, 건강보험, 산재보험은 기여금으로 운영된다. |
| 비기여제도 | • 조세를 통해 빈민을 도와주기 위해 마련된다.<br>• 기초생활보장사업이나 사회복지서비스는 비기여금, 즉 조세로서 운영된다.<br>• 조세는 일반적으로 누진되므로 소득재분배의 효과가 크다. |

㉡ 급여제도 : 급여는 수혜자가 받을 서비스 수준을 의미한다. 일반적으로 사회보장이 생존에 필요한 최저소득을 보증하는 것이라는 의미는 생존에 필요한 수준을 단순한 생리적 기능만을 의미하는 것이 아니라, 문화적 내용이 포함된 합리적 수준을 포함하는 것이다.

㉢ 적용대상 : 사회보험은 강제성과 보편성이 있다. 강제성은 법에 의해 실시되므로 임의로 가입탈퇴가 되지 않으며, 보편성은 국민 누구나 참여해야 한다는 것이다. 우리나라도 국민연금, 국민건강보험, 노인장기요양보험, 산재보험, 고용보험 등이 이런 경우에 해당된다.

㉣ 관리운영 : 사회보험의 행정은 경제적으로 효율성이 있어야 하고, 공공이 참여하며, 인간적인 면모를 보이는 행정이라야 바람직하다.

③ 민간보험과 사회보험 기출 2014 지방직

| 구 분 | 민간보험 | 사회보험 |
|---|---|---|
| 목 적 | 개인적 필요에 따른 보장 | 최저생계 및 기본의료 보장 |
| 가입방식 | 임의가입 | 강제가입 |
| 적용대상 | 생명보험, 자동차보험, 화재보험, 암보험 등 | 질병, 분만, 산재, 노령, 실업, 폐질 |
| 수급권 | 계약적 수급권 | 법적 수급권 |
| 보험료 부담방식 | • 본인 부담<br>• 주로 정액제 | • 피용자 · 사용자 · 정부의 3자 부담 혹은 사용자 · 정부의 2자 부담<br>• 주로 정률제 |
| 재원부담 | 동일부담, 능력무관 | 차등부담, 능력비례 |
| 보험료 산정원리 | • 개인적 등가성 원리(본인부담)<br>• 위험률 비례<br>• 개인별 위험보험 | • 집단적 등가성 원리(공동부담)<br>• 소득비례 – 차등결정(형평)<br>• 상호위험 보험 |
| 급 여 | • 차등급여(계약된 급여내용 제공)<br>• 소득재분배 기능 없음 | • 균등급여<br>• 소득재분배 |

④ 사회보험의 목적에 따른 분류 기출 2019 서울시

| 의료보장 | 건강보험 |
|---|---|
| 소득보장 | 상병수당, 실업보험, 연금보험 |
| 의료보장 + 소득보장 | 산업재해보상보험 |

(2) 공공부조 기출 2021 서울시

① 의 의

㉠ 공공부조는 자력으로 생계를 유지할 수 없는 사람들, 대개 저소득층이나 빈민들이 자력으로 생활할 수 있을 때까지 국가가 재정자금으로 보호하여 주는 일종의 구빈제도이다.

㉡ 빈곤한 가족의 소득이나 재산이 일정 수준 이하일 때 급여가 제공된다. 급여는 현금, 의료보호, 주택향상, 가정서비스 등 다양하다.

㉢ 부조신청자는 조사를 통해 기준 이하라는 것이 판정되어야 한다.

② 공공부조와 사회보험과의 관계

| 구 분 | 공공부조 | 사회보험 |
|---|---|---|
| 재 원 | 조세로 재정확보 | 기여금으로 재정확보 |
| 대 상 | 일정기준 해당자 | 모든 참여자 |
| 급여수준 | 필요한 사람에게 지급하되 최저 필요범위로 한정 | 자격 갖춘 사람에게 급여 지급 |
| 지불능력 | 보험료를 지불할 능력이 없는 계층을 대상으로 함 | 보험료를 지불할 능력이 있는 국민을 대상으로 함 |
| 개별성 | 이들을 종합하여 하나의 제도로 행함 | 의료, 질병, 실업, 노동재해, 폐질 등을 개별적으로 제도화 |

## 02 의료보장

### 1 의료보장의 개요

(1) 의료보장의 개념

① 의료보장이란 그 나라의 모든 국민을 대상으로 이들이 필요로 하는 보건의료를 국가나 사회가 제도적으로 제공하는 것을 말한다.

② 우리나라는 국민건강보험제도와 공공부조인 의료급여제도를 통해 모든 국민에게 의료를 제공하고 있다.

③ 일정 소득 이하의 저소득층을 제외한 모든 국민은 사회보험방식의 국민건강보험에 강제 가입하도록 하는 한편, 일정 소득 이하의 저소득층 국민은 국가가 의료를 제공해주는 의료급여제도의 대상자가 되어 의료보장이 이루어지고 있다.

**심화Tip 광의의 의료보장과 협의의 의료보장**

| | |
|---|---|
| 광의의 의료보장 | 의료의 확보를 위한 재원조달 측면 외에도 의료공급의 양적 및 질적 수준을 담보하기 위한 의료공급체계를 포함하는 개념이다. |
| 협의의 의료보장 | 의료라는 현물급여를 위한 재원조달만을 포함한다. |

(2) 의료보장의 유형 기출 2018, 2022 서울시

의료보장제도의 형태는 크게 국민건강보험방식(National Health Insurance)과 국가보건서비스방식(National Health Service), 사회보험방식(SHI)으로 분류한다.

**우리나라의 의료보장제도**

우리나라 의료보장제도의 유형은 사회보험방식을 취하면서 전 국민을 대상으로 단일한 보험자가 운영하는 국민건강보험방식(NHI ; National Health Insurance)이다.

**의료보장의 유형**

국민건강보험방식(NHI)과 국가보건서비스방식(NHS)으로만 분류하는 경우에는 독일과 프랑스는 국민건강보험방식(NHI)에 포함된다.

[의료보장제도의 유형]

| 구 분 | 국민건강보험방식(NHI)<br>(비스마르크형) | 국가보건서비스방식(NHS)<br>(베버리지형) | 사회보험방식(SHI) |
|---|---|---|---|
| 의 의 | • 개인의 기여를 기반으로 한 보험료를 주요 재원으로 하는 제도<br>• 사회보험의 낭비를 줄이기 위하여 본인에게 일부 부담금을 부과 | 국민의 의료문제는 국가가 책임져야 한다는 관점에서 조세를 재원으로 모든 국민에게 국가가 직접 의료를 제공하는 의료보장방식 | 국가가 기본적으로 의료보장에 대한 책임을 지지만, 의료비에 대한 국민의 자기 책임을 일정부분 인정하는 체계이다.<br>정부기관이 아닌 보험자가 보험료를 통해 재원을 마련하여 의료를 보장하는 방식으로, 정부에 대해 상대적으로 자율성을 지닌 기구를 통한 자치적 운영을 근간으로 하며 의료공급자가 국민과 보험자간에서 보험급여를 대행하는 방식이다. |
| 기본이념 | 의료비에 대한 국민의 1차적 자기책임의식 견지(국민의 정부의존 최소화) | 국민의료비에 대한 국가책임의식 견지(국민의 정부의존 심화) | |
| 적용대상관리 | 국민을 임금소득자, 공무원, 자영업자 등으로 구분관리(극빈자 별도 구분) | 전 국민을 일괄 적용(집단 구분 없음) | |
| 재원조달 | 보험료, 일부 국고 지원 | 정부 일반조세 | |
| 진료보수<br>산정방법 | 행위별수가제 또는 총액계약제 등 | • 일반 개원의는 인두제<br>• 병원급은 의사 봉급제 | |
| 관리기구 | 보험자(조합 또는 금고) | 정부기관(사회보장청 등) | |
| 국민의료비 | 의료비 억제기능 취약 | 의료비 통제 효과가 강함 | |
| 보험료<br>형평성 | • 보험자내 보험료 부과의 구체적 형평성 확대 가능<br>• 보험자가 다수일 경우 보험자간 재정불균형 발생 우려 | 조세에 의한 재원조달로 소득재분배의 효과가 강함(선진국)<br>(단, 조세체계가 선진화되지 않은 경우 소득역진 초래) | |
| 의료서비스 | • 상대적으로 양질의 의료제공<br>• 첨단의료기술 발전에 긍정적 영향 | • 의료의 질 저하 초래<br>• 입원 대기 환자 급증<br>• 대기기간 장기화<br>• 개원의의 입원 의뢰 남발<br>• 사보험 가입 증가경향으로 국민의 이중부담 초래 | |
| 연대의식 | 가입자간 연대의식 강화 | 가입자간 연대의식 희박 | |
| 관리운영 | • 보험자 중심 자율운영(대표기구를 통한 가입자의 조합운영 참여보장)<br>• 정부기관 직접 관리(가입자의 운영참여 배제) | • 정부기관 직접 관리(가입자의 운영참여 배제)<br>• 직접 관리운영비 부분적 축소(보험료 징수비용이 조세관리비용으로 전가) | |
| 채택국가 | 한국, 일본 등 | 영국, 스웨덴, 이탈리아 등 | 독일, 프랑스 등 |

**심화Tip** **미국의 의료보장제도** 기출 2018 서울시

미국의 경우 전 국민을 대상으로 실시하는 공공 의료보장제도는 없으며, 사(私)보험 상품을 개인적으로 구매하는 것이 일반적이다. 단, 65세 이상 노인, 장애인 및 만성 신장질환자를 대상으로 하는 의료보장제도(Medicare ; 재원 : 연방사회보장세)와 저소득층을 대상으로 하는 의료보장제도(Medicaid ; 재원 : 연방, 주정부 예산)가 있다.

| 공적 의료보험 | Medicare | 65세 이상 노인 및 신체장애자 |
|---|---|---|
| | Medicaid | 일정 소득 이하의 저소득자 |
| 민간 사회보험 | • Blue Shield : 계약개업의를 통한 외래서비스<br>• Blue Cross : 계약병원을 통한 입원서비스<br>• HMO : 주치의(Primary Care Physician)를 정해서 진료를 받는 시스템<br>• PPO : 보험회사 네트워크 내의 병원에 자유롭게 갈 수 있는 시스템<br>• PSRO : 의료이용평가업무를 수행 | |

## 2 의료보장의 종류

### (1) 건강보험 기출 2022 서울시

① 의 의

질병이나 부상으로 인해 발생한 고액의 진료비로 가계에 과도한 부담이 되는 것을 방지하기 위하여, 국민들이 평소에 보험료를 내고 보험자인 국민건강보험공단이 이를 관리·운영하다가 필요시 보험급여를 제공함으로써 국민 상호간 위험을 분담하고 필요한 의료서비스를 받을 수 있도록 하는 사회보장제도이다.

② 특 성

㉠ 의무적인 보험가입 및 보험료 납부

보험가입을 기피할 수 있도록 제도화될 경우 질병위험이 큰 사람만 보험에 가입하여 국민 상호간 위험분담 및 의료비 공동해결이라는 건강보험제도의 목적을 실현할 수 없기 때문에 일정한 법적요건이 충족되면 본인의 의사와 관계없이 건강보험가입이 강제되며, 보험료 납부의무가 부여된다.

㉡ 부담능력에 따른 보험료 부과

민간보험은 보장의 범위, 질병위험의 정도, 계약의 내용 등에 따라 보험료를 부담하는데 비해, 사회보험방식으로 운영되는 국민건강보험은 사회적 연대를 기초로 의료비 문제를 해결하는 것을 목적으로 하므로 소득수준 등 보험료 부담능력에 따라서 보험료를 부과한다.

㉢ 균등한 보장

민간보험은 보험료 수준과 계약내용에 따라 개인별로 다르게 보장되지만, 사회보험인 국민건강보험은 보험료 부담수준과 관계없이 관계법령에 의하여 균등하게 보험급여가 이루어진다.

**심화Tip** **민영의료보험의 지불방식** 기출 2015 지방직

1. **상환제**
   민영의료보험은 국민건강보험이 보장하지 않는 부분을 보장하는 보험상품으로 실제로 지출된 의료비만큼 보험금을 지급한다. 현재 민영의료보험은 환자가 의료비용을 병원에 지불한 후 보험회사에 이를 청구해 되돌려 받는 상환제 방식으로 운영되고 있다. 환자 입장에서는 소액 의료비의 경우 절차상의 번거로움을 이유로 청구를 포기할 수 있고, 의료비가 없으면 의료서비스를 받지 못하는 문제점을 안고 있다.
2. **제3자 지불제도**
   병원이 민영보험회사로부터 직접 의료비를 지급받는 제도이다. 제3자 지불제도는 환자와 의료비 지급자가 다르기 때문에 의료기관이 의료서비스를 과잉 공급하거나 부당 청구할 가능성이 높다.

### (2) 산업재해보상보험

① 의 의

근로자가 업무수행 중이거나 업무와 관련하여 질병에 걸렸거나, 부상 또는 사망했을 경우 근로자를 치료해 주고, 근로자 및 부양가족의 생계를 보장해 주기 위한 제도이다.

② 운 영

사회보험과 민간보험의 두 가지 형태가 병행되는데 우리나라에서도 1964년 1월부터 「산업재해보상법」에 의하여 사회보험의 형태로 적용하기 시작해 2000년부터는 모든 사업장에 적용되고 있다.

### (3) 의료급여

① 의 의

생활유지능력이 없거나 생활이 어려운 저소득 국민의 의료문제를 국가가 보장해 주는 공적부조제도이다.

② 재 원

국민으로부터 걷은 일반조세로 한다.

**심화Tip** **의료급여와 국민보건서비스**

재원이 일반조세인 점에서 국민보건서비스와 비슷하나, 국민보건서비스는 대상이 국민 전체이고 의료급여는 저소득자로 제한된다는 점에서 차이점이 있다.

### (4) 노인장기요양보험제도 기출 2017 지방직 기출 2018 서울시

① 의 의

고령화 초기에 공적 노인요양보장체계를 확립하여 국민의 노후 불안을 해소하고 노인부양가정의 부담을 경감시키는데 있다.

② 급여대상 및 등급

65세 이상 노인 또는 65세 미만의 자로서 치매, 중풍, 파킨슨병 등 노인성 질병으로 6개월 이상의 기간 동안 혼자서 일상생활을 수행하기 어려운 사람으로 장기요양 등급은 1등급(最重症), 2등급(重症), 3등급(中等症. 다만, 3등급은 재가급여만 허용)으로 분류한다.

③ 관장 : 보건복지부장관

④ 보험자 : 국민건강보험공단

⑤ 급여내용

| 급여의 종류 | | 정 의 | 본인부담금 |
|---|---|---|---|
| 재가급여 | 방문요양 | 장기요양요원이 수급자의 가정 등을 방문하여 신체활동 및 가사활동 등을 지원하는 장기요양급여 | 해당 장기요양급여비용의 100분의 15 |
| | 방문목욕 | 장기요양요원이 목욕설비를 갖춘 장비를 이용하여 수급자의 가정 등을 방문하여 목욕을 제공하는 장기요양급여 | |
| | 방문간호 | 장기요양요원인 간호사 등이 의사, 한의사 또는 치과의사의 지시서("방문간호지시서"라 한다)에 따라 수급자의 가정 등을 방문하여 간호, 진료의 보조, 요양에 관한 상담 또는 구강위생 등을 제공하는 장기요양급여 | |
| | 주・야간보호 | 수급자를 하루 중 일정한 시간 동안 장기요양기관에 보호하여 신체활동 지원 및 심신기능의 유지・향상을 위한 교육・훈련 등을 제공하는 장기요양급여 | |
| | 단기보호 | 수급자를 보건복지부령으로 정하는 범위 안에서 일정 기간 동안 장기요양기관에 보호하여 신체활동 지원 및 심신기능의 유지・향상을 위한 교육・훈련 등을 제공하는 장기요양급여 | |
| | 기타 재가급여 | 수급자의 일상생활・신체활동 지원 및 인지기능의 유지・향상에 필요한 용구를 제공하거나 가정을 방문하여 재활에 관한 지원 등을 제공하는 장기요양급여로서 대통령령으로 정하는 것 | |
| 시설급여 | 장기요양기관이 운영하는 「노인복지법」 제34조에 따른 노인의료복지시설 등에 장기간 동안 입소하여 신체활동 지원 및 심신기능의 유지・향상을 위한 교육・훈련 등을 제공하는 장기요양급여 | | 해당 장기요양급여비용의 100분의 20 |
| 현금급여 | • 가족요양비 : 가족장기요양급여<br>• 특례요양비 : 특례장기요양급여<br>• 요양병원간병비 : 요양병원장기요양급여 | | |

⑥ 장기요양급여 제공의 기본원칙(노인장기요양보험법 제3조)

㉠ 장기요양급여는 노인 등의 심신상태·생활환경과 노인 등 및 그 가족의 욕구·선택을 종합적으로 고려하여 필요한 범위 안에서 이를 적정하게 제공하여야 한다.

㉡ 장기요양급여는 노인 등이 가족과 함께 생활하면서 가정에서 장기요양을 받는 재가급여를 우선적으로 제공하여야 한다.

㉢ 장기요양급여는 노인 등의 심신상태나 건강 등이 악화되지 아니하도록 의료서비스와 연계하여 이를 제공하여야 한다.

⑦ 노인장기요양보험제도의 기대효과

| | |
|---|---|
| 노인의 삶의 질 향상 | 비전문적 가족 요양 : 계획적 전문적 요양, 간호·신체 기능 호전, 사망률 감소, 삶의 질 향상 |
| 가족의 부양부담 경감 | • 요양시설은 급여비용의 20% 부담<br>• 재가서비스는 월 한도액 범위내 사용금액의 15% 부담 |
| 여성 등 비공식 요양인의 사회·경제활동 활성화 | • 여성 등 비공식 요양인의 기회비용과 노동손실 감소<br>• 사회 전체적인 경제적 편익과 경제·사회활동 증가 |
| 사회서비스 일자리 확대 및 지역경제 활성화 | • 요양보호사, 간호사 등 약 4만명 이상 고용창출효과 기대<br>• 지역 요양시설 확대 |
| 노인의료 및 요양의 전달체계 효율화 | 급성기 병상 → 요양병원 → 요양시설로 서비스 전달체계 효율화 및 노인의료비 절감효과 기대 |

**심화Tip 진료예약제** 기출 2011 지방직

1. **의 의**

대기시간으로 인한 환자의 불편을 해소하기 위해 오늘날에는 시간과 장소를 미리 약속하여 진료를 수행하게 되었는데 환자는 본인이 원하는 시간에 진료를 받을 수 있게 되고, 병원은 진료능력을 고려하여 방문환자를 분산시키고 조정할 수 있게 되었다.

2. **효 과**

① **고객만족의 증대** : 예약된 시간에 신속한 진료를 통해 환자의 대기시간을 단축시켜 줌으로써, 고객의 불만을 줄이고 만족을 증대시켜 줄 수 있다.

② **업무능률 향상** : 진료를 담당하는 의사나 간호사 또는 기타 직원들의 집중되는 업무를 사전에 분산시킴으로써 업무의 효율성을 기하고 또한 자신이 해야 할 업무의 시간과 내용을 미리 예측할 수 있어 업무능률을 향상시킬 수 있다.

## 3 국민의료비

### (1) 국민의료비의 개념 기출 2017 지방직

① 개인 및 기관이 보건의료와 관련하여 소비하고 투자한 총지출을 의미한다.

② 국민의료비는 보건재화와 서비스 등에 대한 최종소비, 즉 경상의료비(current health expenditure)와 보건의료의 하부구조에 대한 자본투자(capital formation)를 합한 것이다.

> 국민의료비 = 경상의료비 + 자본투자

③ 경상의료비는 의료서비스 및 재화에 대한 지출, 즉 개인의료비와 집단의료비를 포함한다.

> 경상의료비 = 개인의료비 + 집단의료비
>
> • **개인의료비** : 개인에게 직접 주어지는 서비스 내지 재화에 대한 지출, 의료기관이용, 약국 이용에 대한 지출
>
> • **집단의료비** : 공중을 대상으로 하는 보건의료지출, 예방 및 공중보건사업비

### (2) 의료비 지불제도 기출 2020 서울시

① 행위별수가제

행위별수가제는 진료수가가 진료행위의 내역에 의하여 결정되는 방식으로 진료내역이라 함은 진료내용과 진료의 양을 의미한다. 즉 제공된 의료서비스의 단위당 가격에 서비스의 양을 곱한 만큼 보상하는 방식이다.

| 구분 | 내용 |
|---|---|
| 장 점 | • 실제로 제공된 의료서비스 항목 단가 및 제공 횟수만큼 진료비가 계산되므로 의료의 질과 수입을 동시에 높일 수 있다.<br>• 전문화를 유도하여 의료의 발달을 가져온다.<br>• 진료에 대한 광범위한 자료를 얻을 수 있다.<br>• 환자들이 이해하기 쉽고 환자에게 친절해 의사와 환자의 관계가 양호하다.<br>• 진료행위와 진료비와의 관계 설명이 합리적이다.<br>• 개인의 동기유발을 촉진시켜 의료기술 발전, 신약개발이나 생산성 증대에 기여 할 수 있다.<br>• 의료의 다양성이 반영될 수 있어 의사・의료기관의 제도수용성이 높다. |
| 단 점 | • 환자에게 많은 진료를 제공하면 할수록 의사 또는 의료기관의 수입이 늘어나게 되어 과잉진료, 과잉검사 등을 초래할 우려가 있다.<br>• 항목별로 행위를 점수화하여 진료비를 정산하는 것은 매우 복잡하고 어려운 작업이다. 따라서 관리운영비가 많이 소요된다.<br>• 진료가 모두 끝나기 전에는 진료비에 대하여 알 수 없다.<br>• 의료의 자본주의화를 초래하기 쉬우며 예방보다 치료에 치중하는 경향이 있다.<br>• 사회 각 부분간의 소득불균형으로 국민 총 의료에 악영향을 끼칠 수 있다.<br>• 행위별 보수를 많이 받을 수 있는 도시로 몰리게 되어 자원의 불균형 분포에 크게 영향을 준다. |

② 인두제 기출 2017 지방직

㉠ 행위별수가제와 반대되는 제도로서 문자 그대로 의사가 맡고 있는 환자수, 즉 자기의 환자가 될 가능성이 있는 일정지역의 주민수에 일정금액을 곱하여 이에 상응하는 보수를 지급받는 방식이다.

㉡ 즉 등록환자 또는 사람수에 따라 일정액을 보상받는 방식이다.

㉢ 자기에게 할당된 주민의 진료비용을 충당하고 남은 돈이 실제 자기의 수입이 되므로 적은 비용을 쓸수록 의료인들에게 유리하다.

㉣ 기본적이고 비교적 단순한 1차 보건의료에 적용되며, 의료전달체계의 확립이 선행되어야 한다. 따라서 주치의사 또는 가정의의 1차 진료 후에 후송의뢰가 필요한 경우에만 전문의의 진료를 받을 수 있다(영국의 일반가정의에게 적용되는 방식).

| | |
|---|---|
| 장 점 | • 진료행위가 예방측면에 초점을 맞출 수 있어 국민 총의료비의 억제효과를 기대할 수 있다.<br>• 계산과정이 단순하며 제도운영의 행정비가 크게 경감된다.<br>• 등록된 주민이 환자로서 해당 의사의 의료서비스를 받든지 안 받든지간에 보험자 또는 국가로부터 각 등록된 환자수에 따라 일정수입을 지급 받게 되므로 의사의 수입이 안정되어 있다.<br>• 환자와 의사간에 진료의 계속성이 증대되어 비용이 상대적으로 저렴하다. |
| 단 점 | • 수가가 진료행위와 서로 연계되어 있지 않다.<br>• 환자의 선택권이 제한된다.<br>• 환자를 성실히 치료하지 않고 상급의료기관에 후송의뢰하려고 한다.<br>• 불친절하고 서비스가 형식적이 될 수 있다.<br>• 의료의 질이 떨어지며 치료의 계속성을 유지할 수 없다. |

③ 총액계약제 기출 2014, 2015 지방직 기출 2021 서울시

㉠ 독일에서 채택되고 있는 제도로 행위별수가제와 인두제를 혼합한 형태이다.

㉡ 보험자 측과 의사단체(보험의 협회)간에 인두방식 또는 건수방식으로 1년간의 진료비 총액을 추계 협의한 후 진료측의 단체는 그 총액의 범위 내에서 진료를 담당하고, 지불자는 진료비에 구애받지 않고 보건의료서비스를 이용하는 제도이다.

| | |
|---|---|
| 장 점 | • 총의료비의 억제가 가능하다.<br>• 의료인 단체에 의한 과잉진료의 자율적 억제가 가능하다.<br>• 진료비 과잉청구의 시비가 줄어들 수 있다. |
| 단 점 | • 의료공급자단체의 독점성 보장으로 인한 폐해가 우려된다.<br>• 요양기관들 사이에 진료비 배분을 두고 갈등이 발생할 수 있다.<br>• 첨단의료서비스 도입의 동기가 상실될 우려가 있다.<br>• 매년 진료비 계약을 둘러싼 교섭의 어려움으로 의료공급의 혼란을 초래할 우려가 있다. |

④ 포괄수가제(DRG) 기출 2015, 2017 지방직

㉠ 포괄수가제는 한 가지 치료행위가 기준이 아니고, 환자가 어떤 질병의 진료를 위하여 입원했었는가에 따라 의사에게 환자나 진료일당 또는 병원별 단가를 정하여 보상하는 방법이다.

㉡ 빈도가 높고 납득이 갈만한 질환에 대해 진료행위별로 합산을 해서 진료비를 계산하지 않고 진단별로 수가가 결정된다.

㉢ 포괄수가제대상 질병

| 진료과 | 질병군 |
|---|---|
| 안 과 | 수정체수술(백내장수술) |
| 이비인후과 | 편도 및 아데노이드 절제술 |
| 외 과 | 항문수술 |
| | 탈장수술(서혜 및 대퇴부) |
| | 충수절제술(맹장) |
| 산부인과 | • 자궁적출<br>• 기타 자궁 및 자궁부속기 수술 |
| | 제왕절개분만 |

㉣ 포괄수가제의 장·단점

| 구분 | 내용 |
|---|---|
| 장 점 | • 의료비 상승을 통제할 수 있다.<br>• 경제적인 진료수행을 유도한다.<br>• 진료비 청구방법이 행정적으로 간편하다.<br>• 경영과 진료의 효율화를 이룰 수 있다.<br>• 과잉진료, 의료서비스 오남용이 억제된다. |
| 단 점 | • 같은 진단인데도 질병의 다른 조치에 대한 행위별 차이에 대하여 진료수가를 따로 받을 수 없다.<br>• 병원은 치료비용을 줄이기 위하여 서비스 제공을 최소화하여 의료의 질적 수준 저하와 환자와의 마찰 우려가 있으며 조기 퇴원 등이 발생하게 된다.<br>• 서비스가 규격화되는 경향이 있다.<br>• 불확실한 진단이나 질병의 진료수가에 적용시키는 데는 무리가 있다.<br>• 진단이 정확해야 하며 복잡한 질병 특히 합병증, 만성퇴행성 질환을 다룰 수 없다.<br>• 신약의 사용이나 새로운 의학기술을 적용하였을 때의 비용 차이를 무시하므로 신기술도입에 불리하다.<br>• 의료의 다양성이 반영되지 않으므로 의료기관의 불만이 크고 제도수용성이 낮다. |

**심화Tip 환자분류체계(PCS ; Patient Classification System)의 정의**

- 상병, 시술, 기능상태 등을 이용해서 환자(외래나 입원)를 임상적 의미와 의료자원 소모 측면에서 유사한 그룹으로 분류하는 체계이다.
  예 KDRG, KOPG
- 환자분류체계는 포괄수가제의 지불단위가 되면서 병원간 각종 진료비 비교 등의 기준으로 사용된다.

⑤ 봉급제

근무시간, 능력, 자격증, 나이(경험), 수련기관 등에 의해서 보수가 결정된다. 즉, 봉급제는 의료인의 능력에 의한 지급방식으로 모든 공직 의료인과 조직화되어 있는 병원급 의료기관에서 많이 이용되고 있다. 서비스 양이나 제공받는 사람의 수에 상관없이 일정 기간에 따라 보상받는 방식이다.

**The 알아보기**

KDRG(Korian Diagnosis Related Group)의 정의

진단명과 시술명을 이용해서 임상적 의미와 자원소모 유사성 측면에서 동질한 그룹으로 분류하는 한국형 입원환자분류체계를 말한다.

| 구분 | 내용 |
|---|---|
| 장 점 | • 경험을 쌓아갈수록 봉급과 수당이 올라간다.<br>• 수입이 안정되어 있고, 대부분 시간제 근무이므로 연구할 기회가 많다.<br>• 의사간 불필요한 경쟁을 할 필요는 없으나, 의료인 상호간의 지식과 의료기술의 숙련도를 평가하기 쉽고 동료들이 진료행위를 감시하므로, 의료의 질을 유지·향상시키는데 도움이 된다. |
| 단 점 | • 보건의료서비스가 관료주의화 되기 쉽다.<br>• 의료인들의 불만(보수, 승진 등)으로 조직 이탈을 초래할 가능성이 있다.<br>• 진료행위와 수입간 직접적인 연계가 없으므로 환자에 대한 관심이 적고 형식적일 수 있다.<br>• 시간제 근무이므로 진료의 계속성 유지가 어렵다. |

### (3) 본인부담금제 기출 2016 지방직 기출 2022 서울시

제3자 지불방식의 의료보험제도하에서는 의료이용자가 의료비용에 대해 덜 의식하게 되므로 의료서비스를 남용할 가능성이 존재하게 된다. 이러한 의료이용자의 과잉수진을 억제하기 위해 제안되고 있는 것이 본인일부부담제도이다.

① 정률부담제

㉠ 보험자가 의료비용의 일정비율만 지불하고 나머지 부분은 보험수급자가 부담하는 방식이다. 예를 들어 입원진료비의 20%, 의원급 외래진료비의 30~55%를 본인이 부담하는 현행 제도가 정률제에 해당한다.

㉡ 본인부담률이 너무 높게 책정되면 저소득층의 필수적인 의료이용이 제한되고, 고소득층의 의료이용 억제에는 효과가 미미할 수 있다.

㉢ 보험자에 의해 지불되지 않는 본인부담금에 대해 다시 추가적인 보험을 구입하려는 유인이 생길 수 있다.

㉣ 이에 대한 해결책

ⓐ 본인부담률의 크기를 소득에 연결시키는 방법으로 일정소득 이하인 자에게는 본인일부부담률을 축소하거나 면제시키는 조항을 적용시킬 수 있다.

ⓑ 우리나라의 입원과 외래에서 가장 일반적으로 사용되는 방법이다.

② 정액부담제

㉠ 정액부담제는 의료서비스 이용내역과 관계없이 서비스 건당 미리 정해진 일정액만 소비자가 부담하고 나머지는 보험자가 지불하는 방법이다.

㉡ 장・단점

| 장 점 | 불필요한 값싼 서비스의 이용을 억제하는 효과 |
|---|---|
| 단 점 | • 저소득층의 의료이용을 억제<br>• 의료서비스 이용건당 본인이 정액으로 부담하는 일정액의 크기를 적절한 수준에서 결정하는 것이 중요한 요점 |

③ 정액수혜제

㉠ 보험자가 의료서비스 건당 일정액만 부담하고 나머지는 소비자가 직접 지불하는 방식이다.

㉡ 장・단점

| 장 점 | 의료소비자는 보험자가 책정한 금액으로 의료서비스를 이용해야 하므로 값싼 의료제공자를 찾게 하는 경제적 동기를 부여한다. |
|---|---|
| 단 점 | • 소비자가 값싼 의료를 찾는다면 의료공급자간에서도 계속적으로 의료서비스의 가격과 질에서 경쟁을 유도하는 효과를 가져 올 수 있다.<br>• 의료서비스의 특성상 의료공급자에 의해 수요가 창출되고, 우량재의 특성을 갖고 있는 의료서비스가 기대만큼 가격경쟁이 이루어지기 어렵다. |

④ 일정금액 공제제

㉠ 소액진료비 전액본인부담과 같이 일정 한도까지의 의료비는 무조건 의료이용자 본인이 부담하고 그 이상의 의료비에 대해서만 의료보험의 혜택을 주는 방식이다.

㉡ 공제액은 개인 단위 또는 세대 단위로 적용시킬 수 있으며, 소득역진성을 제거하기 위하여 소득수준별 차등공제액을 적용할 수 있다.

㉢ 장・단점

| 장 점 | 공급자의 소액진료비의 공단에 대한 청구건수를 대폭 줄이게 된다. 그리하여 진료비의 청구심사 및 지불절차에 수반되는 행정비용이 절약될 수 있고, 빈번하게 발생하는 소액진료 건수가 대폭 감소하여 의료비의 절감을 가져올 수 있다. |
|---|---|
| 단 점 | 아무리 소액이라 할지라도 저소득층에게 필요한 의료서비스에의 조기접근을 지연시킬 수 있다. |

⑤ 급여상한제

㉠ 급여상한제는 적용될 진료비에 상한을 설정하거나 또는 급여기간을 제한하여 이것을 초과하는 비용이나 기간에 대해 급여를 하지 않고 의료이용자의 부담으로 하는 방법이다.

㉡ 중병환자, 첨단의료장비의 이용자나 생명의 단순한 연장 등의 요인에 의해서 야기되는 소수의 막대한 의료비를 건강하거나 경증의 다수인에게 전가하는 것보다는 그들 자신의 부담으로 돌리는 것이 공평하다는 견해에 의한 것이다.

㉢ 장・단점

| 장 점 | 이 제도는 고액진료비를 발생시키는 노인인구, 암과 퇴행성 질환군 및 고가의료장비의 이용을 억제할 수 있고, 사치성 의료가 급격하게 감소되어 의료비 절감 효과가 매우 크다. |
|---|---|
| 단 점 | 필수 의료에도 급여상한의 설정으로 노인 계층과 중대 질환에 걸린 환자군에 선택적 불이익이 발생하고 의료보장의 위험분산효과가 '0'이 되어 제도의 존재가치가 훼손될 수 있다. |

⑥ 급여제한제

㉠ 사회보험에서 생활에 지장이 없는 신체상의 조건 등에 대하여 고가장비를 이용하는 고급의료의 경우에 보험급여를 제한하는 방법이다.

㉡ 우리나라에서는 보험급여의 제한으로 국민건강보험에서 시행하고 있다(비급여).

㉢ 민간보험에서는 가입 이전의 질환은 보험급여에서 제외시키는 것도 이러한 방법에 속한다.

### (4) 국민의료비의 증가원인

① 노인인구의 증가

65세 이상 노인인구는 비노인인구에 비해 의료이용지출이 더 많다.

② 소득수준의 향상

의료서비스는 소득이 증가함에 따라 수요가 증가하는 우등재이므로 소득이 늘수록 필연적으로 증가하게 된다. 주의할 점은 의료비 지출이 증가할 경우 후생수준이 증가(노령인구에 대한 의료지원)할 수 있고, 후생수준이 낮아질(과잉의료서비스의 제공) 수도 있다.

③ 건강보험의 확대

건강보험 실시로 의료접근성이 증가하였다.

④ 행위별수가제(사후지불제)

행위별수가제는 병원, 의원, 의사에 따라 제각기 진료비를 매기는 행위를 말한다. 따라서 같은 질병이라 하더라도 진료를 한 병원에 따라 의사에 따라 진료비가 달라진다. 반면에 포괄수가제(사전지불제)는 진료비정찰제로 모든 병원과 의원에서 특정질병은 정부가 지정해 준 진료비만큼만 동일하게 받아야하는 제도이므로 의료비가 절감된다.

⑤ 의료생산비용 증가

인건비, 의료 소모품비, 약품비 등이 인상되었다.

### (5) 국민의료비 증가에 대한 대책 기출 2011 지방직

① 소비자 측면

㉠ 법정 본인부담금제를 실시한다.

㉡ 소비자들이 특정의료기관 이용시 진료비를 할인한다.

㉢ 소비자에게 의료공급자 정보와 충분한 의학정보 제공하여 효과적인 의료공급자를 이용하도록 유도한다.

② 의료제공 측면

㉠ 포괄수가제를 실시한다.

㉡ 건강증진 및 예방보건서비스를 확대한다.

③ 국가적 측면

㉠ 고가 의료장비 도입시 국가의 허가를 받도록 한다.

㉡ 건강보험심사평가원에서의 의료심사를 강화한다.

㉢ 국가보건예방사업, 만성질환관리사업, 보건의료기술개발연구비 지원, 공공건강시설을 설립하여 국민의료비를 감소시키는 정책을 수행한다.

**심화Tip** 의료비의 상승원인 기출 2021 서울시

| 구 분 | 세부 내용 |
|---|---|
| 의료수요 측면에 의한 상승요인 | • 소득 증대로 경제적 능력이 향상되어 의료서비스의 이용 증가<br>• 의료보장의 확대로 경제적, 정신적 부담이 낮아져 의료 이용의 증가<br>• 인구증가 및 노령화로 인해 의료서비스의 이용 증가<br>• 도로망 확충 등 사회간접시설 및 사업의 발전으로 의료서비스의 이용이 수월해져서 의료수요 증가<br>• 건강권, 의료권의 인식이 변화하고 의료에 대한 기대나 관심의 증가 |
| 의료공급 측면에 의한 상승요인 | • 의료수가의 상승<br>• 고급 의료기술의 이용 증가 : 고가의 의료장비 사용 증가에 따른 의료서비스의 가격 상승, 새로운 진단방법, 치료 기술의 계속적 개발로 인한 의료서비스의 가격 상승<br>• 의료인력 및 병상수의 증가(의료의 생산비용 상승) : 의료서비스 종사자들의 임금 상승, 의료시설에 대한 투자 증대, 의료인력수, 의료기관수, 병상수 증가 등 의료서비스의 생산에 투입되는 재료비의 가격 상승 |
| 제도적 측면에 의한 상승요인 | • 진료비 보상제도(지불보상제)의 문제점으로 인한 의료비 상승<br>• 보건의료전달체계의 문제점으로 인한 의료비 상승<br>• 의료의 공공성 부족으로 인한 의료비 상승 |

CHAPTER 09 사회보장 및 의료보장

# 출제예상문제

## 01 사회보장

**01** 사회보장제도의 의의는 무엇인가?

① 국민들의 최저생활을 보장하기 위한 제도
② 노령으로 인한 퇴직이나 사망시 부양에 대처하기 위한 제도
③ 실업으로 인하여 수입이 중단되었을 경우에 대처하기 위한 제도
④ 질병 및 사고에 대처하기 위한 제도

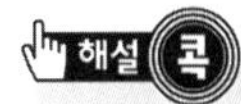


사회보장에서 생활수준은 최저생활이며, 이것은 생리적 한계에 있어서 생활뿐만 아니라 사회적 한계에 있어서 최저생활을 의미한다. 개인에게 의료와 소득에 대한 최저수준을 보장해줌으로써 인간의 존엄성을 유지할 수 있도록 한다.

**02** 사회보장제도의 특성이 아닌 것은?

① 위험 분산
② 최저생활보장
③ 자원 조달
④ 소득재분배

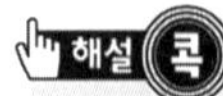


사회보장제도가 자원 조달의 기능을 하는 것은 아니다.
① 사회보장제도는 가입자간의 상호 위험 분산을 위하여 상호의존하는 관계이므로 사회적 연대(통합)기능을 가진다.
② 사회보장제도는 개인에게 의료와 소득에 대한 최저수준을 보장해줌으로써 인간의 존엄성을 유지할 수 있도록 한다.
④ 사회보장제도는 소득이 높은 계층에서 낮은 계층으로, 건강한 사람으로부터 질병자에게로, 취업자로부터 실업자에게로, 현 근로세대와 노령세대, 또는 현 세대와 미래세대간의 소득을 재분배하는 형태이다.

## 03 사회보험의 특징이 아닌 것은?

기출 2014 서울시

① 최저생계를 보장한다.
② 보험가입은 강제성을 지닌다.
③ 보험료 부담은 공동 부담이 원칙이다.
④ 사회적 형평성을 추구한다.
⑤ 보험료 지불능력이 없는 저소득층을 대상으로 한다.

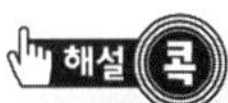

사회보험은 전 국민을 대상으로 하는 일종의 빈곤 예방적 제도로 보험료 지불능력이 없는 저소득층을 대상으로 하는 공공부조제도와 다르다.

## 04 우리나라 건강보험의 연혁에서 직장가입자와 지역가입자의 재정 통합 연도와 노인장기요양보험 실시 연도가 순서대로 바르게 연결된 것은?

기출 2014 서울시

① 1989년 – 2000년
② 2000년 – 2003년
③ 2000년 – 2008년
④ 2003년 – 2008년
⑤ 2003년 – 2011년

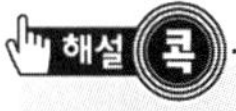

국민건강보험의 연혁

- 1963년 : 「의료보험법」 제정
- 1977년 : 500인 이상 사업장 강제적용 실시
- 1979년 : 공무원 및 (사립학교)교직원 적용
- 1988년 : 농어촌 지역주민 적용
- 1989년 : 도시지역주민 적용확대
- 1989년 : 약국의료보험 실시
- 1998년 : 국민의료보험관리공단 출범(1차 통합)
- 1999년 : 「국민건강보험법」 제정 ⇒ 2000년 시행
- 2003년 : 직장재정과 지역재정 통합
- 2007년 : 의료급여 1종 외래 본인 일부부담제 도입
- 2007년 : 노인장기요양보험법 제정
- 2008년 : 노인장기요양보험 실시
- 2011년 : 사회보험 징수 통합
- 2012년 : 포괄수가제 병·의원급 의료기관 당연적용(7개 질병군 입원환자)
- 2013년 : 중증질환 재난적 의료비 지원사업 실시
- 2015년 : 간호·간병통합서비스 보험급여 적용
- 2019년 : 외국인 지역가입자 당연적용 실시



정답 01 ① 02 ③ 03 ⑤ 04 ④

## 05 우리나라 사회보험에 대한 설명으로 옳지 않은 것은?

기출 2009 지방직

① 보험가입 방식은 당연 적용이다.
② 보험료는 소득수준에 따라 차등 부과한다.
③ 의료급여는 사회보험에 속한다.
④ 기본적 의료보장 또는 최저생계보장이 목적이다.

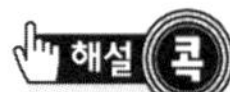

의료급여는 공공부조에 해당한다.

## 06 다음 중 사회보장제도의 목적으로 옳지 않은 사항은?

① 소득의 재분배
② 사회적 통합의 증대
③ 전 국민 평균 생활보장
④ 국민 경제의 안정

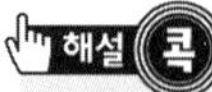

사회보장제도의 목적
- 국민의 최저 기본생활보장
- 소득의 재분배
- 사회적 통합(연대감)의 증대
- 국민 경제의 안정

## 07 베버리지(Beveridge)가 정의한 사회보장에 대한 설명으로 가장 옳지 않은 것은?

기출 2022 서울시

① 노령으로 인한 퇴직, 타인의 사망으로 인한 부양상실에 대비해야 한다.
② 실업이나 질병, 부상으로 소득이 중단되었을 때를 대처해야 한다.
③ 출생, 사망, 결혼 등과 관련된 특별한 지출을 감당하기 위한 소득보장이다.
④ 모든 국민이 다양한 사회적 위험에서 벗어나 행복하고 인간다운 생활을 할 수 있도록 자립을 지원한다.

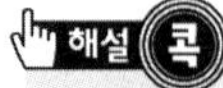

④는 「사회보장기본법」 제2조(기본 이념)의 내용이다.
영국의 베버리지(Beveridge)는 사회보장을 "실업, 질병 또는 부상으로 인하여 수입이 중단된 경우에 대처하기 위하여, 노령에 의한 퇴직이나 부양책임자의 사망으로 인한 부양상실에 대비하고, 나아가서는 출생, 사망 및 결혼 등에 관련된 특별한 지출을 감당하기 위한 소득보장을 의미한다"고 정의하였다.

**08** 베버리지의 사회보장 6대 핵심 원칙에 해당하지 않는 것은? **기출** 2019 서울시

① 정액 급여의 원칙
② 포괄성의 원칙
③ 급여 적절성의 원칙
④ 행정책임 분권의 원칙

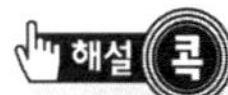

베버리지의 사회보장 6원칙
- **정액(균일) 급여의 원칙** : 다 같은 보험급여를 지급한다는 원칙
- **정액(균일) 기여금의 원칙** : 누구나 동일한 보험금을 낸다는 원칙
- **행정책임 통합의 원칙** : 경비절감과 제도간의 상호 모순을 없애기 위해 운영기관을 통합해야 한다는 원칙
- **급여 적절성의 원칙** : 최저생활보장에 충분한 급여가 욕구조사 없이 적시에 적절한 양이 지급되어야 한다는 원칙
- **포괄성의 원칙** : 적용대상이 전 국민을 대상으로 포괄적이어야 하고, 모든 욕구를 포괄할 수 있어야 한다는 원칙
- **대상 계층화(분류)의 원칙** : 최저생활수준의 차이와 발생사고 종류에 따라 계층을 구분하여야 한다는 원칙

**09** 베버리지(Beveridge)의 원칙에 대한 설명으로 가장 옳지 않은 것은? **기출** 2020 서울시

① 베버리지의 원칙에는 정액 급여의 원칙, 정액 기여금의 원칙, 행정책임 분리의 원칙, 급여 적절성의 원칙 등이 있다.
② 포괄성의 원칙은 사회보험 적용 대상이 신분과 수입에 상관없이 전 국민이 되어야 한다는 것이다.
③ 대상 분류의 원칙은 지역사회의 다양한 삶의 형태를 고려하여 사회보험을 적용해야 한다는 것이다.
④ 급여 적절성의 원칙은 최저생계를 보장해야 한다는 것이다.

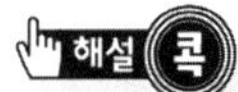

베버리지의 원칙에는 정액 급여의 원칙, 정액기여의 원칙, 행정책임 통합의 원칙, 급여 적절성의 원칙 등이 있다.

정답 05 ③ 06 ③ 07 ④ 08 ④ 09 ①

## 10 다음 중 수직적 재분배에 해당하는 것은?

① 국민연금 ② 건강보험

③ 고용보험 ④ 공적연금

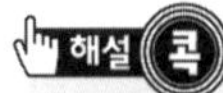

소득재분배의 형태

- **수직적(소득계층들간) 재분배** : 국민연금
- **수평적 재분배** : 건강보험, 고용보험
- **세대간 재분배** : 공적연금제도

## 11 사회보장제도와 그 내용을 연결한 것으로 옳지 않은 것은?

① 소득보장 – 연금보험, 산재보험

② 공공부조 – 생활보호, 의료급여

③ 의료보장 – 건강보험, 산업재해보험

④ 사회보험 – 소득보장, 의료보장

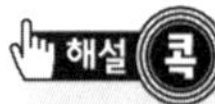

사회보험은 크게 소득보장과 의료보장으로 나누어진다. 소득보장은 연금보험, 실업보험, 상병수당이 있으며, 의료보장은 건강보험과 산업재해보험이 있다. 또한 공공서비스는 노인복지, 아동복지, 모자복지, 장애인복지서비스가 있다.

## 12 공공부조와 사회보험에 대한 설명으로 옳지 않은 것은?

① 사회보험은 필요한 재원조달을 가입자의 보험료를 통하여 마련한다.

② 사회보험은 국민 전체를 대상으로 한다.

③ 공공부조는 스스로 생활유지능력이 없는 사람들을 대상으로 한다.

④ 산재보험은 공공부조의 대표적인 사례이다.

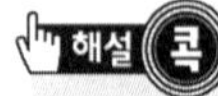

산재보험은 사회보험 성격의 사회보장제도이다.

**13** 사회보장제도상 공공부조에 해당하는 것은?

① 의료급여 ② 건강보험
③ 고용보험 ④ 산재보험

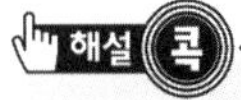

건강보험, 고용보험(실업보험), 산재보험, 연금보험은 사회보험에 속하며, 의료급여제도는 공공부조에 해당한다.

**14** 우리나라의 공공부조 재원에 해당하는 것은? 기출 2021 서울시

① 보험료 ② 일반조세
③ 기여금 ④ 재정보조금

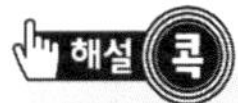

공공부조는 국가와 지방자치단체의 책임하에 생활 유지 능력이 없거나 생활이 어려운 국민의 최저생활을 보장하고 자립을 지원하는 제도이다. 공공부조에 필요한 재원조달은 일반조세를 통하여 마련한다.

**15** 우리나라 사회보장체계에서 사회보험에 해당하는 것은? 기출 2021 서울시

① 복지서비스 ② 국민연금제도
③ 국민기초생활보장제도 ④ 의료급여제도

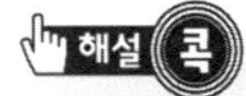

사회보험은 국민이 질병, 사망, 노령, 실업, 기타 신체장애 등으로 인하여 소득의 감소나 활동 능력의 상실이 발생하였을 때 보험의 방식으로 대처함으로써 국민의 건강과 소득을 보장하는 제도를 말한다(사회보장기본법 제3조 제2호). 우리나라의 경우 국민연금, 국민건강보험, 노인장기요양보험, 산재보험, 고용보험 등이 이에 해당된다.



정답 10 ① 11 ① 12 ④ 13 ① 14 ② 15 ②

**16** 〈보기〉에서 우리나라의 사회보험제도 중 의료보장에 해당하는 것을 모두 고른 것은?

기출 2019 서울시

| | |
|---|---|
| ㄱ. 건강보험 | ㄴ. 고용보험 |
| ㄷ. 국민연금 | ㄹ. 산재보험 |

① ㄱ
② ㄱ, ㄴ
③ ㄱ, ㄹ
④ ㄱ, ㄴ, ㄷ, ㄹ

해설 콕

사회보험의 목적에 따른 분류

| | |
|---|---|
| 의료보장 | 건강보험 |
| 소득보장 | 상병수당, 실업보험(고용보험), 연금보험(국민연금) |
| 의료보장 + 소득보장 | 산업재해보상보험 |
| 노인요양 | 노인장기요양보험 |

## 02 의료보장

**01** NHS를 통해 보건사업을 실시하는 나라는?

① 미 국　　② 독 일
③ 한 국　　④ 영 국

해설 콕

의료보장의 유형

| 구 분 | 국민건강보험방식(NHI) (비스마르크형) | 국가보건서비스방식(NHS) (베버리지형) | 사회보험방식(SHI) |
|---|---|---|---|
| 채택국가 | 한국, 일본 등 | 영국, 스웨덴, 이탈리아 등 | 독일, 프랑스 등 |

**02** 의료보장제도 중 사회보험방식(NHI)과 국가보건서비스방식(NHS)에 대한 설명으로 가장 옳지 않은 것은? 기출 2018 서울시

① 영국, 스웨덴 등은 국가보건서비스방식을 채택하고 있다.
② 국가보건서비스방식은 첨단의료기술 발전에 긍정적이며, 양질의 의료제공이 가능하다.
③ 사회보험방식의 재원조달은 보험료를 기본으로 하며, 일부 국고에서 지원한다.
④ 우리나라에서는 사회보험방식을 채택하고 있다.

해설 콕

첨단의료기술 발전에 긍정적이며, 양질의 의료제공이 가능한 방식은 사회보험방식 및 국민건강보험방식이다.

※ 우리나라 의료보장제도의 유형은 사회보험방식을 취하면서 전 국민(의료급여 제외)을 대상으로 단일한 보험자(국민건강보험공단)가 운영하는 국민건강보험방식(NHI)이다.

**03** 국가보건서비스(NHS)방식의 단점으로 가장 옳지 않은 것은? 기출 2022 서울시

① 정부의 과다한 복지비용 부담
② 장기간 진료대기문제
③ 단일 보험료 부과기준 적용의 어려움
④ 의료수요자 측의 비용의식부족



정답 16 ③ / 01 ④ 02 ② 03 ③

해설 콕

사회보험방식(NHI)과 국가보건서비스(NHS)방식

| 구 분 | 사회보험방식(NHI)<br>(비스마르크형) | 국가보건서비스방식(NHS)<br>(베버리지형) |
| --- | --- | --- |
| 의 의 | • 개인의 기여를 기반으로 한 보험료를 주요 재원으로 하는 제도<br>• 사회보험의 낭비를 줄이기 위하여 본인에게 일부 부담금을 부과 | 국민의 의료문제는 국가가 책임져야 한다는 관점에서 조세를 재원으로 모든 국민에게 국가가 직접 의료를 제공하는 의료보장방식 |
| 장 점 | • 조합원의 대표가 이사회를 통하여 의사결정에 참여함으로써 민주성 보장<br>• 상대적으로 양질의 의료 제공<br>• 첨단의료기술 발전에 긍정적 영향 | • 소득수준에 관계없이 모든 국민에게 포괄적이고 균등한 의료 보장<br>• 조세제도를 통한 재원조달로 비교적 소득재분배효과가 강함<br>• 관리주체가 정부이므로 의료비 증가에 대한 통제가 강함 |
| 단 점 | • 소득의 특성이 다른 가입자들에 대한 보험료 부과의 어려움<br>• 의료비 증가 억제기능 취약 | • 상대적으로 의료의 질이 낮음<br>• 장기간 진료대기문제<br>• 의료수요자 측의 비용의식부족<br>• 정부의 과다한 복지비용 부담 |

## 04 우리나라 건강보험이 지향하는 기본 원칙으로 옳지 않은 것은?

기출 2010 지방직

① 대상의 보편주의 원칙
② 저부담 – 저급여
③ 비용부담의 공평성
④ 급여수준의 적절성

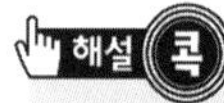

우리나라 건강보험이 지향하는 기본 원칙은 저부담 – 저급여 원칙에서 탈피하여 적정부담 – 적정급여 원칙이다.

## 05 다음 중 우리나라의 의료보장제도에 대한 설명으로 옳지 않은 것은?

기출 2016 지방직

① 국민건강보험은 장기보험의 특성을 가지고 있다.
② 의료급여제도의 재원을 충당하기 위해 의료급여기금을 설치 · 운영한다.
③ 노인장기요양보험의 급여는 재가급여, 시설급여, 특별현금급여로 구성되어 있다.
④ 국민건강보험 가입자는 1단계 요양급여를 받은 후 2단계 요양급여를 받아야 한다.

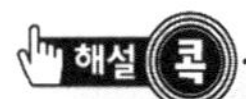

국민연금은 장기보험의 특성을 가지고 있으나, 국민건강보험과 산재보험은 단기보험의 특성을 가지고 있다.

② 의료급여법 제25조 제1항
③ 노인장기요양보험법 제23조 제1항
④ 요양급여는 1단계 요양급여와 2단계 요양급여로 구분하며, 가입자 또는 피부양자는 1단계 요양급여를 받은 후 2단계 요양급여를 받아야 한다(국민건강보험 요양급여의 기준에 관한 규칙 제2조 제1항).

## 06 우리나라 건강보험제도의 특징으로 가장 옳은 것은?

기출 2022 서울시

① 제한된 영역의 현물급여를 제외하면 대부분 현금급여이다.
② 일정한 조건을 갖추면 국민이 판단하여 가입할 수 있는 임의 가입 방식이다.
③ 소득수준이나 재산의 정도 등 부담능력에 따라 보험료가 책정된다.
④ 건강보험심사평가원은 가입자 및 피부양자의 자격관리, 보험료의 부과·징수 업무를 담당하고 있다.

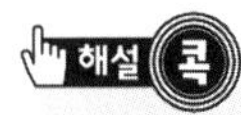

국민건강보험은 사회적 연대를 기초로 의료비 문제를 해결하는 것을 목적으로 하므로 소득수준이나 재산의 정도 등 보험료 부담능력에 따라서 보험료를 부과한다.

① 우리나라는 현물급여(가입자 및 피부양자의 질병·부상·출산 등에 대한 요양급여 및 건강검진)를 원칙으로 하되 현금급여(요양비, 장애인보장구 급여비, 본인부담상한액, 임신·출산 진료비 등)를 병행하고 있다.
② 일정한 법적 요건이 충족되면 본인의 의사와 관계없이 건강보험가입이 강제되며, 보험료 납부의무가 부여된다.
④ 국민건강보험공단은 가입자 및 피부양자의 자격관리, 보험료의 부과·징수 업무를 담당하고 있다.

## 07 우리나라 민영보험에서 운영되는 실손형 급여 보상 방법은?

기출 2015 지방직

① 국민보건서비스
② 지방보건서비스
③ 제3자 지불제도
④ 상환제

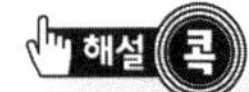

민영의료보험은 국민건강보험이 보장하지 않는 부분을 보장하는 보험상품으로 실제로 지출된 의료비만큼 보험금을 지급한다. 현재 민영의료보험은 환자가 의료비용을 병원에 지불한 후 보험회사에 이를 청구해 되돌려 받는 상환제 방식으로 운영되고 있다. 환자 입장에서는 소액 의료비의 경우 절차상의 번거로움을 이유로 청구를 포기할 수 있고 의료비가 없으면 의료서비스를 받지 못하는 문제점을 안고 있다.

※ 제3자 지불제도는 병원이 민영보험회사로부터 직접 의료비를 지급받는 제도이다. 제3자 지불제도는 환자와 의료비지급자가 다르기 때문에 의료기관이 의료서비스를 과잉공급하거나 부당 청구할 가능성이 높다.



정답 04 ② 05 ① 06 ③ 07 ④

**08** 미국에서 65세 이상 노인을 대상으로 시행하는 공적 의료보험에 해당하는 것으로 가장 옳은 것은?

기출 2018 서울시

① Medicaid

② Medicare

③ HMO(Health maintenance organization)

④ PPOs(Preferred-provider organization)

해설 콕

미국의 의료보장제도

| 구분 | | |
|---|---|---|
| 공적 의료보험 | Medicare | 65세 이상 노인 및 신체장애자 |
| | Medicaid | 일정 소득 이하의 저소득자 |
| 민간 사회보험 | • Blue Shield : 계약개업의를 통한 외래서비스<br>• Blue Cross : 계약병원을 통한 입원서비스<br>• HMO : 주치의(Primary Care Physician)를 정해서 진료를 받는 시스템<br>• PPO : 보험회사 네트워크 내의 병원에 자유롭게 갈 수 있는 시스템<br>• PSRO : 의료이용평가업무를 수행 | |

**09** 다음 중 미국에서 정부의 예산으로 운영하며, 빈곤자를 대상으로 하는 공적 의료보장제도는?

기출 2014 서울시

① Medicare

② Blue Shield

③ HMO

④ Medicaid

⑤ PSRO

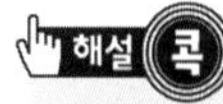

해설 콕

메디케이드(Medicaid)

미국의 빈곤층에게 의료서비스와 건강관련서비스를 제공하는 가장 큰 연방정부와 주 정부의 협력 프로그램(a joint federal - state program to assist the poor)이다. 실제로 모든 주들이 메디케이드 프로그램을 진행하고 있으며, 최근에는 메디케이드가 대상자나 의료비지출과 관련해서는 노인층을 대상으로 하는 메디케어(Medicare)를 능가하여 이른바 미국 내에서 가장 큰 공적 지원프로그램으로 자리하고 있다.

**10** 고령화에 따른 주요 노인보건관리에 대한 설명으로 가장 옳지 않은 것은? 기출 2018 서울시

① 기존 가족구조의 변화가 노인부양 문제를 일으킨다.
② 노인은 한가지 이상의 만성질환을 가지는 경우가 많아서 의료비가 급증한다.
③ 노인장기요양보험 도입으로 65세 이상의 저소득층 노인에 한하여 장기요양서비스를 제공하고 있다.
④ 노인인구집단에 대한 소득보장 및 사회복지 서비스 확대에 따른 재정지출이 증가하고 있다.

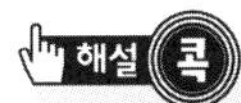


노인장기요양보험제도의 급여대상은 65세 이상 노인 또는 65세 미만의 자로서 치매, 중풍, 파킨슨병 등 노인성 질병으로 6개월 이상의 기간 동안 혼자서 일상생활을 수행하기 어려운 사람이며, 소득수준은 고려하지 않는다.

**11** 다음 글에서 노인장기요양보험에 대한 설명으로 옳은 것을 모두 고르면? 기출 2017 지방직

> 가. 장기요양급여에는 재가급여, 시설급여, 현금급여가 있다.
> 나. 재가급여의 본인부담금은 해당 장기요양급여 비용의 100분의 20이다.
> 다. 장기요양보험의 보험자는 국민건강보험공단이다.
> 라. 신청대상은 60세 이상의 노인 또는 60세 미만의 자로서 치매, 뇌혈관성 질환 등 대통령령으로 정하는 노인성 질병을 가진 자이다.

① 가, 나
② 가, 다
③ 가, 나, 다
④ 가, 나, 다, 라

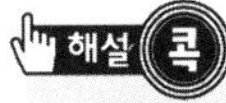


나. 재가급여의 본인부담금은 해당 장기요양급여 비용의 100분의 15이다.
라. 신청대상은 65세 이상의 노인 또는 60세 미만의 자로서 치매, 뇌혈관성 질환 등 대통령령으로 정하는 노인성 질병을 가진 자이다.

CHAPTER 09 사회보장 및 의료보장

정답 08 ② 09 ④ 10 ③ 11 ②

## 12 다음 중 경상의료비의 구성 항목으로 옳은 것을 모두 고르면?

기출 2017 지방직

> ㄱ. 자본형성
> ㄴ. 개인의료비
> ㄷ. 집합보건의료비

① ㄱ, ㄴ
② ㄱ, ㄷ
③ ㄴ, ㄷ
④ ㄱ, ㄴ, ㄷ

해설 콕

경상의료비는 국민의료비 중 자본투자(병원설립, 의료장비 등 의료자원에 투자되는 부문)를 제외한 부문으로 국가간 의료비 지출 수준을 비교하는데 활용된다.
경상의료비는 국민 전체가 1년간 보건의료재화와 서비스를 구매하는데 지출한 최종소비를 의미하며, 개인의료, 집합보건의료(예방 및 공중보건사업, 보건행정관리)에 대한 공공재원과 민간재원을 모두 포함한다.

## 13 병원 내부의 자원을 효율적으로 활용하고 내원 환자수의 일시적인 집중현상을 해소하기 위한 제도는?

기출 2011 지방직

① 선택진료제
② 진료비대납제도
③ 진료예약제
④ 포괄수가제

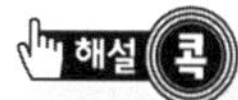


진료예약제는 예약된 시간에 신속한 진료를 통해 환자의 대기시간을 단축시켜 줌으로써, 고객의 불만을 줄이고 만족을 증대시켜 줄 수 있다.

## 14 진료보수 지불제도에 대한 설명으로 옳지 않은 것은?

기출 2014 서울시

① 행위별수가제 – 서비스의 양과 질을 최대화하는 경향이 있다.
② 인두제 – 등록된 환자 또는 사람수에 따라 일정액을 보상받는다.
③ 봉급제 – 서비스가 관료적인 형태로 제공된다.
④ 포괄수가제 – 진료비 청구방법이 간편화된다.
⑤ 총액계약제 – 의료소비자의 자율적 규제가 가능하다.

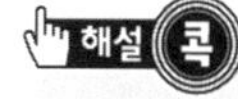


총액계약제는 환자가 입원해서 퇴원할 때까지 발생하는 진료에 대하여 질병마다 미리 정해진 금액을 내는 제도이므로, 의료공급의 과잉이 자제되므로, 의료공급자의 자율적 규제가 가능하다.

## 15 보수지불제도 중 총액계약제에 대한 설명으로 옳지 않은 것은? 기출 2011 지방직

① 일종의 서비스 묶음에 대해 지불이 이루어지는 방식이다.
② 의료공급자단체의 독점성 보장으로 인한 폐해가 우려된다.
③ 진료비 과잉청구의 시비가 줄어들 수 있다.
④ 요양기관들 사이에 진료비 배분을 두고 갈등이 발생할 수 있다.

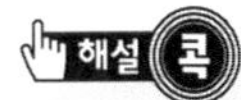

①은 포괄수가제에 대한 설명이다.

## 16 진단명 기준 환자 분류체계에 의거한 진료비 산정방법은?

① 행위별수가제
② DRG
③ 총액계약제
④ 인두제

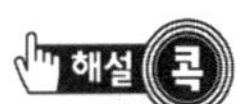

환자 분류체계는 포괄수가제(DRG)의 지불단위가 되면서 병원간 각종 진료비 비교 등의 기준으로 사용된다.

## 17 질병군별 포괄수가제에 대한 설명으로 옳은 것은? 기출 2012 지방직

① 신의료기술의 도입에 유리하다.
② 제공되는 의료서비스의 양을 최대화한다.
③ 수술환자의 재원기간 단축을 유도할 수 있다.
④ 일차예방을 중요시한다.

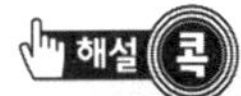

환자가 입원해서 퇴원할 때까지 발생하는 진료에 대하여 질병마다 미리 정해진 금액을 내는 제도로, 입원비가 하나로 묶여 있는 제도이므로 재원기간 등의 단축을 유도할 수 있다.
① 신약의 사용이나 새로운 의학기술을 적용하였을 때의 비용 차이에 무시하므로 신기술도입에 불리하다.
② 제공되는 의료서비스의 양을 최소화함으로써 제공되는 의료의 질이 저하될 수 있다.
④ 이차예방을 중요시한다.



정답 12 ③ 13 ③ 14 ⑤ 15 ① 16 ② 17 ③

## 18 진료비 지불방법에 대한 설명으로 옳지 않은 것은? 기출 2009 지방직

① 행위별수가제하에서는 질병예방이 소홀하다.
② 인두제는 첨단의료기술의 도입을 유도한다.
③ 포괄수가제는 처방의 범위와 종류를 제한한다.
④ 봉급제는 의료의 관료화를 초래할 수 있다.

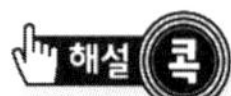

인두제는 등록환자 또는 사람수에 따라 일정액을 보상받는 방식으로 의료의 질이 떨어지며, 치료의 계속성을 유지할 수 없다.

① 행위별수가제하에서는 의료의 자본주의화를 초래하기 쉬우며, 예방보다 치료에 치중하는 경향이 있다.
③ 포괄수가제는 한 가지 치료행위가 기준이 아니고, 환자가 어떤 질병의 진료를 위하여 입원했었는가에 따라 의사에게 환자나 진료일당 또는 병원별 단가를 정하여 보상하는 방법으로, 처방의 범위와 종류를 제한한다.
④ 봉급제는 의료인의 능력에 의한 지급방식으로 모든 공직 의료인과 조직화되어 있는 병원급 의료기관에서 많이 이용되고 있다. 서비스 양이나 제공받는 사람의 수에 상관없이 일정 기간에 따라 보상받는 방식이다. 따라서 보건의료서비스의 관료화를 초래할 수 있다.

## 19 행위별수가제의 단점은?

① 예방에 치중
② 의료서비스의 질 향상
③ 의학기술의 정체
④ 진료비 상승

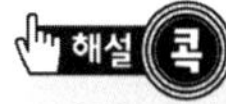

행위별수가제는 진료수가가 진료행위의 내역에 의하여 결정되는 방식으로 진료내역이라 함은 진료내용과 진료의 양을 의미한다. 환자에게 많은 진료를 제공하면 할수록 의사 또는 의료기관의 수입이 늘어나게 되어 과잉진료, 과잉검사 등을 초래할 우려가 있고 진료비가 상승하는 단점이 있다.

## 20 다음 〈보기〉에 해당하는 진료비 지불방식은?

기출 2017 지방직

- 예방에 보다 많은 관심을 갖게 한다.
- 환자의 선택권이 제한된다.
- 환자의 후송 · 의뢰가 증가하는 경향이 있다.

① 총액계약제
② 행위별수가제
③ 포괄수가제
④ 인두제

해설 콕

인두제에서 의사는 자기가 맡은 주민에 대한 진료비 감소를 위해 예방의료, 공중보건, 개인위생 등에 노력하게 된다. 자신이 등록되어 있는 의사에게 의료를 받아야 하므로 환자의 선택권이 제한된다. 또한, 의사는 진료비를 줄이기 위해 환자를 성실히 치료하지 않고 상급의료기관에 후송의뢰하려고 한다.

## 21 지불측과 진료측이 미리 진료보수총액을 정하는 계약을 체결하고, 진료측의 단체는 그 총액의 범위 내에서 진료를 담당하고, 지불자는 진료비에 구애받지 않고 보건의료서비스를 이용하는 제도는?

기출 2015 지방직

① 행위별수가제
② 봉급제
③ 인두제
④ 총액계약제

해설 콕

독일에서 채택되고 있는 제도로 행위별수가제와 인두제를 혼합한 형태인 총액계약제에 대한 설명이다.

## 22 진료의 표준화와 진료비 산정의 간소화로 효율적인 행정이 가능하지만, 과소진료와 서비스 최소화 등의 문제점을 가진 진료비 지불방법으로 옳은 것은?

기출 2017 지방직

① 인두제
② 행위별수가제
③ 포괄수가제
④ 총액계약제

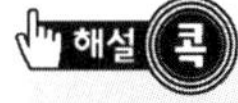


포괄수가제는 진료단가가 정해져 있으므로 과소진료와 서비스 최소화가 발생할 수 있다.



정답 18 ② 19 ④ 20 ④ 21 ④ 22 ③

## 23 〈보기〉의 특징에 해당하는 진료비 지불제는?

기출 2021 서울시

- 지불단위가 가장 크다.
- 보험자와 의사단체간 계약 체결에 어려움이 있다.
- 의료비 통제의 기능이 있으며, 과소진료의 가능성이 있다.

① 행위별수가제 ② 포괄수가제
③ 인두제 ④ 총액계약제

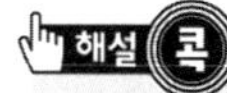

총액계약제는 보험자 측과 의사단체(보험의 협회)간에 인두방식 또는 건수방식으로 1년간의 진료비 총액을 추계 협의한 후 진료 측의 단체는 그 총액의 범위 내에서 진료를 담당하고, 지불자는 진료비에 구애받지 않고 보건의료서비스를 이용하는 제도이다.

① **행위별수가제** : 진료수가가 진료행위의 내역에 의하여 결정되는 방식으로, 제공된 의료서비스의 단위당 가격에 서비스의 양을 곱한 만큼 보상하는 방식이다.
② **포괄수가제** : 한 가지 치료행위가 기준이 아니고, 환자가 어떤 질병의 진료를 위하여 입원했었는가에 따라 의사에게 환자나 진료일당 또는 병원별 단가를 정하여 보상하는 방법이다.
③ **인두제** : 의사가 맡고 있는 환자수, 즉 자기의 환자가 될 가능성이 있는 일정지역의 주민수에 일정금액을 곱하여 이에 상응하는 보수를 지급 받는 방식이다.

## 24 〈보기〉에서 의료비 상승 억제효과가 있는 진료비 지불제도를 모두 고른 것은?

기출 2020 서울시

ㄱ. 인두제 ㄴ. 포괄수가제
ㄷ. 총액계약제 ㄹ. 행위별수가제

① ㄱ, ㄴ ② ㄴ, ㄷ
③ ㄱ, ㄴ, ㄷ ④ ㄱ, ㄴ, ㄷ, ㄹ

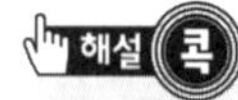

ㄱ. 인두제는 등록환자에 따라 일정액을 보상받는 방식으로 진료행위가 예방측면에 초점을 맞출 수 있어 국민 총 의료비의 억제효과를 기대할 수 있다.
ㄴ. 포괄수가제는 한 가지 치료행위가 기준이 아니고, 환자가 어떤 질병의 진료를 위하여 입원했었는가에 따라 의사에게 환자나 진료일당 또는 병원별 단가를 정하여 보상하는 방식으로 경제적인 진료수행을 유도하여 의료비 상승을 통제할 수 있다.
ㄷ. 총액계약제는 보험자 측과 의사단체간에 인두방식 또는 건수방식으로 1년간의 진료비 총액을 추계 협의한 후 진료 측의 단체는 그 총액의 범위 내에서 진료를 담당하고, 지불자는 진료비에 구애받지 않고 보건의료서비스를 이용하는 방식으로 총의료비의 억제가 가능하다.
ㄹ. 행위별수가제는 진료수가가 진료행위의 내역에 의하여 결정되는 방식으로 제공된 의료서비스의 단위당 가격에 서비스의 양을 곱한 만큼 보상하는 방식이다. 따라서 의사 또는 의료기관의 수입을 높이기 위해 과잉진료, 과잉검사 등을 초래할 우려가 있다.

**25** 우리나라는 일부 의료행위에 대해 질병군별 포괄수가제로 진료비를 보상하고 있다. 다음 중 포괄수가제로 진료비가 보상되는 의료행위가 아닌 것은? 기출 2015 지방직

① 백내장수술
② 충수절제술
③ 슬관절치환술
④ 제왕절개분만

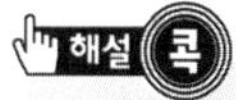

대상 질병군(질식분만은 적용대상에서 제외)
수정체수술(백내장), 편도・아데노이드수술(편도선), 충수절제술(맹장), 항문 및 항문주위수술(치질), 서혜 및 대퇴부탈장수술(탈장수술), 자궁 및 자궁부속기 수술, 제왕절개분만 수술

**26** 건강보험제도하에서 소비자의 의료이용 과정에 나타날 수 있는 도덕적 해이를 방지하기 위해 도입된 제도가 아닌 것은? 기출 2011 지방직

① 본인부담금 상한제　② 본인부담 정액제
③ 본인부담 정률제　④ 급여상한제

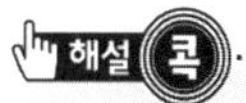

본인부담금 상한제를 취하게 되면 본인부담금을 넘는 부분에 대해서는 본인이 부담하지 않기 때문에 의료이용 과정에서 도덕적 해이가 발생할 수 있다.

**27** 〈보기〉에 해당하는 본인부담금제도(cost sharing system)는? 기출 2016 지방직

> 의료비가 일정수준에 이르기 전에는 전혀 보험급여를 해주지 않고, 그 이상에 해당되는 의료비만 보험급여의 대상으로 인정한다.

① 정률부담제(coinsurance)　② 정액부담제(copayment)
③ 급여상한제(limit)　④ 일정액 공제제(deductible clause)

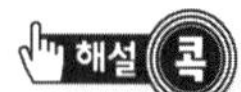

일정수준에 이르기 전까지의 금액을 공제하고 넘는 금액만 지불하므로 일정액 공제제에 해당한다.



정답 23 ④ 24 ③ 25 ③ 26 ① 27 ④

**28** 이용자에게 의료비용의 일부를 부담하게 함으로써 의료소비자에게 비용을 인식시켜 수진 남용을 방지하고, 의료비 상승을 억제하여 건강보험재정의 안정성을 도모하기 위한 것은?

기출 2022 서울시

① 준비금 ② 상환금
③ 대지급금 ④ 본인일부부담금

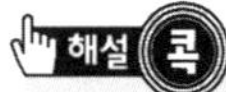

제3자 지불방식의 의료보험제도하에서는 의료이용자가 의료비용에 대해 덜 의식하게 되므로 의료서비스를 남용할 가능성이 존재하게 된다. 이러한 의료이용자의 과잉수진을 방지하고, 의료비 상승을 억제하여 건강보험재정의 안정성을 도모하기 위한 것이 본인일부부담제도이다.

**29** 의료기관의 서비스 행태를 통제함으로써 의료비 증가를 억제할 수 있다. 의료기관에 대한 진료비 증가 억제방법으로 옳지 않은 것은?

기출 2010 지방직

① 고가 의료장비의 도입 규제 ② 이용도 검사
③ 의료서비스의 가격 통제 ④ 본인일부부담금제도

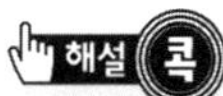

본인일부부담금제도는 의료소비자의 행태를 통제하여 불필요한 의료수요를 줄여서 의료비를 감소시키는 정책이며, 공급자인 의료기관의 서비스 형태를 통제하여 의료비 증가를 억제하는 정책이 아니다.

**30** 진료비 증가원인이 아닌 것은?

① 의료비 생산비용 상승 ② 의학기술의 발전
③ 건강보험의 실시 ④ 포괄수가제 실시

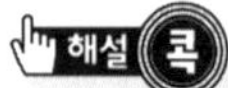

포괄수가제는 환자가 입원해서 퇴원할 때까지 발생하는 진료에 대하여 질병마다 미리 정해진 금액을 내는 제도이므로 진료비 상승을 방지할 수 있다.
① 의료비 생산비용의 상승으로 인건비, 의료 소모품비, 약품비 등이 인상되었다.
② 의학기술이 발전하면서 고가장비 등의 사용으로 진료비 등이 증가하였다.
③ 건강보험의 실시로 의료접근성이 쉬어지면서 의료수요가 증가하였다.

**31** 의료비의 상승원인 중 의료수요를 증가시키는 요인에 해당하지 않는 것은?

기출 2021 서울시

① 사회간접시설의 확충 ② 의료인력 임금의 상승
③ 인구의 노령화 ④ 건강보험의 확대

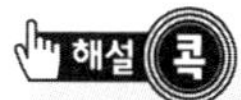

의료인력 임금의 상승은 '의료공급 측면에 의한 상승요인'에 해당한다.

**32** 우리나라의 국민의료비에 포함되지 않는 것은? 기출 2012 지방직

① 의료서비스 이용을 위한 교통비
② 장기요양서비스 비용
③ 보건사업 행정비용
④ 의료시설에 대한 투자비용

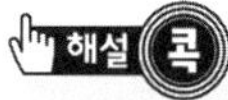

국민의료비 = 경상의료비 + 자본투자

- 경상의료비 = 총개인보건의료비 + 예방 및 공공보건 + 보건사업 행정 및 의료보험
- 총개인보건의료비 = 진료서비스 + 재활서비스 + 장기요양서비스 + 부수적 의료서비스 + 외래환자에 분배된 의료용품
- 자본투자 = 병원설립, 의료장비 등 의료자원에 투자되는 부문

CHAPTER 09 사회보장 및 의료보장

**33** 국민의료비의 상승을 억제하기 위한 대책으로 옳지 않은 것은? 기출 2009 지방직

① 환자의 본인일부부담금을 줄인다.
② 포괄수가제를 확대 실시한다.
③ 고가 의료장비의 도입을 억제한다.
④ 공공의료의 비중을 높인다.

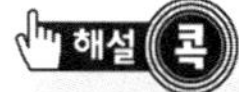

환자의 본인일부부담금을 줄이게 되면, 불필요한 의료수요가 증가하여 국민의료비를 상승시킨다.

정답 28 ④ 29 ④ 30 ④ 31 ② 32 ① 33 ①

**34** 국민의료비의 억제방안으로 옳지 않은 것은? 기출 2011 지방직

① 병상수의 규제
② 고가 의료장비의 도입 억제
③ 총액계약제의 도입
④ 본인부담금의 축소

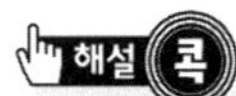

본인부담금을 축소하게 되면 그만큼 의료이용이 증가해서 국민의료비의 증가를 가져온다.



34 ④ 정답

# CHAPTER 10
# 건강증진 및 보건교육

CHAPTER 10 보건행정

# 건강증진 및 보건교육

**출제포인트**

❶ 건강증진의 개념, 건강결정요인, 건강모형의 종류 및 특징 등을 학습한다.
❷ 건강행위란 무엇인지 알아보고, 건강행위의 영향 요인을 소인성 요인, 촉진 요인, 강화 요인으로 구분하여 학습한다.
❸ 보건교육 전반에 대하여 살펴보고, 특히 개입수준별 보건교육이론을 명확히 학습한다.

## 01 건강증진

### 1 건 강

(1) 건강의 개요

① WHO(세계보건기구)의 정의(1948년)

㉠ 건강이란 단순히 질병이 없거나 허약하지 않을 뿐만 아니라 신체적・정신적 및 사회적으로 안녕한 완전한 상태에 놓여 있는 것을 말한다.

㉡ 안녕의 유형 기출 2020 서울시

| | |
|---|---|
| 신체적 안녕 | 신체적 안녕은 치료를 받아야 할 질병이 없고, 신체의 외형과 기능이 어느 수준보다 나은 상태를 의미한다. 각종 임상검사를 통하여 생물학적・생리학적 수준에서 이상이 없는 상태를 일컫는다. |
| 정신적 안녕 | 정신적 안녕의 범위는 인간관계, 가정생활, 직장생활, 사회생활에 있어서 감정관계에 관한 각종 문제와 행동과 관련되는 모든 문제가 포함된다. 정신적으로 안녕하지 못한 상태는 사회에 적응하는 능력이 저하되는 것이며, 타인과 협조하면서 정상적으로 살아가지 못하는 상태를 의미한다. |
| 사회적 안녕 | 사회적 안녕은 각자가 맡은 역할을 충실히 수행하면서 사회생활을 할 수 있는 수준을 의미한다. 오늘날은 가정, 직장, 학교, 지역사회, 단체 등에서 한 사람이 동시에 많은 지위를 맡고 있는데 맡겨진 역할을 무난히 수행할 수 있도록 적응해 나가는 것을 사회적 안녕이라고 한다. |

윈슬로우(E. A. Winslow)는 공중보건을 "조직된 지역사회의 노력을 통해서 질병을 예방하고 수명을 연장하며, 신체적・정신적 건강과 능률의 증진을 위한 과학이며, 예술이다"라고 정의하였다.

② WHO의 종합적 건강지표

한 나라의 건강수준을 표시하여 다른 나라와 비교할 수 있는 종합적인 건강지표로서 세계보건기구(WHO)는 다음 세 가지를 추천한다.

㉠ 평균수명 : 0세의 평균수명(평균여명)

㉡ 조사망률 : 1년간의 사망자수를 그 해의 인구로 나눈 수치를 1,000분비로 나타낸 것으로, 인구 1,000명당 그 기간 동안 몇 명이 사망했는지를 나타낸다.

$$\frac{\text{연간 사망자수}}{\text{그 해의 인구}} \times 1,000$$

㉢ 비례사망지수(PMI) : 연간 총사망자수에 대한 50세 이상의 사망자수를 백분율로 표시한 지수

$$\frac{\text{50세 이상의 사망자수}}{\text{연간 총사망자수}} \times 100$$

③ 버나드(C. Bernard)의 정의 기출 2014 지방직

건강이란 외부환경의 변화에 대하여 내부환경의 항상성(homeostasis)이 유지된 상태를 말한다. 즉 질병이란 항상성이 깨진 상태이며, 건강상태가 좋을 때에는 외부환경이 변화하더라도 내부환경을 유지하는 능력이 크고 생체에 가해지는 여러 물리적·정서적 자극에 대하여 적응하는 폭이 넓어진다.

④ 파슨(T. Parson)의 정의

건강이란 각 개인이 사회적 역할과 임무를 효과적으로 수행할 수 있는 최적의 상태를 말한다. 사회적 측면에서 그 기능과 역할을 수행할 수 있는 능력과 관련하여 정의하였다.

⑤ 왈시(Walsh McDermott)의 정의

건강이란 그 자신이 특수한 환경속에서 효과적으로 그 기능을 발휘할 수 있는 능력을 말한다.

⑥ 클라크(F. C. Clark)의 정의

건강은 병인, 숙주, 환경의 세 가지 요인이 상호작용하여 성립한다는 3원론을 주장하였다.

⑦ 스미스(G. D. Smith)의 정의

스미스는 건강에 대한 정의를 4가지 형태의 개념으로 설명하고 있다.

| | |
|---|---|
| 임상 개념 | 질병, 질환, 증상 그리고 불구 등이 없는 것으로 보는 의학모델을 통하여 개발된 것으로 신체적 건강이다. |
| 역할수행 개념 | 인간 자신에게 주어진 역할을 수행하는데 어려움이 없는 상태로 보는 의료사회학 연구를 통하여 개발된 것으로 불구라 할지라도 직장과 가정생활의 역할을 잘 수행한다면 건강하다는 것이다. |
| 적응건강 개념 | 물리적, 사회적으로 효과적인 상호작용을 통해 적응을 잘 해나가는 상태 즉, 환경의 스트레스에 유동적으로 잘 적응하면 건강하다는 것이다. |
| 행복론적 건강 개념 | 일반적인 안녕(well-being)과 자아실현을 말하며, 보다 높은 수준의 안녕을 성취하는 능력을 의미한다. |

### (2) 건강권

① 세계보건기구 헌장(1946년)의 정의

"달성 가능한 최고 수준의 건강을 향유하는 것은 인종, 종교, 정치적 입장, 경제적·사회적 조건에 상관없이 모든 인류의 기본적 권리 중의 하나이다"라고 명시하고 있다.

② 세계인권선언문(제25조)의 정의

"모든 사람이 자신과 가족의 건강과 안녕에 적합한 생활수준을 누릴 권리를 가진다"고 밝히며 건강권을 보편적인 인권의 하나로 삼고 있다.

③ 보건의료기본법의 정의(법 제10조)

㉠ 모든 국민은 보건의료기본법 또는 다른 법률에서 정하는 바에 따라 자신과 가족의 건강에 관하여 국가의 보호를 받을 권리를 가진다.

㉡ 모든 국민은 성별, 나이, 종교, 사회적 신분 또는 경제적 사정 등을 이유로 자신과 가족의 건강에 관한 권리를 침해받지 아니한다.

④ 유엔(UN)의 경제적·사회적 및 문화적 권리에 관한 위원회

건강권은 자유와 권리 모두를 포함한다고 규정하고, 이용가능성, 접근성, 수용성, 질 등 건강권의 4가지 핵심요소를 제시하였다. 건강권에서 자유는 개인의 건강을 결정할 수 있는 권리, 성 및 생식보건의 자유, 동의를 통한 의학적 치료를 받을 자유를 포함하며, 권리는 모든 사람이 최고수준의 건강을 향유하기 위해 보건의료 이용을 받을 수 있는 권리를 의미한다.

| | |
|---|---|
| 이용가능성 | • 보건의료시설, 재화, 서비스는 국가 내에서 충분한 양으로 접근이 가능해야 한다.<br>• 병의원, 보건의료전문가, 필수의약품뿐만 아니라, 안전한 식수 및 적절한 위생시설 등 건강결정요인까지 포함한다. |
| 접근성 | • 모든 사람들이 접근할 수 있어야 하며, 특히 취약계층에 어떠한 차별도 없어야 한다.<br>• 물리적 접근, 경제적 접근, 정보에 대한 접근성을 포함한다. |
| 수용성 | • 비밀보장에 대한 권리를 포함한 의료윤리를 존중해야 하고, 문화, 지역, 성에 대해 고려해야 한다.<br>• 건강정보는 개인이나 집단이 수용할 수 있는 방식으로 지역의 언어로 제공되어야 한다. |
| 질 | • 보건의료시설, 재화, 서비스는 과학적으로 적합하고 양질이어야 한다.<br>• 식수, 보건교육 등 모든 건강결정요인이 양질이어야 한다. |

### (3) 건강도시(Healthy City) 기출 2015 지방직

① 연 혁

건강도시는 1984년 캐나다 토론토시에서 "Healthy Toronto 2000"에서 비롯되었다. 이 회의에서 캘리포니아 버클리 대학 덜(L. Duhl) 교수는 도시의 삶의 질에 영향을 미치는 보다 광범위한 요인들에 대한 개입을 통해 국민건강을 증진시킬 수 있다는 건강도시 프로젝트를 제안했고, 코펜하겐에 있는 세계보건기구(WHO) 유럽사무국에서 관심을 반영하여 2년 후인 1986년 건강도시 시범프로젝트가 시작되었다.

② 정의(WHO)

건강도시란 도시의 물리적·사회적·환경적 여건을 창의적이고 지속적으로 개발해 나아가는 가운데, 개인의 잠재능력을 최대한 발휘하며, 지역사회의 참여 주체들이 상호협력하여 시민의 건강과 삶의 질을 향상하기 위하여 지속적으로 노력해 나가는 도시를 말한다.

③ 목 적

도시의 건강과 환경을 개선하여 도시 주민의 건강을 향상시키기 위함이고, 이는 지방자치단체와 지역사회의 창의성을 발휘하여 "모든 인류에게 건강을(Health for All)"을 달성하려는데 있다.

④ 특 징

건강도시 프로젝트의 주요 특징은 강력한 정치적 지원, 각 분야간의 협력, 적극적인 시민들의 참여, 생활터전의 활동적 통합, 건강 프로필과 지역 활동 계획의 개발, 주기적인 모니터링과 평가, 참여적 연구와 분석, 정보 공유, 대중매체의 참여, 사회내 모든 집단의 취합, 지속 가능성, 인적자원과 사회의 개발의 연계, 국가와 국제적 네트워크를 포함한다.

⑤ 건강도시의 조건

㉠ 물리적인 환경이 깨끗하고 안정한 도시(주거의 질 포함)

㉡ 현재 안정적이며 장기적으로 지속가능한 생태계를 보존하는 도시

㉢ 상호협력이 잘 이루어지며, 비착취적인 지역사회

㉣ 자신들의 생활, 건강 및 안녕에 영향을 미치는 결정에 대한 시민의 참여와 통제기능이 높은 도시

㉤ 모든 시민의 기본 욕구(음식, 물, 주거, 소득, 안전, 직장)가 충족되는 도시

㉥ 광범위하고 다양한 만남, 상호교류, 커뮤니케이션의 기회와 함께 폭넓은 경험과 자원이용이 가능한 도시

㉦ 다양하고 활기에 넘치고 혁신적인 경제

㉧ 역사, 시민의 문화적 및 생물학적 유산, 타 집단 및 개인들과 연속성이 장려되는 사회

㉨ 이상의 특성들을 충족하며 이를 강화시키는 도시

㉩ 모든 시민이 접근할 수 있는 적절한 공중보건 및 치료서비스의 최적 수준

㉪ 지역주민의 건강 수준이 높은 도시(높은 건강수준과 낮은 이환율)

### (4) 건강결정요인

① 의 의

㉠ 건강결정요인은 개인이나 집단의 건강상태에 영향을 미치는 모든 요소를 총칭한다.

㉡ 건강결정요인은 개인과 인구집단의 건강상태의 변화를 설명하고 예측하는데 도움을 주고, 어떤 개인이나 집단이 건강하거나 혹은 건강하지 못한 이유를 설명하는데 도움을 준다.

㉢ 건강결정요인은 건강에 긍정적 또는 부정적 영향을 미치며, 대부분의 요인들은 그 연관되는 효과가 전적으로 있거나 전혀 없는 것(all or nothing)이 아니라 폭로되는 시간에 따라 점진적으로 증가 또는 감소한다.

② 건강결정요인에 대한 접근

㉠ 그리스의 히포크라테스(Hippocrates) : 인간의 건강은 생활양식, 기후, 지형, 공기상태, 음식 등 포괄적인 환경요인에 영향을 받는다고 생각하였다.

㉡ 프랑스의 파스퇴르(L. Pasteur, 1860년) : 질병은 미생물에 기인한다고 주장하였다.

㉢ 독일의 코흐(R. Koch, 1882년) : 세균학의 근본 원칙을 확립하였고, 각종 감염병에는 각기 특정한 병원균이 있음은 물론 각종 병원균은 제각기 서로 식별할 수 있다는 병인학을 주장하였다. 코흐(R. Koch)가 병인학의 정의를 도입하면서 건강결정요인의 관심은 환경에서 생물학적 요인으로 변화되어 치료의학이 발전되기 시작하였다.

㉣ 매큐언과 로우(McKeown & Lowe, 1974) : 인류의 사망률 감소에 위생 및 영양 개선 등과 같은 사회적 발전이 대부분을 차지하고 의료의 역할은 매우 적었다는 결과를 발표하면서 건강결정요인을 포괄적으로 이해하였다.

㉤ 캐나다에서 발간된 라론드보고서(Lalonde report, 1974년) **기출** 2016 지방직

ⓐ 라론드보고서에는 공식적으로 건강증진의 개념이 표현되었으며, 인체건강 결정요인을 생물학적 요인, 생활양식 요인, 보건의료조직 요인, 환경적 요인 등 4가지 요인을 동등하게 중요시하는 건강장(health-field) 개념을 대중화시켰다. 그리고 지금까지 보건의료의 발전에 쏟은 노력만큼 생물학적 요인, 생활양식 요인, 보건의료조직 요인, 환경적 요인을 향상시키는 대책 수립에 몰두하였다(Lalonde, 1974). 건강결정요인의 기여비율은 생활습관(양식) 요인 50%, 문화적(환경적) 요인 20%, 생물학적(유전적) 요인 20%, 보건의료조직 요인(보건의료서비스) 10%라고 주장하였다.

ⓑ 라론드보고서는 질병과 보건의료서비스만의 관계로 바라보던 시각을 질병의 발생에 관여하는 다양한 요인들의 상호관계 속에서 건강을 이해하도록 변화시켰다. 또한 건강결정요인을 확대하여 의료에 대한 의존을 감소시키고, 건강에 대한 자기 책임감의 중요성을 강조하였을 뿐만 아니라 복합적이고 포괄적인 보건정책의 필요성을 강조하였다.

㉥ 세계보건기구(2010)

개인과 지역사회의 건강은 여러 가지 요인들이 조합되어 동시에 영향을 받는다. 어떤 인구집단이 건강한가 혹은 건강하지 않은가는 그 인구집단이 처하고 있는 주위의 사정과 환경에 의해 상당히 결정된다. 거주하는 장소, 환경의 객관적 상태, 유전적 특질, 수입의 수준과 교육의 수준, 그리고 이웃이나 가족과의 관계 등 여러 요인들이 복합적으로 건강에 큰 영향을 미친다. 반면에 보건의료서비스에 대한 접근이나 서비스의 이용 등과 같은 요인들은 일반적으로 생각해온 정도보다는 그 영향이 의외로 낮다. 구체적인 건강결정요인은 다음과 같다.

ⓐ 대요소

세계보건기구는 건강의 결정요소들을 크게 보아 사회·경제적 환경, 물리적 환경, 사람의 개인적 특성과 행동의 세 가지로 제시하고 있다.

ⓑ 세부요소

위에 열거한 큰 요소들을 세분하여 다음과 같이 세부적 요소를 제시한다.

| 세부요소 | 특 징 |
|---|---|
| 수입과 사회적 신분 | 높은 수입의 수준과 높은 사회적 신분은 좋은 건강과 연계되어 있다. 부유층과 빈곤층간에 격차가 클수록 건강의 차이가 그만큼 크다. |
| 교 육 | 낮은 교육 수준은 나쁜 건강상태, 더 많은 스트레스, 자신감의 부족과 연계되어 있다. |
| 물리적 환경 | 안전한 물, 깨끗한 공기, 건강에 이로운 작업장, 안전한 가옥, 안전한 지역사회, 그리고 안전한 도로 등은 모두 좋은 건강에 기여한다. |
| 고용과 작업조건 | 작업이 있는 사람은 없는 사람에 비하여 더 건강하고, 자신의 작업조건을 보다 더 많이 통제할 수 있는 사람들은 특히 더 건강하다. |
| 사회적 지지망 | 가족들, 친구들 그리고 지역사회 등으로부터 지지를 더 많이 받는 것도 좋은 건강과 연계되어 있다. |
| 문 화 | 가족들과 지역사회의 관습과 전통, 그리고 신념들도 건강에 영향을 미친다. |
| 유전적 특질 | 유전형질은 수명, 건강상태, 특정한 질환의 발현 가능성을 결정하는데 일정한 역할을 한다. |
| 개인의 행동과 대처 수기 | 균형 잡힌 식사, 계속되는 활동, 흡연, 음주, 스트레스와 도전을 다루는 방법 등도 건강에 영향을 미친다. |
| 건강서비스 | 질병을 예방하고 치료하는 서비스에 대한 접근과 이용 역시 건강에 영향을 미친다. |
| 성(性) | 사람은 성에 따라, 즉 남성인가 혹은 여성인가에 따라 각각 상이한 질병으로 고통을 당한다. |

### (5) 건강 모형

① 생의학적 모형 기출 2017 지방직

㉠ 건강과 질병을 이분법적으로 구분하여 질병이 없는 상태를 건강한 상태로 보는 모형이다.

㉡ 질병이 발생하는 이유는 질병의 원인균이나 인체의 정상 기능에 필요한 특정 인자(호르몬 등)의 과부족 때문이다.

㉢ 질병을 주로 생물학적 구조와 기능의 이상(비정상)으로 해석한다.

㉣ 질병은 특정 세균이나 화학물질 등 단일한 원인에 의하여 발생된다고 본다(특정병인론). 따라서 질병의 치료과정은 특정 병원체를 없애는 것이며, 예방보다는 약물이나 국소적인 치료방법을 중시한다.

㉤ 모든 질병이 인류에게 보편적인 어떤 형태로 나타난다고 본다.

㉥ 인체를 기계적 구조로 이해하며, 질병은 이 기계의 고장으로 분자와 세포 수준의 형태학적, 생화학적인 변화로 간주하는 환원주의적인 질병관을 갖는다.

② 전체론적(총체적) 모형

㉠ 건강과 질병을 이분법적으로 구분하는 것이 아니라, 정도에 따른 연속선상에 있는 것으로 파악하는 전인적 모형이다.

㉡ 질병은 환경이나 개인행태요인 등이 복합적으로 작용하여 발생한다고 한다.

㉢ 치료는 질병 제거만이 아니라 건강을 증진시키고, 사회적 도움, 교육, 건강관리 능력을 향상시키는 등의 넓은 개념으로 본다.

㉣ 건강에 영향을 미치는 기본 요인으로 환경, 생활습관, 생물학적 특성, 보건의료 시스템 등을 들고 있다.

③ 생태학적 모형

㉠ 건강의 3대 요인

| | |
|---|---|
| 병 인<br>(병원체) | • 질병 발생의 핵심적인 역할을 하는 부분이다.<br>• 생물학적 · 화학적 · 물리적 · 유전적 · 신체적 요인 등 |
| 숙 주 | 성격, 유전적 소인, 성, 연령, 개인 또는 집단의 습관, 사회계급, 생물학적 특성 등 |
| 환 경 | • 사회적 · 물리적 · 화학적 · 생물학적 · 경제적 환경 등을 포함하며, 가장 중요한 요소이다.<br>• 지렛대 역할을 수행한다. |

㉡ 병원체, 숙주, 환경 이 세가지 요인이 균형을 이룰 때 건강함을 의미한다.

㉢ 숙주요인이 우세하거나 환경요인이 숙주요인 쪽에 유리하게 작용되면 숙주요인 쪽으로 기울어지면 건강의 증진을 의미한다.

㉣ 병인요인이 우세하거나 환경요인이 병인요인 쪽에 유리하게 작용할 경우에는 평형파괴로 건강저해와 질병 발생을 의미한다.

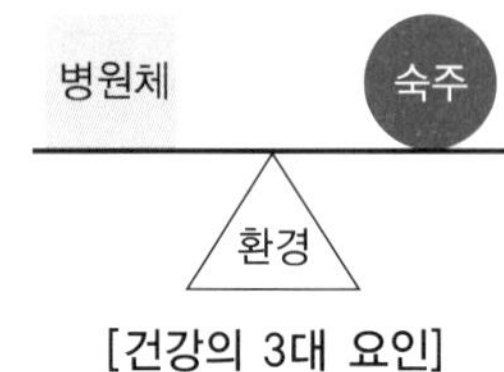


[건강의 3대 요인]

④ 사회 · 생태학적 모형 기출 2022 서울시

㉠ 사회 · 생태학적 모형은 생태학적 모형에서 강조하던 3대 요인(병원체요인, 숙주요인, 외부환경요인) 중 병원체요인을 개인행태요인으로 대체한 이론으로, 개인의 행태적 측면이 질병발생의 원인으로 작용한다는 모형이다.

㉡ 만성퇴행성 질환의 발생과 관리를 설명하는 데에 적합하다.

⑤ 역학적 삼각형 모형

㉠ 질병발생의 3대 주요인자인 병인적 인자, 숙주적 인자, 환경적 인자의 상호관계에서 질병이 발생된다는 설이다.

㉡ 세 개의 요인 중 어느 한 가지 요인이라도 변동을 일으켜 평형이 깨지고 어느 한쪽으로 기울어진 상태일 때 질병 혹은 유행이 발생된다는 것이다.

㉢ 이 모형은 감염병발생에 대한 설명에 잘 맞는 장점이 있는 반면, 선천성 질환 등 유전적 소인이 있는 질병이나 비감염성 질환의 발생을 설명하는 데에는 한계가 있다.

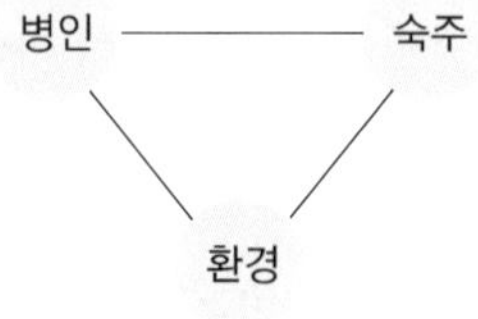


[병인, 숙주, 환경의 상호관계]

⑥ 거미줄(원인망)모형

㉠ 질병발생의 요인이 어느 특정한 요인에 의해서 이루어지는 것이 아니라, 여러 가지 요인들과 연결되어서 발생되어 마치 거미줄 모형과 같은 복잡한 상호관계로 얽혀져서 발생된다는 모형이다.

㉡ 이 모형은 심근경색증과 같은 비감염성 질환의 발생을 이해하는데 유리하다.

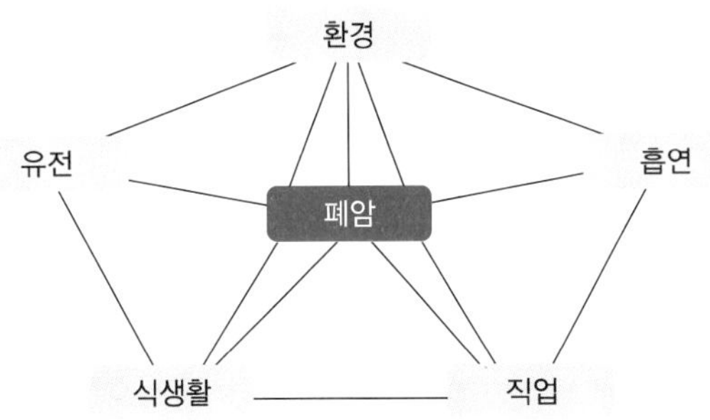


[거미줄(원인망)모형]

⑦ 수레바퀴모형

㉠ 바퀴의 중심부분은 숙주가 되며, 그 핵심은 인간의 유전적 요인에 해당된다. 숙주를 중심으로 그 밖을 환경이 둘러싸고 있으며, 환경은 생물학적・사회적・물리화학적인 환경으로 분리한다.

㉡ 이 모형에서 질병의 발생에 기여하는 비중은 질병에 따라서 다르다.

㉢ 원인망모형의 근본적인 개념을 갖고 있으면서도 원인망모형과는 대조적으로 비감염병질환 발생의 이해에 용이하다.

㉣ 수레바퀴모형은 다른 모형과 달리 병원체요인은 넣지 않는다.

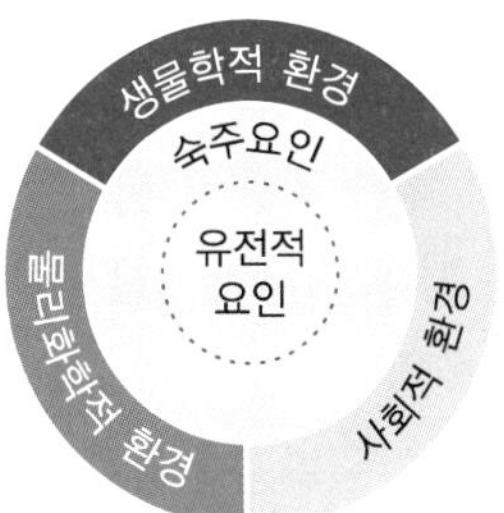


[수레바퀴모형]

### (6) 건강영향평가(HIA)

① 의의(세계보건기구의 정의)

"건강영향평가는 인구의 건강에 잠재적인 영향을 주고, 인구집단 내에 영향이 확산된다고 판단되는 정책, 프로그램, 프로젝트를 평가하는 절차와 방법 그리고 도구의 조합"이다.

② 목 적

목적은 정책, 프로그램, 프로젝트 등으로 인해 나타날 수 있는 긍정적인 건강영향은 최대화하고 부정적인 건강영향은 최소화하는 것이다.

③ 건강영향평가의 절차

건강영향평가의 절차는 다음과 같이 여섯 가지 단계로 구성된다.

| 단계 | 내용 |
|---|---|
| 스크리닝 | 제안된 정책, 프로그램, 프로젝트를 위해 건강영향평가(HIA)가 필요한지 여부를 결정짓는 단계 |
| 스코핑 | 건강영향평가의 내용과 방법에 있어서 범위를 설정하고, 평가단이 평가를 수행해야 할 업무를 과업지시서의 형태로 작성하는 단계 |
| 확 인 | 건강영향을 평가하기 위해 필요한 여러 가지 정보들이 있는지 확인하는 단계 |
| 평 가 | 정책 등 평가 대상이 건강에 어떤 영향을 미치는지 그 연결고리를 분석하는 단계 |
| 권고사항을 포함한 보고서 작성 | 평가한 내용을 의사결정자들이 정책 등에 반영할 수 있도록 평가보고서 작성하여 전달하는 단계 |
| 평가 및 추후조사 | 건강영향평가의 과정, 영향 그리고 결과를 평가하는 단계 |

④ 건강영향평가의 유형

㉠ 데스크탑 건강영향평가(Desk top HIA, Desk-based HIA)

전담자 한 사람이 2~6주간 실시하는 것을 말하며, 주로 시간과 자원이 제한적일 때 사용한다. 이미 발표된 설문조사 결과, 관련 논문과 문헌 등 쉽게 접근 및 이용이 가능한 자료를 수집·분석·평가하여 건강영향평가를 실시하는 방법이다.

㉡ 간이 건강영향평가(Rapid HIA)

전담자 한 사람이 6~12주간 실시하는 방법이다. 이는 시간과 자원이 제한적일 때 사용하는 방법이다. 기존 자료수집, 분석 및 주요 이해관계자와 전문가의 제한적인 의견이 들어간다. 자료수집과 회의 개최, 정보수집과 평가활동을 중심으로 하고, 내부적으로 역량에 한계가 있을 때 외부기관과 협력한다.

㉢ 중간 건강영향평가(Intermediate HIA)

전담자 한 사람이 12주에서 6개월까지 진행하는 방법이다. 충분한 시간과 자원이 제공될 때 가능하다. 기존 자료수집 및 분석뿐 아니라 주요 정보제공자와 이해관계자로부터 제공받은 질적인 데이터를 수집할 수 있다. 자료수집과 회의 개최, 이해관계자들과 주 정보제공자들 확인, 정성적이고 정량적인 정보 분석이 가능하다. 내부적인 역량의 한계시 외부기관과 협력할 수 있다.

㉣ 포괄적 건강영향평가(Comprehensive HIA)

전담자 한 사람이 6~12개월 동안 진행하는 것을 포괄적 HIA라고 하는데, 충분한 시간과 자원이 제공될 때 가능하다. 복합적인 정보(정성적, 정량적인)수집 및 분석을 할 수 있다. 자료수집과 회의 개최, 이해관계자들과 주 정보제공자들 확인, 정성적이고 정량적인 정보 분석이 가능하다. 내부적인 역량의 한계시 외부기관과 협력할 수 있다.

[건강영향평가의 유형]

| 데스크탑 평가 | 간이 평가 | 중간 평가 | 포괄적 평가 |
|---|---|---|---|
| 전담자 한 명이<br>2~6주간 | 전담자 한 명이<br>6~12주간 | 전담자 한 명이<br>12주~6개월 | 전담자 한 명이<br>6~12개월 |
| 잠재적인 건강영향에 대한 광범위한 검토 제공 | 잠재적인 건강영향에 대한 보다 자세한 검토 제공 | 잠재적인 건강영향에 대한 보다 면밀한 평가와 구체적으로 예측된 영향에 대한 보다 상세한 정보 제공 | 잠재적인 건강영향에 대한 포괄적인 평가 제공 |
| 시간과 자원이 제한적일 때 사용 | 시간과 자원이 제한적일 때 가능 | 많은 시간과 자원 필요 | 많은 시간과 자원 필요 |
| 기존 자료의 수집 및 분석에 기초한 언제든지 쉽게 할 수 있는 작업(off the shelf) | 기존 자료수집 및 분석과 제한된 범위의 주요 이해관계자 및 전문가로부터의 투입 | 기존 자료수집 및 분석뿐 아니라 주요 정보제공자와 이해관계자로부터 질적인 자료수집 | 복합적인 자료원(정성적이고 정량적인)에서 얻은 자료의 수집 및 분석 |
| 이미 마련된 자원에 접근하고 정보를 조합 및 평가하는 활동 | 자료수집과 회의 개최, 정보수집과 평가활동, 내부적으로 역량에 한계가 있을 때 외부 평가자에게 위탁하는 방안 고려 | 자료수집과 회의 개최, 이해관계자들과 주 정보제공자들 확인, 정성적·정량적인 정보수집 및 분석, 정보의 종합 및 평가, 내부적인 역량의 한계시 외부 평가자에게 위탁하는 방안 고려 | 자료수집과 회의 개최, 이해관계자들과 주 정보제공자들 확인, 정성적·정량적인 정보수집 및 분석, 정보의 종합 및 평가, 내부적인 역량의 한계시 외부 평가자에게 위탁하는 방안 고려 |
| 적은 영향력 ◀ | | | ▶ 많은 영향력 |

## (7) 국민건강영양조사

### ① 개 요

㉠ '국민건강영양조사'는 「국민건강증진법」 제16조에 근거하여 국민의 건강 및 영양상태를 파악하기 위해 실시되고 있다.

㉡ 보건복지부장관은 국민의 건강상태·식품섭취·식생활조사 등 국민영양조사를 매년 실시한다.

### ② 실시 목적

㉠ '국민건강영양조사'는 국민의 건강 및 영양상태에 관한 현황 및 추이를 파악하여 정책적 우선순위를 두어야 할 건강취약집단을 선별하고, 보건정책과 사업이 효과적으로 전달되고 있는지를 평가하는데 필요한 통계를 산출한다.

㉡ 세계보건기구(WHO)와 경제협력개발기구(OECD) 등에서 요청하는 흡연, 음주, 신체활동, 비만 관련 통계자료를 제공하고 있다.

㉢ 실시목적에 따른 세부목표

ⓐ 국민건강증진종합계획의 목표지표 설정 및 평가 근거자료 산출

ⓑ 흡연, 음주, 영양소섭취, 신체활동 등 건강위험행태 모니터링

ⓒ 주요 만성질환 유병률 및 관리현황(인지율, 치료율, 조절률 등) 모니터링

ⓓ 질병 및 장애에 따른 삶의 질, 활동제한, 의료이용 현황 분석

ⓔ 국가간 비교 가능한 건강지표 산출

③ 조사항목

| 구분 | 내용 |
|---|---|
| 건강상태조사 | • 신체상태<br>• 영양관계 증후<br>• 기타 건강상태에 관한 사항 |
| 식품섭취조사 | • 조사가구의 일반 사항<br>• 일정한 기간의 식사 상황<br>• 일정한 기간의 식품섭취 상황 |
| 식생활조사 | • 가구원의 식사 일반 사항<br>• 조사가구의 조리시설과 환경<br>• 일정한 기간에 사용한 식품의 가격 및 조달 방법 |

④ 결과활용

㉠ 국민건강증진종합계획 수립 및 평가

㉡ 국제기구(OECD, WHO 등)가 요구하는 건강지표 통계 산출과 국가간 비교

㉢ 소아·청소년 표준성장도표 개발

㉣ 영양섭취기준의 제정

㉤ 건강 및 영양 취약계층 파악

㉥ 프로그램 개발, 예방 및 관리 방안 수립

## 2 건강증진

### (1) 건강증진의 개요

① 건강증진의 개념 기출 2019 서울시

| 구분 | 내용 |
|---|---|
| 협의의 건강증진 | • 건강증진의 좁은 의미로서 1차적 예방수단으로 국한하는 것을 말한다. 질병과 건강의 연속선상에서 볼 때 중심점에서 적극적 건강의 향상을 위한 방향을 추구한다.<br>• 안녕을 위한 1차적 예방수단을 통하여 이룩하는 건강상태에 주된 관심을 갖는 개념이다.<br>• 비병원성기에 1차적 예방수단을 강구하는 것이다.<br>• 적당한 운동, 영양, 휴식과 스트레스 관리를 통한 저항력을 길러주는 것이다. |
| 광의의 건강증진 | • 협의의 건강증진 + 질병위험요인의 조기 발견과 관리를 위한 2차적 예방수단을 말한다.<br>• 질병과 건강의 연속선상에서 볼 때 중심점에서 건강하지 않은 상태로 인한 아픔이나 질병이환 등 원하지 않는 건강상태 등 부정적 건강으로부터의 예방을 포함한 건강 향상을 지향하는 것이다. |

② 세계보건기구의 정의(1985)

건강증진이란 개인으로 하여금 건강결정인자들에 대한 통제력을 증가시킴으로써 스스로 건강을 향상하게 하는 과정이라고 하였다.

### ③ 오타와(Ottawa) 헌장 기출 2014, 2017 지방직 기출 2019 서울시

㉠ WHO 제1회 국제건강증진회의(1986년, 캐나다 오타와)에서 채택되었으며, 건강증진은 "사람들이 자기건강에 대한 관리를 증가시켜 건강을 개선할 수 있도록 하는 과정"이라고 하였다.

㉡ 건강증진의 개념정립, 건강평등실현에 초점을 두고 3대 원칙과 5대 실천전략을 제시하였으며, 건강증진을 통한 모든 사람들의 건강평등실현에 초점을 두고 있다.

| | | |
|---|---|---|
| 3대 원칙 | 옹 호 | 건강에 대한 대중의 관심을 불러일으키고, 정책입안자나 행정가들에게는 보건의료수요를 충족시킬 수 있는 보건정책을 수립해야 한다는 것을 촉구하는 것이다. |
| | 역량강화 | 본인과 가족의 건강을 유지할 수 있게 하는 것을 그들의 권리로서 인정하며, 이들이 스스로의 건강관리에 적극 참여하며 자신들의 행동에 책임을 느끼도록 지원하는 환경을 조성하는 것이다. |
| | 연합(중재) | 모든 사람들이 건강을 위한 발전을 계속하도록 건강에 영향을 미치는 경제, 언론, 학교 등 모든 관련 분야 전문가들이 협조 및 집단간의 연합을 말한다. |
| 5대 실천영역 | 건강한 공공정책수립 | 정책이 사람들의 건강에 어떠한 영향을 미치는가를 생각하여 건강에 좋은 공공정책을 수립하도록 하여야 한다. |
| | 지원적 환경의 조성 | 지원적인 환경의 조성은 건강에 좋은 환경을 만드는 것이다. 건강에 대한 바람직한 환경을 만들기 위해서는 사회적・생태학적 접근이 요구된다. |
| | 지역사회활동의 강화 | 지역사회 자원을 조직화하고 건강 관련 활동을 더욱 활발하게 하는 것이다. 이 과정에서 가장 중요한 것은 지역사회의 역량을 높이는 것이다. |
| | 개인적 기술개발 | 건강에 대한 정보를 제공하고 교육을 실시하여 각 개인들이 자신의 건강증진에 필요한 기술을 갖도록 하는 것이다. 이러한 활동들은 가정, 학교, 직장 및 지역사회 중심으로 촉진되어야 한다. |
| | 보건서비스의 재정립 | 지역사회 주민의 요구에 알맞은 보건서비스를 개발하고, 건강추구에 기여하는 보건의료체계 구축이 필요하다. 또한 보건부문의 역할을 임상치료의 영역을 넘어서 건강증진을 지향하여야 하며, 전문인력 교육훈련에 건강증진을 포함하여야 한다. |

**심화Tip 제7차 회의(케냐 나이로비, 2009) : 건강증진과 개발 – 수행역량 격차해소** 기출 2022 서울시

- 지역사회 권능부여
- 건강지식 및 건강행동
- 보건시스템 강화
- 파트너십 및 부분간 활동
- 건강증진 역량 구축

④ 건강증진에 대한 학자들의 주요 견해

| 학 자 | 견 해 |
|---|---|
| 그린과 레번<br>(Green & Raeburn) | 건강을 산출해내기 위한 건강교육, 그리고 그와 관련된 조직적・경제적・환경적 지지이다. |
| 브루베이커<br>(B. H. Brubaker) | 일반 대중의 생활양식 혹은 생활환경의 변화를 촉진하는 방법을 통해서 건강수준을 향상시키려는 건강관리이다. |
| 오도넬<br>(M. P. O'Donnell) | • 건강증진은 사람들이 최적의 건강상태로 향하도록 그들로 하여금 생활양식을 바꾸도록 돕는 과학이자 예술이다.<br>• 생활양식은 건강인식의 증가, 행태의 변화, 건강습관을 지원하는 환경의 조성 등과 같은 복합적인 노력에 의하여 변화가 촉진되는데 환경적 지원이 생활양식의 지속적인 변화에 가장 큰 영향을 미친다고 보았다.<br>• 최적의 건강은 육체적・정서적・사회적・영적・지적 건강의 균형을 이룬 상태이다. |
| 브레슬로<br>(L. Breslow) | 건강증진은 질적・양적으로 충분한 삶의 가능성을 향상시키는 모든 수단들로서 특정 질환에 대한 예방 이상의 의미를 갖고 있다. 즉 신체적・정신적 기능을 유지・증대시키고, 건강에 해로운 요인에 대한 저항력을 기르기 위한 수단을 포함한다고 하였다. 접근방법으로는 예방의학적 수단, 환경적 수단, 행동적 수단 등이 있다.<br>• **예방의학적 수단** : 사전에 질병의 발생을 막는 1차 예방과 질병의 조기발견 및 조기치료를 의미하는 2차 예방 등을 말한다. 건강검진, 보건의료서비스 제공 등이 있다. 예를 들면 고혈압에 대한 조기발견 및 조기치료이다.<br>• **환경적 수단** : 건강보호를 위한 환경통제를 말한다. 위해환경요소의 규제, 식・의약품 안전관리 등이 있다. 예를 들면 고혈압을 방지하기 위하여 식품에 지방이나 염분함유량을 줄이는 것이다.<br>• **행동적 수단** : 건강에 유익한 방향으로 행동하도록 하는 것을 말한다. 금연, 절주, 운동, 영양, 식생활개선, 스트레스 관리, 개인위생 관리 등이 있다. |

⑤ 국민건강증진종합계획

㉠ 1995년 「국민건강증진법」 제정으로 더욱 적극적인 국민의 건강증진 및 질병예방 정책을 추진하기 위해 국가에서 수립하는 종합계획이다.

㉡ 제3차 HP2020과 제4차 HP2020 비교(Health Plan 2020)

| 분 야 | 제3차 HP2020(2011~2015년) | 제4차 HP2020(2016~2020년) |
|---|---|---|
| 목 표 | 건강형평성 추가 | 건강수명의 연장과 건강형평성의 제고 |
| 건강생활<br>실천확산 | 1. 금연<br>2. 절주<br>3. 신체활동<br>4. 영양 | 1. 금연<br>2. 절주<br>3. 신체활동<br>4. 영양 |
| 만성퇴행성<br>질환관리 | 5. 암<br>6. 건강검진<br>7. 관절염<br>8. 심뇌혈관질환<br>9. 비만<br>10. 정신보건<br>11. 구강보건 | 5. 암<br>6. 건강검진<br>7. 관절염<br>8. 심뇌혈관질환<br>9. 비만<br>10. 정신보건<br>11. 구강보건 |

| 감염질환관리 | 12. 예방접종<br>13. 비상방역체계<br>14. 의료관련감염<br>15. 결핵<br>16. 에이즈 | 12. 예방접종<br>13. 비상방역체계<br>14. 의료관련감염<br>15. 결핵<br>16. 에이즈 |
|---|---|---|
| 안전환경보건 | 17. 식품정책<br>18. 손상예방<br>19. 건강영향평가 | 17. 식품안전<br>18. 손상예방 |
| 인구집단<br>건강관리 | 20. 모성건강<br>21. 영유아건강<br>22. 노인건강<br>23. 근로자건강증진<br>24. 군인건강증진<br>25. 학교보건<br>26. 다문화가족건강<br>27. 취약가정방문건강<br>28. 장애인건강 | 19. 모성건강<br>20. 영유아건강<br>21. 노인건강<br>22. 근로자건강증진<br>23. 군인건강증진<br>24. 학교보건<br>25. 취약가정건강<br>26. 장애인건강 |
| 사업체계관리 | 29. 기반(인프라)<br>30. 평가<br>31. 정보 및 통계<br>32. 재원 | 27. 사업체계관리 |

**심화Tip** 제5차 국민건강증진종합계획(Health Plan 2030, 2021~2030)

| 비 전 | | 모든 사람이 평생건강을 누리는 사회 | |
|---|---|---|---|
| 목 표 | | 건강수명 연장, 건강형평성 제고 | |
| 기본 원칙 | | 1. 국가와 지역사회의 모든 정책 수립에 건강을 우선적으로 반영한다.<br>2. 보편적인 건강수준의 향상과 건강형평성 제고를 함께 추진한다.<br>3. 모든 생애과정과 생활터에 적용한다.<br>4. 건강친화적인 환경을 구축한다.<br>5. 누구나 참여하여 함께 만들고 누릴 수 있도록 한다.<br>6. 관련된 모든 부문이 연계하고 협력한다. | |
| 중점과제 | 건강생활 실천 | 1. 금연<br>3. 영양<br>5. 구강건강 | 2. 절주<br>4. 신체활동 |
| | 정신건강 관리 | 6. 자살예방<br>8. 중독 | 7. 치매<br>9. 지역사회 정신건강 |
| | 비감염성질환 예방관리 | 10. 암<br>12. 비만 | 11. 심뇌혈관질환<br>13. 손상 |
| | 감염 및 환경성질환 예방관리 | 14. 감염병예방 및 관리<br>15. 감염병위기대비, 대응(검역/감시, 예방접종 포함)<br>16. 기후변화성 질환 | |

| | | |
|---|---|---|
| 중점과제 | 인구집단별 건강관리 | 17. 영유아 18. 청소년(학생)<br>19. 여성 20. 노인<br>21. 장애인 22. 근로자<br>23. 군인 |
| | 건강친화적 환경 구축 | 24. 건강친화적법제도 개선<br>25. 건강정보 이해력 제고<br>26. 혁신적 정보 기술의 적용<br>27. 재원마련 및 운용<br>28. 지역사회지원 확충 및 거버넌스 구축 |

### (2) 건강행위

① 건강행위란 건강을 유지하고 증진하는데 영향을 미치는 행동이나 습관을 말한다.

② 'Alameda 7'의 7가지 건강행위

브레슬로(L. Breslow)의 연구에서 'Alameda 7'이라고 불리는 다음 7가지 건강행위가 수명연장과 관련이 있다고 밝혀졌다.

| 구 분 | 건강행위 |
|---|---|
| 1 | 하루에 7~8시간의 수면을 취한다. |
| 2 | 매일 아침 식사를 한다. |
| 3 | 간식을 먹지 않는다. |
| 4 | 적절한 체중을 유지한다. |
| 5 | 규칙적으로 운동을 한다(일주일에 3번 이상). |
| 6 | 술을 적당히 마시거나 마시지 않는다. |
| 7 | 담배를 피우지 않는다. |

③ 건강행위의 종류 기출 2019 서울시

건강행위는 질병예방 및 건강보호행위, 질병행위, 환자역할행위 등으로 나눌 수 있다(Kasl & Cobb, 1966).

| 구 분 | 의 의 | 사 례 |
|---|---|---|
| 질병예방 및 건강보호행위 | 자신이 건강하고 아무런 질병의 증후가 없다고 믿는 사람들에서 나타나는 행위이다. | • 적절한 수면<br>• 규칙적인 식습관<br>• 적정체중 유지<br>• 여가활동<br>• 절주<br>• 금연 |
| 질병행위 | 질병의 증후가 있다고 믿는 사람들의 감정에 의해 유발되는 행위이다. | • 증상에 대한 불만 토로<br>• 친구, 친지, 친척들에게 도움을 청하거나 조언을 구함<br>• 의사를 만나기 위해 일정을 잡음 |
| 환자역할행위 | 스스로 또는 남들이 아프다고 진단한 사람들에 의해서 보이는 행위이다. | • 의료인에게 치료 받음<br>• 처방대로 약 복용<br>• 건강회복을 위한 휴식 |

④ 건강행위의 영향 요인

㉠ 소인성 요인

ⓐ 자신이 갖고 있는 요인으로 행위를 초래하거나 행위의 근거가 되는 요인이다.

ⓑ 여기에는 지식, 신념, 가치, 인식 등이 있다.

㉡ 촉진(가능) 요인

ⓐ 행위가 실제로 나타나도록 하는 행위이전의 요인이다. 건강행위를 수행하는데 필요한 자원과 기술이 해당된다.

ⓑ 자원으로는 보건의료시설, 인력, 학교 등이 포함되고, 기술은 신체운동, 휴식요법, 의료기기를 사용하는 것 등이 있다.

㉢ 강화 요인

ⓐ 건강행동이 계속되거나 반복되도록 보상을 제공하는 행위와 관련된 요인이다.

ⓑ 사회적 지지, 동료의 영향, 의료제공자에 의한 충고나 피드백 등을 말한다. 또한 행위를 함으로써 신체적으로 얻는 결과를 포함한다.

ⓒ 부정적 강화는 잘못된 행동에 대한 대체보상(상벌)이다.

## 3 지역사회 정신보건관리

### (1) 정신보건관리 목표

① 공중보건이 지향하는 정신보건사업의 가장 중요한 목표는 지역사회 전체 주민의 정신건강 증진과 유지, 정신질환의 예방활동과 정신질환자의 조기발견·조기치료 및 정신질환 치료 후 사회복귀를 돕는 것이다.

② 가장 중요한 것은 정신장애 발생의 예방사업이라 할 수 있다.

### (2) 지역사회 정신보건관리 활동

① 정신질환자의 실태를 우선적으로 파악하여야 한다.

② 정신의학교육에 대한 정부의 다각적인 지원이 필요하다.

③ 지역사회의 정신질환자를 위한 시설(정신병원의 정신과, 진료소, 정신보건 상담소 등)을 확충하고 전문인력의 확보가 필요하다.

④ 「정신건강증진 및 정신질환자 복지서비스 지원에 관한 법률」 등 법률의 정비는 물론 법적·제도적·행정적 관리 및 보건교육이 강화활동이 중요하다.

### (3) 블룸(B. Bloom, 1984)의 지역사회 정신건강의 특성

① 지역사회를 기반으로 한 실천 활동

② 지역사회 전체 대상

③ 질병의 예방과 건강증진을 강조

④ 지속적이고 포괄적인 서비스

⑤ 간접 서비스가 필요
⑥ 개혁적인 임상 전략이 필요
⑦ 프로그램은 지극히 현실적으로 계획
⑧ 비전문인력이나 준전문인력 등의 새로운 인력이 참여
⑨ 지역사회가 적극적으로 참여
⑩ 지역사회 내에서의 스트레스 요인이 발견되고 관리

**심화Tip 정신건강증진센터**

지역사회내 정신질환자의 등록관리, 사례관리, 주간재활(Day care), 교육・훈련, 타 기관 연계 등 정신질환자 관리, 재활사업 추진 및 지역주민의 정신건강, 자살예방 등 지역사회 정신건강 증진사업을 수행한다.

### (4) 램(H. R. Lamb, 1988)의 지역사회 정신건강사업의 원칙

| 구분 | 내용 |
|---|---|
| 지역주민에 대한 책임 | • 지역사회의 정신보건센터가 관장하는 지역을 진료권 또는 관할구역(catchment area)이라고 하며, 그 지역주민의 정신건강에 대한 책임을 진다.<br>• 지역주민들에게 예방 및 직접적인 치료에 이르는 다양한 서비스를 제공하는 책임을 말한다(유아, 노인, 소수민족, 만・급성환자 등). |
| 근접성 | 자신의 집과 가까운 곳에서 관리를 받음으로써 집, 지역사회로부터 단절되는 것을 예방한다. |
| 포괄적 서비스 | 자문, 상담, 응급처치, 입원, 부분입원, 외래치료, 정신사회재활, 소아/노인 특수서비스, 알코올 중독과 약물남용 관리, 추후관리, 사례관리 등을 모두 포함한다. |
| 팀 접근 | 정신과의사, 정신보건간호사, 사회복지사, 임상심리사, 작업치료사 등 여러 전문 분야의 전문가들이 하나의 팀으로 구성되어 다양한 치료적 접근을 하는 팀 접근법이다. |
| 치료의 연속성 | 현재의 치료가 과거의 치료와 연계되고 조화를 이루는 것이다. |
| 지역주민의 참여 | • 지역주민의 욕구를 반영하여 치료프로그램을 결정한다.<br>• 주민들의 참여가 클수록 성과가 좋아질 수 있다. |
| 간접서비스 | • 집단의 삶에 영향을 미칠 수 있는 교사, 종교지도자 또는 방문보건간호사 등을 적극적으로 활용한다.<br>• 각 분야의 책임자들을 통하여 정신보건과 관련된 전문적인 지식과 기술을 논의하고 조언을 받는다. |
| 평가와 연구 | 현재 제공되고 있는 서비스가 지역주민의 요구와 일치하며 계획에 맞게 제공되었는지 평가하고, 새로운 계획을 세운다. |
| 예방활동 | • 적극적인 1차 예방 : 정신장애의 발생을 감소시키는 일<br>• 진단과 치료로서 2차 예방 : 조기발견과 즉각적인 중재<br>• 재활개념으로서 3차 예방 : 재활과 지속적인 건강관리 |
| 자 문 | 정신보건 전문가가 자신의 전문적인 지식과 경험을 바탕으로 논의, 조언 등을 해주는 과정이다. |
| 정신보건과 사회복지서비스의 연결 | 사회적, 직업적 재활서비스와 주거서비스 등 사회복지서비스가 필요하다. |

### (5) 지역사회 정신건강사업 수행의 9가지 원칙(P. Bachrach, 1989)

① 가장 심한 정신장애인의 치료와 관리에 최우선 순위를 부여한다.

② 지역사회의 다른 자원과 현실적인 연계를 유지한다.

③ 병원치료를 최대한 활용하는 것 외에 병원 밖의 대안적 치료를 개발한다.

④ 각 환자에게 맞는 개별적 치료계획을 수립한다.

⑤ 문화적 차이와 특성을 고려한다.

⑥ 수용가료를 받지 않는 만성정신질환자의 실생활 문제에 초점을 맞출 수 있는 치료진의 비율을 높인다.

⑦ 환자 대 치료진의 비율을 높인다.

⑧ 일정 기간 치료를 필요로 하는 환자를 위하여 병원 병상의 일부를 활용한다.

⑨ 프로그램이 항상 환자의 필요에 의해 운영되고 있는지를 평가한다.

# 02 보건교육

## 1 보건교육의 일반 사항

### (1) 보건교육의 정의

① 「국민건강증진법」 제2조

"보건교육"이라 함은 개인 또는 집단으로 하여금 건강에 유익한 행위를 자발적으로 수행하도록 하는 교육을 말한다.

② 미국 보건교육용어제정위원회

보건교육이란 "개인 또는 집단의 건강에 관여하는 지식·태도 및 행위에 영향을 미칠 목적으로 학습 경험을 베풀어 주는 과정"이라 하였다.

③ 세계보건기구(WHO)

보건교육을 "건강에 관한 신념, 태도, 행동에 영향을 주는 개인, 집단, 지역에서의 모든 경험, 노력, 과정 중 계획된 것"으로 정의하고 있다.

④ 그라우트(R. Grout)

보건교육이란 "건강에 관한 지식을 교육이라는 수단을 통해 개인, 집단 또는 지역사회 주민의 행동을 바람직한 방향으로 바꾸어 놓는 것"이라 하였다.

⑤ 그린(I. W. Green) & 크로이터(M. W. Kreuter)

"건강수준을 향상시키는데 이로운 행동을 자발적으로 할 수 있도록 의도한 모든 학습경험의 조합"이라고 하였다.

### (2) 보건교육의 목적

① 보건교육의 궁극적인 목표

삶의 질 향상을 궁극적인 목표로 한다.

② 보건교육의 목적

개인과 지역사회의 건강을 향상·유지·증진시키는데 있다.

③ 보건교육의 목표(WHO 공중보건교육 전문위원회)

㉠ 건강은 지역사회의 귀중한 자산임을 인식시키는데 있다.

㉡ 보건사업의 발전을 이룩하고 이것을 활용토록 하는데 있다.

㉢ 지역사회에 있어서 각종 보건사업이 잘 추진되고 이것이 올바르게 실천될 수 있도록 한다.

㉣ 세계보건기구(WTO) 헌장에 규정된 건강을 완전히 구현하기 위하여 개인이나 작은 집단의 구성원으로서 자기 스스로 하여야 할 일을 수행하도록 하고, 그와 같은 능력을 가지도록 돕는데 있다.

### (3) 보건교육의 필요성 기출 2021 서울시

① 건강에 관한 올바른 지식 및 기술제공을 통하여 스스로 건강관리 능력을 향상시키기 위해서 보건교육이 필요하다.

② 질병양상의 변화로 건강행위 실천이 중요하게 되었다. 건강행위의 실천은 개인적 의지에 달려 있으므로 인간의 생각, 태도 등을 변화시키는데 가장 효과적인 것이 보건교육이다.

③ 보건사업의 효과를 극대화시키는데 중요하다. 앤더슨(G. Anderson)은 공중보건의 3요소로 보건서비스, 법규에 의한 규제, 보건교육을 들고, 이 중에서 가장 중요한 것은 보건교육이라 하였다. 국가나 지역사회가 아무리 좋은 보건서비스를 제공하고, 또한 아무리 좋은 법과 규제를 가지고 있다 하더라도 보건교육을 통한 주민들의 이해와 협조 그리고 적극적인 참여 없이는 보건사업의 효과를 극대화하는 것이 불가능하기 때문이다.

**심화Tip 「국민건강증진법 시행령」 제17조에 명시된 보건교육의 내용**

1. 금연 · 절주 등 건강생활의 실천에 관한 사항
2. 만성퇴행성 질환 등 질병의 예방에 관한 사항
3. 영양 및 식생활에 관한 사항
4. 구강건강에 관한 사항
5. 공중위생에 관한 사항
6. 건강증진을 위한 체육활동에 관한 사항
7. 그 밖에 건강증진사업에 관한 사항

## 2 보건교육의 철학 및 접근방법

### (1) 보건교육 철학

① 행동변화 철학

불건강한 행동을 수정하기 위한 행동계약, 목표설정, 자기감시 등 측정 가능한 목표를 설정하여야 한다.

② 인지근거 철학

내용과 정보습득에 초점을 두고 개인과 집단이 자신의 건강에 관한 의사결정을 잘 내리도록 지식을 증가시키는 철학이어야 한다.

③ 의사결정 철학

교육대상자가 가장 적합한 방법을 선택할 수 있도록 다양한 교육방법이 사용되어야 한다.

④ 자유의지 · 기능 철학

자신의 이득에 근거하여 건강관련 의사결정을 스스로 결정할 수 있도록 하여야 한다.

⑤ 사회변화 철학

개인 또는 집단의 건강을 위해서 사회적 · 정치적 · 경제적 변화가 요구되어야 한다.

⑥ 절충적·다방면의 철학

보건교육자들은 대상자, 보건교육 내용, 보건교육 현장, 보건교육 목적에 따라 다양한 접근이 필요하다.

(2) 보건교육의 접근방법

① 질병 중심 접근

㉠ 건강관리에 대한 개념이 질병모형에서 비롯된 것일 때의 접근방법이다.

㉡ 병이 없으면 건강하다고 생각하던 시대의 방법으로서 보건교육 내용이 질병예방 치료에 국한된다.

② 행위변화 중심 접근

㉠ 건강관리에 대한 개념이 건강모형에서 비롯된 것일 때의 접근방법이다.

㉡ 건강에 영향을 미치는 것으로 개개인의 생활습관을 가장 중요한 변수로 본다. 따라서 건강에 영향을 주는 잘못된 건강행위변화가 보건교육 접근에 중요한 초점이 된다.

㉢ 현재 우리나라 건강증진 사업에서 강조하는 금연, 운동, 식습관 변화 도모에 대한 노력이 여기에 해당한다.

③ 교육적 접근

㉠ 교육 자체가 대상자의 변화를 목표로 하고 있기 때문에 보건교육도 일반교육 과정에 포함하여 자연스럽게 시도하려는 방법이다.

㉡ 건강인들에게 건강을 유지·증진하는데 필요한 교육을 생애주기별로 교육하는 방법이다.

㉢ 단기적이기보다는 장기적인 효과를 가져 온다.

④ 대상자 중심 접근(Client－directed approach)

보건 분야에서 현재 가장 많이 사용하고 있는 전략이다.

⑤ 사회변화 유도 중심 접근(Social change approach)

건강증진이 강화되면서 더욱 강조되고 있는 전략이다.

## 3 개입수준별 보건교육이론

(1) 개인차원의 보건교육이론

① 건강신념모형(Health Belief Model) 기출 2021 서울시

㉠ 목 표

질병예방 행위에 유의한 영향을 미치는 요인을 파악하여 적절히 중재를 제공함으로써 질병예방 행위를 꺼리는 사람들이 질병예방 행위를 할 가능성을 높이는 것을 목표로 한다.

㉡ 발 전

1960년대 사회심리학자인 호흐바움(G. M. Hochbaum)에서 시작하여 1980년대 로젠스톡(I. M. Rosenstock)과 베커(M. H. Becker)를 중심으로 발전되었다.

㉢ 이론의 가정

ⓐ '신념(belief)'은 건강을 추구하는 행동에 중요한 역할을 한다고 가정한다.

ⓑ 인간이 건강에 이로운 행동을 하려면 2가지 조건이 필요하다고 보고 있다.

- 첫째, 질병에 대하여 위기감을 느껴야 한다.
- 둘째, 행동을 취하는 편이 더 낫다고 느껴야 한다.

**The 알아보기**

**건강신념모델의 3부분**
개인인식, 수정요인, 행동가능성

㉣ 건강신념모델의 3부분

ⓐ 개인인식(건강신념모델의 4가지 주요 신념)

| | |
|---|---|
| 인지된 질병의 감수성 | 개인이 특정 질병에 걸릴 가능성에 대해 인지하고 있는 정도이다. |
| 인지된 질병의 심각성 | • 특정 질병의 심각성에 대해 인지하는 정도이다.<br>• 사람들은 특정 질병이 어느 정도 심각한 것인지에 대해 서로 다른 견해를 갖고 있다. |
| 행위에 대한 인지된 혜택 | • 특정 행위를 함으로써 얻는 혜택에 대한 인지 정도이다.<br>• 특정 행위를 함으로써 질병에 걸리지 않을 것이라든지 또는 질병에 걸려도 가벼울 것이라고 인지하는 것이다. |
| 행위에 대한 인지된 장애 | • 특정 행위를 수행하는데 부딪칠 어려움에 대한 인지 정도이다.<br>• 행위를 수행하기 위해 들여야 하는 많은 비용이나 어디를 가야 하는 불편함 등이다. |

ⓑ 수정요인(조정요인)

| | | |
|---|---|---|
| 인구사회학적 요인 | 연령, 성별, 인종, 민족 등 | 병에 걸릴 가능성의 인지정도가 서로 다른 것은 사람들의 인구학적 특성, 사회・심리학적 특성, 그리고 질병지식, 선행경험 등에 의해 질병에 대한 감수성이 다르기 때문이다. |
| 사회심리학적 요인 | 사회 계층, 동료 압박 등 | |
| 구조적인 요인 | 질병지식, 질병관련 과거 경험 등 | |
| 행동의 중재 | 타인의 권유, 의료진이 제공한 유인물, 대중매체 광고 등 | 이런 중재의 효과는 사람들의 인지된 개인의 특정 질병에 대한 감수성, 질병의 심각성에 대한 인지정도 등에 따라 달라질 수 있다. |

ⓒ 행동가능성(질병예방행위를 할 가능성)

| | |
|---|---|
| 혜택과 장애의 차이 | 특정 질병예방행위를 함으로써 얻게 될 혜택에 대한 인지정도가 행위를 하는 데 있을 수 있는 장애에 대한 인지 정도보다 클 경우에는 특정 질병예방행위를 할 가능성이 커진다. |
| 질병에 대한 인지된 위협 | 특정 질병에 대해 위협적으로 인지할수록 특정 질병예방행위를 할 가능성이 높아진다. 질병에 대한 인지된 위협은 조정요인, 즉 사람들의 인구학적, 사회심리학적 특성과 인지된 감수성 및 인지된 심각성, 그리고 중재방법에 따라 달라진다. |

② 인지일관성 접근모형(인지조화론)

㉠ 의의 : "사람들은 인지들 사이의 일관성을 추구하고, 일관성이 무너지면 회복하려는 동기가 유발된다"는 기본가정을 바탕으로 태도의 형성과 변화를 설명하는 접근모형이다.

**The 알아보기**

**인지일관성 접근모형의 3요소**

지식(K), 태도(A), 행동(P)

㉡ 기본전제 : 사람은 자신이 가지고 있는 지식(K), 태도(A), 행동(P)이 일관된, 즉 서로 조화를 이루고 있는 상태를 선호한다.

㉢ 새로운 지식 습득은 기존 조화를 이루던 지식(K), 태도(A), 행동(P)간에 부조화를 발생시키며, 이 경우 새로운 지식에 걸맞도록 행동을 바꾸는 등 부조화 해소를 위해 노력하게 된다.

㉣ 건강에 관한 새로운 지식을 교육하게 되면 건강한 생활태도를 갖게 되고, 이어서 건강한 행동을 실천하게 된다고 주장한다.

③ 합리적 행위이론

㉠ 의 의

인간의 행위를 행위에 대한 태도와 주관적 규범에 의하여 형성된 행위의도를 파악함으로써 행위를 예측하는 이론이다. 즉, 행위의도가 행위를 결정하는 요인이라고 생각한다.

㉡ 주요학자 : 피쉬벤(M. Fishben)과 아젠(I. Ajzen)

㉢ 4가지 주요 구성 개념 : '행위에 대한 태도', '주관적 규범', '행위의도', '행위'

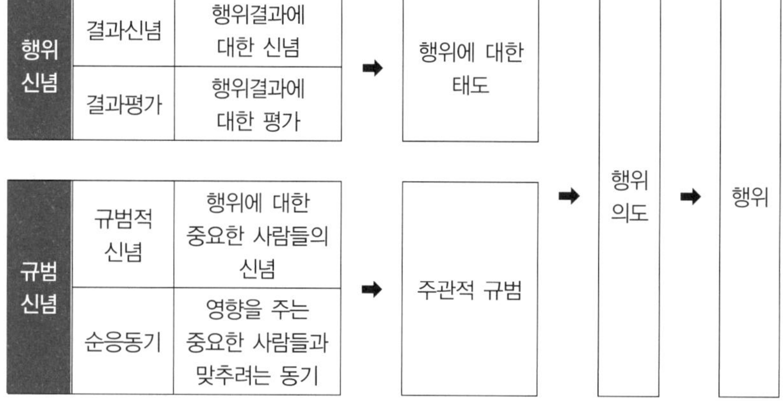


㉣ 행위에 대한 태도

ⓐ 행위결과에 대한 신념과 행위결과의 긍정적 또는 부정적 평가로 형성된다.

ⓑ 행위신념은 행위결과에 대한 좋고 나쁨과 같은 평가와 결과신념으로 이루어진다.

㉤ 주관적 규범

ⓐ 주관적 규범은 자기에게 의미 있는 사람들이 옳다고 여기는 것이 무엇인지를 인식하는 것으로, 본인이 느끼는 사회적 압력을 말한다.

ⓑ 자신에게 중요한 사람들이 어떻게 행동하고 기대하는지와 자신이 다른 사람을 닮아가고 순응하고자 하는 정도에 의하여 영향을 받는다.

ⓒ 주관적 규범은 특정 행위의 수행 여부에 대하여 의미 있는 사람들로부터 느끼는 사회적인 압력의 정도인 규범적 신념과 의미 있는 사람들의 신념에 따르려는 순응동기의 영향을 받는다.

④ 계획된 행동이론

㉠ 의 의

ⓐ 합리적 행위이론은 인간의 행위의도만으로 행위를 설명하기 때문에 인간의 의지에 의해 완전한 통제가 불가능한 행위들의 설명이 어렵다는 문제점이 있다. 이에 따라 합리적 행위이론에 추가로 지각된 행위통제를 추가하여 행위를 설명하고 있다.

ⓑ 지각된 행위통제란 그 행동이 얼마나 개인의 자발적 통제하에 있는지, 또는 개인이 그 행동에 대해서 상당정도의 통제력을 행사할 수 있는지를 말한다.

**The 알아보기**

**지각된 행위통제**

인간이 행위의도를 가지고 있는 경우에도 현실적으로 개인이 실제로 어떤 행동을 수행하기 위해서는 그러한 행동을 수행할 수 있는 상황(기회, 자원 등)하에 있어야 하며, 행위의도가 있더라도 그럴수 있는 상황에 있지 못하다면 행위로 이루어지지 않는다는 점에서 지각된 행위통제를 추가하였다.

㉡ 주요학자 : 계획적 행위이론은 합리적 행위이론을 아젠(I. Ajzen)이 더욱 발전시킨 이론이다.

㉢ 5가지 주요 구성 개념 : '행위에 대한 태도', '주관적 규범', '지각된 행위통제' '행위의도', '행위'

㉣ 행위에 대한 태도, 주관적 규범, 지각된 행위통제는 행위의도에 영향을 주게 되며, 행위의도에 의하여 행위가 일어나게 된다는 것이다. 그리고 지각된 행위통제는 행위의도뿐만 아니라 직접적으로 행위에 영향을 미친다고 보고 있다.

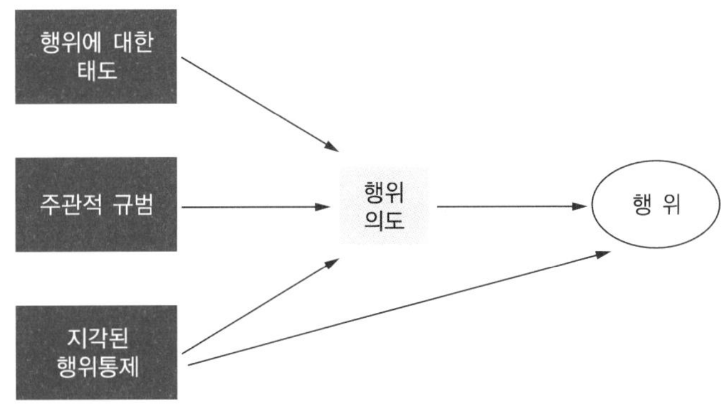


㉤ 계획적 행위이론에서는 긍정적인 '행위에 대한 태도', 높은 '주관적 규범', 할 수 있다는 '지각된 행위통제'를 가질 때 '행위의도'가 높아지고 '행위'가 일어나기 쉽다고 본다.

⑤ 범이론적 모형(행위변화단계 모델)

㉠ 의의 : 행위변화단계 모델은 사람의 행동이 바뀌고 그것이 유지되려면 5가지 단계를 거치게 된다는 것이다. 변화의 5단계, 즉 각 단계마다 변화의 개입방법, 변화에 대한 반대(변화의 비용)와 지지(변화의 이익), 자기효능감(건강행동을 할 수 있다는 자신감)과 유혹(불건강행동을 하려는 유혹)에 집중한 이론이다.

㉡ 주요학자 : 프로채스카(J. Prochaska)와 디클리멘테(C. Diclemente)

㉢ 변화의 5단계

| | | |
|---|---|---|
| 제1단계 | 인식전<br>(무관심기, 계획전 단계) | 앞으로 6개월 이내에 행동을 취할 의도가 없다. |
| 제2단계 | 인 식<br>(관심기, 계획단계) | 앞으로 6개월 이내에 행동을 취할 의도가 있다. |
| 제3단계 | 준 비 | 앞으로 30일 이내에 행동을 취할 의도가 있고, 이 방향으로 어떤 행동을 시도한다. |
| 제4단계 | 행 동 | 6개월 이내에 드러나는 행태변화가 있다. |
| 제5단계 | 유 지 | 6개월 이상 지속하여 정착하는 행태변화가 있다. |

㉣ 변화의 개입방법

| | | |
|---|---|---|
| 1단계 ~ 2단계 | 자의식 고양 | 건강행태에 관한 정보, 교육, 개인적 환류를 통해 깨달음이 증가한다. |
| | 감정적 경험 | 건강한 행동변화를 지지하는 새로운 사실이나 생각, 단서를 발견하고 배우고, 행동을 변화시키지 않았을 때 감정적인 면에서 건강에 관한 불안한 마음을 경험하는 것이다. |
| | 환경 재평가 | 개인의 가까운 사회적·물리적 환경에 대한 건강하지 않은 행동의 부정적 영향 또는 건강한 행동의 긍정적 영향을 깨닫는다. |
| | 사회적 변화인식 | 사회적 기준이 건강한 행동변화를 지지하는 방향으로 변화하는 것을 깨닫는다. |
| 2단계 ~ 3단계 | 자기 재평가 | 행동변화가 개인의 주체성의 중요한 부분임을 깨닫는다. |
| 3단계 ~ 4단계 | 서약(자기 해방) | 스스로 행동변화에 대한 동기를 부여하고 변화를 다짐한다. |
| 4단계 ~ 5단계 | 사회적 지원<br>(조력 관계) | 건강한 행동변화를 위한 사회적 지원을 찾거나 이용한다. |
| | 행동 치환 | 더 건강한 행동이나 인식으로 불건강행동을 대체한다. |
| | 강화 관리 | 긍정적 행동변화에 대한 보상은 늘리고, 불건강행동에 대한 보상은 줄인다. |
| | 자극 통제<br>(자극조절) | 불건강행동을 하도록 하는 리마인더(reminder)나 단서는 없애고 건강행동을 하도록 하는 리마인더(reminder)와 단서는 늘린다. |

⑥ 귀인이론(attribution theory)

㉠ 자신이나 다른 사람의 보인 행동에 대하여 그 원인과 결과를 밝힘으로써 개인에 대한 판단이 어떻게 다르게 되는지를 설명하고 있다. 기본적으로 이 이론에서는 개인의 행동을 관찰했을 때, 그 원인이 내적인 것인지 외적인 것인지를 결정하고자 한다. 개인의 행위에 대한 귀인이 개인의 능력이나 기술 등과 같은 개인 내적 요인의 경우와 업무의 특성, 상급자의 특성 등 개인 외적인 원인이나 환경적 요인에 의한 경우로 나누어진다.

㉡ 귀인의 3대 결정요인

| 구 분 | 내 용 | 원인의 귀속 | 예 시 |
|---|---|---|---|
| 차별성<br>(특이성) | 개인이 여러 가지 상황에서 각기 다른 행동을 보이는지 아닌지를 의미(관찰한 행동이 보기 드문 행동인지의 여부) | 높으면 외재적<br>낮으면 내재적 | K양이 시험에서 다른 과목은 다 잘 봤는데 보건행정만 유독 못 보았다면(특이성이 높다면) 보건행정시험이 어려웠다는 외재적 요인에 의한 결과로 볼 수 있다. |
| 합의성 | 동일한 상황에 직면한 사람들이 동일한 방식으로 반응하는지 여부 | 높으면 외재적<br>낮으면 내재적 | K양이 시험에서 점수가 크게 떨어졌는데 다른 사람도 크게 떨어졌다면 외재적 요인의 결과로 볼 수 있다. |
| 일관성 | 개인이 동일한 상황에서 같은 방식으로 오랜 시간 같은 반응을 보이는지 여부 | 높으면 내재적<br>낮으면 외재적 | K양의 점수가 과거와 비슷한 점수가 나왔다면(일관성이 높다면) 내적 요인에, 갑자기 점수가 크게 올라가거나 내려갔다면 외적 요인에 원인을 돌릴 수 있다. |

### (2) 개인간 차원의 교육이론

#### ① 사회인지이론 기출 2016 지방직

㉠ 인간의 행동, 인지를 포함한 개인적 요인, 환경적 요인의 세 가지가 서로 상호작용하여 개인의 행위가 독특하게 결정된다는 역동적인 모델(상호결정론)이론으로 반두라(A. Bandura)가 주장하였다.

㉡ 행동에 영향을 미치는 가장 중요한 개인의 인지활동은 자기효능감과 결과에 대한 기대이다.

㉢ 행동에 대한 자기효능감이 높고, 그 행동을 했을 경우 그 결과에 대한 기대가 긍정적일수록 특정행동을 수행할 가능성이 높아진다.

㉣ 특정한 상황에서 특정한 행동의 조직과 수행을 얼마나 잘할 수 있는가에 대한 주관적인 판단을 의미한다.

㉤ 개인적 특성

| | |
|---|---|
| 자기효능감 | 행태를 수행할 수 있다는 개인의 확신 |
| 행동능력 | 행태에 관한 개인의 지식과 기술의 수준 |
| 예 측 | 행태를 바꾸면 발생할 것이라 예측되는 것 |
| 기 대 | 예측된 결과가 유리할 것이고, 포상이 있을 것이라는 기대 |
| 자기통제 | 변화하기 위해 개인이 수행해야 할 통제의 정도 |
| 감정적 대응 | 행태변화에 수반된 감정들을 조절하는 개인의 능력 |

㉥ 환경적 특성

| | |
|---|---|
| 대리습득 | 타인의 행태와 그로인한 결과를 관찰함으로써 개인이 배우는 것 |
| 상 황 | 행태가 발생하는 사회·물리적 환경과 그러한 요인에 대한 개인의 인지 |
| 강 화 | 개인의 행태에 대한 긍정적 혹은 부정적 반응 |
| 상호결정주의 | 개인이 개인적 특성, 사회·환경적 계기에 기반을 두어 행태를 변화시키고, 행태에 적응하도록 하는 반복적인 과정 |

ⓢ 강화를 하기 위해 강조한 3가지 측면

| | |
|---|---|
| 인지된 결과 | 행동의 결과보다는 행동의 결과에 대한 개인의 해석 |
| 대리강화 | 개인이 직접 경험하지 않았지만 타인의 경험을 관찰한 후 강화를 받는 것 |
| 자기강화 | 환경과는 독립적으로 개인의 통제하에 있는 과정 |

ⓞ 관찰학습의 단계

| | |
|---|---|
| 주의집중과정 | 관찰학습이 일어나기 위해서는 관찰자가 모델의 행동에 주의를 기울여야 한다. |
| 기억과정 | 주의 깊게 관찰한 모델의 행동은 자기 자신에게 의미 있는 형태로 분류되어 입력된다. |
| 운동재생과정 | 관찰자가 관찰하며 파지한 행동은 즉시 해보아야 모방이 가능해진다. |
| 습득과정 | 관찰의 통하여 학습한 행동은 강화를 받아야 동기화 되어 실행에 옮겨지게 된다. |

② 사회네트워크 및 사회적 지지(social network and social support)

㉠ 사회네트워크(social network) : 개인을 중심으로 하는 사회적 관계들의 연결망 구조(상호성, 강도, 복잡성, 밀도 등의 특성)이다.

㉡ 사회적 지지(social support) : 사회적 관계(social relationship)의 중요한 기능이며, 정서적 지지, 도구적 지지, 평가적 지지, 정보적 지지 등으로 구분한다.

| | |
|---|---|
| 정서적 지지 | 타인으로부터 얻는 "사랑과 보살핌, 동감과 이해 혹은 존경과 호의" 등의 지지 |
| 도구적 지지 | 식료품 구매, 전화, 요리, 청소와 같은 실질적 필요에 대해 도움을 주거나 지원하는 것 |
| 평가적 지지 | 의사결정에서 적절한 피드백을 주거나 혹은 어떤 행동경로를 취할지 결정하도록 돕는 것 |
| 정보적 지지 | 특정요구를 충족시키는 과정에서 충고나 정보를 주는 것 |

③ 조직 및 지역사회차원의 교육이론 기출 2015 서울시

㉠ 혁신의 전파 : 단순히 프로그램이 파급되는 그 이상의 것으로 다양한 환경과 조직을 통하여 공식적, 비공식적 매체와 전달경로를 이용한 전략의 수행모형이다.

㉡ PRECEDE – PROCEED Model(보건교육에서 사용되는 가장 대표적인 모델)

ⓐ 의 의

사람들의 건강행동과 환경적인 요인을 설명하고, 이를 중재하기 위해 효과적인 보건교육의 기획부터 수행평가 과정의 연속적인 단계를 제공함으로써 포괄적인 건강증진 기획이 가능하도록 한 모형이다.

ⓑ 주요 학자 : 그린(I. W. Green)과 크루터(M. W. Kreuter)가 제시하였다.

ⓒ PRECEDE – PROCEED Model 단계

| | |
|---|---|
| PRECEDE 단계 | • 보건교육 사업의 우선순위 결정 및 목적 설정을 보여주는 진단 단계<br>• 제1단계~제4단계 |
| PROCEED 단계 | • 정책수립 및 보건교육 사업수행과 사업평가의 대상 및 그 기준을 제시하는 건강증진 계획의 개발 단계<br>• 제5단계~제8단계 |

<table>
<tr><td>1단계</td><td>사회적 진단</td><td>• 건강을 삶의 필수적 자원으로 보고 지역사회 주민에게 무엇이 가치 있는 요인이고 방해하는 요인인지를 진단하는 단계<br>• 건강과 삶의 연계성을 확보하는 단계<br>• 대표적인 지표 : 결근, 안정, 범죄, 인구밀도, 차별, 행복감, 적대감, 폭도, 불법성, 자존감, 실업, 안녕 등</td></tr>
<tr><td>2단계</td><td>역학적 진단</td><td>• 사회적 사정을 통해 밝혀진 문제점과 관련된 건강문제를 파악하는 단계<br>• 삶의 질에 영향을 미치는 구체적인 건강 문제 또는 건강 목표를 규명하고 우선순위를 정하여 한정된 자원을 투입할 가치가 가장 큰 건강문제가 무엇인지 규명하는 단계<br>• 역학적 진단에서 관찰한 건강문제와 관련이 있는 행동적 요인과 환경적 요인을 관찰하는 과정</td></tr>
<tr><td>3단계</td><td>교육적 및 생태학적 진단</td><td>• 보건교육의 내용설정을 위한 진단단계<br>• 건강행동에 영향을 줄 수 있는 요인 중에서 변화시킬 수 있는 요인들을 소인성 요인, 강화 요인, 촉진 요인으로 분류
<table>
<tr><th>분 류</th><th>내 용</th></tr>
<tr><td>소인성 요인</td><td>• 행동을 초래하는 동기나 근거가 되는 행동 이전의 요인, 개인이 가지고 있는 특성<br>• 지식, 태도, 믿음, 가치, 인식 등</td></tr>
<tr><td>강화 요인</td><td>• 행위를 지속시키거나 그만두게 하는 요인<br>• 인정, 칭찬, 존경 – 사회적 보상<br>• 불편이나 통증해소 또는 비용 절감 – 물리적 보상<br>• 비난, 벌금 – 부정적 보상</td></tr>
<tr><td>촉진 (가능) 요인</td><td>• 행위를 실천할 수 있도록 도와주는 기술과 자원요인<br>• 기술 : 신체운동, 휴식요법, 의료기기를 사용하는 것 등</td></tr>
</table></td></tr>
<tr><td>4단계</td><td>행정적 및 정책적 진단, 중재조정</td><td>• 프로그램 및 시행과 관련되는 조직적, 행정적 능력과 자원을 검토하고 평가 및 개선방안을 제시하는 단계<br>• 중재조정 단계는 조합, 배치, 공유, 조화로 분류
<table>
<tr><th>분 류</th><th>내 용</th></tr>
<tr><td>조 합</td><td>• 사회·생태학적 수준에 따라 구분하고 자원별 중재활동을 조합하는 과정<br>• 정부·제도차원, 지역사회차원, 조직차원, 개인차원</td></tr>
<tr><td>배 치</td><td>목표간의 이론적 연계를 명확히 하고 프로그램의 논리를 구성하는 작업</td></tr>
<tr><td>공 유</td><td>현재까지 공존하는 프로그램에 대한 파악과 이해로 기존 프로그램을 통한 경험 및 지식 활용, 유사 프로그램을 파악하여 시행착오를 줄이고 자원, 경험을 활용한 효과와 효율을 도모하는 과정</td></tr>
<tr><td>조 화</td><td>기획된 중재 프로그램을 검토하고 수정하는 과정으로 현장과 전문가의 의견 반영, 의견 반영을 통한 맞춤성과 전문성을 함양하는 과정</td></tr>
</table></td></tr>
<tr><td>5단계</td><td>수행진단 (실행)</td><td>프로그램을 개발하고 시행방안을 마련하는 단계</td></tr>
</table>

| | | |
|---|---|---|
| 6단계 | 과정평가 | 대상집단의 건강행위 변화를 가져오도록 계획된 프로그램의 실제 수행된 활동들에 대한 평가 |
| 7단계 | 영향평가 | 프로그램에 이용된 활동과 방법이 대상자들에게 단기적으로 나타난 바람직한 변화에 대한 평가 |
| 8단계 | 결과평가 | 프로그램을 통하여 대상자들에게 나타난 바람직한 변화가 시간이 경과됨에 따라 나타난 효과에 대한 평가 |

㉢ MATCH(지역사회보건 다단계 접근, Multilevel Approach To Community Health)

ⓐ 질병과 사고예방을 위한 행동과 환경적인 요인이 알려져 있고 우선순위가 정해졌을 때 적용가능한 모델이다. 요구도에 대한 충분한 자료가 있어 사정단계 없이 프로그램의 목적을 선택하고 기술하는 것부터 시작한다.

ⓑ 개인의 행동과 환경에 영향을 주는 요인들을 개인부터 조직, 지역사회, 정부, 공공정책 등 여러 수준으로 나누어 프로그램 계획으로서, 정부나 보건 관련 정책기관들이 포괄적인 건강증진 프로그램을 시행할 때 많이 사용한다.

ⓒ MATCH 기획단계

| | |
|---|---|
| 목적 설정 | • 유병률, 문제의 상대적 중요도, 문제의 변화가능성을 고려하여 건강상태 목적 선정<br>• 우선순위의 인구집단 선정<br>• 행위요인과 관련된 목적 선정<br>• 환경요인과 관련된 목적 선정 |
| 중재 계획 | • 중재 목표 파악<br>• 중재 목표 선정<br>• 중재 목표를 이루기 위한 매개변인(지식, 태도, 기술 등) 파악<br>• 중재 접근방법 선정 |
| 프로그램 개발 | 각 프로그램의 내용적인 구성요소 등 프로그램 개발과 관련된 내용을 상세하게 기술하는 단계 |
| 실 행 | 변화 채택을 위한 계획안을 작성하고 자원활동 준비 |
| 평 가 | • 과정평가 : 중재기획과 과정에 대한 유용성, 실제 수행에 대한 정도와 질, 프로그램 수행 후 즉시 나타난 교육적인 효과 등<br>• 영향평가 : 보건프로그램의 단기적인 결과로 지식, 태도, 기술을 포함한 중간 효과와 행동 변화 또는 환경적인 변화를 포함<br>• 결과평가 : 장기적인 보건프로그램 효과 측정 |

## 4 보건교육의 실시

### (1) 효과적인 보건교육을 위한 원칙

① 피교육자의 생활상을 반영하는 내용이어야 한다.

② 지식의 향상과 실제 행동능력의 변화를 동시에 달성할 수 있도록 계획한다.

③ 피교육자는 서로 다른 가치관, 태도, 믿음을 가지고 있다고 가정한다.

④ 피교육자들에게 자신감을 가질 수 있도록 하여야 한다.

### (2) 보건교육의 계획의 수립과 추진

① 보건교육계획의 수립과정

㉠ 보건교육 요구 및 실상의 파악 : 지역이나 직장의 핵심인물과의 접촉과 대화를 통해 정보를 입수하거나 여론조사, 면접 등 각종의 방법을 사용하여 대상자의 요구도 및 실상을 파악한다.

㉡ 보건교육 우선순위의 결정 : 요구도의 조사와 생활습관 조사, 건강진단 결과 등을 기초로 우선순위를 결정한 후, 내부 자원과 외부 자원의 조사에 기초하여 실행가능성을 검토한 후 내용과 목표를 결정한다.

㉢ 보건교육 실시방법들의 결정 : 보건교육 내용과 목표를 달성하기 위한 가장 적절한 프로그램을 결정하는 단계이다.

㉣ 보건교육의 실시

㉤ 보건교육 평가계획의 수립 : 평가의 목적, 원칙, 내용, 범주, 방법, 시기 등을 설정한다.

② 보건교육계획의 추진

㉠ 보건교육은 전체 보건사업계획의 일부로서 처음부터 함께 계획되어야 한다.

㉡ 사전 지역사회 진단이 필요하며 주민에 대한 연구도 실시한다.

㉢ 보건교육 계획에 주민들이 참여하여야 한다.

㉣ 지역사회의 인재와 자원에 관한 실태를 파악하고 지도자를 발견한다.

㉤ 지역 개업의의 협력을 얻어야 하며, 다른 기관(공공기관, 행정관청, 교회, 클럽 등)의 협조도 얻어야 한다.

㉥ 보건교육은 뚜렷한 목표가 있어야 하며, 그 목표 달성을 위한 구체적인 계획이 세워져야 한다.

㉦ 시범사업으로부터 시작하여 점차 확대하는 방법이 필요하다.

㉧ 모든 보건요원은 보건교육을 위한 팀워의 일원으로서 역할을 하여야 한다. 따라서 모든 보건요원은 훌륭한 보건교육의 실천자가 되어야 한다.

㉨ 보건교육 전문가는 보건교육 사업의 보다 효율적 수행을 위한 역할을 할 수 있다.

㉩ 보건교육에는 예산의 뒷받침이 요구되며, 이 예산은 사업의 우선순위에 따라 쓰여야 한다.

㉪ 효과적인 보건교육 사업을 위해서는 적절한 평가가 이루어져야 한다.

### (3) 보건교육의 방법

① 개인 접촉 방법(Individual Contact)

㉠ 방법 : 개인적 접촉을 통해서 보건교육을 하는 것으로 가정방문, 건강상담, 진찰, 전화, 예방접종, 편지 등

㉡ 특 징

ⓐ 가장 효과적인 방법으로 개인적 지도를 할 수 있다.

ⓑ 저소득층이나 노인층에 적합하다.

ⓒ 많은 시간과 인원이 필요하다.

**심화Tip 상담의 장 · 단점**

| 구분 | 내용 |
|---|---|
| 장 점 | • 한 사람만을 상대로 교육하거나 문제해결을 함으로써 집단교육에 비해 효과가 높다.<br>• 대상자에 대한 이해가 용이하다.<br>• 공간적 제약이 적다.<br>• 보건사업 현장이나 병원을 포함하여 어디에서나 적용이 가능하다. |
| 단 점 | • 한 사람만을 대상으로 하므로 경제성이 낮다.<br>• 타인을 보고 비교하거나 학습할 수 있는 기회가 줄어든다. |

② 집단 접촉 방법(Group Contact)

동시에 2명 이상의 일정한 수의 집단을 대상으로 교육하는 방법으로 개인 접촉 방법만큼의 효과는 기대하기 어렵다.

㉠ 집단토론(Group Discussion)

10~20명으로 구성되어 각자 의견을 말할 수 있으며, 사회자는 전체의 의견을 종합할 수 있어서 가장 효과적인 방법이다.

| 구분 | 내용 |
|---|---|
| 장 점 | • 반성적 사고와 태도를 형성시킬 수 있다.<br>• 집단의식과 공유의식을 향상시킨다.<br>• 선입견과 편견은 집단 구성원의 비판적 탐색에 의해 수정될 수 있다.<br>• 능동적으로 참여할 기회를 제공함으로써 자율성을 향상시킬 수 있다. |
| 단 점 | • 시간이 많이 소요된다.<br>• 철저한 사전준비와 체계적인 관리에도 불구하고 예측하지 못한 상황이 발생할 수 있다.<br>• 참가자의 일부에 의해 주도될 가능성이 있다.<br>• 토의 주제를 충분히 파악하지 못한다면 기대하는 효과에 도달하기 어렵다. |

㉡ 심포지엄(Symposium)

여러 사람의 전문가가 각각의 입장에서 어떤 주제에 관하여 발표한 다음 청중과 질의토의하는 형식이며, 변화가 있고 지루하지 않다.

| 구분 | 내용 |
|---|---|
| 장 점 | • 특정주제나 문제와 관련된 체계적이고 전문적인 정보와 지식을 비교적 짧은 시간에 학습할 수 있다.<br>• 지나친 왜곡과 단순화를 피할 수 있다. |
| 단 점 | • 짧은 발표시간으로 진행되기 때문에 깊이 있는 논의가 어렵다.<br>• 발표내용이 중복 될 수 있다.<br>• 지나친 주관적 견해와 판단으로 혼란에 빠질 수도 있다. |

㉢ 패널토의(Panel Discussion)

몇 사람의 전문가가 청중 앞 단상에서 자유롭게 토론하는 형식으로 사회자가 토론을 진행, 정리해 나간다.

| 장 점 | 문제 쟁점과 관련하여 분명한 이해와 총체적 안목을 가능하게 한다. |
|---|---|
| 단 점 | • 유능한 사회자를 구하기가 쉽지 않다.<br>• 구성원의 능력과 경험이 부족하면 토의가 산만해질 우려가 있다. |

㉣ 분단토의(Buzz Session : 버즈세션)

집회의 참가자가 많은 경우에 전체를 몇 개의 분단으로 나누어서 토의시키고 다시 전체회의에서 종합하는 방법이다.

| 장 점 | • 참석인원이 많아도 진행이 원활하다.<br>• 전체가 의견을 모두 제시한다.<br>• 협동하여 문제를 다각적으로 해결한다.<br>• 참가자들의 반성적인 사고능력과 사회성을 함양한다. |
|---|---|
| 단 점 | • 준비가 없을 때는 무익하다.<br>• 토론이 조절되지 않을 경우에 관계없는 문제가 다루어진다. |

㉤ 강 의 기출 2017 지방직

동시에 많은 사람을 교육할 수 있어 경제적이지만, 일방적인 의사전달 방법이므로 모두를 만족시킬 수 없다.

| 장 점 | • 비교적 적은 비용으로 짧은 시간에 많은 사람들에게 교육할 수 있다.<br>• 대상자의 적극적인 참여 없이도 이루어질 수 있다.<br>• 내용에 관해서 대상자가 기본지식이 없을 때 많이 이용된다.<br>• 해설이나 설명을 실감나게 전달할 수 있다. |
|---|---|
| 단 점 | • 교육효과 측면에서 기대치가 가장 낮다.<br>• 학습자의 동기유발이 어렵고 수동적으로 될 수 있으며, 설명에 치우치면 흥미를 지속시키기 어렵다.<br>• 일방적인 지식의 전달은 학습자의 개별화, 사회화를 기대하기 어렵다. |

㉥ 역할극(Role Playing : 롤 플레잉)

학습자들이 직접 실제 상황 중의 한 인물로 등장하여 연기를 하면서 실제 그 상황에 처한 사람들의 입장이나 상황을 이해하고 상황분석을 통하여 해결방안을 모색하는 방법이다.

| 장 점 | • 실제 활용이 가능한 기술습득이 용이하다.<br>• 자신들이 직접 참여하여 진행하므로 흥미와 동기유발이 용이하다.<br>• 실제 상황을 극화함으로써 현장 견학과 동일한 효과를 얻을 수 있다.<br>• 교육 대상자들의 사회성이 개발된다.<br>• 지역사회의 환경에 대한 교육대상자들의 이해능력이 개발된다.<br>• 모든 환경이 실제상황과 유사하며 시각적 보조자료를 활용함으로써 교육목표 도달이 용이하다. |
|---|---|
| 단 점 | • 다른 교육방법 선택시보다 많은 준비시간이 요구된다.<br>• 갑자기 교육대상자 중에서 극중 인물을 선택하기란 용이하지 않은 경우가 많다.<br>• 역할극을 시행하는 인물이나 보조 및 주위환경이 사실과 거리감이 있을 때 문제 속으로 대상자를 흡수하지 못하므로 교육목표에 도달하지 못하고 시간의 낭비만 가져오게 된다.<br>• 전체 학습자의 참여가 어렵다. |

ⓢ 워크숍(work shop) : 특정 직종에 있는 사람들이 서로 경험하고 연구하고 있는 것을 발표하여 의논하는 것으로 2~3일 정도의 일정이 필요하다.

| 장 점 | • 참가자의 자질과 문제해결능력을 향상 시켜준다.<br>• 개인 업무수행에 동기를 유발할 수 있다. |
|---|---|
| 단 점 | 참가자가 시작할 때 출석하지 않거나, 종료시까지 머무르지 않으면 효율성이 떨어진다. |

ⓞ 모의실험극(simulation) : 실제로 실행하기 어려운 실험을 학습자에게 실제와 유사한 상황을 제공하여 실제 발생할 수 있는 위험부담 없이 학습을 할 수 있는 방법이다.

| 장 점 | • 발견학습이나 태도, 기술을 습득해야 하는 교육에 유용하다.<br>• 안전하고 빠르게 현실을 경험할 수 있다.<br>• 학습자의 참여를 조장할 수 있다.<br>• 즉각적인 피드백이 가능하다. |
|---|---|
| 단 점 | • 시간과 비용이 많이 소요된다.<br>• 학습의 준비가 잘못되었을 경우 흥미거리로 끝날 위험성이 있다. |

ⓩ 문제중심학습(Problem - based Learning) : 문제를 이용하여 학습을 하는 것 즉, 문제분석을 통하여 어떤 정보가 문제 해결에 적절한지 정의하고, 필요한 새로운 지식을 확인하고, 새로운 지식을 학습한 다음, 그것을 문제해결에 적용하는 방법이다.

| 장 점 | • 학습 동기를 유발할 수 있다.<br>• 문제해결능력이 강화된다.<br>• 새로운 상황에 대한 효과적인 대처를 할 수 있다.<br>• 환자에게 필요한 지식, 수기, 태도, 사고와 판단 및 의사소통기술을 동시에 배울 수 있다.<br>• 단순암기에 비해 더 잘 기억된다.<br>• 지식이 좀 더 융통성 있게 활용된다.<br>• 새로운 지식을 자율적으로 습득할 수 있는 능력을 얻을 수 있다. |
|---|---|
| 단 점 | • 교과과정 기획과 문제 설계가 복잡하다.<br>• 학생 : 반드시 알아야 할 수기나 지식을 빠뜨릴 가능성이 많다.<br>• 교수 : 더 많은 시간을 할애해야 한다.<br>• 충분하고 다양한 학습매체가 필요하다.<br>• 소집단 토의이므로 충분한 교실을 확보해야 한다.<br>• 학습도구개발에 필요한 인적 · 재정적 자원이 부족하다. |

**심화Tip 왕래식 교육방법**

두 사람 이상이 서로의 의견과 지식을 교환함으로써 이루어지는 교육방법으로 이 방법에는 집단토의, 심포지엄, 면접위원회의 활동, 협의회, 연극, 강습회 등이 있다.

③ 대중 접촉 방법(Mass Contact)

㉠ 보조 수단, 즉 슬라이드 · 전시 · 팸플릿(Pamphlet) · 리플렛(Leaflet) · 포스터 · 녹음기 · 벽보 · 신문 · 라디오 · 텔레비전 등을 이용하는 교육방법이다.

㉡ 교육 효과는 낮지만, 넓은 지역의 대중을 상대로 조직적, 계속적 작용을 함으로써 보건교육을 하고, 나아가서 교육 효과를 통하여 강력한 여론형성을 목적으로 한다.

### (4) 보건교육의 대상

① 학생에 대한 보건교육

㉠ 초등학교 : 저학년(1, 2, 3학년)에서는 건강습관의 형성, 고학년(4, 5, 6학년)에서는 건강습관의 실천에 중점을 둔다.

㉡ 중학교 : 질병예방, 사회생활에 있어서 위생적인 생활습관의 양성과 실천에 목표를 둔다.

㉢ 고등학교 : 정신보건, 사회보건, 성교육에 중점을 둔다.

㉣ 대학교 : 학교보건・국민보건・국민영양・산업위생・후생문제・인구문제・정신보건・사회보장・공중보건시설・보건통계 등에 관한 교육 실시에 중점을 둔다.

② 일반 주민에 대한 보건교육의 권장사항(WHO)

㉠ 대상 주민의 실정에 알맞은 보건교육을 한다.

㉡ 실제로 보건교육을 실시하기 전에 대상보다 작은 범위에서 연습을 해 보아야 한다.

㉢ 보건교육 관계 직원과 그 밖의 보건 관계 직원 사이에 팀워크가 이루어져야 한다.

㉣ 보건 관계 모든 직원이 교육의 방법, 매체의 사용법을 충분히 습득해야 한다.

㉤ 보건교육 전문가의 지도를 받아야 한다.

㉥ 필요한 경비는 재정 사정을 감안하여 우선순위를 정하여 쓰도록 한다.

㉦ 보건교육 후에는 반드시 평가를 해야 한다.

㉧ 보건교육 계획은 전체 보건사업의 일부분으로 이루어져야 한다.

㉨ 대상 지역사회나 대상 주민에 대한 예비조사가 필요하며 주민의 희망, 자원의 파악 등이 중요하다.

㉩ 대상 주민의 문화적 배경, 즉 신앙, 전통, 행동, 규범, 미신 등에 관한 조사가 필요하다.

㉪ 대상 주민의 대표와 함께 계획을 수립함으로써 자신들의 일이라는 느낌과 확신을 갖게 한다.

㉫ 필요한 인적, 물적 자원을 조사함으로써 그들의 효율적인 기여를 얻을 수 있다.

③ 환자들에 대한 보건교육

㉠ 사회 환경적인 질병 발생의 요인에 대해서 인식시켜 준다.

㉡ 의료인의 역할에 대해서 명백하게 설명하며, 치료의학뿐만 아니라 예방의학의 중요성도 강조하여 교육시킨다.

㉢ 환자가 질병에 대해서 혼동하거나 잘못 인식하고 있을 때에는 바로 가르쳐 준다.

㉣ 건강증진과 질병예방에 필요한 지식을 전달한다.

④ 사업장 근로자에 대한 안전보건교육

사업주는 소속 근로자에게 고용노동부령으로 정하는 바에 따라 정기적으로 안전보건교육을 하여야 한다(산업안전보건법 제29조 제1항).

**심화Tip**

**안전보건교육 교육과정별 교육시간(산업안전보건법 시행규칙 별표 4)**

1. **근로자 안전보건교육**

<table>
<tr><th>교육과정</th><th colspan="2">교육대상</th><th>교육시간</th></tr>
<tr><td rowspan="4">가. 정기교육</td><td colspan="2">사무직 종사 근로자</td><td>매분기 3시간 이상</td></tr>
<tr><td rowspan="2">사무직 종사 근로자 외의 근로자</td><td>판매업무에 직접 종사하는 근로자</td><td>매분기 3시간 이상</td></tr>
<tr><td>판매업무에 직접 종사하는 근로자 외의 근로자</td><td>매분기 6시간 이상</td></tr>
<tr><td colspan="2">관리감독자의 지위에 있는 사람</td><td>연간 16시간 이상</td></tr>
<tr><td rowspan="2">나. 채용시 교육</td><td colspan="2">일용근로자</td><td>1시간 이상</td></tr>
<tr><td colspan="2">일용근로자를 제외한 근로자</td><td>8시간 이상</td></tr>
<tr><td rowspan="2">다. 작업내용 변경시 교육</td><td colspan="2">일용근로자</td><td>1시간 이상</td></tr>
<tr><td colspan="2">일용근로자를 제외한 근로자</td><td>2시간 이상</td></tr>
<tr><td rowspan="3">라. 특별교육</td><td colspan="2">별표 5 제1호 라목 각 호(제40호는 제외)의 어느 하나에 해당하는 작업에 종사하는 일용근로자</td><td>2시간 이상</td></tr>
<tr><td colspan="2">별표 5 제1호 라목 제40호의 타워크레인의 신호작업에 종사하는 일용근로자</td><td>8시간 이상</td></tr>
<tr><td colspan="2">별표 5 제1호 라목 각 호의 어느 하나에 해당하는 작업에 종사하는 일용근로자를 제외한 근로자</td><td>• 16시간 이상(최초 작업에 종사하기 전 4시간 이상 실시하고 12시간은 3개월 이내에서 분할하여 실시가능)<br>• 단기간 작업 또는 간헐적 작업인 경우에는 2시간 이상</td></tr>
<tr><td>마. 건설업 기초안전·보건교육</td><td colspan="2">건설 일용근로자</td><td>4시간</td></tr>
</table>

2. **안전보건관리책임자 등에 대한 교육**

| 교육대상 | 교육시간 | |
|---|---|---|
| | 신규교육 | 보수교육 |
| 가. 안전보건관리책임자 | 6시간 이상 | 6시간 이상 |
| 나. 안전관리자, 안전관리전문기관의 종사자 | 34시간 이상 | 24시간 이상 |
| 다. 보건관리자, 보건관리전문기관의 종사자 | 34시간 이상 | 24시간 이상 |
| 라. 재해예방 전문지도기관의 종사자 | 34시간 이상 | 24시간 이상 |
| 마. 석면조사기관의 종사자 | 34시간 이상 | 24시간 이상 |
| 바. 안전보건관리담당자 | – | 8시간 이상 |
| 사. 안전검사기관, 자율안전검사기관의 종사자 | 34시간 이상 | 24시간 이상 |

안전보건교육 교육대상별 교육내용(산업안전보건법 시행규칙 별표 5)

1. 근로자 정기안전보건교육

| 교육내용 |
|---|
| • 산업안전 및 사고 예방에 관한 사항<br>• 산업보건 및 직업병 예방에 관한 사항<br>• 건강증진 및 질병 예방에 관한 사항<br>• 유해·위험 작업환경 관리에 관한 사항<br>• 산업안전보건법령 및 산업재해보상보험 제도에 관한 사항<br>• 직무스트레스 예방 및 관리에 관한 사항<br>• 직장내 괴롭힘, 고객의 폭언 등으로 인한 건강장해 예방 및 관리에 관한 사항 |

2. 관리감독자 정기안전보건교육

| 교육내용 |
|---|
| • 산업안전 및 사고 예방에 관한 사항<br>• 산업보건 및 직업병 예방에 관한 사항<br>• 유해·위험 작업환경 관리에 관한 사항<br>• 산업안전보건법령 및 산업재해보상보험 제도에 관한 사항<br>• 직무스트레스 예방 및 관리에 관한 사항<br>• 직장내 괴롭힘, 고객의 폭언 등으로 인한 건강장해 예방 및 관리에 관한 사항<br>• 작업공정의 유해·위험과 재해 예방대책에 관한 사항<br>• 표준안전 작업방법 및 지도 요령에 관한 사항<br>• 관리감독자의 역할과 임무에 관한 사항<br>• 안전보건교육 능력 배양에 관한 사항 : 현장근로자와의 의사소통능력 향상, 강의능력 향상 및 그 밖에 안전보건교육 능력 배양 등에 관한 사항. 이 경우 안전보건교육 능력 배양 교육은 별표 4에 따라 관리감독자가 받아야 하는 전체 교육시간의 3분의 1 범위에서 할 수 있다. |

3. 채용시 교육 및 작업내용 변경시 교육

| 교육내용 |
|---|
| • 산업안전 및 사고 예방에 관한 사항<br>• 산업보건 및 직업병 예방에 관한 사항<br>• 산업안전보건법령 및 산업재해보상보험 제도에 관한 사항<br>• 직무스트레스 예방 및 관리에 관한 사항<br>• 직장내 괴롭힘, 고객의 폭언 등으로 인한 건강장해 예방 및 관리에 관한 사항<br>• 기계·기구의 위험성과 작업의 순서 및 동선에 관한 사항<br>• 작업 개시전 점검에 관한 사항<br>• 정리정돈 및 청소에 관한 사항<br>• 사고 발생시 긴급조치에 관한 사항<br>• 물질안전보건자료에 관한 사항 |

### (5) 보건교육의 내용

#### ① 보건교육의 범주

㉠ 보건교육의 범주에는 건강증진, 질병예방뿐만 아니라 질병의 발견, 치료, 재활에 이르는 연속선상의 모든 범위를 포함한다.

㉡ 보건교육의 내용을 예방수준별 보건교육과 건강증진을 위한 보건교육의 내용으로 구분할 수 있다.

#### ② 예방수준별 보건교육

| | |
|---|---|
| 1차 예방수준 | 1차 예방이라 함은 질병이 발생되기 전에 인체의 면역력을 증가시키거나 건강을 향상시키기 위한 활동들이 포함된다. 1차 예방은 각 개인의 건강잠재력을 최대한 발휘할 수 있도록 하는 것이 중요하다. |
| 2차 예방수준 | 2차 예방은 질병의 조기발견과 조기치료에 관한 조치를 말한다. 위험요인을 가진 집단에서 나타나는 문제를 파악하여 건강문제를 조기에 발견할 수 있도록 한다. |
| 3차 예방수준 | 3차 예방의 보건교육은 질병치료 후의 재활 및 합병증 예방에 초점을 둔다. 질병치료 후 재활과정에 필요한 지식이나 기술, 일상생활동작이나 자기관리(self-care) 기능 등에 대하여 교육한다. |

#### ③ 건강증진을 위한 보건교육

| | |
|---|---|
| 위험 요인 | 건강의 위험요인으로는 개인의 생물학적 특성, 유전적 요인, 생활습관, 환경 등 다양하므로 일단 위험요인이 무엇인지 알게 되면 1차 예방수준에서 건강증진활동을 시작할 수 있다. 위험요인들로는 흡연, 음주, 약물남용, 비만, 고혈압, 스트레스, 환경오염, 불결한 성적 접촉 등이 있다. 보건교육을 통하여 위험요인을 인식하고 구별할 수 있는 능력을 갖게 하는 것이 중요하다. |
| 건강한 생활양식 | 보건교육을 통하여 건강을 유지·향상시킬 수 있는 건강행위를 실천하도록 해야 한다. |

### (6) 보건교육 실시상의 유의점

① 피교육자의 주의를 집중시킨다.

② 피교육자의 이해와 수용능력은 제한되어 있다는 것을 알아야 한다.

③ 교육은 말로만 그치지 않도록 한다.

④ 피교육자의 의욕을 북돋워 준다.

⑤ 배우면 유익하게 된다는 확신을 갖도록 가르친다.

⑥ 대상자가 만족을 느끼게 한다.

**심화Tip** 「국민건강증진법」상의 보건교육 규정

1. **보건교육의 관장(법 제11조)**
   보건복지부장관은 국민의 보건교육에 관하여 관계중앙행정기관의 장과 협의하여 이를 총괄한다.

2. **보건교육의 실시 등(법 제12조)**
   ① 국가 및 지방자치단체는 모든 국민이 올바른 보건의료의 이용과 건강한 생활습관을 실천할 수 있도록 그 대상이 되는 개인 또는 집단의 특성·건강상태·건강의식 수준 등에 따라 적절한 보건교육을 실시한다.
   ② 국가 또는 지방자치단체는 국민건강증진사업관련 법인 또는 단체 등이 보건교육을 실시할 경우 이에 필요한 지원을 할 수 있다.

③ 보건복지부장관, 시・도지사 및 시장・군수・구청장은 제2항의 규정에 의하여 보건교육을 실시하는 국민건강증진사업관련 법인 또는 단체 등에 대하여 보건교육의 계획 및 그 결과에 관한 자료를 요청할 수 있다.

④ 제1항의 규정에 의한 보건교육의 내용은 대통령령으로 정한다.

3. **보건교육의 평가(법 제13조)**

① 보건복지부장관은 정기적으로 국민의 보건교육의 성과에 관하여 평가를 하여야 한다.

② 제1항의 규정에 의한 평가의 방법 및 내용은 보건복지부령으로 정한다.

4. **보건교육의 개발 등(법 제14조)**

보건복지부장관은 「정부출연연구기관등의 설립・운영 및 육성에 관한 법률」에 의한 한국보건사회연구원으로 하여금 보건교육에 관한 정보・자료의 수집・개발 및 조사, 그 교육의 평가 기타 필요한 업무를 행하게 할 수 있다.

### (7) 보건교육의 평가

#### ① 평가원칙

㉠ 보건교육의 평가는 전 과정에 수시로 실시되어야 하는 필수적인 과정이다.

㉡ 평가는 계획평가・진행평가・결과평가로 수행되어야 한다.

㉢ 평가는 반드시 다음 계획에 반영(Feedback)되어야 한다.

㉣ 평가는 명확한 목표하에 명확한 기준을 명시하여 계속적으로 실시하여야 한다.

㉤ 평가는 객관적으로 평가하여야 하며, 명확히 장점과 단점을 지적하여야 한다.

㉥ 평가는 계획에 관계된 사람, 사업에 참여한 사람, 기타 평가에 영향을 받을 사람에 의해서 행하여져야 한다.

㉦ 평가자료는 누구나 잘 알 수 있게 정리하여야 하며, 다음의 보건교육 자료로 활용될 수 있도록 하여야 한다.

#### ② 평가방법

시찰이나 관찰, 면접, 회합, 문제의 토의, 대조표, 질의서, 기록서, 보고서, 통계자료, 감정표 등과 비교하고, 능력 있는 관찰자의 의견 등을 종합하여 평가방법을 세운다.

#### ③ 평가내용

㉠ 보건교육 활동에 대한 평가 : 활동 범위, 교육방법, 보건교육의 문제설정, 보건교육 참여자의 협조 등에 대하여 평가한다.

㉡ 보건교육 자재에 대한 평가 : 교육 자재의 질, 효과, 비용 등에 대하여 평가한다.

㉢ 보건교육 결과에 대한 평가 : 참여자의 수, 보건 문제에 대한 태도, 지식, 습관 등의 변화 정도, 전체적 보건 수준의 변화 등에 대하여 평가한다.

#### ④ 보건교육 평가 유형의 결정

㉠ 진단평가 : 사업을 시작하기 전에 지역사회 주민이 원하는 것은 무엇인가에 대한 평가

㉡ 과정평가 : 프로젝트는 얼마나 잘 실행되었는가에 대한 평가

㉢ 영향평가 : 프로젝트에 의해 어느 정도 변화가 이루어 졌는가에 대한 평가

㉣ 결과평가 : 예상했던 변화는 이루어 졌는가에 대한 평가

㉤ 경제성평가 : 투입한 단위당의 보건자원에 대해 어느 정도 효과가 있었는가에 대한 평가

# 출제예상문제

## 01 건강증진

**01** WHO가 규정한 건강의 정의를 가장 잘 표현한 것은?

① 신체적으로 완전한 상태
② 정신적으로 완전한 상태
③ 신체적 · 정신적으로 완전한 상태
④ 신체적 · 정신적 · 사회적 안녕이 완전한 상태

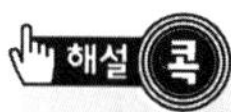

WHO(세계보건기구)의 정의(1948년)
건강이란 단순히 질병이 없거나 허약하지 않을 뿐만 아니라 신체적 · 정신적 및 사회적으로 안녕한 완전한 상태에 놓여 있는 것을 말한다.

**02** 질병예방, 수명연장, 육체적 · 정신적 건강과 능률을 중시한 사람은?

① 윈슬로우
② 비스마르크
③ 세계보건기구
④ 앤더슨

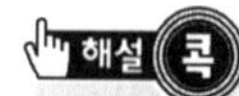

윈슬로우는 공중보건을 "조직된 지역사회의 노력을 통해서 질병을 예방하고 수명을 연장하며, 육체적 · 정신적 건강과 능률의 증진을 위한 과학이며 예술이다"라고 설명하였다.

## 03 공중보건의 의미에 대한 설명으로 가장 옳은 것은?

기출 2020 서울시

① 질병을 치료하고 장애의 중증도를 낮추는 것에 중점을 둔다.
② 개인적인 노력이 가장 중요하다.
③ 위생적인 환경을 구축하여 건강행동을 실천한다
④ 단일 조직의 전문적인 활동이 강조된다.

해설 콕

공중보건은 위생적인 환경의 구축 및 조직적인 건강행동의 실천을 통해서 질병을 예방하고 수명을 연장시키며, 신체적 · 정신적 효율을 증진시키는 기술과 과학이다.

## 04 건강을 외부환경의 변화에 대한 내부환경의 항상성 유지 상태로 정의한 사람은?

기출 2014 서울시

① Hippocrates
② Bernard
③ Pasteur
④ Parson
⑤ Walsh

해설 콕

버나드(C. Bernard)는 건강이란 외부환경의 변화에 대하여 내부환경의 항상성(homeostasis)이 유지된 상태라고 하였다.

## 05 각 개인이 사회적인 역할과 임무를 효과적으로 수행할 수 있는 최적의 상태라고 기능주의적 관점에서 건강을 정의한 사람은?

① T. Parson
② C. Bernard
③ F. G. Clark
④ Hippocrates

해설 콕

파슨(T. Parson)의 정의
건강이란 "각 개인이 사회적 역할과 임무를 효과적으로 수행할 수 있는 최적의 상태이다"라고 하여 사회적 측면에서 그 기능과 역할을 수행할 수 있는 능력과 관련하여 정의하였다.



정답 01 ④ 02 ① 03 ③ 04 ② 05 ①

## 06 건강은 병인, 숙주, 환경의 세가지 요인이 상호작용하여 성립한다는 3원론을 주장한 사람은?

① Galenus
② Clark
③ Jenner
④ Snow

해설 콕

클라크(F. C. Clark)의 정의
건강은 병인, 숙주, 환경의 세가지 요인이 상호작용하여 성립한다는 3원론을 주장하였다.

## 07 유엔(UN)의 경제적, 사회적 및 문화적 권리에 관한 위원회에서 제시한 건강권의 4가지 핵심 요소에 해당하지 않는 것은?

① 이용가능성
② 접근성
③ 수용성
④ 합리성

해설 콕

건강권은 자유와 권리 모두를 포함한다고 규정하고, 이용가능성, 접근성, 수용성, 질 등 건강권의 4가지 핵심요소를 제시하였다.

## 08 건강도시사업과 관련 있는 국제기구는?

기출 2015 지방직

① 세계보건기구(WHO)
② 국제연합(UN)
③ 유니세프(UNICEF)
④ 세계건강협의회(GHC)

해설 콕

건강도시사업
건강도시란 주민들의 건강과 복지를 의사결정 과정의 핵심에 두는 도시이며, 그 곳에서 살고 일하는 사람들의 신체적 · 정신적 · 사회적 · 환경적 안녕의 증진을 추구하는 지속가능성을 지향하는 도시의 비전이다. 지속가능한 도시로의 발전을 가로막고 시민의 삶의 질을 저해하는 건강문제를 근본적으로 해결하려는 정책적 노력이 건강도시사업이다. 세계보건기구(WHO)는 1986년 새로운 건강정책 패러다임을 지향하는 건강도시(Healthy Cities) 개념을 제시하고, 이를 구현할 건강도시사업(Healthy City Project)을 제안하였다. 이후 건강도시사업은 유럽 도시에서부터 시작하여 세계 전역의 도시로 확산되면서 다양한 형태로 발전해왔다.

## 09 다음 중 건강도시의 조건으로 옳지 않은 것은?

① 다양하고 활기에 넘치고 혁신적인 경제
② 역사, 시민의 문화적 및 생물학적 유산, 타 집단 및 개인들과 연속성이 장려되는 사회
③ 모든 시민이 접근할 수 있는 적절한 공중보건 및 치료서비스의 최적 수준
④ 높은 건강수준과 높은 이환율

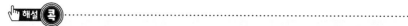

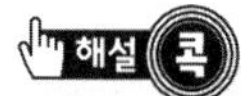

높은 건강수준과 낮은 이환율의 도시가 건강도시이다.

## 10 라론드(Lalonde)의 건강결정요인 중 건강의 결정에 가장 큰 영향을 미치는 요인은?

기출 2016 지방직

① 문화적 요인
② 유전적 요인
③ 보건의료서비스
④ 개인의 생활습관

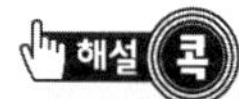

라론드(Lalonde)는 건강결정요인의 기여비율을 생활습관(양식) 요인 50%, 문화적(환경적) 요인 20%, 생물학적(유전적) 요인 20%, 보건의료조직(보건의료서비스) 요인 10%라고 주장하였다.

## 11 카슬(Kasl)과 콥(Cobb)이 제시한 건강관련 행태 중 〈보기〉의 행태를 설명하는 것은?

기출 2019 서울시

> 40세 환자는 내과의사로부터 위암진단을 받아 자신의 건강을 되찾고, 질병의 진행을 중지시키기 위하여 치료를 받고자 일상적인 사회 역할로부터 일탈하였다.

① 건강행태
② 질병행태
③ 환자역할행태
④ 의료이용행태



정답 06 ② 07 ④ 08 ① 09 ④ 10 ④ 11 ③

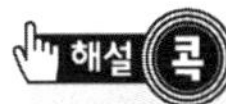

의사로부터 진단을 받은 환자가 보이는 행위이므로 환자역할행태에 해당한다.

건강행위의 종류(Kasl & Cobb, 1966)

| | |
|---|---|
| 질병예방 및 건강보호행위 | • 자신이 건강하고 아무런 질병의 증후가 없다고 믿는 사람들에서 나타나는 행위이다(예방적 건강행위).<br>• 예시 : 적절한 수면, 규칙적인 식습관, 적정체중 유지, 여가활동, 절주, 금연 등 |
| 질병행위 | • 질병의 증후가 있다고 믿는 사람들의 감정에 의해 유발되는 행위이다.<br>• 예시 : 증상에 대한 불만 토로, 친구·친지·친척들에게 도움을 청하거나 조언을 구함, 의사를 만나기 위해 일정을 잡음 |
| 환자역할행위 | • 스스로 또는 남들이 아프다고 진단한 사람들이 보이는 행위이다.<br>• 예시 : 의료인에게 치료 받음, 처방대로 약 복용, 건강회복을 위한 휴식 |

**12** 다음 중 건강결정요인의 관심을 환경에서 생물학적 요인으로 변화시켜 치료의학이 발전되는 계기를 만든 사람은?

① 히포크라테스(Hippocrates)
② 파스퇴르(L. Pasteur)
③ 코흐(R. Koch)
④ 매큐언과 로우(McKeown & Lowe)

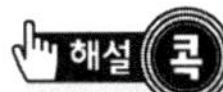

독일의 코흐(R. Koch, 1882년)는 세균학의 근본 원칙을 확립하였고, 각종 감염병에는 각기 특정한 병원균이 있음은 물론 각종 병원균은 제각기 서로 식별할 수 있다는 병인학을 주장하였다. 코흐가 병인학의 정의를 도입하면서 건강결정요인의 관심은 환경에서 생물학적 요인으로 변화되어 치료의학이 발전되기 시작하였다.

**13** 세계보건기구가 제시한 건강의 결정요소에 해당하지 않는 것은?

① 사회·경제적 환경
② 물리적 환경
③ 문화적 환경
④ 사람의 개인적 특성과 행동

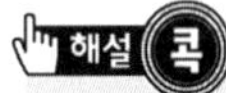

세계보건기구는 건강의 결정요소들을 크게 사회·경제적 환경, 물리적 환경, 사람의 개인적 특성과 행동의 세가지로 제시하고 있다.

## 14 건강과 질병을 설명하는 이론 중 전체론적(총체적) 모형의 설명으로 옳은 것은?

① 정신과 신체가 분리될 수 없다는 일원론(一元論)을 주장한다.
② 질병을 주로 생물학적 구조와 기능의 이상(비정상)으로 해석한다.
③ 만성퇴행성 질환의 발생과 관리를 설명하는 데에 적합하다.
④ 지역과 문화가 다르면 의학지식과 기술이 달라진다는 특수성을 강조한다.

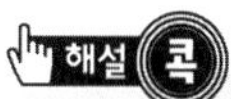


① 전체론적(총체적) 모형
② 생의학적 모형
③ 사회·생태학적 모형
④ 생태학적 모형

## 15 다음 글에서 설명하는 건강모형으로 옳은 것은?

기출 2017 지방직

- 정신과 신체의 이원성
- 특정 병인설
- 전문가 중심의 의료체계에 중점

① 생의학적 모형 ② 생태학적 모형
③ 세계보건기구 모형 ④ 사회·생태학적 모형

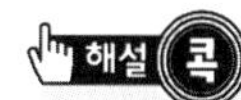


생의학적 모형은 정신과 신체를 분리된 독립체로 간주하고, 질병을 강조함으로써 건강을 설명한다.

## 16 〈보기〉의 요인이 질병발생에 영향을 미친다는 건강 접근 모형은?

기출 2022 서울시

- 숙주요인
- 외부환경요인
- 개인행태요인

① 전인적 모형 ② 생태학적 모형
③ 생의학적 모형 ④ 사회·생태학적 모형



정답 12 ③ 13 ③ 14 ① 15 ① 16 ④

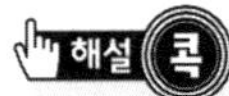

사회・생태학적 모형은 생태학적 모형에서 강조하던 3대 요인(병원체요인, 숙주요인, 외부환경요인) 중 병원체요인을 개인행태요인으로 대체한 이론으로, 개인의 행태적 측면이 질병발생의 원인으로 작용한다는 모형이다. 만성퇴행성 질환의 발생과 관리를 설명하는 데에 적합하다.

① **전인적 모형** : 건강과 질병을 이분법적으로 구분하는 것이 아니라 연속선상에 있으며, 질병은 환경이나 개인행태요인 등이 복합적으로 작용하여 발생한다는 모형

② **생태학적 모형** : 병원체요인, 숙주요인, 환경요인이 균형을 이룰 때 건강함을 이룬다는 모형

③ **생의학적 모형** : 건강과 질병을 이분법적으로 구분하여 질병이 없는 상태를 건강한 상태로 보는 모형

## 17 건강영향평가(HIA) 절차의 제일 처음 단계는?

① 스크리닝
② 스코핑
③ 확 인
④ 권고사항을 포함한 보고서 작성

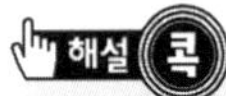

건강영향평가(HIA)의 단계

1. 스크리닝
2. 스코핑
3. 확 인
4. 평 가
5. 권고사항을 포함한 보고서 작성
6. 평가 및 추후조사

## 18 전담자 한 사람이 2～6주간 실시하는 건강영향평가는?

① 데스크탑 건강영향평가
② 간이 건강영향평가
③ 중간 건강영향평가
④ 포괄적 건강영향평가

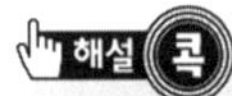

건강영향평가의 유형

| | |
|---|---|
| 데스크탑 건강영향평가 | 전담자 한 명이 2～6주간 실시 |
| 간이 건강영향평가 | 전담자 한 명이 6～12주간 실시 |
| 중간 건강영향평가 | 전담자 한 명이 12주～6개월간 실시 |
| 포괄적 건강영향평가 | 전담자 한 명이 6～12개월간 실시 |

## 19 국민건강영양조사 중 식생활조사에 해당하지 않는 것은?

① 가구원의 식사 일반사항
② 조사가구의 조리시설과 환경
③ 일정한 기간에 사용한 식품의 가격 및 조달방법
④ 일정한 기간의 식사상황

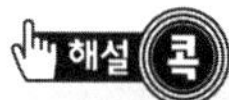

국민건강영양조사 항목

| | |
|---|---|
| 건강상태조사 | • 신체상태<br>• 영양관계 증후<br>• 기타 건강상태에 관한 사항 |
| 식품섭취조사 | • 조사가구의 일반사항<br>• 일정한 기간의 식사상황<br>• 일정한 기간의 식품섭취상황 |
| 식생활조사 | • 가구원의 식사 일반사항<br>• 조사가구의 조리시설과 환경<br>• 일정한 기간에 사용한 식품의 가격 및 조달방법 |

## 20 건강증진에 대한 설명으로 가장 옳은 것은?

기출 2019 서울시

① 질병이 없는 완전한 상태이다.
② 스스로 건강을 개선하고 관리하는 과정이다.
③ 최상의 의료서비스를 제공받는 상태이다.
④ 일차, 이차, 삼차 예방으로 나뉜다.

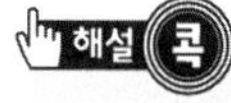

건강증진은 개인이 스스로 건강을 개선하고 관리하는 과정이라고 할 수 있다(세계보건기구, 1985).



정답 17 ① 18 ① 19 ④ 20 ②

**21** 1986년 WHO 제1차 국제건강증진회의(오타와, 캐나다)에서 발표한 건강증진사업 5대 영역이 아닌 것은? **기출** 2014 서울시

① 건강한 공공정책 구축
② 지원적 환경 창출
③ 지역사회 활동 강화
④ 건강에 대한 사회의 책임 제고
⑤ 보건서비스의 방향 재설정

해설 콕

제1차 국제건강증진회의(WHO, 1986)

| 3대 전략 | 5대 실천영역 |
|---|---|
| • 옹 호<br>• 역량강화<br>• 중 재 | • 건강한 공공정책 구축<br>• 지원적 환경 창출<br>• 지역사회 활동 강화<br>• 개인적 기술개발<br>• 보건서비스의 재정립 |

**22** 다음 글에서 설명하는 것으로 옳은 것은? **기출** 2017 지방직

> 국민들의 건강증진을 성취하기 위해 건강에 대한 관심과 보건의료의 수요를 충족시키는 건강한 보건정책을 수립하도록 촉구하는 개념을 의미한다.

① 수용(Acceptance)
② 역량강화(Empowerment)
③ 연합(Alliance)
④ 옹호(Advocacy)

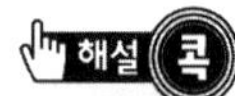

건강증진의 3대 원칙 중 옹호에 대한 설명이다.

**23** 제1차 건강증진국제대회인 캐나다 오타와(Ottawa) 헌장에 명시된 건강증진을 위한 중요원칙에 해당하지 않는 것은? **기출** 2019 서울시

① 과학적 근거의 강화(Strengthen the Science and Art of Health Promotion)
② 지지적인 환경조성(Create Supportive Environments)
③ 건강에 좋은 공공정책 수립(Build Healthy Public Policy)
④ 지역사회 행동 강화(Strengthen Community Actions)

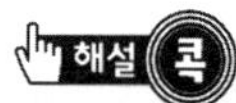

WHO 제1차 국제건강증진회의(오타와, 캐나다)의 건강증진사업 5대 실천영역

1. 건강한 공공정책 구축(= 건강에 좋은 공공정책 수립)
2. 지원적 환경 창출(= 지지적인 환경 조성)
3. 지역사회 활동 강화(= 지역사회 행동 강화)
4. 개인적 기술개발
5. 보건서비스의 방향 재정립

**24** '건강증진과 개발 – 수행역량 격차해소'라는 슬로건 아래 〈보기〉와 같은 내용을 논의한 건강증진 국제회의는? 기출 2022 서울시

- 지역사회 권능부여
- 건강지식 및 건강행동
- 보건시스템 강화
- 파트너십 및 부분간 활동
- 건강증진 역량 구축

① 제1차 회의, 캐나다 오타와

② 제2차 회의, 호주 애들레이드

③ 제4차 회의, 인도네시아 자카르타

④ 제7차 회의, 케냐 나이로비

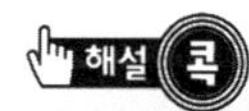

제7차 회의(케냐 나이로비, 2009) : 건강증진과 개발 – 수행역량 격차해소

- 지역사회 권능부여
- 건강지식 및 건강행동
- 보건시스템 강화
- 파트너십 및 부분간 활동
- 건강증진 역량 구축

① **제1차 회의, 캐나다 오타와** : 오타와(Ottawa) 헌장, 3대 원칙과 5대 실천전략, 건강증진의 개념정립
⇒ 건강증진은 "사람들이 자기건강에 대한 관리를 증가시켜 건강을 개선할 수 있도록 하는 과정"

② **제2차 회의, 호주 애들레이드** : 건강에 이로운 공공정책, 건강형평성

③ **제4차 회의, 인도네시아 자카르타** : 공공과 민간의 파트너십을 통한 보건의료개발 강조



정답 21 ④ 22 ④ 23 ① 24 ④

**25** 「국민건강증진종합계획 2030」에서 인구집단별 건강관리에 포함되지 않는 것은?

기출 2014 서울시 변형

① 성인 남성　② 군 인
③ 청소년(학생)　④ 근로자
⑤ 영유아

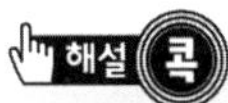

인구집단별 건강관리

1. 영유아　2. 청소년(학생)
3. 여 성　4. 노 인
5. 장애인　6. 근로자
7. 군 인

**26** 「제5차 국민건강증진종합계획(Health Plan 2030)」에서 정신건강관리에 포함되지 않는 것은?

① 치 매　② 중 독
③ 신체활동　④ 지역사회 정신건강

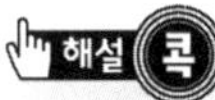

중점과제 중 건강생활실천과 정신건강관리

| 구분 | | |
|---|---|---|
| 건강생활실천 | • 금 연<br>• 영 양<br>• 구강건강 | • 절 주<br>• 신체활동 |
| 정신건강관리 | • 자살예방<br>• 중 독 | • 치 매<br>• 지역사회 정신건강 |

**27** 지역사회 정신보건사업의 원칙으로 적절하지 않은 것은?　기출 2011 지방직

① 입원 및 외래 중심의 치료서비스
② 환자의 가정과 가까운 곳에서 치료
③ 지역주민의 참여
④ 여러 전문인력간의 팀적 접근

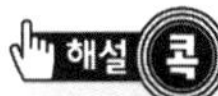

치료서비스가 아니라 자문, 상담, 응급처치, 입원, 부분입원, 외래치료, 정신사회재활, 소아/노인 특수서비스, 알코올 중독과 약물남용 관리, 추후관리, 사례관리 등 모두 포함하는 포괄적 서비스가 되어야 한다.

# 02 보건교육

**01** WHO의 제1차 공중보건교육전문위원회에서 제시한 보건교육의 목적은? 기출 2014 서울시

① 정확한 정보 및 건강증진서비스에 접근할 수 있는 능력을 함양한다.

② 주민들로 하여금 스스로의 행동과 노력으로 자신들의 건강을 유지할 수 있는 능력을 갖도록 한다.

③ 보건사업의 발전을 이룩하고 활용한다.

④ 학생 및 교직원의 건강을 보호・증진하게 함으로써 학교교육의 능률화를 기하고, 튼튼한 심신을 갖게 한다.

⑤ 건강개선을 위한 커뮤니케이션 기술을 함양한다.

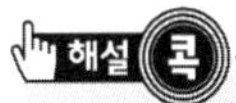


WHO(제1차 공중보건교육전문위원회)
보건교육의 목적은 최적의 건강상태를 완전히 구현하기 위해 개인이나 집단의 구성원으로서 자기 스스로 해야 할 일을 수행할 수 있는 능력을 갖도록 도움을 주는데 있다.

**02** 보건교육은 "알고 있는 건강에 관한 지식을 교육이라는 수단을 통하여 개인 또는 지역사회 주민의 행동을 바람직한 행동으로 바꾸어 놓는 것"이라고 주장한 사람은?

① E. A. Winslow

② R. Grout

③ J. Snow

④ L. W. Green

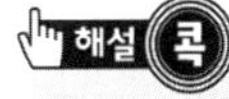


그라우트(R. Grout)의 정의
보건교육이란 "건강에 관한 지식을 교육이라는 수단을 통해 개인, 집단 또는 지역사회 주민의 행동을 바람직한 방향으로 바꾸어 놓는 것"이라 하였다.

## 03 「국민건강증진법 시행령」 제17조에 명시된 보건교육의 내용에 포함되지 않는 것은?

기출 2009 지방직

① 금연·절주 등 건강생활의 실천에 관한 사항
② 만성퇴행성 질환 등 질병의 예방에 관한 사항
③ 영양 및 식생활에 관한 사항
④ 호흡기 질환의 예방에 관한 사항

해설 콕

보건교육의 내용(국민건강증진법 시행령 제17조)
1. 금연·절주 등 건강생활의 실천에 관한 사항
2. 만성퇴행성 질환 등 질병의 예방에 관한 사항
3. 영양 및 식생활에 관한 사항
4. 구강건강에 관한 사항
5. 공중위생에 관한 사항
6. 건강증진을 위한 체육활동에 관한 사항
7. 그 밖에 건강증진사업에 관한 사항

## 04 WHO의 공중보건교육전문위원회에서 명시한 보건교육의 목표에 해당하지 않는 것은?

① 건강은 지역사회의 귀중한 자산임을 인식시키는데 있다.
② 보건사업의 발전을 이룩하고 이것을 활용토록 하는데 있다.
③ 개개인의 건강을 유지하고 증진하는데 있다.
④ 지역사회에 있어서 각종 보건사업이 잘 추진되고 이것이 올바르게 실천될 수 있도록 한다.

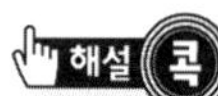


WHO의 공중보건교육전문위원회에서 명시한 보건교육의 목표는 ①, ②, ④ 외에 세계보건기구(WTO) 헌장에 규정된 건강을 완전히 구현하기 위하여 개인이나 작은 집단의 구성원으로서 자기 스스로 하여야 할 일을 수행하도록 하고, 그와 같은 능력을 가지도록 돕는데 있다.

## 05 앤더슨(Anderson)의 공중보건사업 수행의 3대 수단에 해당하지 않는 것은?

**기출** 2021 서울시

① 봉사행정 ② 보건교육
③ 예방의료 ④ 법규에 의한 통제행정

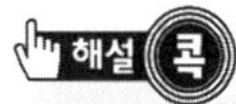


앤더슨(G. Anderson)은 공중보건사업 수행의 3대 수단으로 보건행정(서비스), 법규에 의한 통제행정(규제), 보건교육을 들고, 이 중에서 가장 중요한 것은 보건교육이라 하였다.

## 06 앤더슨(G. Anderson)이 강조한 공중보건의 요소로 가장 중요한 것은?

① 보건교육 ② 보건서비스
③ 보건봉사 ④ 행정적 규제

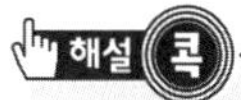


앤더슨(G. Anderson)은 공중보건의 3요소로 보건서비스, 법규에 의한 규제, 보건교육을 들고, 이 중에서 가장 중요한 것은 보건교육이라 하였다. 왜냐하면 국가나 지역사회가 아무리 좋은 보건서비스를 제공하고, 또한 아무리 좋은 법과 규제를 가지고 있다 하더라도 보건교육을 통한 주민들의 이해와 협조 그리고 적극적인 참여 없이는 보건사업의 효과를 극대화하는 것이 불가능하기 때문이다.



## 07 건강관리에 대한 개념이 건강모형에서 비롯된 것일 때의 접근방법은?

① 질병 중심 접근 ② 행위변화 중심 접근
③ 교육적 접근 ④ 대상자 중심 접근

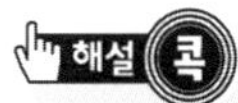


행위변화 중심 접근
건강관리에 대한 개념이 건강모형에서 비롯된 것일 때의 접근방법이다.
① **질병 중심 접근** : 건강관리에 대한 개념이 질병모형에서 비롯된 것일 때의 접근방법이다.
③ **교육적 접근** : 교육 자체가 대상자의 변화를 목표로 하고 있기 때문에 보건교육도 일반교육 과정에 포함하여 자연스럽게 시도하려는 방법이다.
④ **대상자 중심 접근** : 보건 분야에서 현재 가장 많이 사용하고 있는 전략이다.

정답 03 ④ 04 ③ 05 ③ 06 ① 07 ②

## 08 건강신념모델의 3요소로 옳은 것은?

① 개인인식, 수정요인, 행동가능성
② 개인인식, 수정요인, 인지된 질병의 감수성
③ 수정요인, 행동가능성, 인지된 질병의 감수성
④ 행동가능성, 인지된 질병의 감수성, 인지된 위협

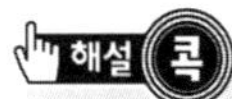

**건강신념모델의 3요소**
개인인식, 수정요인, 행동가능성

## 09 건강행태 모형 중 건강믿음모형(Health Belief Model)에 대한 설명으로 가장 옳지 않은 것은?

기출 2021 서울시

① 사람들은 어떤 질병에 걸릴 감수성을 생각한다.
② 일종의 심리적인 비용 – 편익 비교 모형이다.
③ 어떤 질병에 걸렸을 때 나타날 수 있는 질병의 심각성을 주관적으로 판단한다.
④ 올바른 지식의 축적을 통해 태도의 변화를 가져올 수 있으며, 이를 통해 바람직한 건강행태가 일어날 수 있다.

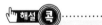

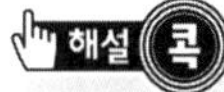

④는 인지일관성 접근모형(인지조화론)에 대한 설명이다.

**건강믿음모형(Health Belief Model)**
인간이 어떤 행위를 하는 것은 특정한 목표에 대한 개인의 가치, 그 목표를 달성할 가능성이 어느 정도인지에 대한 개인의 생각(믿음)에 달려있다고 보고, 개인의 인지가 의사결정에 가장 중요한 역할을 한다고 전제한다. 질병과 관련된 행위를 설명하는데 적합하기 때문에 질병예방이나, 질병 조기발견을 위한 예방적 행위를 설명하는데 적합하다. 질병예방 행위에 유의한 영향을 미치는 요인을 파악하여 적절히 중재를 제공함으로써 질병예방 행위를 꺼리는 사람들이 질병예방 행위를 할 가능성을 높이는 것을 목표로 한다.

## 10 합리적 행위이론의 4가지 구성개념에 해당하지 않는 것은?

① 행위에 대한 태도
② 주관적 규범
③ 행위의도
④ 행동가능성

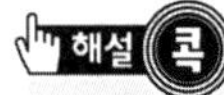

**합리적 행위이론의 4가지 구성개념**
'행위에 대한 태도', '주관적 규범', '행위의도', '행위'

## 11 범이론적 모형(행위변화단계 모델)에서 변화의 개입방법 중 4단계 ~ 5단계에서의 변화의 개입방법은?

① 자의식 고양
② 감정적 경험
③ 자극 통제
④ 자기 재평가

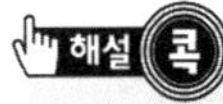

변화의 개입방법
- **1단계 ~ 2단계** : 자의식 고양, 감정적 경험, 환경 재평가, 사회적 변화인식
- **2단계 ~ 3단계** : 자기 재평가
- **3단계 ~ 4단계** : 서약(자기 해방)
- **4단계 ~ 5단계** : 사회적 지원(조력 관계), 행동 치환, 강화 관리, 자극 통제(자극조절)

## 12 〈보기〉에 해당하는 건강행동변화 이론은?

기출 2016 지방직

- Bandura 등에 의해 제시되었다.
- 보건교육 프로그램에서 교육대상자에게 성공경험을 제공함으로써 자기효능감을 갖도록 유도하였다.

① 인지조화론
② 건강신념모형
③ 사회인지이론
④ 합리적 행동론

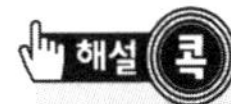

대리강화를 통하여 자기효능감을 갖도록 하는 것은 사회인지이론에 해당한다.

CHAPTER 10 건강증진 및 보건교육

## 13 사회네트워크 및 사회적 지지 모형에서 사회적 지지의 유형에 해당하지 않는 것은?

① 정서적 지지
② 합리적 지지
③ 도구적 지지
④ 평가적 지지

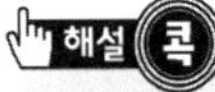

사회적 지지(social support)
사회적 관계(social relationship)의 중요한 기능이며, 정서적 지지, 도구적 지지, 평가적 지지, 정보적 지지 등으로 구분한다.

정답 08 ① 09 ④ 10 ④ 11 ③ 12 ③ 13 ②

## 14 PRECEDE－PROCEED Model에서 제1단계에서 실시하는 것은?

① 역학적 진단 ② 사회적 진단
③ 교육적 및 생태학적 진단 ④ 행정적 및 정책적 진단

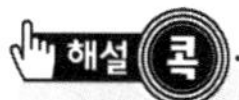

PRECEDE－PROCEED Model 단계
- 1단계 : 사회적 진단
- 2단계 : 역학적 진단
- 3단계 : 교육적 및 생태학적 진단
- 4단계 : 행정적 및 정책적 진단, 중재조정
- 5단계 : 수행 진단(실행)
- 6단계 : 과정평가
- 7단계 : 영향평가
- 8단계 : 결과평가

## 15 다음 중 소인성 요인에 해당하는 것은?

① 인식, 가치, 믿음
② 인정, 칭찬, 존경－사회적 보상
③ 비난, 벌금－부정적 보상
④ 기술과 자원요인

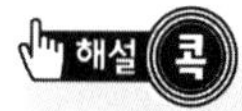

소인성 요인
- 행동을 초래하는 동기나 근거가 되는 행동 이전의 요인, 개인이 가지고 있는 특성
- 인식, 가치, 믿음, 지식, 태도 등

## 16 건강행위 변화를 위한 보건교육이론 중 개인차원의 교육이론이 아닌 것은?

기출 2015 서울시

① 건강신념모형(Health Belief Model)
② 프리시드-프로시드 모형(PRECEDE－PROCEED Model)
③ 귀인이론(Attribution Theory)
④ 범이론적 모형(Transtheoretical Model)

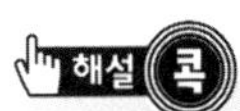

개입수준별 보건교육이론

| | | |
|---|---|---|
| 개인 차원의 교육이론 | • 인지일관성<br>• 합리적 행동/계획된 행동<br>• 범이론적 모형 | • 건강신념모형<br>• 귀인이론<br>• 생활기술접근 |
| 개인간 차원의 교육이론 | • 행동주의<br>• 사회인지이론<br>• 사회네트워크 및 사회적 지지 | |
| 조직 및 지역사회 차원의 교육이론 | • 조직변화단계이론<br>• 프리시드 – 프로시드 모형<br>• 사회마케팅 | • 혁신의 전파<br>• MATCH<br>• 건강행동의 생태학적 모형 |

**17** **보건교육계획의 추진방법으로 옳지 않은 것은?**

① 전체 보건사업계획이 수립된 후에 보건교육이 계획되어야 한다.
② 사전 지역사회 진단이 필요하며, 주민에 대한 연구도 실시한다.
③ 보건교육 계획에 주민들이 참여하여야 한다.
④ 지역사회의 인재와 자원에 관한 실태를 파악하고 지도자를 발견한다.

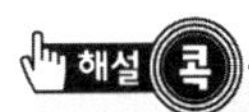

보건교육은 전체 보건사업계획의 일부로서 처음부터 함께 계획되어야 한다.

**18** **보건교육 방법 중 참가자가 많을 때 여러 개 분단으로 나누어 토의한 후 다시 전체 회의를 통해 종합하는 방법으로 진행하는 것은?**

① 집단토의(group discussion)
② 패널토의(panel discussion)
③ 버즈세션(buzz session)
④ 심포지엄(symposium)

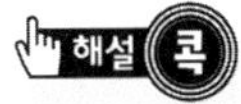

집회의 참가자가 많은 경우에 전체를 몇 개의 분단으로 나누어서 토의시키고, 다시 전체회의에서 종합하는 방법을 버즈세션(buzz session ; 분단토의)이라고 한다.

## 19 다음 〈보기〉에 해당하는 보건교육 방법은?

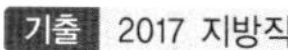
기출 2017 지방직

- 비교적 적은 비용으로 짧은 시간에 많은 사람들에게 교육할 수 있다.
- 대상자의 적극적인 참여 없이도 이루어질 수 있다.
- 내용에 관해서 대상자가 기본지식이 없을 때 많이 이용된다.
- 교육효과 측면에서 기대치가 가장 낮다.

① 강의(lecture)
② 역할극(role play)
③ 모의실험극(simulation)
④ 분단토의(buzz session)

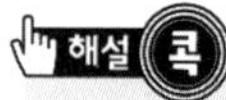

교육효과 측면에서 기대치가 가장 낮은 교육방법은 강의이다.

## 20 사업을 시작하기 전에 지역사회 주민이 원하는 것은 무엇인가에 대한 평가는?

① 진단평가 ② 과정평가
③ 영향평가 ④ 결과평가

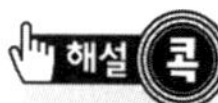

보건교육의 평가 유형
- **진단평가** : 사업을 시작하기 전에 지역사회 주민이 원하는 것은 무엇인가에 대한 평가
- **과정평가** : 프로젝트는 얼마나 잘 실행되었는가에 대한 평가
- **영향평가** : 프로젝트에 의해 어느 정도 변화가 이루어 졌는가에 대한 평가
- **결과평가** : 예상했던 변화는 이루어 졌는가에 대한 평가
- **경제성평가** : 투입한 단위당의 보건자원에 대해 어느 정도 효과가 있었는가에 대한 평가



19 ① 20 ① 정답

# CHAPTER 11
# 보건의료관계법규

CHAPTER 11

보건행정

# 보건의료관계법규

**출제포인트**

❶ 보건의료관계법규를 전반적으로 학습한다.

❷ 주요 법령은 의료법, 지역보건법 및 의료급여법, 국민건강보험법, 감염병의 예방 및 관리에 관한 법률, 국민건강증진법 등이다.

❸ 법조문을 학습할 때에는 이해와 암기가 동시에 필요하며, 특히 숫자의 경우 헷갈리지 않게 암기한다.

## 01 의료법

### 1 총 칙

(1) 의료인의 업무(법 제2조)

"의료인"이란 보건복지부장관의 면허를 받은 의사·치과의사·한의사·조산사 및 간호사를 말한다. 의료인은 종별에 따라 다음의 임무를 수행하여 국민보건 향상을 이루고 국민의 건강한 생활 확보에 이바지할 사명을 가진다.

**The 알아보기**

**의료법의 목적(법 제1조)**

「의료법」은 모든 국민이 수준 높은 의료 혜택을 받을 수 있도록 국민의료에 필요한 사항을 규정함으로써 국민의 건강을 보호하고 증진하는 데에 목적이 있다.

| 의료인 | 업 무 |
| --- | --- |
| 의 사 | 의료와 보건지도를 임무로 한다. |
| 치과의사 | 치과 의료와 구강 보건지도를 임무로 한다. |
| 한의사 | 한방 의료와 한방 보건지도를 임무로 한다. |
| 조산사 | 조산(助産)과 임산부 및 신생아에 대한 보건과 양호지도를 임무로 한다. |
| 간호사 | 가. 환자의 간호요구에 대한 관찰, 자료수집, 간호판단 및 요양을 위한 간호<br>나. 의사, 치과의사, 한의사의 지도하에 시행하는 진료의 보조<br>다. 간호 요구자에 대한 교육·상담 및 건강증진을 위한 활동의 기획과 수행, 그 밖의 대통령령으로 정하는 보건활동<br>라. 간호조무사가 수행하는 위 가~다까지의 업무보조에 대한 지도 |

### (2) 의료기관(법 제3조)

① 정 의

"의료기관"이란 의료인이 공중(公衆) 또는 특정 다수인을 위하여 의료・조산의 업(이하 "의료업"이라 한다)을 하는 곳을 말한다.

② 의료기관의 구분 기출 2017 지방직

| 구분 | 내용 |
|---|---|
| 의원급 의료기관 | 의사, 치과의사 또는 한의사가 주로 외래환자를 대상으로 각각 그 의료행위를 하는 의료기관으로서 그 종류는 다음과 같다.<br>가. 의원<br>나. 치과의원<br>다. 한의원 |
| 조산원 | 조산사가 조산과 임산부 및 신생아를 대상으로 보건활동과 교육・상담을 하는 의료기관을 말한다. |
| 병원급 의료기관 | 의사, 치과의사 또는 한의사가 주로 입원환자를 대상으로 의료행위를 하는 의료기관으로서 그 종류는 다음과 같다.<br>가. 병원<br>나. 치과병원<br>다. 한방병원<br>라. 요양병원(「장애인복지법」 제58조 제1항 제4호에 따른 의료재활시설로서 제3조의2의 요건을 갖춘 의료기관을 포함한다)<br>마. 정신병원<br>바. 종합병원 |

### (3) 병원 등(법 제3조의2)

병원・치과병원・한방병원 및 요양병원(이하 "병원 등"이라 한다)은 30개 이상의 병상(병원・한방병원만 해당한다) 또는 요양병상(요양병원만 해당하며, 장기입원이 필요한 환자를 대상으로 의료행위를 하기 위하여 설치한 병상을 말한다)을 갖추어야 한다.

### (4) 종합병원(법 제3조의3) 기출 2012 지방직 기출 2020 서울시

① 종합병원의 요건

종합병원은 다음의 요건을 갖추어야 한다.

㉠ 100개 이상의 병상을 갖출 것

㉡ 100병상 이상 300병상 이하인 경우에는 내과・외과・소아청소년과・산부인과 중 3개 진료과목, 영상의학과, 마취통증의학과와 진단검사의학과 또는 병리과를 포함한 7개 이상의 진료과목을 갖추고 각 진료과목마다 전속하는 전문의를 둘 것

㉢ 300병상을 초과하는 경우에는 내과, 외과, 소아청소년과, 산부인과, 영상의학과, 마취통증의학과, 진단검사의학과 또는 병리과, 정신건강의학과 및 치과를 포함한 9개 이상의 진료과목을 갖추고 각 진료과목마다 전속하는 전문의를 둘 것

② 필수진료과목 외의 진료과목의 설치・운영

종합병원은 필수진료과목(①항 ㉡ 또는 ㉢) 외에 필요하면 추가로 진료과목을 설치・운영할 수 있다. 이 경우 필수진료과목 외의 진료과목에 대하여는 해당 의료기관에 전속하지 아니한 전문의를 둘 수 있다.

### (5) 상급종합병원 지정(법 제3조의4) 기출 2015 지방직

① 보건복지부장관은 다음의 요건을 갖춘 종합병원 중에서 중증질환에 대하여 난이도가 높은 의료행위를 전문적으로 하는 종합병원을 상급종합병원으로 지정할 수 있다.

㉠ 보건복지부령으로 정하는 20개 이상의 진료과목을 갖추고 각 진료과목마다 전속하는 전문의를 둘 것

㉡ 전문의가 되려는 자를 수련시키는 기관일 것

㉢ 보건복지부령으로 정하는 인력・시설・장비 등을 갖출 것

㉣ 질병군별 환자구성 비율이 보건복지부령으로 정하는 기준에 해당할 것

② 보건복지부장관은 상급종합병원으로 지정을 하는 경우 ①항의 각 사항 및 전문성 등에 대하여 평가를 실시하여야 한다.

③ 보건복지부장관은 상급종합병원으로 지정받은 종합병원에 대하여 3년마다 평가를 실시하여 재지정하거나 지정을 취소할 수 있다.

④ 보건복지부장관은 평가업무를 관계 전문기관 또는 단체에 위탁할 수 있다.

⑤ 상급종합병원 지정・재지정의 기준・절차 및 평가업무의 위탁절차 등에 관하여 필요한 사항은 보건복지부령으로 정한다.

### (6) 전문병원 지정(법 제3조의5)

① 전문병원의 지정

보건복지부장관은 병원급 의료기관 중에서 특정 진료과목이나 특정 질환 등에 대하여 난이도가 높은 의료행위를 하는 병원을 전문병원으로 지정할 수 있다.

② 전문병원의 요건

㉠ 특정 질환별・진료과목별 환자의 구성비율 등이 보건복지부령으로 정하는 기준에 해당할 것

㉡ 보건복지부령으로 정하는 수 이상의 진료과목을 갖추고 각 진료과목마다 전속하는 전문의를 둘 것

③ 전문병원의 평가

보건복지부장관은 전문병원으로 지정하는 경우 전문병원의 요건 사항 및 진료의 난이도 등에 대하여 평가를 실시하여야 한다.

④ 전문병원의 재지정

보건복지부장관은 전문병원으로 지정받은 의료기관에 대하여 3년마다 평가를 실시하여 전문병원으로 재지정할 수 있다.

⑤ 전문병원의 지정 또는 재지정의 취소

보건복지부장관은 지정받거나 재지정 받은 전문병원이 다음의 어느 하나에 해당하는 경우에는 그 지정 또는 재지정을 취소할 수 있다. 다만, 거짓이나 그 밖의 부정한 방법으로 지정 또는 재지정을 받은 경우에는 그 지정 또는 재지정을 취소하여야 한다.

㉠ 거짓이나 그 밖의 부정한 방법으로 지정 또는 재지정을 받은 경우

㉡ 지정 또는 재지정의 취소를 원하는 경우

㉢ 평가 결과 전문병원의 요건을 갖추지 못한 것으로 확인된 경우

⑥ 전문병원 평가업무의 위탁

보건복지부장관은 평가업무를 관계 전문기관 또는 단체에 위탁할 수 있다.

## 2 의료인

### (1) 의료인과 의료기관의 장의 의무(법 제4조)

① 의료인과 의료기관의 장은 의료의 질을 높이고 의료관련감염(의료기관 내에서 환자, 환자의 보호자, 의료인 또는 의료기관 종사자 등에게 발생하는 감염을 말한다)을 예방하며, 의료기술을 발전시키는 등 환자에게 최선의 의료서비스를 제공하기 위하여 노력하여야 한다.

② 의료인은 다른 의료인 또는 의료법인 등의 명의로 의료기관을 개설하거나 운영할 수 없다.

③ 의료기관의 장은 「보건의료기본법」 제6조 · 제12조 및 제13조에 따른 환자의 권리 등 보건복지부령으로 정하는 사항을 환자가 쉽게 볼 수 있도록 의료기관 내에 게시하여야 한다. 이 경우 게시방법, 게시장소 등 게시에 필요한 사항은 보건복지부령으로 정한다.

④ 의료기관의 장은 환자와 보호자가 의료행위를 하는 사람의 신분을 알 수 있도록 의료인, 제27조 제1항 각 호 외의 부분 단서에 따라 의료행위를 하는 같은 항 제3호에 따른 학생, 제80조에 따른 간호조무사 및 「의료기사 등에 관한 법률」 제2조에 따른 의료기사에게 의료기관 내에서 대통령령으로 정하는 바에 따라 명찰을 달도록 지시 · 감독하여야 한다. 다만, 응급의료상황, 수술실 내인 경우, 의료행위를 하지 아니할 때, 그 밖에 대통령령으로 정하는 경우에는 명찰을 달지 아니하도록 할 수 있다.

⑤ 의료인은 일회용 주사 의료용품(한 번 사용할 목적으로 제작되거나 한 번의 의료행위에서 한 환자에게 사용하여야 하는 의료용품으로서 사람의 신체에 의약품, 혈액, 지방 등을 투여 · 채취하기 위하여 사용하는 주사침, 주사기, 수액용기와 연결줄 등을 포함하는 수액세트 및 그 밖에 이에 준하는 의료용품을 말한다)을 한 번 사용한 후 다시 사용하여서는 아니 된다.

### (2) 간호・간병통합서비스 제공 등(법 제4조의2 및 시행규칙 제1조의4)

① 간호・간병통합서비스란 보건복지부령으로 정하는 다음의 입원 환자를 대상으로 보호자 등이 상주하지 아니하고 간호사, 간호조무사 및 그 밖에 간병지원인력(이하 "간호・간병통합서비스 제공인력"이라 한다)에 의하여 포괄적으로 제공되는 입원서비스를 말한다.

㉠ 환자에 대한 진료 성격이나 질병 특성상 보호자 등의 간병을 제한할 필요가 있는 입원 환자

㉡ 환자의 생활 여건이나 경제 상황 등에 비추어 보호자 등의 간병이 현저히 곤란하다고 인정되는 입원 환자

㉢ 그 밖에 환자에 대한 의료관리상 의사・치과의사 또는 한의사가 간호・간병통합서비스가 필요하다고 인정하는 입원 환자

② 보건복지부령으로 정하는 병원급 의료기관(병원, 치과병원, 한방병원 및 종합병원)은 간호・간병통합서비스를 제공할 수 있도록 노력하여야 한다.

③ 간호・간병통합서비스를 제공하는 병원급 의료기관은 보건복지부령으로 정하는 인력, 시설, 운영 등의 기준을 준수하여야 한다. 기출 2018 서울시

**심화Tip 간호・간병통합서비스 제공기관의 인력, 시설, 운영 등 기준(시행규칙 별표 1의2)**

1. **인력기준** : 간호・간병통합서비스 제공 병동에 다음 각 목의 구분에 따른 인력을 배치한다.
   가. 간호사 : 다음의 구분에 따라 배치할 것
      1) 상급종합병원 : 간호・간병통합서비스 제공 병동의 입원환자 7명당 간호사 1명 이상. 다만, 입원환자 7명당 간호사수를 계산한 후 남은 입원환자가 7명 미만인 경우에는 1명을 배치한다.
      2) 종합병원 : 간호・간병통합서비스 제공 병동의 입원환자 12명당 간호사 1명 이상. 다만, 입원환자 12명당 간호사수를 계산한 후 남은 입원환자가 12명 미만인 경우에는 1명을 배치한다.
      3) 병원 : 간호・간병통합서비스 제공 병동의 입원환자 16명당 간호사 1명 이상. 다만, 입원환자 16명당 간호사수를 계산한 후 남은 입원환자가 16명 미만인 경우에는 1명을 배치한다.
   나. 간호조무사 : 간호・간병통합서비스 제공 병동의 입원환자 40명당 1명 이상. 다만, 입원환자 40명당 간호조무사수를 계산한 후 남은 입원환자가 40명 미만인 경우에는 1명을 배치한다.
   다. 간병지원인력 : 1명 이상. 다만, 2명 이상인 경우에는 진료과목 또는 업무성격 등에 따라 병동지원인력, 재활지원인력으로 구분하여 배치할 수 있다.
2. **시설기준** : 다음 각 목의 기준에 따라 설치한다.
   가. 간호・간병통합서비스를 제공하는 병동은 다른 병동과 구별되도록 설치할 것
   나. 간호・간병통합서비스 병동내 시설 및 장비는 다음의 기준에 따를 것

| 구 분 | 설치 기준 |
|---|---|
| 간호사실 | 병동의 각 층마다 1개 이상 설치할 것 |
| 입원실 및 복도 | 입원실 및 복도에는 문턱이 없을 것. 다만, 불가피한 사유로 문턱을 두는 경우에는 환자가 쉽게 이동할 수 있도록 경사로를 설치한다. |
| 목욕실 | • 목욕실에는 문턱이 없을 것. 다만, 불가피한 사유로 문턱을 두는 경우에는 환자가 쉽게 이동할 수 있도록 경사로를 설치한다.<br>• 목욕실 바닥은 미끄럼 방지 처리를 할 것 |

| | |
|---|---|
| 화장실 | • 입원실 내에 설치할 것. 다만, 부득이한 사유로 입원실내 설치가 곤란한 경우에는 해당 병동의 각 층에 별도로 설치한다.<br>• 화장실 바닥은 미끄럼 방지 처리를 할 것<br>• 화장실에는 문턱이 없을 것. 다만, 불가피한 사유로 문턱을 두는 경우에는 환자가 쉽게 이동할 수 있도록 경사로를 설치한다. |
| 비상연락장치 | 병상, 목욕실, 화장실 및 휴게실 등에 각각 설치할 것 |
| 안전손잡이 | 복도, 계단, 화장실, 목욕실 및 휴게실 등에 각각 설치할 것 |
| 욕창방지용품 | 운영 병상의 100분의5 이상(소수점 이하의 수는 올려 계산한다) 구비할 것 |

3. **운영기준** : 다음 각 목의 기준에 따라 운영한다.
가. 간호 · 간병통합서비스 병동에 배치된 인력은 해당 서비스를 제공하는 업무에만 종사할 것
나. 간호 · 간병통합서비스 제공 병동의 운영기준을 작성 · 비치할 것
다. 안전사고 관리지침을 작성 · 비치할 것
라. 비상연락장치는 매일 정상 가동 여부를 점검할 것

※ 비 고
위 표 제1호부터 제3호까지의 규정에 따른 인력기준, 시설기준 또는 운영기준에 필요한 세부사항은 보건복지부장관이 정하여 고시한다.

④ 「공공보건의료에 관한 법률」 제2조 제3호에 따른 공공보건의료기관 중 보건복지부령으로 정하는 병원급 의료기관(병원, 치과병원, 한방병원 및 종합병원)은 간호 · 간병통합서비스를 제공하여야 한다. 이 경우 국가 및 지방자치단체는 필요한 비용의 전부 또는 일부를 지원할 수 있다.

보건복지부령으로 정하는 병원급 의료기관에서 다음의 어느 하나에 해당하는 의료기관은 제외한다.
1. 「군보건의료에 관한 법률」 제2조 제4호에 따른 군보건의료기관
2. 「치료감호법」 제16조의2 제1항 제2호에 따라 법무부장관이 지정하는 국립정신의료기관

⑤ 간호 · 간병통합서비스 제공기관은 보호자 등의 입원실내 상주를 제한하고 환자 병문안에 관한 기준을 마련하는 등 안전관리를 위하여 노력하여야 한다.

⑥ 간호 · 간병통합서비스 제공기관은 간호 · 간병통합서비스 제공인력의 근무환경 및 처우 개선을 위하여 필요한 지원을 하여야 한다.

⑦ 국가 및 지방자치단체는 간호 · 간병통합서비스의 제공 · 확대, 간호 · 간병통합서비스 제공인력의 원활한 수급 및 근무환경 개선을 위하여 필요한 시책을 수립하고, 그에 따른 지원을 하여야 한다.

### (3) 의료인의 결격사유(법 제8조)

① 「정신건강증진 및 정신질환자 복지서비스 지원에 관한 법률」 제3조 제1호에 따른 정신질환자. 다만, 전문의가 의료인으로서 적합하다고 인정하는 사람은 그러하지 아니하다.

② 마약 · 대마 · 향정신성의약품 중독자

③ 피성년후견인 · 피한정후견인

④ 다음의 법을 위반하여 금고 이상의 형을 선고받고 그 형의 집행이 종료되지 아니하였거나 집행을 받지 아니하기로 확정되지 아니한 자

㉠ 「의료법」, 「형법」 제233조(허위진단서 등의 작성), 제234조(위조사문서 등의 행사), 제269조(낙태), 제270조(의사 등의 낙태, 부동의 낙태), 제317조(업무상 비밀누설) 및 제347조(허위로 진료비를 청구하여 환자나 진료비를 지급하는 기관이나 단체를 속인 경우만을 말한다)

㉡ 「보건범죄단속에 관한 특별조치법」, 「지역보건법」, 「후천성면역결핍증 예방법」, 「응급의료에 관한 법률」, 「농어촌등 보건의료를 위한 특별 조치법」, 「시체해부 및 보존 등에 관한 법률」, 「혈액관리법」, 「마약류관리에 관한 법률」, 「약사법」, 「모자보건법」, 그 밖에 대통령령으로 정하는 의료 관련 법령

### (4) 국가시험 등(법 제9조)

① 의사·치과의사·한의사·조산사 또는 간호사 국가시험과 의사·치과의사·한의사 예비시험은 매년 보건복지부장관이 시행한다.

② 보건복지부장관은 국가시험 등의 관리를 「한국보건의료인국가시험원법」에 따른 한국보건의료인국가시험원에 맡길 수 있다.

③ 보건복지부장관은 국가시험 등의 관리를 맡긴 때에는 그 관리에 필요한 예산을 보조할 수 있다.

### (5) 응시자격 제한 등(법 제10조)

① 제8조(결격사유 등)의 어느 하나에 해당하는 자는 국가시험 등에 응시할 수 없다.

② 부정한 방법으로 국가시험 등에 응시한 자나 국가시험 등에 관하여 부정행위를 한 자는 그 수험을 정지시키거나 합격을 무효로 한다.

③ 보건복지부장관은 수험이 정지되거나 합격이 무효가 된 사람에 대하여 처분의 사유와 위반 정도 등을 고려하여 대통령령으로 정하는 바에 따라 그 다음에 치러지는 「의료법」에 따른 국가시험 등의 응시를 3회의 범위에서 제한할 수 있다.

### (6) 면허 조건과 등록(법 제11조)

① 보건복지부장관은 보건의료 시책에 필요하다고 인정하면 면허를 내줄 때 3년 이내의 기간을 정하여 특정 지역이나 특정 업무에 종사할 것을 면허의 조건으로 붙일 수 있다.

② 보건복지부장관은 면허를 내줄 때에는 그 면허에 관한 사항을 등록대장에 등록하고 면허증을 내주어야 한다.

③ 등록대장은 의료인의 종별로 따로 작성·비치하여야 한다.

### (7) 의료기술 등에 대한 보호(법 제12조)

① 의료인이 하는 의료·조산·간호 등 의료기술의 시행(이하 "의료행위"라 한다)에 대하여는 「의료법」이나 다른 법령에 따로 규정된 경우 외에는 누구든지 간섭하지 못한다.

② 누구든지 의료기관의 의료용 시설·기재·약품, 그 밖의 기물 등을 파괴·손상하거나 의료기관을 점거하여 진료를 방해하여서는 아니 되며, 이를 교사하거나 방조하여서는 아니 된다.

③ 누구든지 의료행위가 이루어지는 장소에서 의료행위를 행하는 의료인, 제80조에 따른 간호조무사 및 「의료기사 등에 관한 법률」 제2조에 따른 의료기사 또는 의료행위를 받는 사람을 폭행·협박하여서는 아니 된다.

### (8) 의료기재 압류 금지(법 제13조)

의료인의 의료 업무에 필요한 기구·약품, 그 밖의 재료는 압류하지 못한다.

### (9) 기구 등 우선공급(법 제14조)

① 의료인은 의료행위에 필요한 기구·약품, 그 밖의 시설 및 재료를 우선적으로 공급받을 권리가 있다.

② 의료인은 우선공급 권리에 부수(附隨)되는 물품, 노력, 교통수단에 대하여서도 우선적으로 공급받을 권리가 있다.

### (10) 진료거부 금지 등(법 제15조)

① 의료인 또는 의료기관 개설자는 진료나 조산 요청을 받으면 정당한 사유 없이 거부하지 못한다.

② 의료인은 응급환자에게 「응급의료에 관한 법률」에서 정하는 바에 따라 최선의 처치를 하여야 한다.

### (11) 세탁물 처리(법 제16조)

① 의료기관에서 나오는 세탁물은 의료인·의료기관 또는 특별자치시장·특별자치도지사·시장·군수·구청장(자치구의 구청장을 말한다)에게 신고한 자가 아니면 처리할 수 없다.

② 세탁물을 처리하는 자는 보건복지부령으로 정하는 바에 따라 위생적으로 보관·운반·처리하여야 한다.

③ 의료기관의 개설자와 의료기관세탁물처리업 신고를 한 자(이하 "세탁물처리업자"라 한다)는 세탁물의 처리업무에 종사하는 사람에게 감염 예방에 관한 교육(인터넷 교육 등을 포함)을 연 4시간 이상 실시하고 그 결과를 기록하고 유지하여야 한다(의료기관세탁물 관리규칙 제8조 제1항).

※ 의료기관과 처리업자가 교육을 할 수 없다고 인정할 때에는 시장·군수·구청장은 보건소장이나 관련 단체로 하여금 그 교육을 하게 할 수 있다(의료기관세탁물 관리규칙 제8조 제3항).

④ 세탁물처리업자가 보건복지부령으로 정하는 신고사항을 변경하거나 그 영업의 휴업(1개월 이상의 휴업을 말한다)·폐업 또는 재개업을 하려는 경우에는 보건복지부령으로 정하는 바에 따라 특별자치시장·특별자치도지사·시장·군수·구청장에게 신고하여야 한다.

**심화Tip** **세탁금지 세탁물(의료기관세탁물관리규칙 제5조)**

의료기관은 다음 각 호의 세탁물을 재사용의 목적으로 세탁하거나 처리업자에게 처리를 위탁하여서는 아니 된다.
1. 피·고름이 묻은 붕대 및 거즈
2. 마스크·수술포 등 일회용 제품류
3. 바이러스성 출혈열[신증후군출혈열(유행성출혈열), 황열, 뎅기열, 마버그열, 에볼라열 및 라싸열의 경우에 해당한다] 환자의 혈액이나 체액으로 오염된 세탁물
4. 크로이츠펠트 – 야콥병(CJD) 및 변종크로이츠펠트 – 야콥병(vCJD) 확진 또는 의심환자의 중추신경계 조직으로 오염된 세탁물

### (12) 진단서 등(법 제17조, 법 제17조의2)

#### ① 진단서·검안서·증명서

㉠ 원칙 : 의료업에 종사하고 직접 진찰하거나 검안(檢案)한 의사[검안서에 한하여 검시(檢屍) 업무를 담당하는 국가기관에 종사하는 의사를 포함한다], 치과의사, 한의사가 아니면 진단서·검안서·증명서를 작성하여 환자(환자가 사망하거나 의식이 없는 경우에는 직계존속·비속, 배우자 또는 배우자의 직계존속을 말하며, 환자가 사망하거나 의식이 없는 경우로서 환자의 직계존속·비속, 배우자 및 배우자의 직계존속이 모두 없는 경우에는 형제자매를 말한다) 또는 「형사소송법」 제222조 제1항에 따라 검시(檢屍)를 하는 지방검찰청검사(검안서에 한한다)에게 교부하지 못한다.

㉡ 예외 : 진료 중이던 환자가 최종 진료 시부터 48시간 이내에 사망한 경우에는 다시 진료하지 아니하더라도 진단서나 증명서를 내줄 수 있으며, 환자 또는 사망자를 직접 진찰하거나 검안한 의사·치과의사 또는 한의사가 부득이한 사유로 진단서·검안서 또는 증명서를 내줄 수 없으면 같은 의료기관에 종사하는 다른 의사·치과의사 또는 한의사가 환자의 진료기록부 등에 따라 내줄 수 있다.

㉢ 진단서·검안서 또는 증명서의 교부 : 의사·치과의사 또는 한의사는 자신이 진찰하거나 검안한 자에 대한 진단서·검안서 또는 증명서 교부를 요구받은 때에는 정당한 사유 없이 거부하지 못한다.

㉣ 진단서의 기재사항

| | |
|---|---|
| 일반 기재사항 | 의사·치과의사 또는 한의사가 발급하는 진단서에는 다음의 사항을 적고 서명날인하여야 한다.<br>1. 환자의 성명, 주민등록번호 및 주소<br>2. 병명 및 「통계법」 제22조 제1항 전단에 따른 한국표준질병·사인 분류에 따른 질병분류기호<br>3. 발병 연월일 및 진단 연월일<br>4. 치료 내용 및 향후 치료에 대한 소견<br>5. 입원·퇴원 연월일<br>6. 의료기관의 명칭·주소, 진찰한 의사·치과의사 또는 한의사(부득이한 사유로 다른 의사 등이 발급하는 경우에는 발급한 의사 등을 말한다)의 성명·면허자격·면허번호 |

| 질병의 원인이 상해로 인한 것인 경우의 기재사항 | 일반 기재사항 외에 다음의 사항을 적어야 한다.<br>1. 상해의 원인 또는 추정되는 상해의 원인<br>2. 상해의 부위 및 정도<br>3. 입원의 필요 여부<br>4. 외과적 수술 여부<br>5. 합병증의 발생 가능 여부<br>6. 통상 활동의 가능 여부<br>7. 식사의 가능 여부<br>8. 상해에 대한 소견<br>9. 치료기간 |
|---|---|

② 출생 · 사망 또는 사산 증명서

㉠ 원칙 : 의료업에 종사하고 직접 조산한 의사 · 한의사 또는 조산사가 아니면 출생 · 사망 또는 사산 증명서를 내주지 못한다.

㉡ 예외 : 다만, 직접 조산한 의사 · 한의사 또는 조산사가 부득이한 사유로 증명서를 내줄 수 없으면 같은 의료기관에 종사하는 다른 의사 · 한의사 또는 조산사가 진료기록부 등에 따라 증명서를 내줄 수 있다.

㉢ 출생 · 사망 또는 사산 증명서의 교부 : 의사 · 한의사 또는 조산사는 자신이 조산(助産)한 것에 대한 출생 · 사망 또는 사산 증명서 교부를 요구받은 때에는 정당한 사유 없이 거부하지 못한다.

③ 처방전(법 제17조의2)

㉠ 원칙 : 의료업에 종사하고 직접 진찰한 의사, 치과의사 또는 한의사가 아니면 처방전[의사나 치과의사가 「전자서명법」에 따른 전자서명이 기재된 전자문서 형태로 작성한 처방전(이하 "전자처방전"이라 한다)을 포함한다]을 작성하여 환자에게 교부하거나 발송(전자처방전에 한정한다)하지 못하며, 의사, 치과의사 또는 한의사에게 직접 진찰을 받은 환자가 아니면 누구든지 그 의사, 치과의사 또는 한의사가 작성한 처방전을 수령하지 못한다.

㉡ 예외 : 의사, 치과의사 또는 한의사는 다음의 어느 하나에 해당하는 경우로서 해당 환자 및 의약품에 대한 안전성을 인정하는 경우에는 환자의 직계존속 · 비속, 배우자 및 배우자의 직계존속, 형제자매 또는 「노인복지법」 제34조에 따른 노인의료복지시설에서 근무하는 사람 등 대통령령으로 정하는 사람(이하 "대리수령자"라 한다)에게 처방전을 교부하거나 발송할 수 있으며, 대리수령자는 환자를 대리하여 그 처방전을 수령할 수 있다.

ⓐ 환자의 의식이 없는 경우

ⓑ 환자의 거동이 현저히 곤란하고 동일한 상병(傷病)에 대하여 장기간 동일한 처방이 이루어지는 경우

### (13) 처방전 작성과 교부(법 제18조)

① 처방전의 작성 · 발송

의사나 치과의사는 환자에게 의약품을 투여할 필요가 있다고 인정하면 「약사법」에 따라 자신이 직접 의약품을 조제할 수 있는 경우가 아니면 보건복지부령으로 정하는 바에 따라 처방전을 2부 작성하여 환자에게 내주거나 발송(전자처방전만 해당된다)하여야 한다.

② 처방전의 기재사항

㉠ 환자의 성명 및 주민등록번호

㉡ 의료기관의 명칭, 전화번호 및 팩스번호

㉢ 질병분류기호(환자가 요구시 미기재)

㉣ 의료인의 성명·면허종류 및 번호

㉤ 처방 의약품의 명칭(일반명칭, 제품명이나 「약사법」 제51조에 따른 대한민국약전에서 정한 명칭을 말한다)·분량·용법 및 용량

㉥ 처방전 발급 연월일 및 사용기간

㉦ 의약품 조제시 참고 사항

㉧ 「국민건강보험법 시행령」 별표 2에 따라 건강보험 가입자 또는 피부양자가 요양급여 비용의 일부를 부담하는 행위·약제 및 치료재료에 대하여 보건복지부장관이 정하여 고시하는 본인부담 구분기호

㉨ 「의료급여법 시행령」 별표 1 및 「의료급여법 시행규칙」 별표 1의2에 따라 수급자가 의료급여 비용의 전부 또는 일부를 부담하는 행위·약제 및 치료재료에 대하여 보건복지부장관이 정하여 고시하는 본인부담 구분기호

③ 개인정보의 보호

누구든지 정당한 사유 없이 전자처방전에 저장된 개인정보를 탐지하거나 누출·변조 또는 훼손하여서는 아니 된다.

④ 처방전 문의에 대한 응대

처방전을 발행한 의사 또는 치과의사(처방전을 발행한 한의사를 포함한다)는 처방전에 따라 의약품을 조제하는 약사 또는 한약사가 「약사법」 제26조 제2항에 따라 문의한 때 즉시 이에 응하여야 한다. 다만, 다음의 어느 하나에 해당하는 사유로 약사 또는 한약사의 문의에 응할 수 없는 경우 사유가 종료된 때 즉시 이에 응하여야 한다.

㉠ 「응급의료에 관한 법률」 제2조 제1호에 따른 응급환자를 진료 중인 경우

㉡ 환자를 수술 또는 처치 중인 경우

㉢ 그 밖에 약사의 문의에 응할 수 없는 정당한 사유가 있는 경우

⑤ 약제용기 등의 기재사항

의사, 치과의사 또는 한의사가 「약사법」에 따라 자신이 직접 의약품을 조제하여 환자에게 그 의약품을 내어주는 경우에는 그 약제의 용기 또는 포장에 환자의 이름, 용법 및 용량, 그 밖에 보건복지부령으로 정하는 사항을 적어야 한다. 다만, 급박한 응급의료상황 등 환자의 진료 상황이나 의약품의 성질상 그 약제의 용기 또는 포장에 적는 것이 어려운 경우로서 보건복지부령으로 정하는 경우에는 그러하지 아니하다.

**약제용기 등의 기재사항(의료법 시행규칙 제13조 제1항)**

1. 약제의 내용·외용의 구분에 관한 사항
2. 조제자의 면허 종류 및 성명
3. 조제 연월일
4. 조제자가 근무하는 의료기관의 명칭·소재지

### (14) 의약품정보의 확인(법 제18조의2)

① 의사 및 치과의사는 처방전을 작성하거나 「약사법」 제23조 제4항에 따라 의약품을 자신이 직접 조제하는 경우에는 다음의 "의약품정보"를 미리 확인하여야 한다.

㉠ 환자에게 처방 또는 투여되고 있는 의약품과 동일한 성분의 의약품인지 여부

㉡ 식품의약품안전처장이 병용금기, 특정연령대 금기 또는 임부금기 등으로 고시한 성분이 포함되는지 여부

㉢ 그 밖에 보건복지부령으로 정하는 정보

ⓐ 「약사법」 제39조 및 제71조에 따른 회수 또는 폐기 등의 대상이 되는 의약품인지 여부

ⓑ 「의약품 등의 안전에 관한 규칙」 별표 제4의3 제14호에 따라 안전성 속보 또는 안전성 서한을 전파한 의약품인지 여부

ⓒ 그 밖에 ⓐ 및 ⓑ에 준하는 의약품으로서 보건복지부장관 또는 식품의약품안전처장이 의약품의 안전한 사용을 위하여 그 확인이 필요하다고 공고한 의약품인지 여부

② 의사 및 치과의사는 급박한 응급의료상황 등 의약품정보를 확인할 수 없는 다음의 정당한 사유가 있을 때에는 이를 확인하지 아니할 수 있다.

㉠ 급박한 응급의료상황인 경우

㉡ 긴급한 재해구호상황인 경우

㉢ 그 밖에 ㉠ 및 ㉡에 준하는 경우로서 보건복지부장관이 정하여 고시하는 경우

### (15) 정보 누설 금지(법 제19조)

① 의료인이나 의료기관 종사자는 「의료법」이나 다른 법령에 특별히 규정된 경우 외에는 의료·조산 또는 간호업무나 진단서·검안서·증명서 작성·교부 업무, 처방전 작성·교부 업무, 진료기록 열람·사본 교부 업무, 진료기록부 등 보존업무 및 전자의무기록 작성·보관·관리 업무를 하면서 알게 된 다른 사람의 정보를 누설하거나 발표하지 못한다.

② 의료기관 인증에 관한 업무에 종사하는 자 또는 종사하였던 자는 그 업무를 하면서 알게 된 정보를 다른 사람에게 누설하거나 부당한 목적으로 사용하여서는 아니 된다.

### (16) 태아 성 감별 행위 등 금지(법 제20조)

① 의료인은 태아 성 감별을 목적으로 임부를 진찰하거나 검사하여서는 아니 되며, 같은 목적을 위한 다른 사람의 행위를 도와서도 아니 된다.

② 의료인은 임신 32주 이전에 태아나 임부를 진찰하거나 검사하면서 알게 된 태아의 성(性)을 임부, 임부의 가족, 그 밖의 다른 사람이 알게 하여서는 아니 된다.

### (17) 기록 열람 등(법 제21조)

① 환자는 의료인, 의료기관의 장 및 의료기관 종사자에게 본인에 관한 기록(추가기재·수정된 경우 추가기재·수정된 기록 및 추가기재·수정 전의 원본을 모두 포함한다)의 전부 또는 일부에 대하여 열람 또는 그 사본의 발급 등 내용의 확인을 요청할 수 있다. 이 경우 의료인, 의료기관의 장 및 의료기관 종사자는 정당한 사유가 없으면 이를 거부하여서는 아니 된다.

② 의료인, 의료기관의 장 및 의료기관 종사자는 환자가 아닌 다른 사람에게 환자에 관한 기록을 열람하게 하거나 그 사본을 내주는 등 내용을 확인할 수 있게 하여서는 아니 된다.

③ 의료인, 의료기관의 장 및 의료기관 종사자는 다음의 어느 하나에 해당하면 그 기록을 열람하게 하거나 그 사본을 교부하는 등 그 내용을 확인할 수 있게 하여야 한다. 다만, 의사·치과의사 또는 한의사가 환자의 진료를 위하여 불가피하다고 인정한 경우에는 그러하지 아니하다.

1. 환자의 배우자, 직계 존속·비속, 형제·자매(환자의 배우자 및 직계 존속·비속, 배우자의 직계존속이 모두 없는 경우에 한정한다) 또는 배우자의 직계 존속이 환자 본인의 동의서와 친족관계임을 나타내는 증명서 등을 첨부하는 등 보건복지부령으로 정하는 요건을 갖추어 요청한 경우
2. 환자가 지정하는 대리인이 환자 본인의 동의서와 대리권이 있음을 증명하는 서류를 첨부하는 등 보건복지부령으로 정하는 요건을 갖추어 요청한 경우
3. 환자가 사망하거나 의식이 없는 등 환자의 동의를 받을 수 없어 환자의 배우자, 직계 존속·비속, 형제·자매(환자의 배우자 및 직계 존속·비속, 배우자의 직계존속이 모두 없는 경우에 한정한다) 또는 배우자의 직계 존속이 친족관계임을 나타내는 증명서 등을 첨부하는 등 보건복지부령으로 정하는 요건을 갖추어 요청한 경우
4. 「국민건강보험법」 제14조, 제47조, 제48조 및 제63조에 따라 급여비용 심사·지급·대상여부 확인·사후관리 및 요양급여의 적정성 평가·가감지급 등을 위하여 국민건강보험공단 또는 건강보험심사평가원에 제공하는 경우
5. 「의료급여법」 제5조, 제11조, 제11조의3 및 제33조에 따라 의료급여 수급권자 확인, 급여비용의 심사·지급, 사후관리 등 의료급여 업무를 위하여 보장기관(시·군·구), 국민건강보험공단, 건강보험심사평가원에 제공하는 경우
6. 「형사소송법」 제106조(압수), 제215조(압수, 수색, 검증) 또는 제218조(영장에 의하지 아니한 압수)에 따른 경우

6의2. 「군사법원법」 제146조, 제254조 또는 제257조에 따른 경우

7. 「민사소송법」 제347조(제출신청의 허가여부에 대한 재판)에 따라 문서제출을 명한 경우
8. 「산업재해보상보험법」 제118조에 따라 근로복지공단이 보험급여를 받는 근로자를 진료한 산재보험 의료기관(의사를 포함한다)에 대하여 그 근로자의 진료에 관한 보고 또는 서류 등 제출을 요구하거나 조사하는 경우
9. 「자동차손해배상 보장법」 제12조 제2항 및 제14조에 따라 의료기관으로부터 자동차보험진료수가를 청구받은 보험회사 등이 그 의료기관에 대하여 관계 진료기록의 열람을 청구한 경우
10. 「병역법」 제11조의2에 따라 지방병무청장이 병역판정검사와 관련하여 질병 또는 심신장애의 확인을 위하여 필요하다고 인정하여 의료기관의 장에게 병역판정검사대상자의 진료기록·치료 관련 기록의 제출을 요구한 경우
11. 「학교안전사고 예방 및 보상에 관한 법률」 제42조에 따라 공제회가 공제급여의 지급 여부를 결정하기 위하여 필요하다고 인정하여 「국민건강보험법」 제42조에 따른 요양기관에 대하여 관계 진료기록의 열람 또는 필요한 자료의 제출을 요청하는 경우
12. 「고엽제후유의증 등 환자지원 및 단체설립에 관한 법률」 제7조 제3항에 따라 의료기관의 장이 진료기록 및 임상소견서를 보훈병원장에게 보내는 경우
13. 「의료사고 피해구제 및 의료분쟁 조정 등에 관한 법률」 제28조 제1항 또는 제3항에 따른 경우
14. 「국민연금법」 제123조에 따라 국민연금공단이 부양가족연금, 장애연금 및 유족연금 급여의 지급심사와 관련하여 가입자 또는 가입자였던 사람을 진료한 의료기관에 해당 진료에 관한 사항의 열람 또는 사본 교부를 요청하는 경우

14의2. 다음의 어느 하나에 따라 공무원 또는 공무원이었던 사람을 진료한 의료기관에 해당 진료에 관한 사항의 열람 또는 사본 교부를 요청하는 경우
  가. 「공무원연금법」 제92조에 따라 인사혁신처장이 퇴직유족급여 및 비공무상장해급여와 관련하여 요청하는 경우
  나. 「공무원연금법」 제93조에 따라 공무원연금공단이 퇴직유족급여 및 비공무상장해급여와 관련하여 요청하는 경우
  다. 「공무원 재해보상법」 제57조 및 제58조에 따라 인사혁신처장(같은 법 제61조에 따라 업무를 위탁받은 자를 포함한다)이 요양급여, 재활급여, 장해급여, 간병급여 및 재해유족급여와 관련하여 요청하는 경우
14의3. 「사립학교교직원 연금법」 제19조 제4항 제4호의2에 따라 사립학교교직원연금공단이 요양급여, 장해급여 및 재해유족급여의 지급심사와 관련하여 교직원 또는 교직원이었던 자를 진료한 의료기관에 해당 진료에 관한 사항의 열람 또는 사본 교부를 요청하는 경우
15. 「장애인복지법」 제32조 제7항에 따라 대통령령으로 정하는 공공기관의 장이 장애 정도에 관한 심사와 관련하여 장애인 등록을 신청한 사람 및 장애인으로 등록한 사람을 진료한 의료기관에 해당 진료에 관한 사항의 열람 또는 사본 교부를 요청하는 경우
16. 「감염병의 예방 및 관리에 관한 법률」 제18조의4 및 제29조에 따라 보건복지부장관, 질병관리본부장, 시·도지사 또는 시장·군수·구청장이 감염병의 역학조사 및 예방접종에 관한 역학조사를 위하여 필요하다고 인정하여 의료기관의 장에게 감염병환자 등의 진료기록 및 예방접종을 받은 사람의 예방접종 후 이상반응에 관한 진료기록의 제출을 요청하는 경우
17. 「국가유공자 등 예우 및 지원에 관한 법률」 제74조의8 제1항 제7호에 따라 보훈심사위원회가 보훈심사와 관련하여 보훈심사대상자를 진료한 의료기관에 해당 진료에 관한 사항의 열람 또는 사본 교부를 요청하는 경우
18. 「한국보훈복지의료공단법」 제24조의2에 따라 한국보훈복지의료공단이 같은 법 제6조 제1호에 따른 국가유공자등에 대한 진료기록 등의 제공을 요청하는 경우

④ 진료기록을 보관하고 있는 의료기관이나 진료기록이 이관된 보건소에 근무하는 의사·치과의사 또는 한의사는 자신이 직접 진료하지 아니한 환자의 과거 진료 내용의 확인 요청을 받은 경우에는 진료기록을 근거로 하여 사실을 확인하여 줄 수 있다.

⑤ 의료인, 의료기관의 장 및 의료기관 종사자는 「전자서명법」에 따른 전자서명이 기재된 전자문서를 제공하는 방법으로 환자 또는 환자가 아닌 다른 사람에게 기록의 내용을 확인하게 할 수 있다.

### (18) 진료기록의 송부 등(법 제21조의2)

① 의료인 또는 의료기관의 장은 다른 의료인 또는 의료기관의 장으로부터 진료기록의 내용 확인이나 진료기록의 사본 및 환자의 진료경과에 대한 소견 등을 송부 또는 전송할 것을 요청받은 경우 해당 환자나 환자 보호자의 동의를 받아 그 요청에 응하여야 한다. 다만, 해당 환자의 의식이 없거나 응급환자인 경우 또는 환자의 보호자가 없어 동의를 받을 수 없는 경우에는 환자나 환자 보호자의 동의 없이 송부 또는 전송할 수 있다.

② 의료인 또는 의료기관의 장이 응급환자를 다른 의료기관에 이송하는 경우에는 지체 없이 내원 당시 작성된 진료기록의 사본 등을 이송하여야 한다.

③ 보건복지부장관은 진료기록의 사본 및 진료경과에 대한 소견 등의 전송 업무를 지원하기 위하여 전자정보시스템(이하 "진료기록전송지원시스템"이라 한다)을 구축·운영할 수 있다.

④ 보건복지부장관은 진료기록전송지원시스템의 구축·운영을 대통령령으로 정하는 바에 따라 관계 전문기관에 위탁할 수 있다. 이 경우 보건복지부장관은 그 소요 비용의 전부 또는 일부를 지원할 수 있다.

⑤ 업무를 위탁받은 전문기관은 다음의 사항을 준수하여야 한다.

㉠ 진료기록전송지원시스템이 보유한 정보의 누출, 변조, 훼손 등을 방지하기 위하여 접근 권한자의 지정, 방화벽의 설치, 암호화 소프트웨어의 활용, 접속기록 보관 등 대통령령으로 정하는 바에 따라 안전성 확보에 필요한 기술적·관리적 조치를 할 것

㉡ 진료기록전송지원시스템 운영업무를 다른 기관에 재위탁하지 아니할 것

㉢ 진료기록전송지원시스템이 보유한 정보를 제3자에게 임의로 제공하거나 유출하지 아니할 것

⑥ 보건복지부장관은 의료인 또는 의료기관의 장에게 보건복지부령으로 정하는 바에 따라 환자나 환자 보호자의 동의에 관한 자료 등 진료기록전송지원시스템의 구축·운영에 필요한 자료의 제출을 요구하고 제출받은 목적의 범위에서 보유·이용할 수 있다. 이 경우 자료 제출을 요구받은 자는 정당한 사유가 없으면 이에 따라야 한다.

⑦ 그 밖에 진료기록전송지원시스템의 구축·운영 등에 필요한 사항은 보건복지부령으로 정한다.

⑧ 누구든지 정당한 사유 없이 진료기록전송지원시스템에 저장된 정보를 누출·변조 또는 훼손하여서는 아니 된다.

⑨ 진료기록전송지원시스템의 구축·운영에 관하여 이 법에서 규정된 것을 제외하고는 「개인정보보호법」에 따른다.

### (19) 진료기록부 등(법 제22조 및 시행규칙 제15조) 기출 2018 서울시

① 의료인은 각각 진료기록부, 조산기록부, 간호기록부, 그 밖의 진료에 관한 기록(이하 "진료기록부 등"이라 한다)을 갖추어 두고 환자의 주된 증상, 진단 및 치료 내용 등 보건복지부령으로 정하는 의료행위에 관한 사항과 의견을 상세히 기록하고 서명하여야 한다.

② 의료인이나 의료기관 개설자는 진료기록부 등(전자의무기록을 포함하며, 추가기재·수정된 경우 추가기재·수정된 진료기록부 등 및 추가기재·수정 전의 원본을 모두 포함한다)을 보건복지부령으로 정하는 바에 따라 보존하여야 한다.

㉠ 의료인이나 의료기관 개설자는 진료기록부 등을 다음에 정하는 기간 동안 보존하여야 한다. 다만, 계속적인 진료를 위하여 필요한 경우에는 1회에 한정하여 다음에 정하는 기간의 범위에서 그 기간을 연장하여 보존할 수 있다. 기출 2017 지방직

| 기간 | 내용 |
|---|---|
| 2년 | 처방전 |
| 3년 | 진단서 등의 부본(진단서·사망진단서 및 시체검안서 등을 따로 구분하여 보존할 것) |
| 5년 | 환자 명부, 검사내용 및 검사소견기록, 방사선 사진(영상물을 포함한다) 및 그 소견서, 간호기록부, 조산기록부 |
| 10년 | 진료기록부, 수술기록 |

㉡ 진료에 관한 기록은 마이크로필름이나 광디스크 등(이하 "필름"이라 한다)에 원본대로 수록하여 보존할 수 있다.

㉢ 마이크로필름이나 광디스크 등에 따른 방법으로 진료에 관한 기록을 보존하는 경우에는 필름촬영책임자가 필름의 표지에 촬영 일시와 본인의 성명을 적고, 서명 또는 날인하여야 한다.

③ 의료인은 진료기록부 등을 거짓으로 작성하거나 고의로 사실과 다르게 추가기재·수정하여서는 아니 된다.

④ 보건복지부장관은 의료인이 진료기록부 등에 기록하는 질병명, 검사명, 약제명 등 의학용어와 진료기록부 등의 서식 및 세부내용에 관한 표준을 마련하여 고시하고 의료인 또는 의료기관 개설자에게 그 준수를 권고할 수 있다.

### (20) 전자의무기록(법 제23조)

① 의료인이나 의료기관 개설자는 진료기록부 등을 「전자서명법」에 따른 전자서명이 기재된 전자문서(이하 "전자의무기록"이라 한다)로 작성·보관할 수 있다.

② 의료인이나 의료기관 개설자는 보건복지부령으로 정하는 바에 따라 전자의무기록을 안전하게 관리·보존하는 데에 필요한 시설과 장비를 갖추어야 한다.

③ 누구든지 정당한 사유 없이 전자의무기록에 저장된 개인정보를 탐지하거나 누출·변조 또는 훼손하여서는 아니 된다.

④ 의료인이나 의료기관 개설자는 전자의무기록에 추가기재·수정을 한 경우 보건복지부령으로 정하는 바에 따라 접속기록을 별도로 보관하여야 한다.

### (21) 전자의무기록의 표준화 등(법 제23조의2)

① 보건복지부장관은 전자의무기록이 효율적이고 통일적으로 관리·활용될 수 있도록 기록의 작성, 관리 및 보존에 필요한 전산정보처리시스템(이하 "전자의무기록시스템"이라 한다), 시설, 장비 및 기록 서식 등에 관한 표준을 정하여 고시하고 전자의무기록시스템을 제조·공급하는 자, 의료인 또는 의료기관 개설자에게 그 준수를 권고할 수 있다.

② 보건복지부장관은 전자의무기록시스템이 ①항에 따른 표준, 전자의무기록시스템간 호환성, 정보 보안 등 대통령령으로 정하는 인증 기준에 적합한 경우에는 인증을 할 수 있다.

③ 인증을 받은 자는 대통령령으로 정하는 바에 따라 인증의 내용을 표시할 수 있다. 이 경우 인증을 받지 아니한 자는 인증의 표시 또는 이와 유사한 표시를 하여서는 아니 된다.

④ 보건복지부장관은 다음의 어느 하나에 해당하는 경우에는 인증을 취소할 수 있다. 다만, 거짓이나 그 밖의 부정한 방법으로 인증을 받은 경우에는 인증을 취소하여야 한다.

㉠ 거짓이나 그 밖의 부정한 방법으로 인증을 받은 경우

㉡ 인증 기준에 미달하게 된 경우

⑤ 보건복지부장관은 전자의무기록시스템의 기술 개발 및 활용을 촉진하기 위한 사업을 할 수 있다.

### (22) 진료정보 침해사고의 통지(법 제23조의3)

① 의료인 또는 의료기관 개설자는 전자의무기록에 대한 전자적 침해행위로 진료정보가 유출되거나 의료기관의 업무가 교란·마비되는 등 대통령령으로 정하는 사고(이하 "진료정보 침해사고"라 한다)가 발생한 때에는 보건복지부장관에게 즉시 그 사실을 통지하여야 한다.

② 보건복지부장관은 진료정보 침해사고의 통지를 받거나 진료정보 침해사고가 발생한 사실을 알게 되면 이를 관계 행정기관에 통보하여야 한다.

### (23) 진료정보 침해사고의 예방 및 대응 등(법 제23조의4)

① 보건복지부장관은 진료정보 침해사고의 예방 및 대응을 위하여 다음의 업무를 수행한다.

㉠ 진료정보 침해사고에 관한 정보의 수집·전파

㉡ 진료정보 침해사고의 예보·경보

㉢ 진료정보 침해사고에 대한 긴급조치

㉣ 전자의무기록에 대한 전자적 침해행위의 탐지·분석

㉤ 그 밖에 진료정보 침해사고 예방 및 대응을 위하여 대통령령으로 정하는 사항

② 보건복지부장관은 진료정보 침해사고의 예방 및 대응 업무의 전부 또는 일부를 전문기관에 위탁할 수 있다.

③ 진료정보 침해사고의 예방 및 대응 업무를 수행하는데 필요한 절차 및 방법, 업무의 위탁 절차 등에 필요한 사항은 보건복지부령으로 정한다.

### (24) 부당한 경제적 이익 등의 취득 금지(법 제23조의5)

① 의료인, 의료기관 개설자(법인의 대표자, 이사, 그 밖에 이에 종사하는 자를 포함한다) 및 의료기관 종사자는 「약사법」 제47조 제2항에 따른 의약품공급자로부터 의약품 채택·처방유도·거래유지 등 판매촉진을 목적으로 제공되는 금전, 물품, 편익, 노무, 향응, 그 밖의 "경제적 이익"을 받거나 의료기관으로 하여금 받게 하여서는 아니 된다. 다만, 견본품 제공, 학술대회 지원, 임상시험 지원, 제품설명회, 대금결제조건에 따른 비용할인, 시판 후 조사 등의 행위(이하 "견본품 제공 등의 행위"라 한다)로서 보건복지부령으로 정하는 범위 안의 경제적 이익등인 경우에는 그러하지 아니하다.

② 의료인, 의료기관 개설자 및 의료기관 종사자는 「의료기기법」 제6조에 따른 제조업자, 같은 법 제15조에 따른 의료기기 수입업자, 같은 법 제17조에 따른 의료기기 판매업자 또는 임대업자로부터 의료기기 채택·사용유도·거래유지 등 판매촉진을 목적으로 제공되는 경제적 이익 등을 받거나 의료기관으로 하여금 받게 하여서는 아니 된다. 다만, 견본품 제공 등의 행위로서 보건복지부령으로 정하는 범위 안의 경제적 이익 등인 경우에는 그러하지 아니하다.

### (25) 의료행위에 관한 설명(법 제24조의2 및 시행령 제10조의11)

① 의료행위에 관한 설명 및 동의

의사・치과의사 또는 한의사는 사람의 생명 또는 신체에 중대한 위해를 발생하게 할 우려가 있는 수술, 수혈, 전신마취(이하 "수술 등"이라 한다)를 하는 경우 ②항에 따른 사항을 환자(환자가 의사결정능력이 없는 경우 환자의 법정대리인을 말한다)에게 설명하고, 서면(전자문서를 포함한다)으로 그 동의를 받아야 한다. 다만, 설명 및 동의 절차로 인하여 수술 등이 지체되면 환자의 생명이 위험하여지거나 심신상의 중대한 장애를 가져오는 경우에는 그러하지 아니하다.

② 환자에게 설명하고 동의를 받아야 하는 사항

㉠ 환자에게 발생하거나 발생 가능한 증상의 진단명

㉡ 수술 등의 필요성, 방법 및 내용

㉢ 환자에게 설명을 하는 의사, 치과의사 또는 한의사 및 수술 등에 참여하는 주된 의사, 치과의사 또는 한의사의 성명

㉣ 수술 등에 따라 전형적으로 발생이 예상되는 후유증 또는 부작용

㉤ 수술 등 전후 환자가 준수하여야 할 사항

③ 동의서 사본의 발급 요청

환자는 의사, 치과의사 또는 한의사에게 동의서 사본의 발급을 요청할 수 있다. 이 경우 요청을 받은 의사, 치과의사 또는 한의사는 정당한 사유가 없으면 이를 거부하여서는 아니 된다.

④ 변경된 사항의 통지

동의를 받은 사항 중 수술 등의 방법 및 내용, 수술 등에 참여한 주된 의사, 치과의사 또는 한의사가 변경된 경우에는 변경 사유와 내용을 환자에게 서면으로 알려야 한다.

⑤ 서면 동의서의 보존기간

의사・치과의사 또는 한의사는 ①항 본문에 따른 서면의 경우에는 환자의 동의를 받은 날, ④항에 따른 서면은 환자에게 알린 날을 기준으로 각각 2년간 보존・관리하여야 한다.

### (26) 신고(법 제25조)

① 의료인은 최초로 면허를 받은 후부터 3년마다 그 실태와 취업상황 등을 보건복지부장관에게 신고하여야 한다.

② 보건복지부장관은 보수교육을 이수하지 아니한 의료인에 대하여 신고를 반려할 수 있다.

③ 보건복지부장관은 신고 수리 업무를 대통령령으로 정하는 바에 따라 관련 단체 등에 위탁할 수 있다.

## 3 의료기관

### (1) 개설 등(법 제33조)

① 의료인은 「의료법」에 따른 의료기관을 개설하지 아니하고는 의료업을 할 수 없으며, 다음의 어느 하나에 해당하는 경우 외에는 그 의료기관 내에서 의료업을 하여야 한다.

㉠ 「응급의료에 관한 법률」 제2조 제1호에 따른 응급환자를 진료하는 경우

㉡ 환자나 환자 보호자의 요청에 따라 진료하는 경우

㉢ 국가나 지방자치단체의 장이 공익상 필요하다고 인정하여 요청하는 경우

㉣ 보건복지부령으로 정하는 바에 따라 가정간호를 하는 경우

㉤ 그 밖에 「의료법」 또는 다른 법령으로 특별히 정한 경우나 환자가 있는 현장에서 진료를 하여야 하는 부득이한 사유가 있는 경우

② 다음의 어느 하나에 해당하는 자가 아니면 의료기관을 개설할 수 없다. 이 경우 의사는 종합병원 · 병원 · 요양병원 · 정신병원 또는 의원을, 치과의사는 치과병원 또는 치과의원을, 한의사는 한방병원 · 요양병원 또는 한의원을, 조산사는 조산원만을 개설할 수 있다.

㉠ 의사, 치과의사, 한의사 또는 조산사

㉡ 국가나 지방자치단체

㉢ 의료업을 목적으로 설립된 법인(이하 "의료법인"이라 한다)

㉣ 「민법」이나 특별법에 따라 설립된 비영리법인

㉤ 「공공기관의 운영에 관한 법률」에 따른 준정부기관, 지방의료원, 한국보훈복지의료공단

③ 의원 · 치과의원 · 한의원 또는 조산원을 개설하려는 자는 보건복지부령으로 정하는 바에 따라 시장 · 군수 · 구청장에게 신고하여야 한다.

④ 종합병원 · 병원 · 치과병원 · 한방병원 · 요양병원 또는 정신병원을 개설하려면 시 · 도 의료기관개설위원회의 심의를 거쳐 보건복지부령으로 정하는 바에 따라 시 · 도지사의 허가를 받아야 한다. 이 경우 시 · 도지사는 개설하려는 의료기관이 다음의 어느 하나에 해당하는 경우에는 개설허가를 할 수 없다. 기출 2017 지방직

㉠ 제36조에 따른 시설기준에 맞지 아니하는 경우

㉡ 제60조에 따른 기본시책과 수급 및 관리계획에 적합하지 아니한 경우

⑤ 개설된 의료기관이 개설 장소를 이전하거나 개설에 관한 신고 또는 허가사항 중 보건복지부령으로 정하는 중요사항을 변경하려는 때에도 ③항 또는 ④항과 같다.

⑥ 조산원을 개설하는 자는 반드시 지도의사를 정하여야 한다.

⑦ 다음의 어느 하나에 해당하는 경우에는 의료기관을 개설할 수 없다.

㉠ 약국 시설 안이나 구내인 경우

㉡ 약국의 시설이나 부지 일부를 분할 · 변경 또는 개수하여 의료기관을 개설하는 경우

㉢ 약국과 전용 복도 · 계단 · 승강기 또는 구름다리 등의 통로가 설치되어 있거나 이런 것들을 설치하여 의료기관을 개설하는 경우

㉣ 「건축법」 등 관계 법령에 따라 허가를 받지 아니하거나 신고를 하지 아니하고 건축 또는 증축 · 개축한 건축물에 의료기관을 개설하는 경우

⑧ 의사, 치과의사, 한의사 또는 조산사는 어떠한 명목으로도 둘 이상의 의료기관을 개설·운영할 수 없다. 다만, 2 이상의 의료인 면허를 소지한 자가 의원급 의료기관을 개설하려는 경우에는 하나의 장소에 한하여 면허 종별에 따른 의료기관을 함께 개설할 수 있다.

⑨ 의료법인 및 「민법」이나 특별법에 따라 설립된 비영리법인(이하 "의료법인 등"이라 한다)이 의료기관을 개설하려면 그 법인의 정관에 개설하고자 하는 의료기관의 소재지를 기재하여 대통령령으로 정하는 바에 따라 정관의 변경허가를 얻어야 한다(의료법인 등을 설립할 때에는 설립 허가를 말한다). 이 경우 그 법인의 주무관청은 정관의 변경허가를 하기 전에 그 법인이 개설하고자 하는 의료기관이 소재하는 시·도지사 또는 시장·군수·구청장과 협의하여야 한다.

⑩ 의료기관을 개설·운영하는 의료법인 등은 다른 자에게 그 법인의 명의를 빌려주어서는 아니 된다.

### (2) 실태조사(법 제33조의3)

① 보건복지부장관은 제33조 제2항을 위반하여 의료기관을 개설할 수 없는 자가 개설·운영하는 의료기관의 실태를 파악하기 위하여 보건복지부령으로 정하는 바에 따라 조사(이하 "실태조사"라 한다)를 실시하고, 위법이 확정된 경우 그 결과를 공표하여야 한다. 이 경우 수사기관의 수사로 제33조 제2항을 위반한 의료기관의 위법이 확정된 경우도 공표 대상에 포함한다.

② 보건복지부장관은 실태조사를 위하여 관계 중앙행정기관의 장, 지방자치단체의 장, 관련 기관·법인 또는 단체 등에 협조를 요청할 수 있다. 이 경우 요청을 받은 자는 특별한 사정이 없으면 이에 협조하여야 한다.

③ 실태조사의 시기·방법 및 결과 공표의 방법 등에 관하여 필요한 사항은 보건복지부령으로 정한다.

### (3) 원격의료(법 제34조)

① 의료인(의료업에 종사하는 의사·치과의사·한의사만 해당한다)은 컴퓨터·화상통신 등 정보통신기술을 활용하여 먼 곳에 있는 의료인에게 의료지식이나 기술을 지원하는 원격의료를 할 수 있다.

② 원격의료를 행하거나 받으려는 자는 일정한 시설과 장비를 갖추어야 한다.

③ 원격의료를 하는 자(이하 "원격지의사"라 한다)는 환자를 직접 대면하여 진료하는 경우와 같은 책임을 진다.

④ 원격지의사의 원격의료에 따라 의료행위를 한 의료인이 의사·치과의사 또는 한의사(이하 "현지의사"라 한다)인 경우에는 그 의료행위에 대하여 원격지의사의 과실을 인정할 만한 명백한 근거가 없으면 환자에 대한 책임은 ③항에도 불구하고 현지의사에게 있는 것으로 본다.

### (4) 의료기관 개설 특례(법 제35조)

① 의료인 및 의료기관 개설자(제33조 제1항 · 제2항 및 제8항) 외의 자가 그 소속 직원, 종업원, 그 밖의 구성원(수용자를 포함한다)이나 그 가족의 건강관리를 위하여 부속 의료기관을 개설하려면 그 개설 장소를 관할하는 시장 · 군수 · 구청장에게 신고하여야 한다.

② 다만, 부속 의료기관으로 병원급 의료기관을 개설하려면 그 개설 장소를 관할하는 시 · 도지사의 허가를 받아야 한다.

### (5) 폐업 · 휴업의 신고(법 제40조) 〈2023.3.5. 시행〉

① 의료기관 개설자는 의료업을 폐업하거나 1개월 이상 휴업(입원환자가 있는 경우에는 1개월 미만의 휴업도 포함한다)하려면 보건복지부령으로 정하는 바에 따라 관할 시장 · 군수 · 구청장에게 신고하여야 한다.

㉠ 시장 · 군수 · 구청장은 매월의 의료기관 폐업신고의 수리 상황을 그 다음달 15일까지 보건복지부장관에게 보고하여야 한다(동법 시행규칙 제30조 제2항).

㉡ 의원 · 치과의원 · 한의원 또는 조산원을 개설한 의료인이 부득이한 사유로 6개월을 초과하여 그 의료기관을 관리할 수 없는 경우 그 개설자는 폐업 또는 휴업 신고를 하여야 한다(동법 시행규칙 제30조 제3항).

② 시장 · 군수 · 구청장은 ①항의 신고에도 불구하고 「감염병의 예방 및 관리에 관한 법률」 제18조 및 제29조에 따라 질병관리청장, 시 · 도지사 또는 시장 · 군수 · 구청장이 감염병의 역학조사 및 예방접종에 관한 역학조사를 실시하거나 같은 법 제18조의2에 따라 의료인 또는 의료기관의 장이 질병관리청장 또는 시 · 도지사에게 역학조사 실시를 요청한 경우로서 그 역학조사를 위하여 필요하다고 판단하는 때에는 의료기관 폐업 신고를 수리하지 아니할 수 있다.

③ 의료기관 개설자는 의료업을 폐업 또는 휴업하는 경우 보건복지부령으로 정하는 바에 따라 해당 의료기관에 입원 중인 환자를 다른 의료기관으로 옮길 수 있도록 하는 등 환자의 권익을 보호하기 위한 조치를 하여야 한다.

④ 시장 · 군수 · 구청장은 폐업 또는 휴업 신고를 받은 경우 의료기관 개설자가 환자의 권익을 보호하기 위한 조치를 취하였는지 여부를 확인하는 등 대통령령으로 정하는 조치를 하여야 한다.

### (6) 진료기록부 등의 이관(법 제40조의2) 〈2023.3.5. 시행〉

① 의료기관 개설자는 폐업 또는 휴업 신고를 할 때 기록 · 보존하고 있는 진료기록부 등의 수량 및 목록을 확인하고 진료기록부 등을 관할 보건소장에게 넘겨야 한다. 다만, 의료기관 개설자가 보건복지부령으로 정하는 바에 따라 진료기록부 등의 보관계획서를 제출하여 관할 보건소장의 허가를 받은 경우에는 직접 보관할 수 있다.

② 관할 보건소장의 허가를 받아 진료기록부 등을 직접 보관하는 의료기관 개설자는 보관계획서에 기재된 사항 중 보건복지부령으로 정하는 사항이 변경된 경우 관할 보건소장에게 이를 신고하여야 하며, 직접 보관 중 질병, 국외 이주 등 보건복지부령으로 정하는 사유로 보존 및 관리가 어려운 경우 이를 대행할 책임자를 지정하여 보관하게 하거나 진료기록부 등을 관할 보건소장에게 넘겨야 한다.

③ 관할 보건소장의 허가를 받아 진료기록부 등을 직접 보관하는 의료기관 개설자는 보관 기간, 방법 등 보건복지부령으로 정하는 사항을 준수하여야 한다.

### (7) 진료기록보관시스템의 구축 · 운영(법 제40조의3) 〈2023.3.5. 시행〉

① 보건복지부장관은 폐업 또는 휴업한 의료기관의 진료기록부 등을 보관하는 관할 보건소장 및 의료기관 개설자가 안전하고 효과적으로 진료기록부 등을 보존·관리할 수 있도록 지원하기 위한 시스템(이하 "진료기록보관시스템"이라 한다)을 구축·운영할 수 있다.

② 폐업 또는 휴업한 의료기관의 진료기록부 등을 보관하는 관할 보건소장 및 의료기관 개설자는 진료기록보관시스템에 진료기록부 등을 보관할 수 있다.

③ 진료기록부 등을 진료기록보관시스템에 보관한 관할 보건소장 및 의료기관 개설자(해당 보건소 및 의료기관 소속 의료인 및 그 종사자를 포함한다)는 직접 보관한 진료기록부 등 외에는 진료기록보관시스템에 보관된 정보를 열람하는 등 그 내용을 확인하여서는 아니 된다.

④ 보건복지부장관은 진료기록보관시스템의 구축·운영 업무를 관계 전문기관 또는 단체에 위탁할 수 있다. 이 경우 보건복지부장관은 진료기록보관시스템의 구축·운영 업무에 소요되는 비용의 전부 또는 일부를 지원할 수 있다.

⑤ 진료기록보관시스템의 구축·운영 업무를 위탁받은 전문기관 또는 단체는 보건복지부령으로 정하는 바에 따라 진료기록부 등을 안전하게 관리·보존하는 데에 필요한 시설과 장비를 갖추어야 한다.

⑥ 보건복지부장관은 진료기록보관시스템의 효율적 운영을 위하여 원본에 기재된 정보가 변경되지 않는 범위에서 진료기록부등의 형태를 변경하여 보존·관리할 수 있으며, 변경된 형태로 진료기록부 등의 사본을 발급할 수 있다.

⑦ 누구든지 정당한 접근 권한 없이 또는 허용된 접근 권한을 넘어 진료기록보관시스템에 보관된 정보를 훼손·멸실·변경·위조·유출하거나 검색·복제하여서는 아니 된다.

⑧ 진료기록보관시스템의 구축 범위 및 운영 절차 등에 필요한 사항은 보건복지부령으로 정한다.

### (8) 당직의료인(법 제41조 및 시행규칙 제39조의6) 기출 2018 서울시

각종 병원에는 응급환자와 입원환자의 진료 등에 필요한 당직의료인을 두어야 한다.

① 각종 병원에 두어야 하는 당직의료인의 수

| 구분 | 당직의료인의 수 |
|---|---|
| 입원환자 200명까지 | 의사 · 치과의사 또는 한의사의 경우에는 1명, 간호사의 경우에는 2명 |
| 입원환자 200명을 초과하는 200명마다 | 의사 · 치과의사 또는 한의사의 경우에는 1명, 간호사의 경우에는 2명을 추가한 인원 수 |

② 요양병원에 두어야 하는 당직의료인의 수

| 구분 | 당직의료인의 수 |
|---|---|
| 의사 · 치과의사 또는 한의사의 경우 | 입원환자 300명까지는 1명, 입원환자 300명을 초과하는 300명마다 1명을 추가한 인원 수 |
| 간호사의 경우 | 입원환자 80명까지는 1명, 입원환자 80명을 초과하는 80명마다 1명을 추가한 인원 수 |

### (9) 진료과목 등(법 제43조)

① 병원·치과병원 또는 종합병원은 한의사를 두어 한의과 진료과목을 추가로 설치·운영할 수 있다.

② 한방병원 또는 치과병원은 의사를 두어 의과 진료과목을 추가로 설치·운영할 수 있다.

③ 병원·한방병원·요양병원 또는 정신병원은 치과의사를 두어 치과 진료과목을 추가로 설치·운영할 수 있다.

④ 추가로 진료과목을 설치·운영하는 경우에는 보건복지부령으로 정하는 바에 따라 진료에 필요한 시설·장비를 갖추어야 한다.

⑤ 추가로 설치한 진료과목을 포함한 의료기관의 진료과목은 보건복지부령으로 정하는 바에 따라 표시하여야 한다. 다만, 치과의 진료과목은 종합병원과 제77조 제2항에 따라 보건복지부령으로 정하는 치과병원에 한하여 표시할 수 있다.

### (10) 의료관련 감염 예방(법 제47조)

① 보건복지부령으로 정하는 일정 규모 이상의 병원급 의료기관의 장은 의료관련감염 예방을 위하여 감염관리위원회와 감염관리실을 설치·운영하고 보건복지부령으로 정하는 바에 따라 감염관리 업무를 수행하는 전담 인력을 두는 등 필요한 조치를 하여야 한다.

- "보건복지부령으로 정하는 일정 규모 이상의 병원급 의료기관"이란 100개 이상의 병상을 갖춘 병원급 의료기관을 말한다(동법 시행규칙 제43조 제1항).
- 감염관리실(종합병원, 150개 이상의 병상을 갖춘 병원, 치과병원 또는 한방병원만 해당한다)에 두는 인력 중 1명 이상은 감염관리실에서 전담 근무해야 한다(동법 시행규칙 제46조 제2항).

② 의료기관의 장은 「감염병의 예방 및 관리에 관한 법률」 제2조 제1호에 따른 감염병의 예방을 위하여 해당 의료기관에 소속된 의료인, 의료기관 종사자 및 「보건의료인력지원법」 제2조 제3호의 보건의료인력을 양성하는 학교 및 기관의 학생으로서 해당 의료기관에서 실습하는 자에게 보건복지부령으로 정하는 바에 따라 정기적으로 교육을 실시하여야 한다.

③ 의료기관의 장은 「감염병의 예방 및 관리에 관한 법률」 제2조 제1호에 따른 감염병이 유행하는 경우 환자, 환자의 보호자, 의료인, 의료기관 종사자 및 「경비업법」 제2조 제3호에 따른 경비원 등 해당 의료기관 내에서 업무를 수행하는 사람에게 감염병의 확산 방지를 위하여 필요한 정보를 제공하여야 한다.

④ 질병관리청장은 의료관련감염의 발생·원인 등에 대한 의과학적인 감시를 위하여 의료관련감염 감시 시스템을 구축·운영할 수 있다.

⑤ 의료기관은 의료관련감염 감시 시스템을 통하여 매월 의료관련감염 발생 사실을 등록할 수 있다.

⑥ 질병관리청장은 의료관련감염 감시 시스템의 구축·운영 업무를 대통령령으로 정하는 바에 따라 관계 전문기관에 위탁할 수 있다.

⑦ 질병관리청장은 의료관련감염 감시 시스템의 구축・운영 업무를 위탁한 전문기관에 대하여 그 업무에 관한 보고 또는 자료의 제출을 명할 수 있다.

⑧ 의료관련감염이 발생한 사실을 알게 된 의료기관의 장, 의료인, 의료기관 종사자 또는 환자 등은 보건복지부령으로 정하는 바에 따라 질병관리청장에게 그 사실을 보고(이하 "자율보고"라 한다)할 수 있다. 이 경우 질병관리청장은 자율보고한 사람의 의사에 반하여 그 신분을 공개하여서는 아니 된다.

⑨ 자율보고한 사람이 해당 의료관련감염과 관련하여 관계 법령을 위반한 사실이 있는 경우에는 그에 따른 행정처분을 감경하거나 면제할 수 있다.

⑩ 자율보고가 된 의료관련감염에 관한 정보는 보건복지부령으로 정하는 검증을 한 후에는 개인 식별이 가능한 부분을 삭제하여야 한다.

⑪ 자율보고의 접수 및 분석 등의 업무에 종사하거나 종사하였던 사람은 직무상 알게 된 비밀을 다른 사람에게 누설하거나 직무 외의 목적으로 사용하여서는 아니 된다.

⑫ 의료기관의 장은 해당 의료기관에 속한 자율보고를 한 보고자에게 그 보고를 이유로 해고 또는 전보나 그 밖에 신분 또는 처우와 관련하여 불리한 조치를 할 수 없다.

⑬ 질병관리청장은 수집한 의료관련감염 관련 정보를 감염 예방・관리에 필요한 조치, 계획 수립, 조사・연구, 교육 등에 활용할 수 있다.

⑭ 감염관리위원회의 구성과 운영, 감염관리실 운영, 교육, 정보 제공, 등록하는 의료관련감염의 종류와 그 등록의 절차・방법 등에 필요한 사항은 보건복지부령으로 정한다.

### (11) 입원환자의 전원(법 제47조의2)

의료기관의 장은 천재지변, 감염병 의심 상황, 집단 사망사고의 발생 등 입원환자를 긴급히 전원(轉院)시키지 않으면 입원환자의 생명・건강에 중대한 위험이 발생할 수 있음에도 환자나 보호자의 동의를 받을 수 없는 등 보건복지부령으로 정하는 불가피한 사유(환자가 의사표시를 할 수 없는 상태에 있거나 보호자와 연락이 되지 않아 환자나 보호자의 동의를 받을 수 없는 경우를 말한다)가 있는 경우에는 보건복지부령으로 정하는 바에 따라 시장・군수・구청장의 승인을 받아 입원환자를 다른 의료기관으로 전원시킬 수 있다.

### (12) 의료법인의 설립허가 등(법 제48조)

① 의료법인을 설립하려는 자는 대통령령으로 정하는 바에 따라 정관과 그 밖의 서류를 갖추어 그 법인의 주된 사무소의 소재지를 관할하는 시・도지사의 허가를 받아야 한다.

② 의료법인은 그 법인이 개설하는 의료기관에 필요한 시설이나 시설을 갖추는 데에 필요한 자금을 보유하여야 한다.

③ 의료법인이 재산을 처분하거나 정관을 변경하려면 시・도지사의 허가를 받아야 한다.

④ 「의료법」에 따른 의료법인이 아니면 의료법인이나 이와 비슷한 명칭을 사용할 수 없다.

## 4 감 독

### (1) 의료기관의 인증(법 제58조) 기출 2018 서울시

① 개 요

㉠ 보건복지부장관은 의료의 질과 환자 안전의 수준을 높이기 위하여 병원급 의료기관 및 대통령령으로 정하는 의료기관에 대한 인증(이하 "의료기관 인증"이라 한다)을 할 수 있다.

㉡ 보건복지부장관은 대통령령으로 정하는 바에 따라 의료기관 인증에 관한 업무를 의료기관평가인증원에 위탁할 수 있다.

㉢ 보건복지부장관은 다른 법률에 따라 의료기관을 대상으로 실시하는 평가를 통합하여 의료기관평가인증원으로 하여금 시행하도록 할 수 있다.

② 의료기관인증위원회(법 제58조의2)

| 구분 | 내용 |
|---|---|
| 소 속 | 보건복지부장관 |
| 업 무 | 의료기관 인증에 관한 주요 정책을 심의한다. |
| 구 성 | 위원장 1명을 포함한 15인 이내의 위원으로 구성한다. |
| 위원장 | 보건복지부 차관 |
| 위 원<br>(임기 2년 ) | 위원은 다음의 사람 중에서 보건복지부장관이 임명 또는 위촉한다.<br>1. 의료인 단체 및 의료기관단체에서 추천하는 자(5명)<br>2. 노동계, 시민단체(「비영리민간단체지원법」 제2조에 따른 비영리민간단체를 말한다), 소비자단체(「소비자기본법」 제29조에 따른 소비자단체를 말한다)에서 추천하는 자(5명)<br>3. 보건의료에 관한 학식과 경험이 풍부한 자(3명)<br>4. 시설물 안전진단에 관한 학식과 경험이 풍부한 자<br>5. 보건복지부 소속 3급 이상 공무원 또는 고위공무원단에 속하는 공무원(1명 ; 임기제한 없음) |
| 심의사항 | 1. 인증기준 및 인증의 공표를 포함한 의료기관 인증과 관련된 주요 정책에 관한 사항<br>2. 의료기관 대상 평가제도 통합에 관한 사항<br>3. 의료기관 인증 활용에 관한 사항<br>4. 그 밖에 위원장이 심의에 부치는 사항 |

③ 의료기관 인증기준 및 방법 등(법 제58조의3) 기출 2017 지방직 기출 2022 서울시

㉠ 의료기관 인증기준은 다음의 사항을 포함하여야 한다.

ⓐ 환자의 권리와 안전

ⓑ 의료기관의 의료서비스 질 향상 활동

ⓒ 의료서비스의 제공과정 및 성과

ⓓ 의료기관의 조직·인력관리 및 운영

ⓔ 환자 만족도

㉡ 인증등급은 인증, 조건부인증 및 불인증으로 구분한다.

| 구분 | 내용 |
|---|---|
| 인 증 | 해당 의료기관이 모든 의료 서비스 제공 과정에서 환자의 안전보장과 적정 수준의 질을 달성하였음을 의미 |
| 조건부인증 | 질 향상을 위하여 노력하였으나, 일부 영역에서 인증 수준에는 다소 못 미치는 기관으로서 향후 부분적 노력을 통해 인증을 받을 수 있는 가능성이 있음을 의미 |
| 불인증 | 인증 및 조건부인종요건을 충족하지 못한 것을 의미 |

㉢ 인증의 유효기간은 4년으로 한다. 다만, 조건부인증의 경우에는 유효기간을 1년으로 한다.

㉣ 조건부인증을 받은 의료기관의 장은 유효기간 내에 보건복지부령으로 정하는 바에 따라 재인증을 받아야 한다.

④ 의료기관인증의 신청 및 평가(법 제58조의4 및 시행규칙 제64조)

㉠ 의료기관 인증을 받고자 하는 의료기관의 장은 보건복지부장관에게 신청할 수 있다. 인증을 받으려는 의료기관의 장은 인증신청서와 의료기관 운영현황을 인증원의 장에게 제출하여야 한다.

㉡ 요양병원(「장애인복지법」 제58조 제1항 제4호에 따른 의료재활시설로서 제3조의2에 따른 요건을 갖춘 의료기관은 제외한다)의 장은 보건복지부령으로 정하는 바에 따라 보건복지부장관에게 인증을 신청하여야 한다.

ⓐ 보건복지부장관은 요양병원의 장에게 인증신청기간 1개월 전에 인증신청 대상 및 기간 등 조사계획을 수립·통보하여야 한다.

ⓑ 조사계획을 통보받은 요양병원의 장은 신청기간 내에 인증전담기관의 장에게 인증신청서와 의료기관 운영현황을 인증원의 장에게 제출하여야 한다.

㉢ 인증을 신청하여야 하는 요양병원이 조건부인증 또는 불인증을 받거나 인증 또는 조건부인증이 취소된 경우 해당 요양병원의 장은 보건복지부령으로 정하는 기간 내에 다시 인증을 신청하여야 한다. 다시 인증을 신청하려는 요양병원의 장은 조건부인증·불인증을 받은 날 또는 인증·조건부인증이 취소된 날부터 90일 이내에 인증신청서와 의료기관 운영현황을 인증원의 장에게 제출해야 한다.

㉣ 보건복지부장관은 인증을 신청한 의료기관에 대하여 인증기준 적합 여부를 평가하여야 한다. 이 경우 보건복지부장관은 보건복지부령으로 정하는 바에 따라 필요한 조사를 할 수 있고, 인증을 신청한 의료기관은 정당한 사유가 없으면 조사에 협조하여야 한다. 인증을 신청한 의료기관에 대하여 인증등급을 결정하기 전에 현지조사를 실시할 수 있다.

㉤ 보건복지부장관은 평가 결과와 인증등급을 지체 없이 해당 의료기관의 장에게 통보하여야 한다.

⑤ 조사일정 통보(시행규칙 제64조의2)

인증원의 장은 의료기관 인증 신청을 접수한 날부터 30일 내에 해당 의료기관의 장과 협의하여 조사일정을 정하고 이를 통보해야 한다.

⑥ 이의신청(법 제58조의5 및 시행규칙 제64조의4)

㉠ 의료기관 인증을 신청한 의료기관의 장은 평가결과 또는 인증등급에 관하여 보건복지부장관에게 이의신청을 할 수 있다.

㉡ 이의신청은 평가결과 또는 인증등급을 통보받은 날부터 30일 이내에 하여야 한다. 다만, 책임질 수 없는 사유로 그 기간을 지킬 수 없었던 경우에는 그 사유가 없어진 날부터 기산한다.

㉢ 의료기관의 장은 통보받은 평가 결과 및 인증등급에 대하여 이의가 있는 경우에는 그 통보받은 날부터 30일 내에 이의신청의 내용 및 사유가 포함된 이의신청서에 주장하는 사실을 증명할 수 있는 서류를 첨부하여 인증원의 장에게 제출해야 한다.

㉣ 인증원의 장은 이의신청을 받은 경우 그 이의신청 내용을 조사한 후 처리 결과를 이의신청을 받은 날부터 30일 내에 해당 의료기관의 장에게 통보해야 한다.

⑦ 인증의 공표 및 활용(법 제58조의7 및 시행규칙 제64조의7)

㉠ 보건복지부장관은 인증을 받은 의료기관에 관하여 인증기준, 인증 유효기간 및 평가한 결과 등 보건복지부령으로 정하는 다음의 사항을 인터넷 홈페이지 등에 공표하여야 한다.

ⓐ 해당 의료기관의 명칭, 종별, 진료과목 등 일반현황

ⓑ 인증등급 및 인증의 유효기간

ⓒ 인증기준에 따른 평가결과

ⓓ 그 밖에 의료의 질과 환자 안전의 수준을 높이기 위하여 보건복지부장관이 정하는 사항

㉡ 보건복지부장관은 평가 결과와 인증등급을 활용하여 의료기관에 대하여 다음에 해당하는 행정적·재정적 지원 등 필요한 조치를 할 수 있다.

ⓐ 상급종합병원 지정

ⓑ 전문병원 지정

ⓒ 의료의 질 및 환자 안전 수준 향상을 위한 교육, 컨설팅 지원

ⓓ 그 밖에 다른 법률에서 정하거나 보건복지부장관이 필요하다고 인정한 사항

⑧ 자료의 제공요청(법 제58조의8)

㉠ 보건복지부장관은 인증과 관련하여 필요한 경우에는 관계 행정기관, 의료기관, 그 밖의 공공단체 등에 대하여 자료의 제공 및 협조를 요청할 수 있다.

㉡ 자료의 제공과 협조를 요청받은 자는 정당한 사유가 없는 한 요청에 따라야 한다.

⑨ 의료기관 인증의 사후관리(법 제58조의9)

보건복지부장관은 인증의 실효성을 유지하기 위하여 보건복지부령으로 정하는 바에 따라 인증을 받은 의료기관에 대하여 인증기준의 충족 여부를 조사할 수 있다.

⑩ 의료기관 인증의 취소(법 제58조의10)

㉠ 보건복지부장관은 인증을 받은 의료기관이 인증 유효기간 중 다음의 어느 하나에 해당하는 경우에는 의료기관 인증 또는 조건부인증을 취소하거나 인증마크의 사용정지 또는 시정을 명할 수 있다. 다만, ⓐ 및 ⓑ에 해당하는 경우에는 인증 또는 조건부인증을 취소하여야 한다.

ⓐ 거짓이나 그 밖의 부정한 방법으로 인증 또는 조건부인증을 받은 경우

ⓑ 의료기관 개설 허가가 취소되거나 폐쇄명령을 받은 경우

ⓒ 의료기관의 종별 변경 등 인증 또는 조건부인증의 전제나 근거가 되는 중대한 사실이 변경된 경우

ⓓ 인증기준을 충족하지 못하게 된 경우

ⓔ 인증마크의 사용정지 또는 시정명령을 위반한 경우

㉡ 거짓이나 그 밖의 부정한 방법으로 인증 또는 조건부인증이 취소된 의료기관은 인증 또는 조건부인증이 취소된 날부터 1년 이내에 인증 신청을 할 수 없다.

㉢ 의료기관 인증 또는 조건부인증의 취소 및 인증마크의 사용정지 등에 필요한 절차와 처분의 기준 등은 보건복지부령으로 정한다.

### (2) 지도와 명령(법 제59조)

① 보건복지부장관 또는 시・도지사는 보건의료정책을 위하여 필요하거나 국민보건에 중대한 위해(危害)가 발생하거나 발생할 우려가 있으면 의료기관이나 의료인에게 필요한 지도와 명령을 할 수 있다.

② 보건복지부장관, 시・도지사 또는 시장・군수・구청장은 의료인이 정당한 사유 없이 진료를 중단하거나 의료기관 개설자가 집단으로 휴업하거나 폐업하여 환자 진료에 막대한 지장을 초래하거나 초래할 우려가 있다고 인정할 만한 상당한 이유가 있으면 그 의료인이나 의료기관 개설자에게 업무개시 명령을 할 수 있다.

③ 의료인과 의료기관 개설자는 정당한 사유 없이 명령을 거부할 수 없다.

### (3) 병상 수급계획의 수립 등(법 제60조)

① 보건복지부장관은 병상의 합리적인 공급과 배치에 관한 기본시책을 5년마다 수립하여야 한다.

② 시・도지사는 기본시책에 따라 지역 실정을 고려하여 특별시・광역시 또는 도 단위의 지역별・기능별・종별 의료기관 병상 수급 및 관리계획을 수립한 후 보건복지부장관에게 제출하여야 한다.

③ 보건복지부장관은 제출된 병상 수급 및 관리계획이 기본시책에 맞지 아니하는 등 보건복지부령으로 정하는 다음의 사유가 있으면 시・도지사와 협의하여 보건복지부령으로 정하는 바에 따라 이를 조정하여야 한다.

㉠ 지역병상수급계획의 내용이 기본시책에 맞지 아니하는 경우

㉡ 지방자치단체의 생활권역과 행정구역이 서로 다른데도 해당 지방자치단체에서 이를 고려하지 아니한 경우

㉢ 둘 이상의 지방자치단체에 걸쳐 있는 광역의료행정을 해당 지방자치단체에서 고려하지 아니한 경우

㉣ 지방자치단체간 지역병상수급계획이 현저하게 불균형한 경우

### (4) 자료제공의 요청(법 제61조의2)

① 보건복지부장관은 「의료법」의 위반 사실을 확인하기 위한 경우 등 소관 업무를 수행하기 위하여 필요한 경우에는 의료인, 의료기관의 장, 「국민건강보험법」에 따른 국민건강보험공단 및 건강보험심사평가원, 그 밖의 관계 행정기관 및 단체 등에 대하여 필요한 자료의 제출이나 의견의 진술 등을 요청할 수 있다.

② 자료의 제공 또는 협조를 요청받은 자는 특별한 사유가 없으면 이에 따라야 한다.

# 02 지역보건법 및 의료급여법

## 1 지역보건법

### (1) 총 칙

① 용어의 정의(법 제2조)

| 용 어 | 정 의 |
|---|---|
| 지역보건의료기관 | 지역주민의 건강을 증진하고 질병을 예방·관리하기 위하여 지역보건법에 따라 설치·운영하는 보건소, 보건의료원, 보건지소 및 건강생활지원센터를 말한다. |
| 지역보건의료서비스 | 지역주민의 건강을 증진하고 질병을 예방·관리하기 위하여 지역보건의료기관이 직접 제공하거나 보건의료 관련기관·단체를 통하여 제공하는 서비스로서 보건의료인(「보건의료기본법」 제3조 제3호에 따른 보건의료인을 말한다)이 행하는 모든 활동을 말한다. |
| 보건의료 관련기관·단체 | 지역사회 내에서 공중(公衆) 또는 특정 다수인을 위하여 지역보건의료서비스를 제공하는 의료기관, 약국, 보건의료인 단체 등을 말한다. |

② 국가와 지방자치단체의 책무(법 제3조)

㉠ 국가 및 지방자치단체는 지역보건의료에 관한 조사·연구, 정보의 수집·관리·활용·보호, 인력의 양성·확보 및 고용 안정과 자질 향상 등을 위하여 노력하여야 한다.

㉡ 국가 및 지방자치단체는 지역보건의료 업무의 효율적 추진을 위하여 기술적·재정적 지원을 하여야 한다.

㉢ 국가 및 지방자치단체는 지역주민의 건강 상태에 격차가 발생하지 아니하도록 필요한 방안을 마련하여야 한다.

**The 알아보기**

**지역보건법의 목적(법 제1조)**

「지역보건법」은 보건소 등 지역보건의료기관의 설치·운영에 관한 사항과 보건의료 관련기관·단체와의 연계·협력을 통하여 지역보건의료기관의 기능을 효과적으로 수행하는데 필요한 사항을 규정함으로써 지역보건의료정책을 효율적으로 추진하여 지역주민의 건강 증진에 이바지함을 목적으로 한다.

③ 지역사회 건강실태조사(법 제4조 및 시행령 제2조)

기출 2018 서울시

㉠ 국가와 지방지치단체는 지역주민의 건강 상태 및 건강 문제의 원인 등을 파악하기 위하여 매년 지역사회 건강실태조사를 실시하여야 한다.

㉡ 질병관리청장은 보건복지부장관과 협의하여 지역사회 건강실태조사를 매년 지방자치단체의 장에게 협조를 요청하여 실시한다.

㉢ 협조 요청을 받은 지방자치단체의 장은 매년 보건소(보건의료원을 포함한다)를 통하여 지역 주민을 대상으로 지역사회 건강실태조사를 실시하여야 한다. 이 경우 지방자치단체의 장은 지역사회 건강실태조사의 결과를 질병관리청장에게 통보하여야 한다.

㉣ 지역사회 건강실태조사는 표본조사를 원칙으로 하되, 필요한 경우에는 전수조사를 할 수 있다.

**지역사회 건강실태조사의 내용에 포함되어야 하는 사항**
- 흡연, 음주 등 건강 관련 생활습관에 관한 사항
- 건강검진 및 예방접종 등 질병 예방에 관한 사항
- 질병 및 보건의료서비스 이용 실태에 관한 사항
- 사고 및 중독에 관한 사항
- 활동의 제한 및 삶의 질에 관한 사항
- 그 밖에 지역사회 건강실태조사에 포함되어야 한다고 질병관리청장이 정하는 사항

④ 지역보건의료심의위원회(법 제6조)

㉠ 설치목적

지역보건의료에 관한 다음의 사항을 심의하기 위해 특별시·광역시·도(이하 "시·도"라 한다) 및 특별자치시·특별자치도·시·군·구(구는 자치구를 말하며, 이하 "시·군·구"라 한다)에 지역보건의료심의위원회를 둔다.

ⓐ 지역사회 건강실태조사 등 지역보건의료의 실태조사에 관한 사항

ⓑ 지역보건의료계획 및 연차별 시행계획의 수립·시행 및 평가에 관한 사항

ⓒ 지역보건의료계획의 효율적 시행을 위하여 보건의료 관련기관·단체, 학교, 직장 등과의 협력이 필요한 사항

ⓓ 그 밖에 지역보건의료시책의 추진을 위하여 필요한 사항

㉡ 구성 및 운영

ⓐ 위원회는 위원장 1명을 포함한 20명 이내의 위원으로 구성하며, 위원장은 해당 지방자치단체의 부단체장(부단체장이 2명 이상인 지방자치단체에서는 대통령령으로 정하는 부단체장을 말한다)이 된다. 다만, 다른 위원회가 위원회의 기능을 대신하는 경우 위원장은 조례로 정한다.

ⓑ 위원회의 위원은 지역주민 대표, 학교보건 관계자, 산업안전·보건 관계자, 보건의료 관련기관·단체의 임직원 및 관계 공무원 중에서 해당 위원회가 속하는 지방자치단체의 장이 임명하거나 위촉한다.

ⓒ 위원회는 그 기능을 담당하기에 적합한 다른 위원회가 있고 그 위원회의 위원이 자격을 갖춘 경우에는 시·도 또는 시·군·구의 조례에 따라 위원회의 기능을 통합하여 운영할 수 있다.

## (2) 지역보건의료계획의 수립·시행

### ① 지역보건의료계획의 수립 등(법 제7조) 기출 2017 지방직

㉠ 수립권자 : 특별시장·광역시장·도지사(이하 "시·도지사"라 한다) 또는 특별자치시장·특별자치도지사·시장·군수·구청장(구청장은 자치구의 구청장을 말하며, 이하 "시장·군수·구청장"이라 한다)

㉡ 수립주기 : 4년

㉢ 수립목적 및 수립사항 : 지역주민의 건강 증진을 위하여 다음의 사항이 포함된 지역보건의료계획을 수립하여야 한다.

ⓐ 보건의료 수요의 측정

ⓑ 지역보건의료서비스에 관한 장기·단기 공급대책

ⓒ 인력·조직·재정 등 보건의료자원의 조달 및 관리

ⓓ 지역보건의료서비스의 제공을 위한 전달체계 구성 방안

ⓔ 지역보건의료에 관련된 통계의 수집 및 정리

㉣ 수립절차

| | | |
|---|---|---|
| 시·군·구지역 보건의료계획 | 수립권자 | 시장·군수·구청장(특별자치시장·특별자치도지사는 제외한다) |
| | 수 립 | 해당 시·군·구(특별자치시·특별자치도는 제외한다) 위원회의 심의를 거쳐 지역보건의료계획(연차별 시행계획을 포함한다)을 수립한다. |
| | 보 고 | 해당 시·군·구의회에 보고한다. |
| | 제 출 | 시·도지사에게 제출한다. |
| 시·도지역 보건의료계획 | 수립권자 | 특별자치시장·특별자치도지사 및 관할 시·군·구의 지역보건의료계획을 받은 시·도지사 |
| | 수 립 | 해당 위원회의 심의를 거쳐 시·도(특별자치시·특별자치도를 포함한다)의 지역보건의료계획을 수립한다. |
| | 보 고 | 해당 시·도의회에 보고한다. |
| | 제 출 | 보건복지부장관에게 제출한다. |
| 지역사회보장 계획과 연계 | 지역보건의료계획은 「사회보장기본법」 제16조에 따른 사회보장 기본계획 및 「사회보장급여의 이용·제공 및 수급권자 발굴에 관한 법률」에 따른 지역사회보장계획 및 「국민건강증진법」 제4조에 따른 국민건강증진종합계획과 연계되도록 하여야 한다. | |
| 조정 등에 관한 의견을 듣거나 자료의 제공 및 협력을 요청 | 요청권자 | 특별자치시장·특별자치도지사, 시·도지사 또는 시장·군수·구청장 |
| | 요청방법 | 지역보건의료계획을 수립하는 데에 필요하다고 인정하는 경우에는 보건의료 관련기관·단체, 학교, 직장 등에 중복·유사 사업의 조정 등에 관한 의견을 듣거나 자료의 제공 및 협력을 요청할 수 있다. 이 경우 요청을 받은 해당 기관은 정당한 사유가 없으면 그 요청에 협조하여야 한다. |
| 조정의 권고 | 보건복지부장관 | 특별자치시장·특별자치도지사 또는 시·도지사에게 조정을 권고할 수 있다. |
| | 시·도지사 | 시장·군수·구청장에게 조정을 권고할 수 있다. |
| 연차별 시행계획 | 수립권자 | 시·도지사 또는 시장·군수·구청장 |
| | 수립방법 | 매년 지역보건의료계획에 따라 연차별 시행계획을 수립하여야 한다. |

㉤ 지역보건의료계획의 세부 내용(시행령 제4조) 기출 2014 서울시

**특별시장 · 광역시장 · 도지사(이하 "시 · 도지사"라 한다) 및 특별자치시장 · 특별자치도지사가 수립하는 지역보건의료계획에 포함시켜야 하는 내용(제1항)**

1. 지역보건의료계획의 달성 목표
2. 지역현황과 전망
3. 지역보건의료기관과 보건의료 관련기관 · 단체간의 기능분담 및 발전방향
4. 보건소의 기능 및 업무의 추진계획과 추진현황
5. 지역보건의료기관의 인력 · 시설 등 자원확충 및 정비계획
6. 취약계층의 건강관리 및 지역주민의 건강상태 격차해소를 위한 추진계획
7. 지역보건의료와 사회복지사업 사이의 연계성 확보계획
8. 의료기관의 병상(病床)의 수요 · 공급
9. 정신질환 등의 치료를 위한 전문치료시설의 수요 · 공급
10. 특별자치시 · 특별자치도 · 시 · 군 · 구(구는 자치구를 말하며, 이하 "시 · 군 · 구"라 한다) 지역보건의료기관의 설치 · 운영 지원
11. 시 · 군 · 구 지역보건의료기관 인력의 교육훈련
12. 지역보건의료기관과 보건의료 관련기관 · 단체간의 협력 · 연계
13. 그 밖에 시 · 도지사 및 특별자치시장 · 특별자치도지사가 지역보건의료계획을 수립함에 있어서 필요하다고 인정하는 사항

**시장 · 군수 · 구청장(구청장은 자치구의 구청장을 말한다)이 수립하는 지역보건의료계획에 포함시켜야 하는 내용(제2항)**

1. 제1항 제1호부터 제7호까지의 내용
2. 그 밖에 시장 · 군수 · 구청장이 지역보건의료계획을 수립함에 있어서 필요하다고 인정하는 사항

② 지역보건의료계획의 시행(법 제8조)

㉠ 시 · 도지사 또는 시장 · 군수 · 구청장은 지역보건의료계획을 시행할 때에는 연차별 시행계획에 따라 시행하여야 한다.

㉡ 시 · 도지사 또는 시장 · 군수 · 구청장은 지역보건의료계획을 시행하는 데에 필요하다고 인정하는 경우에는 보건의료 관련기관 · 단체 등에 인력 · 기술 및 재정지원을 할 수 있다.

③ 지역보건의료계획 시행 결과의 평가(법 제9조)

㉠ 지역보건의료계획을 시행한 때에는 보건복지부장관은 특별자치시 · 특별자치도 또는 시 · 도의 지역보건의료계획의 시행결과를, 시 · 도지사는 시 · 군 · 구(특별자치시 · 특별자치도는 제외한다)의 지역보건의료계획의 시행결과를 각각 평가할 수 있다.

㉡ 보건복지부장관 또는 시 · 도지사는 필요한 경우 평가결과를 비용의 보조에 반영할 수 있다.

### (3) 지역보건의료기관의 설치 · 운영

① 보건소의 설치(법 제10조 및 시행령 제8조)

㉠ 원 칙

지역주민의 건강을 증진하고 질병을 예방 · 관리하기 위하여 시 · 군 · 구에 1개소의 보건소(보건의료원을 포함한다)를 설치한다.

㉡ 추가 설치

시·군·구의 인구가 30만 명을 초과하는 등 지역주민의 보건의료를 위하여 특별히 필요하다고 인정되는 경우에는 대통령령으로 정하는 기준에 따라 해당 지방자치단체의 조례로 보건소를 추가로 설치할 수 있다. 보건소를 추가로 설치하려는 경우에는 행정안전부장관은 보건복지부장관과 미리 협의하여야 한다.

㉢ 보건소의 지정·운영

동일한 시·군·구에 2개 이상의 보건소가 설치되어 있는 경우 해당 지방자치단체의 조례로 정하는 바에 따라 업무를 총괄하는 보건소를 지정하여 운영할 수 있다.

② 보건소의 기능 및 업무(법 제11조 및 시행령 제9조) 기출 2021 서울시

㉠ 보건소는 해당 지방자치단체의 관할 구역에서 다음의 기능 및 업무를 수행한다.

ⓐ 건강 친화적인 지역사회 여건의 조성

ⓑ 지역보건의료정책의 기획, 조사·연구 및 평가

- 지역보건의료계획 등 보건의료 및 건강증진에 관한 중장기계획 및 실행계획의 수립·시행 및 평가에 관한 사항
- 지역사회 건강실태조사 등 보건의료 및 건강증진에 관한 조사·연구에 관한 사항
- 보건에 관한 실험 또는 검사에 관한 사항

ⓒ 보건의료인 및 「보건의료기본법」 제3조 제4호에 따른 보건의료기관 등에 대한 지도·관리·육성과 국민보건 향상을 위한 지도·관리

- 의료인 및 의료기관에 대한 지도 등에 관한 사항
- 의료기사·보건의료정보관리사 및 안경사에 대한 지도 등에 관한 사항
- 응급의료에 관한 사항
- 「농어촌 등 보건의료를 위한 특별조치법」에 따른 공중보건의사, 보건진료 전담공무원 및 보건진료소에 대한 지도 등에 관한 사항
- 약사에 관한 사항과 마약·향정신성의약품의 관리에 관한 사항
- 공중위생 및 식품위생에 관한 사항

ⓓ 보건의료 관련기관·단체, 학교, 직장 등과의 협력체계 구축

ⓔ 지역주민의 건강증진 및 질병예방·관리를 위한 다음의 지역보건의료서비스의 제공

- 국민건강증진·구강건강·영양관리사업 및 보건교육
- 감염병의 예방 및 관리
- 모성과 영유아의 건강유지·증진
- 여성·노인·장애인 등 보건의료 취약계층의 건강유지·증진
- 정신건강증진 및 생명존중에 관한 사항
- 지역주민에 대한 진료, 건강검진 및 만성질환 등의 질병관리에 관한 사항
- 가정 및 사회복지시설 등을 방문하여 행하는 보건의료 및 건강관리사업
- 난임의 예방 및 관리

㉡ 보건복지부장관이 지정하여 고시하는 의료취약지의 보건소는 난임의 예방 및 관리 중 대통령령으로 정하는 업무(난임시술 주사제 투약에 관한 지원 및 정보 제공)를 수행할 수 있다.

③ 보건의료원(법 제12조)

보건소 중 병원의 요건을 갖춘 보건소는 보건의료원이라는 명칭을 사용할 수 있다.

④ 보건지소의 설치(법 제13조 및 시행령 제10조)

㉠ 설치권자 : 지방자치단체

㉡ 설치목적 : 보건소의 업무수행을 위하여 필요하다고 인정하는 경우

㉢ 설치방법 : 읍·면(보건소가 설치된 읍·면은 제외한다)마다 1개씩 해당 지방자치단체의 조례로 설치할 수 있다. 다만, 지역주민의 보건의료를 위하여 특별히 필요하다고 인정되는 경우에는 필요한 지역에 보건지소를 설치·운영하거나 여러 개의 보건지소를 통합하여 설치·운영할 수 있다.

**심화Tip 보건진료소(농어촌 등 보건의료를 위한 특별조치법)** 기출 2020 서울시

1. **보건진료소의 정의**

"보건진료소"란 의사가 배치되어 있지 아니하고 계속하여 의사를 배치하기 어려울 것으로 예상되는 의료취약지역에서 보건진료 전담공무원으로 하여금 의료행위를 하게 하기 위하여 시장·군수가 설치·운영하는 보건의료시설을 말한다(법 제2조 제4호).

2. **보건진료소의 설치·운영(법 제15조)**

① 시장[도농복합형태의 시의 시장을 말하며, 읍·면 지역에서 보건진료소를 설치·운영하는 경우만 해당한다] 또는 군수는 보건의료 취약지역의 주민에게 보건의료를 제공하기 위하여 보건진료소를 설치·운영한다. 다만, 시·구의 관할구역의 도서지역에는 해당 시장·구청장이 보건진료소를 설치·운영할 수 있으며, 군 지역에 있는 보건진료소의 행정구역이 행정구역의 변경 등으로 시 또는 구 지역으로 편입된 경우에는 보건복지부장관이 정하는 바에 따라 해당 시장 또는 구청장이 보건진료소를 계속 운영할 수 있다.

② 보건진료소에 보건진료소장 1명과 필요한 직원을 두되, 보건진료소장은 보건진료 전담공무원으로 보한다.

3. **보건진료소의 설치기준(시행규칙 제17조 제1항)**

보건진료소는 의료 취약지역을 인구 500명 이상(도서지역은 300명 이상) 5천명 미만을 기준으로 구분한 하나 또는 여러 개의 리·동을 관할구역으로 하여 주민이 편리하게 이용할 수 있는 장소에 설치한다. 다만, 군수(읍·면 지역에 보건진료소를 설치·운영하는 도농복합형태의 시의 시장 및 관할구역의 도서지역에 보건진료소를 설치·운영하는 시장·구청장을 포함한다)는 인구 500명 미만(도서지역은 300명 미만)인 의료취약지역 중 보건진료소가 필요하다고 인정되는 지역이 있는 경우에는 보건복지부장관의 승인을 받아 그 지역에 보건진료소를 설치할 수 있다.

⑤ 건강생활지원센터의 설치(법 제14조 및 시행령 제11조)

㉠ 설치권자 : 지방자치단체

㉡ 설치목적 : 보건소의 업무 중에서 특별히 지역주민의 만성질환 예방 및 건강한 생활습관 형성을 지원

㉢ 설치방법 : 읍·면·동(보건소가 설치된 읍·면·동은 제외한다)마다 1개씩 해당 지방자치단체의 조례로 설치할 수 있다.

⑥ 지역보건의료기관의 조직(법 제15조 및 시행령 제12조)

지역보건의료기관의 조직은 대통령령으로 정하는 사항 외에는 「지방자치법」 제125조에 따른다.

㉠ 행정안전부장관은 지역보건의료기관의 조직 기준을 정하는 경우에 미리 보건복지부장관과 협의하여야 한다.

㉡ 행정안전부장관은 지역보건의료기관의 조직 기준을 정하는 경우에 해당 시·군·구의 인구 규모, 지역 특성, 보건의료 수요 등을 고려하여야 하고, 다른 지방자치단체와의 균형을 유지하도록 합리적으로 정하여야 한다.

㉢ 지역보건의료기관의 기능과 업무량이 변경될 경우에는 그에 따라 지역보건의료기관의 조직과 정원도 조정하여야 한다.

⑦ 전문인력의 적정 배치 등(법 제16조)

㉠ 지역보건의료기관에는 기관의 장과 해당 기관의 기능을 수행하는데 필요한 면허·자격 또는 전문지식을 가진 인력(이하 "전문인력"이라 한다)을 두어야 한다.

㉡ 시·도지사(특별자치시장·특별자치도지사를 포함한다)는 지역보건의료기관의 전문인력을 적정하게 배치하기 위하여 필요한 경우 「지방공무원법」 제30조의2 제2항에 따라 지역보건의료기관간에 전문인력의 교류를 할 수 있다.

㉢ 보건복지부장관과 시·도지사(특별자치시장·특별자치도지사를 포함한다)는 지역보건의료기관의 전문인력의 자질 향상을 위하여 필요한 교육훈련을 시행하여야 한다.

㉣ 보건복지부장관은 지역보건의료기관의 전문인력의 배치 및 운영 실태를 조사할 수 있으며, 그 배치 및 운영이 부적절하다고 판단될 때에는 그 시정을 위하여 시·도지사 또는 시장·군수·구청장에게 권고할 수 있다.

㉤ 보건복지부장관은 지역보건의료기관의 전문인력 배치 및 운영 실태를 2년마다 조사하여야 하며, 필요한 경우에는 시·도 또는 시·군·구에 대하여 수시로 조사할 수 있다(시행령 제20조 제1항).

⑧ 방문건강관리 전담공무원(법 제16조의2)

㉠ 방문건강관리사업을 담당하게 하기 위하여 지역보건의료기관에 보건복지부령으로 정하는 전문인력을 방문건강관리 전담공무원으로 둘 수 있다.

㉡ 국가는 방문건강관리 전담공무원의 배치에 필요한 비용의 전부 또는 일부를 보조할 수 있다.

**심화Tip 방문건강관리 전담공무원(지역보건법 시행규칙 제4조의2 제1항)**

1. 「의료법」 제2조 제1항에 따른 의사, 치과의사, 한의사 및 간호사
2. 「의료기사 등에 관한 법률」 제2조 제2항 제3호, 제4호 및 제6호에 따른 물리치료사, 작업치료사 및 치과위생사
3. 「국민영양관리법」 제15조에 따른 영양사
4. 「약사법」 제2조 제2호에 따른 약사 및 한약사
5. 「국민체육진흥법」 제2조 제6호에 따른 체육지도자
6. 그 밖에 방문건강관리사업에 관한 전문지식과 경험이 있다고 보건복지부장관이 인정하여 고시하는 사람

⑨ 지역보건의료기관의 시설・장비 등(법 제17조)

㉠ 지역보건의료기관은 보건복지부령으로 정하는 기준에 적합한 시설・장비 등을 갖추어야 한다.

㉡ 지역보건의료기관의 장은 지역주민이 지역보건의료기관을 쉽게 알아볼 수 있고 이용하기에 편리하도록 보건복지부령으로 정하는 표시를 하여야 한다.

⑩ 시설의 이용(법 제18조)

지역보건의료기관은 보건의료에 관한 실험 또는 검사를 위하여 의사・치과의사・한의사・약사 등에게 그 시설을 이용하게 하거나, 타인의 의뢰를 받아 실험 또는 검사를 할 수 있다.

### (4) 지역보건의료서비스의 실시

① 지역보건의료서비스의 신청(법 제19조 및 시행규칙 제8조)

㉠ 신청 : 지역보건의료서비스 중 보건복지부령으로 정하는 서비스를 필요로 하는 사람(이하 "서비스대상자"라 한다)과 그 친족, 그 밖의 관계인은 관할 시장・군수・구청장에게 지역보건의료서비스의 제공(이하 "서비스 제공"이라 한다)을 신청할 수 있다.

> "지역보건의료서비스 중 보건복지부령으로 정하는 서비스"란 소득, 재산, 건강상태 등에 따라 선별하여 제공하는 서비스를 말한다.

㉡ 지역보건의료서비스 제공의 신청・철회 및 고지・동의

ⓐ 시장・군수・구청장이 서비스 제공 신청을 받는 경우 조사하려 하거나 제출받으려는 자료 또는 정보에 관하여 서비스대상자와 그 서비스대상자의 1촌 직계혈족 및 그 배우자(이하 "부양의무자"라 한다)에게 다음의 사항을 알리고, 해당 자료 또는 정보의 수집에 관한 동의를 받아야 한다.

- 법적 근거, 이용 목적 및 범위
- 이용방법
- 보유기간 및 파기방법

> 시장・군수・구청장은 알리거나 자료 또는 정보의 수집에 관한 동의를 받아야 하는 경우에는 서면 또는 전자적인 방법으로 하여야 한다. 다만, 서면 또는 전자적인 방법으로 알리기 곤란한 경우에는 전화, 담당 공무원의 안내 등의 방법으로 알릴 수 있다(시행규칙 제8조 제3항).

ⓑ 서비스 제공의 신청인은 서비스 제공 신청을 철회하는 경우 시장・군수・구청장에게 조사하거나 제출한 자료 또는 정보의 반환 또는 삭제를 요청할 수 있다. 이 경우 요청을 받은 시장・군수・구청장은 특별한 사유가 없으면 그 요청에 따라야 한다.

지역보건의료서비스의 제공을 신청하거나 철회하려는 자는 지역보건의료서비스 신청서나 철회서(전자문서를 포함한다)에 관련 서류(전자문서를 포함한다)를 첨부하여 시장・군수・구청장에게 신청하거나 철회하여야 한다. 다만, 첨부하여야 하는 관련 서류 중 「전자정부법」 제36조 제1항에 따른 행정정보의 공동이용을 통하여 관련 서류를 확인할 수 있는 경우에는 그 확인으로 첨부서류를 갈음하되, 신청인이 확인에 동의하지 아니하는 경우에는 그 서류를 첨부하여야 한다(시행규칙 제8조 제2항).

② 신청에 따른 조사(법 제20조)

㉠ 시장・군수・구청장은 서비스 제공 신청을 받으면 서비스대상자와 부양의무자의 소득・재산 등에 관하여 조사하여야 한다.

㉡ 시장・군수・구청장은 조사에 필요한 자료를 확보하기 위하여 서비스대상자 또는 그 부양의무자에게 필요한 자료 또는 정보의 제출을 요구할 수 있다.

㉢ 조사의 실시는 「사회복지사업법」 제33조의3에 따른다.

③ 서비스 제공의 결정 및 실시(법 제21조)

㉠ 시장・군수・구청장은 조사를 하였을 때에는 예산 상황 등을 고려하여 서비스 제공의 실시 여부를 결정한 후 이를 서면이나 전자문서로 신청인에게 통보하여야 한다.

㉡ 시장・군수・구청장은 서비스 제공의 실시 여부를 결정할 때 제출된 자료・정보의 전부 또는 일부를 통하여 평가한 서비스대상자와 그 부양의무자의 소득・재산 수준이 보건복지부장관이 정하는 기준 이하인 경우에는 관련 조사의 일부를 생략하고 서비스 제공의 실시를 결정할 수 있다.

㉢ 시장・군수・구청장은 서비스대상자에게 서비스 제공을 하기로 결정하였을 때에는 서비스 제공기간 등을 계획하여 그 계획에 따라 지역보건의료서비스를 제공하여야 한다.

④ 정보의 파기(법 제22조)

㉠ 시장・군수・구청장은 조사하거나 제출받은 정보 중 서비스대상자가 아닌 사람의 정보는 5년을 초과하여 보유할 수 없다. 이 경우 시장・군수・구청장은 정보의 보유기한이 지나면 지체 없이 이를 파기하여야 한다.

㉡ 시장・군수・구청장은 정보가 지역보건의료정보시스템 또는 「사회복지사업법」 제6조의2에 따른 정보시스템에 수집되어 있는 경우 보건복지부장관에게 해당 정보의 파기를 요청할 수 있다. 이 경우 보건복지부장관은 지체 없이 이를 파기하여야 한다.

⑤ 건강검진 등의 신고(법 제23조 및 시행규칙 제9조)

㉠ 「의료법」 제27조 제1항 각 호의 어느 하나에 해당하는 사람이 건강검진 등(지역주민 다수를 대상으로 건강검진 또는 순회 진료 등 주민의 건강에 영향을 미치는 행위)을 하려는 경우에는 보건복지부령으로 정하는 바에 따라 건강검진 등을 하려는 지역을 관할하는 보건소장에게 신고하여야 한다.

㉡ 의료기관이 「의료법」 제33조 제1항 각 호의 어느 하나에 해당하는 사유로 의료기관 외의 장소에서 지역주민 다수를 대상으로 건강검진 등을 하려는 경우에도 신고를 하여야 한다.

㉢ 보건소장은 신고를 받은 경우에는 그 내용을 검토하여 「지역보건법」에 적합하면 신고를 수리하여야 한다.

| 신고의무자 | 신고사유 | 신고방법 |
|---|---|---|
| 1. 외국의 의료인 면허를 가진 자로서 일정 기간 국내에 체류하는 자<br>2. 의과대학, 치과대학, 한의과대학, 의학전문대학원, 치의학전문대학원, 한의학전문대학원, 종합병원 또는 외국 의료원조기관의 의료봉사 또는 연구 및 시범사업을 위하여 의료행위를 하는 자<br>3. 의학 · 치과의학 · 한방의학 또는 간호학을 전공하는 학교의 학생 | 지역주민 다수를 대상으로 건강검진 또는 순회 진료 등 주민의 건강에 영향을 미치는 행위(이하 "건강검진 등"이라 한다)를 하려는 경우 | • 신고는 건강검진 등을 실시하기 10일 전까지 건강검진 등 신고서를 관할 보건소장(보건의료원장을 포함한다.)에게 제출하는 방법으로 해야 한다. 이 경우 관할 보건소장은 「전자정부법」 제36조 제1항에 따른 행정정보의 공동이용을 통하여 의료기관 개설허가증 또는 의료기관 개설신고증명서(의료기관만 해당한다)와 의사 · 치과의사 또는 한의사 면허증을 확인할 수 있는 경우에는 그 확인으로 첨부자료의 제공을 갈음할 수 있고, 신고인이 자료 확인에 동의하지 않는 경우에는 해당 자료를 첨부하도록 해야 한다.<br>• 보건소장은 건강검진 등 신고서를 제출받은 날부터 7일 이내에 신고의 수리 여부를 신고인에게 통지해야 한다. 이 경우 신고를 수리하는 때에는 건강검진 등 신고확인서를 발급해야 한다. |
| 의료기관 | 다음의 어느 하나에 해당하는 사유로 의료기관 외의 장소에서 지역주민 다수를 대상으로 건강검진 등을 하려는 경우<br>1. 「응급의료에 관한 법률」 제2조 제1호에 따른 응급환자를 진료하는 경우<br>2. 환자나 환자 보호자의 요청에 따라 진료하는 경우<br>3. 국가나 지방자치단체의 장이 공익상 필요하다고 인정하여 요청하는 경우<br>4. 보건복지부령으로 정하는 바에 따라 가정간호를 하는 경우<br>5. 그 밖에 이 법 또는 다른 법령으로 특별히 정한 경우나 환자가 있는 현장에서 진료를 하여야 하는 부득이한 사유가 있는 경우 | |



### (5) 보 칙

① 비용의 보조(법 제24조)

㉠ 국가와 시 · 도는 지역보건의료기관의 설치와 운영에 필요한 비용 및 지역보건의료계획의 시행에 필요한 비용의 일부를 보조할 수 있다.

㉡ 보조금을 지급하는 경우 설치비와 부대비에 있어서는 그 3분의 2 이내로 하고, 운영비 및 지역보건의료계획의 시행에 필요한 비용에 있어서는 그 2분의 1 이내로 한다.

② 수수료 등(법 제25조)

㉠ 지역보건의료기관은 그 시설을 이용한 자, 실험 또는 검사를 의뢰한 자 또는 진료를 받은 자로부터 수수료 또는 진료비를 징수할 수 있다.

㉡ 수수료와 진료비는 보건복지부령으로 정하는 기준에 따라 해당 지방자치단체의 조례로 정한다.

③ 지역보건의료기관의 회계(법 제26조)

지역보건의료기관의 수수료 및 진료비의 수입은 「지방회계법」 제26조에 따른 수입 대체 경비로 직접 지출할 수 있으며, 회계 사무는 해당 지방자치단체의 규칙으로 정하는 바에 따라 간소화할 수 있다.

④ 보고 등(법 제27조)

보건복지부장관은 지방자치단체에 대하여 보건복지부령으로 정하는 바에 따라 지역보건의료기관의 설치·운영에 관한 사항을 보고하게 하거나 소속 공무원으로 하여금 지역보건의료기관에 대하여 실태조사 등 지도·감독을 할 수 있다.

⑤ 개인정보의 누설금지(법 제28조)

지역보건의료기관(「농어촌 등 보건의료를 위한 특별조치법」 제2조 제4호에 따른 보건진료소를 포함한다)의 기능 수행과 관련한 업무에 종사하였거나 종사하고 있는 사람 또는 지역보건의료정보시스템을 구축·운영하였거나 구축·운영하고 있는 자(위탁받거나 대행하는 업무에 종사하거나 종사하였던 자를 포함한다)는 업무상 알게 된 다음의 정보를 업무 외의 목적으로 사용하거나 다른 사람에게 제공 또는 누설하여서는 아니 된다.

㉠ 보건의료인이 진료과정(건강검진을 포함한다)에서 알게 된 개인 및 가족의 진료 정보

㉡ 조사하거나 제출받은 다음의 정보

ⓐ 금융정보(「국민기초생활 보장법」 제21조 제3항 제1호의 금융정보를 말한다)

ⓑ 신용정보 또는 보험정보(「국민기초생활 보장법」 제21조 제3항 제2호·제3호의 신용정보 및 보험정보를 말한다)

㉢ ㉠ 및 ㉡을 제외한 개인정보(「개인정보보호법」 제2조 제1호의 개인정보를 말한다)

⑥ 동일 명칭 사용금지(법 제29조)

「지역보건법」에 따른 보건소, 보건의료원, 보건지소 또는 건강생활지원센터가 아닌 자는 각각 보건소, 보건의료원, 보건지소 또는 건강생활지원센터라는 명칭을 사용하지 못한다.

## 2 의료급여법

### (1) 용어의 정의(법 제2조)

① 수급권자

「의료급여법」에 따라 의료급여를 받을 수 있는 자격을 가진 사람을 말한다.

② 의료급여기관

수급권자에 대한 진료·조제 또는 투약 등을 담당하는 의료기관 및 약국 등을 말한다.

> **The 알아보기**
>
> **의료급여법의 목적(법 제1조)**
>
> 「의료급여법」은 생활이 어려운 사람에게 의료급여를 함으로써 국민보건의 향상과 사회복지의 증진에 이바지함을 목적으로 한다.

③ 부양의무자

수급권자를 부양할 책임이 있는 사람으로서 수급권자의 1촌 직계혈족 및 그 배우자를 말한다.

### (2) 수급권자(법 제3조 및 시행령 제3조)

#### ① 수급권자(법 제3조 제1항)

1. 「국민기초생활 보장법」에 따른 의료급여 수급자
2. 「재해구호법」에 따른 이재민으로서 보건복지부장관이 의료급여가 필요하다고 인정한 사람
3. 「의사상자 등 예우 및 지원에 관한 법률」에 따라 의료급여를 받는 사람
4. 「입양특례법」에 따라 국내에 입양된 18세 미만의 아동
5. 「독립유공자예우에 관한 법률」, 「국가유공자 등 예우 및 지원에 관한 법률」 및 「보훈보상대상자 지원에 관한 법률」의 적용을 받고 있는 사람과 그 가족으로서 국가보훈처장이 의료급여가 필요하다고 추천한 사람 중에서 보건복지부장관이 의료급여가 필요하다고 인정한 사람
6. 「무형문화재 보전 및 진흥에 관한 법률」에 따라 지정된 국가무형문화재의 보유자(명예보유자를 포함한다)와 그 가족으로서 문화재청장이 의료급여가 필요하다고 추천한 사람 중에서 보건복지부장관이 의료급여가 필요하다고 인정한 사람
7. 「북한이탈주민의 보호 및 정착지원에 관한 법률」의 적용을 받고 있는 사람과 그 가족으로서 보건복지부장관이 의료급여가 필요하다고 인정한 사람
8. 「5·18민주화운동 관련자 보상 등에 관한 법률」 제8조에 따라 보상금등을 받은 사람과 그 가족으로서 보건복지부장관이 의료급여가 필요하다고 인정한 사람
9. 「노숙인 등의 복지 및 자립지원에 관한 법률」에 따른 노숙인 등으로서 보건복지부장관이 의료급여가 필요하다고 인정한 사람
10. 그 밖에 생활유지 능력이 없거나 생활이 어려운 사람으로서 대통령령으로 정하는 사람

#### ② 수급권자의 구분(시행령 제3조) 〈2022.8.9. 개정〉

수급권자는 1종 수급권자와 2종 수급권자로 구분한다. 기출 2017 지방직

| 구 분 | 대상자 |
|---|---|
| 1종 수급권자<br>(제2항) | 1. 법 제3조 제1항 제1호 및 제3호부터 제8호까지의 규정에 해당하는 사람 중 다음의 어느 하나에 해당하는 사람<br>가. 다음의 어느 하나에 해당하는 사람만으로 구성된 세대의 구성원<br>1) 18세 미만인 사람<br>2) 65세 이상인 사람<br>3) 「장애인고용촉진 및 직업재활법」에 따른 중증장애인<br>4) 질병, 부상 또는 그 후유증으로 치료나 요양이 필요한 사람 중에서 근로능력평가를 통하여 특별자치시장·특별자치도지사·시장(특별자치도의 행정시장은 제외한다)·군수·구청장(구청장은 자치구의 구청장을 말하며, 이하 “시장·군수·구청장”이라 한다)이 근로능력이 없다고 판정한 사람<br>5) 세대의 구성원을 양육·간병하는 사람 등 근로가 곤란하다고 보건복지부장관이 정하는 사람<br>6) 임신 중에 있거나 분만 후 6개월 미만의 여자<br>7) 「병역법」에 의한 병역의무를 이행중인 사람<br>나. 「국민기초생활보장법」 제32조에 따른 보장시설에서 급여를 받고 있는 사람<br>다. 보건복지부장관이 정하여 고시하는 결핵질환, 희귀난치성질환 또는 중증질환을 가진 사람<br>2. 법 제3조 제1항 제2호 및 제9호에 해당하는 사람<br>3. 일정한 거소가 없는 사람으로서 경찰관서에서 무연고자로 확인된 사람에 해당하는 수급권자<br>4. 보건복지부장관이 1종 의료급여가 필요하다고 인정하는 사람 |
| 2종 수급권자<br>(제4항) | 1. 법 제3조 제1항 제1호 및 제3호부터 제8호까지의 규정에 해당하는 사람 중 제2항 제1호에 해당하지 않는 사람<br>2. 보건복지부장관이 2종 의료급여가 필요하다고 인정하는 사람 |

### (3) 의료급여의 개시일(시행령 제6조)

① 수급권자에 대한 의료급여는 「국민기초생활 보장법」에 따른 수급자가 되거나 수급권자로 인정된 날부터 개시한다.

② 법 제2조 제1호(일정한 거소가 없는 사람으로서 경찰관서에서 무연고자로 확인된 사람)의 규정에 해당하는 무연고자는 행정기관이 응급진료를 받게 한 날부터, 의상자 또는 의사자의 유족은 의상자 또는 의사자가 다른 사람의 생명·신체 또는 재산을 구하다가 신체의 부상을 입거나 사망한 날부터 개시한다.

> **난민에 대한 특례(법 제3조의2)**
> 「난민법」에 따른 난민인정자로서 「국민기초생활 보장법」 제12조의3 제2항에 따른 의료급여 수급권자의 범위에 해당하는 사람은 수급권자로 본다.

### (4) 수급권자의 인정 절차 등(법 제3조의3)

① 수급권자가 되려는 사람은 보건복지부령으로 정하는 바에 따라 특별자치시장·특별자치도지사·시장(특별자치도의 행정시장은 제외한다)·군수·구청장(구청장은 자치구의 구청장을 말하며, 이하 "시장·군수·구청장"이라 한다)에게 수급권자 인정 신청을 하여야 한다.

② 시장·군수·구청장은 신청인을 수급권자로 인정하는 것이 타당한지를 확인하기 위하여 필요한 경우 그 신청인에게 「국민기초생활 보장법」 제21조 제3항 각 호에 따른 자료 또는 정보의 제공에 동의한다는 서면을 제출하게 할 수 있다.

③ 신청에 따른 조사, 확인조사, 금융정보 등의 제공 등에 관하여는 「국민기초생활 보장법」 제22조, 제23조 및 제23조의2를 준용한다.

④ 국가보훈처장과 문화재청장은 대통령령으로 정하는 바에 따라 제3조 제1항 제5호 및 제6호의 수급권자로 인정할 필요가 있는 사람을 추천하여 그 결과를 수급권자의 주소지를 관할하는 시장·군수·구청장에게 알려야 한다. 이 경우 제3조 제1항 제5호 및 제6호의 수급권자가 되려는 사람이 ①항에 따른 수급권자 인정 신청을 한 것으로 본다.

⑤ 시장·군수·구청장은 제1항 및 제4항에 따라 인정 신청을 한 사람(제3조 제1항 제3호 및 제4호에 해당하는 사람은 제외한다) 중에서 제3조 제2항에 따른 수급권자의 인정 기준에 따라 수급권자를 정하여야 한다.

⑥ 제1항부터 제5항까지에서 규정한 사항 외에 수급권자의 인정 절차 등에 관하여 필요한 사항은 대통령령으로 정한다.

### (5) 적용 배제(법 제4조)

① 수급권자가 업무 또는 공무로 생긴 질병·부상·재해로 다른 법령에 따른 급여나 보상(報償) 또는 보상(補償)을 받게 되는 경우에는 「의료급여법」에 따른 의료급여를 하지 아니한다.

② 수급권자가 다른 법령에 따라 국가나 지방자치단체 등으로부터 의료급여에 상당하는 급여 또는 비용을 받게 되는 경우에는 그 한도에서 「의료급여법」에 따른 의료급여를 하지 아니한다.

### (6) 보장기관(법 제5조)

① 「의료급여법」에 따른 의료급여에 관한 업무는 수급권자의 거주지를 관할하는 특별시장・광역시장・도지사와 시장・군수・구청장이 한다.

② 주거가 일정하지 아니한 수급권자에 대한 의료급여 업무는 그가 실제 거주하는 지역을 관할하는 시장・군수・구청장이 한다.

③ 특별시장・광역시장・도지사 및 시장・군수・구청장은 수급권자의 건강 유지 및 증진을 위하여 필요한 사업을 실시하여야 한다.

### (7) 의료급여의 내용 등(법 제7조 제1항)

수급권자의 질병・부상・출산 등에 대한 의료급여의 내용은 다음과 같다.

① 진찰・검사

② 약제(藥劑)・치료재료의 지급

③ 처치・수술과 그 밖의 치료

④ 예방・재활

⑤ 입 원

⑥ 간 호

⑦ 이송과 그 밖의 의료목적 달성을 위한 조치

### (8) 의료급여기관(법 제9조)

① 의료급여는 다음의 의료급여기관에서 실시한다. 이 경우 보건복지부장관은 공익상 또는 국가시책상 의료급여기관으로 적합하지 아니하다고 인정할 때에는 대통령령으로 정하는 바에 따라 의료급여기관에서 제외할 수 있다.

㉠ 「의료법」에 따라 개설된 의료기관

㉡ 「지역보건법」에 따라 설치된 보건소・보건의료원 및 보건지소

㉢ 「농어촌 등 보건의료를 위한 특별조치법」에 따라 설치된 보건진료소

㉣ 「약사법」에 따라 개설등록된 약국 및 같은 법 제91조에 따라 설립된 한국희귀・필수의약품센터

**의료급여기관에서 제외되는 의료기관 등(시행령 제12조)**

1. 「의료법」 제35조에 따라 개설된 부속의료기관
2. 「의료법」 제66조 또는 「약사법」 제79조 제2항에 따른 면허자격정지처분을 5년 동안에 2회 이상 받은 의료인 또는 약사가 개설・운영하는 의료기관 또는 약국
3. 업무정지 또는 과징금 처분을 5년 동안에 2회 이상 받은 의료기관 또는 약국
4. 업무정지처분의 절차가 진행 중이거나 업무정지처분을 받은 의료급여기관의 개설자가 개설한 의료기관 또는 약국

② 의료급여기관의 구분

| | |
|---|---|
| 제1차 의료급여기관 | 1. 시장·군수·구청장에게 개설신고를 한 의료기관<br>2. 「지역보건법」에 따라 설치된 보건소·보건의료원 및 보건지소<br>3. 「농어촌 등 보건의료를 위한 특별조치법」에 따라 설치된 보건진료소<br>4. 「약사법」에 따라 개설등록된 약국 및 같은 법 제91조에 따라 설립된 한국희귀·필수의약품센터 |
| 제2차 의료급여기관 | 「의료법」 제33조 제4항 전단에 따라 개설허가를 받은 의료기관(종합병원·병원·치과병원·한방병원 또는 요양병원) |
| 제3차 의료급여기관 | 제2차 의료급여기관 중에서 보건복지부장관이 지정하는 의료기관 |

③ 의료급여 거부의 금지

의료급여기관은 정당한 이유 없이 「의료급여법」에 따른 의료급여를 거부하지 못한다.

### (9) 의료급여의 절차(시행규칙 제3조)

① 원 칙

수급권자가 의료급여를 받고자 하는 경우에는 제1차 의료급여기관에 의료급여를 신청하여야 한다.

② 예 외

| 제2차 의료급여기관 또는 제3차 의료급여기관에 의료급여를 신청할 수 있는 경우 |
|---|
| 1. 「응급의료에 관한 법률」 제2조 제1호에 해당하는 응급환자인 경우<br>2. 분만의 경우<br>3. 보건복지부장관이 정하여 고시하는 결핵질환, 희귀난치성질환 또는 중증 질환을 가진 사람이 의료급여를 받으려는 경우<br>4. 제2차 의료급여기관 또는 제3차 의료급여기관에서 근무하는 수급권자가 그 근무하는 의료급여기관에서 의료급여를 받으려는 경우<br>5. 「장애인복지법」 제32조에 따라 등록한 장애인이 「장애인·노인 등을 위한 보조기기 지원 및 활용촉진에 관한 법률」 제3조 제2호에 따른 보조기기를 지급받으려는 경우<br>6. 「장애인복지법」 제32조에 따라 등록한 장애인이 「구강보건법」 제15조의2에 따른 장애인구강진료센터에서 의료급여를 받으려는 경우<br>7. 감염병의 확산 등 긴급한 사유가 있어 보건복지부장관이 정하여 고시하는 기준에 따라 의료급여를 받으려는 경우<br>8. 「건강검진기본법」에 따른 국가건강검진을 받은 사람이 보건복지부장관이 정하여 고시하는 결핵질환의 확진검사에 대하여 의료급여를 받으려는 경우 |
| **제2차 의료급여기관에 의료급여를 신청할 수 있는 경우** |
| 9. 단순물리치료가 아닌 작업치료·운동치료 등의 재활치료가 필요하다고 인정되는 자가 재활의학과에서 의료급여를 받으려는 경우<br>10. 한센병환자가 의료급여를 받으려는 경우<br>11. 「장애인복지법」 제32조에 따라 등록한 장애인이 의료급여를 받으려는 경우(제6호의 경우는 제외한다)<br>12. 「국민건강보험법 시행령」 제45조 제1호에 해당하는 지역의 의료급여수급권자가 의료급여를 받으려는 경우<br>13. 「국가유공자 등 예우 및 지원에 관한 법률 시행령」 제14조 또는 「보훈보상대상자 지원에 관한 법률 시행령」 제8조에 따른 상이등급을 받은 사람이 의료급여를 받으려는 경우<br>14. 15세 이하의 아동이 의료급여를 받으려는 경우 |

③ 노숙인 등의 급여신청

노숙인 등(노숙인 등으로서 보건복지부장관이 의료급여가 필요하다고 인정한 사람이며, 「국민기초생활 보장법」에 따른 의료급여 수급자는 제외한다)인 수급권자는 「노숙인 등의 복지 및 자립지원에 관한 법률」 제16조 제1항 제6호에 따른 노숙인 진료시설인 제1차 의료급여기관 또는 제2차 의료급여기관에 의료급여를 신청하여야 한다. 다만, 다음의 어느 하나에 해당하는 경우에는 노숙인 진료시설이 아닌 제1차 의료급여기관, 제2차 의료급여기관 및 제3차 의료급여기관에 의료급여를 신청할 수 있다.

㉠ 노숙인 등이 「응급의료에 관한 법률」 제2조 제1호에 해당하는 응급환자인 경우

㉡ 노숙인 등이 분만하는 경우

④ 의료급여의 의뢰

의료급여 신청을 받은 의료급여기관은 진찰 결과 또는 진료 중에 다른 의료급여기관의 진료가 필요하다고 판단하는 경우에는 진료담당의사의 진료의견을 기재한 의료급여의뢰서를 수급권자 또는 그 보호자에게 발급하여야 한다. 이 경우 진료를 의뢰할 수 있는 다른 의료급여기관의 범위는 다음의 구분에 따른다.

| | |
|---|---|
| 제1차 의료급여기관이 의료급여 신청을 받은 경우 | 제2차 의료급여기관에 의뢰(다만, 의료급여 신청을 받은 제1차 의료급여기관은 노숙인 진료시설인 제2차 의료급여기관에 의뢰하여야 한다) |
| 제2차 의료급여기관이 의료급여 신청을 받은 경우 | 다른 제2차 의료급여기관 또는 제3차 의료급여기관에 의뢰(다만, 의료급여 신청을 받은 2차 의료급여기관은 제3차 의료급여기관 또는 다른 노숙인 진료시설인 제2차 의료급여기관에 의뢰하여야 한다) |
| 제3차 의료급여기관이 의료급여 신청을 받은 경우 | 다른 제3차 의료급여기관에 의뢰 |

⑤ 의료급여의뢰서의 제출

의료급여의뢰서를 발급받은 수급권자는 발급받은 날부터 7일(공휴일을 제외한다) 이내에 제2차 의료급여기관 또는 제3차 의료급여기관에 이를 제출하여야 한다. 이 경우 의료급여의뢰서를 발급받은 날부터 7일 이내에 진료를 예약하고 진료를 받는 때에 의료급여의뢰서를 제출하는 경우에는 예약접수일을 의료급여의뢰서 제출일로 본다.

⑥ 의료급여회송서의 발급 및 수급권자의 회송

의료급여를 의뢰받은 의료급여기관은 수급권자의 상태가 호전되는 때에는 의료급여회송서를 수급권자에게 발급하여 의료급여를 의뢰한 의료급여기관이나 다음의 구분에 따른 적절한 다른 의료급여기관으로 수급권자를 회송할 수 있다.

| | |
|---|---|
| 의뢰받은 의료급여기관이 제3차 의료급여기관인 경우 | 제2차 의료급여기관 또는 제1차 의료급여기관에 회송(이 경우 수급권자가 노숙인 등일 때에는 노숙인 진료시설인 의료급여기관에 회송하여야 한다) |
| 의뢰받은 의료급여기관이 제2차 의료급여기관인 경우 | 제1차 의료급여기관에 회송(이 경우 수급권자가 노숙인 등일 때에는 노숙인 진료시설인 의료급여기관에 회송하여야 한다) |

⑦ 진료기록의 사본 등의 제공

의료급여를 의뢰하거나 수급권자를 회송하는 의료급여기관은 수급권자의 동의를 받아 진료기록의 사본 등 의료급여에 관한 자료를 의료급여를 의뢰받거나 수급권자를 회송받는 의료급여기관에 제공해야 한다.

⑧ 진료 의뢰·회송 중계시스템의 설치·운영

심사평가원은 의료급여의 의뢰 및 수급권자의 회송이 효율적으로 이루어질 수 있도록 진료 의뢰·회송 중계시스템을 설치하여 운영할 수 있다.

⑨ 의료급여의 의뢰, 수급권자의 회송, 진료 의뢰·회송 중계시스템의 운영 방법 등에 필요한 사항은 보건복지부장관이 정하여 고시한다.

### (10) 급여비용의 부담(법 제10조)

급여비용은 대통령령으로 정하는 바에 따라 그 전부 또는 일부를 의료급여기금에서 부담하되, 의료급여기금에서 일부를 부담하는 경우 그 나머지 비용은 본인이 부담한다.

### (11) 급여비용의 청구와 지급(법 제11조)

① 의료급여기관은 의료급여기금에서 부담하는 급여비용의 지급을 시장·군수·구청장에게 청구할 수 있다. 이 경우 심사청구는 시장·군수·구청장에 대한 급여비용의 청구로 본다.

② 급여비용을 청구하려는 의료급여기관은 급여비용심사기관에 급여비용의 심사청구를 하여야 하며, 심사청구를 받은 급여비용심사기관은 이를 심사한 후 지체 없이 그 내용을 시장·군수·구청장 및 의료급여기관에 알려야 한다.

③ 심사의 내용을 통보받은 시장·군수·구청장은 지체 없이 그 내용에 따라 급여비용을 의료급여기관에 지급하여야 한다. 이 경우 수급권자가 이미 납부한 본인부담금(수급권자가 부담하여야 하는 급여비용을 말한다)이 과다한 경우에는 의료급여기관에 지급할 금액에서 그 과다하게 납부된 금액을 공제하여 수급권자에게 반환하여야 한다.

④ 시장·군수·구청장은 의료급여의 적정성 여부를 평가할 수 있고, 그 평가결과에 따라 급여비용을 가산 또는 감액 조정하여 지급한다. 이 경우 평가결과에 따른 급여비용의 가감지급의 기준은 보건복지부령으로 정한다.

⑤ 시장·군수·구청장은 적정성 평가결과를 공개할 수 있다.

⑥ 시장·군수·구청장은 「산업재해보상보험법」 제10조에 따른 근로복지공단이 「의료급여법」에 따라 의료급여를 받을 수 있는 사람에게 「산업재해보상보험법」 제40조에 따른 요양급여를 지급한 후 그 지급결정이 취소된 경우로서 그 요양급여 비용을 청구하는 경우에는 그 요양급여가 「의료급여법」에 따라 실시할 수 있는 의료급여에 상당한 것으로 인정되면 그 의료급여에 해당하는 금액을 지급할 수 있다.

### (12) 서류의 보존(법 제11조의2)

① 의료급여기관은 의료급여가 끝난 날부터 5년간 급여비용의 청구에 관한 서류를 보존하여야 한다.

② 약국 등 보건복지부령으로 정하는 의료급여기관은 처방전을 급여비용을 청구한 날부터 3년간 보존하여야 한다.

### (13) 의료급여기관의 비용 청구에 관한 금지행위(법 제11조의4)

의료급여기관은 의료급여를 하기 전에 수급권자에게 본인부담금을 청구하거나 수급권자가 「의료급여법」에 따라 부담하여야 하는 비용과 비급여비용 외에 입원보증금 등 다른 명목의 비용을 청구하여서는 아니 된다.

### (14) 요양비(법 제12조)

① 시장·군수·구청장은 수급권자가 보건복지부령으로 정하는 긴급하거나 그 밖의 부득이한 사유로 의료급여기관과 같은 기능을 수행하는 기관으로서 보건복지부령으로 정하는 기관(업무정지기간 중인 의료급여기관을 포함한다)에서 질병·부상·출산 등에 대하여 의료급여를 받거나 의료급여기관이 아닌 장소에서 출산을 하였을 때에는 그 의료급여에 상당하는 금액을 보건복지부령으로 정하는 바에 따라 수급권자에게 요양비로 지급한다.

② 의료급여를 실시한 기관은 보건복지부장관이 정하는 요양비명세서 또는 요양의 명세를 적은 영수증을 요양을 받은 사람에게 내주어야 하며, 요양을 받은 사람은 이를 시장·군수·구청장에게 제출하여야 한다.

### (15) 건강검진(법 제14조 및 국민건강보험법 제52조) 기출 2016 지방직

① 목 적

시장·군수·구청장은 수급권자에 대하여 질병의 조기발견과 그에 따른 의료급여를 하기 위하여 건강검진을 할 수 있다.

② 건강검진 실시기준상의 용어정의

| | |
|---|---|
| 일반건강검진 | 「국민건강보험법」 제52조 제2항 제1호 따른 대상자와 「의료급여법」에 따른 의료급여수급권자 중 만 19세부터 64세까지 세대주 및 세대원에게 실시하는 건강검진을 말한다. |
| 의료급여생애 전환기검진 | 「의료급여법」에 따른 의료급여수급권자 중 만 66세 이상 세대주 및 세대원에게 실시하는 건강검진을 말한다. |
| 영유아 건강검진 | 「국민건강보험법」 제25조 제2항 제3호에 따른 대상자와 6세 미만 의료급여수급권자에게 실시하는 건강검진을 말한다. |

③ 건강검진의 종류 및 대상(국민건강보험법 제52조 제2항)

| | |
|---|---|
| 일반건강검진 | 직장가입자, 세대주인 지역가입자, 20세 이상인 지역가입자 및 20세 이상인 피부양자 |
| 암검진 | 「암관리법」 제11조 제2항에 따른 암의 종류별 검진주기와 연령 기준 등에 해당하는 사람 |
| 영유아 건강검진 | 6세 미만의 가입자 및 피부양자 |

**심화Tip 암검진사업의 대상자 등(암관리법 제11조 제2항 및 시행령 제7조 제1항)**

1. 「국민건강보험법」 제5조에 따른 건강보험가입자 및 피부양자
2. 「의료급여법」에 따른 의료급여수급자

④ 건강검진의 검진항목(국민건강보험법 제52조 제3항)

성별, 연령 등의 특성 및 생애 주기에 맞게 설계되어야 한다.

⑤ 건강검진의 횟수 및 절차(국민건강보험법 시행령 제25조)

㉠ 건강검진은 2년마다 1회 이상 실시하되, 사무직에 종사하지 않는 직장가입자에 대해서는 1년에 1회 실시한다. 다만, 암검진은 「암관리법 시행령」에서 정한 바에 따르며, 영유아건강검진은 영유아의 나이 등을 고려하여 보건복지부장관이 정하여 고시하는 바에 따라 검진주기와 검진횟수를 다르게 할 수 있다.

㉡ 건강검진은 「건강검진기본법」 제14조에 따라 지정된 건강검진기관에서 실시해야 한다.

㉢ 공단은 건강검진을 실시하려면 건강검진의 실시에 관한 사항을 다음의 구분에 따라 통보해야 한다.

| 구분 | 내용 |
|---|---|
| 일반건강검진 및 암검진 | 직장가입자에게 실시하는 건강검진의 경우에는 해당 사용자에게, 직장가입자의 피부양자 및 지역가입자에게 실시하는 건강검진의 경우에는 검진을 받는 사람에게 통보 |
| 영유아 건강검진 | 직장가입자의 피부양자인 영유아에게 실시하는 건강검진의 경우에는 그 직장가입자에게, 지역가입자인 영유아에게 실시하는 건강검진의 경우에는 해당 세대주에게 통보 |

㉣ 건강검진을 실시한 검진기관은 공단에 건강검진의 결과를 통보해야 하며, 공단은 이를 건강검진을 받은 사람에게 통보해야 한다. 다만, 검진기관이 건강검진을 받은 사람에게 직접 통보한 경우에는 공단은 그 통보를 생략할 수 있다.

㉤ 건강검진의 검사항목, 방법, 그에 드는 비용, 건강검진 결과 등의 통보 절차, 그 밖에 건강검진을 실시하는데 필요한 사항은 보건복지부장관이 정하여 고시한다.

**심화Tip** 암검진사업 대상 암의 종류 · 검진주기 등(암관리법 시행령 제8조)

1. 암검진사업의 대상이 되는 암의 종류

① 위 암　② 간 암　③ 대장암
④ 유방암　⑤ 자궁경부암　⑥ 폐 암

2. 암의 종류별 검진주기와 연령 기준 등(암관리법 시행령 별표 1)

| 암의 종류 | 검진주기 | 연령 기준 등 |
|---|---|---|
| 위 암 | 2년 | 40세 이상의 남 · 여 |
| 간 암 | 6개월 | 40세 이상의 남 · 여 중 간암 발생 고위험군 |
| 대장암 | 1년 | 50세 이상의 남 · 여 |
| 유방암 | 2년 | 40세 이상의 여성 |
| 자궁경부암 | 2년 | 20세 이상의 여성 |
| 폐 암 | 2년 | 54세 이상 74세 이하의 남 · 여 중 폐암 발생 고위험군 |

[비고]

1. "간암 발생 고위험군"이란 간경변증, B형간염 항원 양성, C형간염 항체 양성, B형 또는 C형 간염 바이러스에 의한 만성 간질환 환자를 말한다.
2. "폐암 발생 고위험군"이란 30갑년[하루 평균 담배소비량(갑) × 흡연기간(년)] 이상의 흡연력(吸煙歷)을 가진 현재 흡연자와 폐암 검진의 필요성이 높아 보건복지부장관이 정하여 고시하는 사람을 말한다.

### (16) 의료급여의 제한(법 제15조)

① 시장 · 군수 · 구청장은 수급권자가 다음의 어느 하나에 해당하면 「의료급여법」에 따른 의료급여를 하지 아니한다. 다만, 보건복지부장관이 의료급여를 할 필요가 있다고 인정하는 경우에는 그러하지 아니하다.

㉠ 수급권자가 자신의 고의 또는 중대한 과실로 인한 범죄행위에 그 원인이 있거나 고의로 사고를 일으켜 의료급여가 필요하게 된 경우

㉡ 수급권자가 정당한 이유 없이 「의료급여법」의 규정이나 의료급여기관의 진료에 관한 지시에 따르지 아니한 경우

② 의료급여기관은 수급권자가 ①항의 어느 하나에 해당하는 경우 대통령령으로 정하는 바에 따라 수급권자의 거주지를 관할하는 시장 · 군수 · 구청장에게 알려야 한다.

### (17) 의료급여의 변경(법 제16조)

① 시장 · 군수 · 구청장은 수급권자의 소득, 재산상황, 근로능력 등이 변동되었을 때에는 직권으로 또는 수급권자나 그 친족, 그 밖의 관계인의 신청을 받아 의료급여의 내용 등을 변경할 수 있다.

② 시장 · 군수 · 구청장은 의료급여의 내용 등을 변경하였을 때에는 서면으로 그 이유를 밝혀 수급권자에게 알려야 한다.

### (18) 의료급여의 중지 등(법 제17조)

① 시장 · 군수 · 구청장은 수급권자가 다음의 어느 하나에 해당하면 의료급여를 중지하여야 한다.

㉠ 수급권자에 대한 의료급여가 필요 없게 된 경우

㉡ 수급권자가 의료급여를 거부한 경우

② 시장 · 군수 · 구청장은 수급권자가 의료급여를 거부한 경우에는 수급권자가 속한 가구원 전부에 대하여 의료급여를 중지하여야 한다.

③ 시장 · 군수 · 구청장은 의료급여를 중지하였을 때에는 서면으로 그 이유를 밝혀 수급권자에게 알려야 한다.

### (19) 수급권의 보호(법 제18조)

의료급여를 받을 권리는 양도하거나 압류할 수 없다.

### (20) 의료급여기금의 설치 및 조성(법 제25조)

① 기금의 설치

「의료급여법」에 따른 급여비용의 재원에 충당하기 위하여 시 · 도에 의료급여기금(이하 "기금"이라 한다)을 설치한다.

② 기금의 재원

기금은 다음의 재원으로 조성한다.

㉠ 국고보조금

㉡ 지방자치단체의 출연금

㉢ 상환받은 대지급금

㉣ 징수한 부당이득금

㉤ 징수한 과징금

㉥ 기금의 결산상 잉여금 및 그 밖의 수입금

③ 국가와 지방자치단체는 기금운영에 필요한 충분한 예산을 확보하여야 한다.

④ 국고보조금의 비율은 「보조금 관리에 관한 법률」 및 관계 법령에서 정하는 바에 따른다.

### (21) 소멸시효(법 제31조)

① 소멸시효의 완성

다음의 권리는 3년간 행사하지 아니하면 소멸시효가 완성된다.

㉠ 의료급여를 받을 권리

㉡ 급여비용을 받을 권리

㉢ 대지급금을 상환받을 권리

② 소멸시효의 중단

소멸시효는 다음의 어느 하나에 해당하는 사유로 중단된다.

㉠ 급여비용의 청구

㉡ 대지급금에 대한 납입의 고지 및 독촉

③ 소멸시효 및 시효중단에 관하여 「의료급여법」에서 정한 사항 외에는 「민법」에 따른다.

# 03 국민건강보험법

## 1 총 칙

### (1) 개 요

① 관장(법 제2조)

건강보험사업은 보건복지부장관이 맡아 주관한다.

② 용어의 정의

| 구분 | 내용 |
|---|---|
| 근로자 | 직업의 종류와 관계없이 근로의 대가로 보수를 받아 생활하는 사람(법인의 이사와 그 밖의 임원을 포함한다)으로서 공무원 및 교직원을 제외한 사람을 말한다. |
| 사용자 | 가. 근로자가 소속되어 있는 사업장의 사업주<br>나. 공무원이 소속되어 있는 기관의 장으로서 대통령령으로 정하는 사람<br>다. 교직원이 소속되어 있는 사립학교(「사립학교교직원 연금법」 제3조에 규정된 사립학교를 말한다)를 설립・운영하는 자 |
| 교직원 | 사립학교나 사립학교의 경영기관에서 근무하는 교원과 직원을 말한다. |

### (2) 국민건강보험종합계획의 수립 등(법 제3조의2)

① 수립권자 : 보건복지부장관

② 수립목적

건강보험의 건전한 운영을 위하여 수립한다.

③ 수립 방법

건강보험정책심의위원회의 심의를 거쳐 5년마다 국민건강보험종합계획을 수립하여야 한다. 수립된 종합계획을 변경할 때도 또한 같다.

④ 국민건강보험종합계획에 포함되어야 하는 사항

㉠ 건강보험정책의 기본목표 및 추진방향

㉡ 건강보험 보장성 강화의 추진계획 및 추진방법

㉢ 건강보험의 중장기 재정 전망 및 운영

㉣ 보험료 부과체계에 관한 사항

㉤ 요양급여비용에 관한 사항

㉥ 건강증진 사업에 관한 사항

㉦ 취약계층 지원에 관한 사항

㉧ 건강보험에 관한 통계 및 정보의 관리에 관한 사항

㉨ 그 밖에 건강보험의 개선을 위하여 필요한 사항으로 대통령령으로 정하는 사항

**The 알아보기**

**국민건강보험법의 목적(법 제1조)**

「국민건강보험법」은 국민의 질병・부상에 대한 예방・진단・치료・재활과 출산・사망 및 건강증진에 대하여 보험급여를 실시함으로써 국민보건 향상과 사회보장 증진에 이바지함을 목적으로 한다.

⑤ 연도별 시행계획

㉠ 보건복지부장관은 종합계획에 따라 매년 연도별 시행계획을 건강보험정책심의위원회의 심의를 거쳐 수립·시행하여야 한다.

㉡ 보건복지부장관은 매년 시행계획에 따른 추진실적을 평가하여야 한다.

### (3) 건강보험정책심의위원회(법 제4조) 기출 2014 지방직

① 심의위원회의 목적

건강보험정책에 관한 다음의 사항을 심의·의결하기 위하여 보건복지부장관 소속으로 건강보험정책심의위원회를 둔다.

㉠ 종합계획 및 시행계획에 관한 사항(심의에 한정한다)

㉡ 요양급여의 기준

㉢ 요양급여비용에 관한 사항

㉣ 직장가입자의 보험료율

㉤ 지역가입자의 보험료부과점수당 금액

㉥ 그 밖에 건강보험에 관한 주요 사항으로서 대통령령으로 정하는 사항

- 요양급여 각 항목에 대한 상대가치점수
- 약제·치료재료별 요양급여비용의 상한
- 그 밖에 부가급여에 관한 사항 등 건강보험에 관한 주요 사항으로서 건강보험정책심의위원회의 위원장이 회의에 부치는 사항

② 심의위원회의 구성

| 구 성 | • 위원장 1명(보건복지부 차관)<br>• 부위원장 1명(위원장이 지명하는 위원)<br>• 위원장, 부위원장 포함하여 25명의 위원으로 구성 |
|---|---|
| 위원장 | 보건복지부차관 |
| 부위원장 | 대통령령으로 정하는 중앙행정기관 소속 공무원 위원 중에서 위원장이 지명하는 사람 |
| 위 원 | 다음에 해당하는 사람을 보건복지부장관이 임명 또는 위촉한다.<br>1. 근로자단체 및 사용자단체가 추천하는 각 2명<br>2. 시민단체(「비영리민간단체지원법」 제2조에 따른 비영리민간단체), 소비자단체, 농어업인단체 및 자영업자단체가 추천하는 각 1명<br>3. 의료계를 대표하는 단체 및 약업계를 대표하는 단체가 추천하는 8명<br>4. 다음에 해당하는 8명<br>가. 대통령령으로 정하는 중앙행정기관 소속 공무원 2명<br>나. 국민건강보험공단의 이사장 및 건강보험심사평가원의 원장이 추천하는 각 1명<br>다. 건강보험에 관한 학식과 경험이 풍부한 4명 |
| 임 기 | • 임기는 3년(중앙행정기관 소속 공무원은 제외한다)<br>• 새로 위촉된 위원의 임기는 전임위원 임기의 남은 기간 |

## 2 가입자

### (1) 적용대상(법 제5조)

① 국내에 거주하는 국민은 건강보험의 가입자 또는 피부양자가 된다. 다만, 다음의 어느 하나에 해당하는 사람은 제외한다.

㉠ 「의료급여법」에 따라 의료급여를 받는 사람(이하 "수급권자"라 한다)

㉡ 「독립유공자예우에 관한 법률」 및 「국가유공자 등 예우 및 지원에 관한 법률」에 따라 의료보호를 받는 사람(이하 "유공자 등 의료보호대상자"라 한다). 다만, 다음의 어느 하나에 해당하는 사람은 가입자 또는 피부양자가 된다.

ⓐ 유공자 등 의료보호대상자 중 건강보험의 적용을 보험자에게 신청한 사람

ⓑ 건강보험을 적용받고 있던 사람이 유공자 등 의료보호대상자로 되었으나, 건강보험의 적용배제신청을 보험자에게 하지 아니한 사람

② 피부양자는 다음의 어느 하나에 해당하는 사람 중 직장가입자에게 주로 생계를 의존하는 사람으로서 소득 및 재산이 보건복지부령으로 정하는 기준 이하에 해당하는 사람을 말한다.

㉠ 직장가입자의 배우자

㉡ 직장가입자의 직계존속(배우자의 직계존속을 포함한다)

㉢ 직장가입자의 직계비속(배우자의 직계비속을 포함한다)과 그 배우자

㉣ 직장가입자의 형제・자매

### (2) 가입자의 종류(법 제6조)

가입자는 직장가입자와 지역가입자로 구분한다.

| 구분 | 내용 |
|---|---|
| 직장가입자 | 모든 사업장의 근로자 및 사용자와 공무원 및 교직원은 직장가입자가 된다. 다만, 다음의 어느 하나에 해당하는 사람은 제외한다.<br>1. 고용 기간이 1개월 미만인 일용근로자<br>2. 「병역법」에 따른 현역병(지원에 의하지 아니하고 임용된 하사를 포함한다), 전환복무된 사람 및 군간부후보생<br>3. 선거에 당선되어 취임하는 공무원으로서 매월 보수 또는 보수에 준하는 급료를 받지 아니하는 사람<br>4. 그 밖에 사업장의 특성, 고용 형태 및 사업의 종류 등을 고려하여 대통령령으로 정하는 사업장의 근로자 및 사용자와 공무원 및 교직원 |
| 지역가입자 | 직장가입자와 그 피부양자를 제외한 가입자를 말한다. |

### (3) 자격의 취득시기(법 제8조)

① 가입자는 국내에 거주하게 된 날에 직장가입자 또는 지역가입자의 자격을 얻는다. 다만, 다음의 어느 하나에 해당하는 사람은 그 해당되는 날에 각각 자격을 얻는다.

㉠ 수급권자이었던 사람 : 그 대상자에서 제외된 날

㉡ 직장가입자의 피부양자이었던 사람 : 그 자격을 잃은 날

㉢ 유공자 등 의료보호대상자이었던 사람 : 그 대상자에서 제외된 날

㉣ 보험자에게 건강보험의 적용을 신청한 유공자 등 의료보호대상자 : 그 신청한 날

② 자격을 얻은 경우 그 직장가입자의 사용자 및 지역가입자의 세대주는 그 명세를 자격을 취득한 날부터 14일 이내에 보험자에게 신고하여야 한다.

### (4) 자격의 변동 시기 등(법 제9조)

① 가입자는 다음의 어느 하나에 해당하게 된 날에 그 자격이 변동된다.
  ㉠ 지역가입자가 적용대상사업장의 사용자로 되거나, 근로자·공무원 또는 교직원(이하 "근로자 등"이라 한다)으로 사용된 날
  ㉡ 직장가입자가 다른 적용대상사업장의 사용자로 되거나 근로자 등으로 사용된 날
  ㉢ 직장가입자인 근로자 등이 그 사용관계가 끝난 날의 다음 날
  ㉣ 적용대상사업장에 휴업·폐업 등 보건복지부령으로 정하는 사유가 발생한 날의 다음 날
  ㉤ 지역가입자가 다른 세대로 전입한 날

② 자격이 변동된 경우 직장가입자의 사용자와 지역가입자의 세대주는 다음의 구분에 따라 그 명세를 보건복지부령으로 정하는 바에 따라 자격이 변동된 날부터 14일 이내에 보험자에게 신고하여야 한다.
  ㉠ ①항 ㉠ 및 ㉡에 따라 자격이 변동된 경우 : 직장가입자의 사용자
  ㉡ ①항 ㉢ 부터 ㉤까지의 규정에 따라 자격이 변동된 경우 : 지역가입자의 세대주

③ 법무부장관 및 국방부장관은 직장가입자나 지역가입자가 다음에 해당하면 보건복지부령으로 정하는 바에 따라 그 사유에 해당된 날부터 1개월 이내에 보험자에게 알려야 한다.
  ㉠ 「병역법」에 따른 현역병(지원에 의하지 아니하고 임용된 하사를 포함한다), 전환복무된 사람 및 군간부후보생
  ㉡ 교도소, 그 밖에 이에 준하는 시설에 수용되어 있는 경우

> **자격 취득·변동 사항의 고지(법 제9조의2)**
> 공단은 제공받은 자료를 통하여 가입자 자격의 취득 또는 변동 여부를 확인하는 경우에는 자격 취득 또는 변동 후 최초로 납부의무자에게 보험료 납입 고지를 할 때 보건복지부령으로 정하는 바에 따라 자격 취득 또는 변동에 관한 사항을 알려야 한다.

### (5) 자격의 상실 시기 등(법 제10조)

① 가입자는 다음의 어느 하나에 해당하게 된 날에 그 자격을 잃는다.
  ㉠ 사망한 날의 다음 날
  ㉡ 국적을 잃은 날의 다음 날
  ㉢ 국내에 거주하지 아니하게 된 날의 다음 날
  ㉣ 직장가입자의 피부양자가 된 날
  ㉤ 수급권자가 된 날
  ㉥ 건강보험을 적용받고 있던 사람이 유공자 등 의료보호대상자가 되어 건강보험의 적용배제 신청을 한 날

② 자격을 잃은 경우 직장가입자의 사용자와 지역가입자의 세대주는 그 명세를 자격을 잃은 날부터 14일 이내에 보험자에게 신고하여야 한다.

## 3 국민건강보험공단

### (1) 보험자(법 제13조)

건강보험의 보험자는 국민건강보험공단(이하 "공단"이라 한다)으로 한다.

### (2) 업무 등(법 제14조)

공단은 다음의 업무를 관장한다.

① 가입자 및 피부양자의 자격관리
② 보험료와 그 밖에 「국민건강보험법」에 따른 징수금의 부과 · 징수
③ 보험급여의 관리
④ 가입자 및 피부양자의 질병의 조기발견 · 예방 및 건강관리를 위하여 요양급여 실시 현황과 건강검진 결과 등을 활용하여 실시하는 예방사업으로서 대통령령으로 정하는 사업
⑤ 보험급여 비용의 지급
⑥ 자산의 관리 · 운영 및 증식사업
⑦ 의료시설의 운영
⑧ 건강보험에 관한 교육훈련 및 홍보
⑨ 건강보험에 관한 조사연구 및 국제협력
⑩ 「국민건강보험법」에서 공단의 업무로 정하고 있는 사항
⑪ 「국민연금법」, 「고용보험 및 산업재해보상보험의 보험료징수 등에 관한 법률」, 「임금채권보장법」 및 「석면피해구제법」(이하 "징수위탁근거법"이라 한다)에 따라 위탁받은 업무
⑫ 그 밖에 「국민건강보험법」 또는 다른 법령에 따라 위탁받은 업무
⑬ 그 밖에 건강보험과 관련하여 보건복지부장관이 필요하다고 인정한 업무



## 4 보험급여

### (1) 요양급여(국민건강보험법 제41조 제1항) 기출 2017 지방직 기출 2022 서울시

① 요양급여의 종류

가입자와 피부양자의 질병, 부상, 출산 등에 대하여 다음의 요양급여를 실시한다.

㉠ 진찰 · 검사
㉡ 약제(藥劑) · 치료재료의 지급
㉢ 처치 · 수술 및 그 밖의 치료
㉣ 예방 · 재활
㉤ 입 원
㉥ 간 호
㉦ 이송(移送)

② 요양급여의 범위(요양급여대상)

㉠ 제1항 각 호의 요양급여(약제・치료재료의 지급 약제는 제외한다) : 보건복지부장관이 비급여대상으로 정한 것을 제외한 일체의 것

㉡ 약제・치료재료의 지급 약제 : 요양급여대상으로 보건복지부장관이 결정하여 고시한 것

**심화Tip 요양급여의 원칙・절차 및 신청(국민건강보험 요양급여의 기준에 관한 규칙)** 기출 2016 지방직

**제1조의2(요양급여 대상의 여부 결정에 관한 원칙)**

보건복지부장관은 의학적 타당성, 의료적 중대성, 치료효과성 등 임상적 유용성, 비용효과성, 환자의 비용부담 정도, 사회적 편익 및 건강보험 재정상황 등을 고려하여 요양급여대상의 여부를 결정해야 한다.

**제2조(요양급여의 절차)**

① 요양급여는 1단계 요양급여와 2단계 요양급여로 구분하며, 가입자 또는 피부양자(이하 "가입자 등"이라 한다)는 1단계 요양급여를 받은 후 2단계 요양급여를 받아야 한다.

② 제1항의 규정에 의한 1단계 요양급여는 「의료법」 제3조의4에 따른 상급종합병원(이하 "상급종합병원"이라 한다)을 제외한 요양기관에서 받는 요양급여(건강진단 또는 건강검진을 포함한다)를 말하며, 2단계 요양급여는 상급종합병원에서 받는 요양급여를 말한다.

③ 제1항 및 제2항의 규정에 불구하고 가입자 등이 다음 각 호의 1에 해당하는 경우에는 상급종합병원에서 1단계 요양급여를 받을 수 있다.

1. 「응급의료에 관한 법률」 제2조 제1호에 해당하는 응급환자인 경우
2. 분만의 경우
3. 치과에서 요양급여를 받는 경우
4. 「장애인복지법」 제32조에 따른 등록 장애인 또는 단순 물리치료가 아닌 작업치료・운동치료 등의 재활치료가 필요하다고 인정되는 자가 재활의학과에서 요양급여를 받는 경우
5. 가정의학과에서 요양급여를 받는 경우
6. 당해 요양기관에서 근무하는 가입자가 요양급여를 받는 경우
7. 혈우병환자가 요양급여를 받는 경우

④ 가입자 등이 상급종합병원에서 2단계 요양급여를 받고자 하는 때에는 상급종합병원에서의 요양급여가 필요하다는 의사소견이 기재된 건강진단・건강검진결과서 또는 별지 제4호서식의 요양급여의뢰서를 건강보험증 또는 신분증명서(주민등록증, 운전면허증 및 여권을 말한다)와 함께 제출하여야 한다.

**제3조(요양급여의 신청)**

① 가입자 등이 요양기관에 요양급여를 신청하는 때에는 건강보험증 또는 신분증명서를 제출하여야 한다. 이 경우 가입자 등이 요양급여를 신청한 날(가입자 등이 의식불명 등 자신의 귀책사유 없이 건강보험증 또는 신분증명서를 제시하지 못한 경우에는 가입자 등임이 확인된 날로 한다)부터 14일 이내에 건강보험증 또는 신분증명서를 제출하는 경우에는 요양급여를 신청한 때에 건강보험증 또는 신분증명서를 제출한 것으로 본다.

② 제1항에도 불구하고 가입자 등이 건강보험증 또는 신분증명서를 제출하지 못하는 경우에는 가입자 등 또는 요양기관은 「국민건강보험법」 제13조에 따른 국민건강보험공단에 자격확인을 요청할 수 있으며, 요청을 받은 공단은 자격이 있는지의 여부를 확인하여 이를 별지 제1호서식의 건강보험자격확인통보서에 의하거나 전화, 팩스 또는 정보통신망을 이용하여 지체 없이 해당 가입자 등 또는 요양기관에 통보하여야 한다.

③ 제2항에 따라 자격확인을 통보받은 경우에는 자격확인을 요청한 때에 건강보험증 또는 신분증명서를 제출한 것으로 본다.
④ 요양기관은 건강보험증 또는 신분증명서를 제출하지 못하는 가입자 등이 손쉽게 공단에 자격확인을 요청할 수 있도록 공단의 전화번호 등을 안내하거나 요양기관의 진료접수창구에 이를 게시하여야 한다.

### (2) 선별급여(법 제41조의4 및 시행령 제18조의4)

요양급여를 결정함에 있어 경제성 또는 치료효과성 등이 불확실하여 그 검증을 위하여 추가적인 근거가 필요하거나, 경제성이 낮아도 가입자와 피부양자의 건강회복에 잠재적 이득이 있는 등 대통령령으로 정하는 경우에는 예비적인 요양급여인 선별급여로 지정하여 실시할 수 있다.

① 선별급여를 실시할 수 있는 경우

㉠ 경제성 또는 치료효과성 등이 불확실하여 그 검증을 위하여 추가적인 근거가 필요한 경우

㉡ 경제성이 낮아도 가입자와 피부양자의 건강회복에 잠재적 이득이 있는 경우

㉢ ㉠ 또는 ㉡에 준하는 경우로서 요양급여에 대한 사회적 요구가 있거나 국민건강 증진의 강화를 위하여 보건복지부장관이 특히 필요하다고 인정하는 경우

② 선별급여의 적합성 평가

㉠ 보건복지부장관은 다음에 따른 선별급여에 대하여 주기적으로 요양급여의 적합성을 평가하여 요양급여 여부를 다시 결정하고, 요양급여의 기준을 조정하여야 한다. 선별급여의 적합성 평가는 다음의 구분에 따른다.

| | |
|---|---|
| 평가주기 | 선별급여를 실시한 날부터 5년마다 평가할 것. 다만, 보건복지부장관은 해당 선별급여의 내용·성격 또는 효과 등을 고려하여 신속한 평가가 필요하다고 인정하는 경우에는 그 평가주기를 달리 정할 수 있다. |
| 평가항목 | 가. 치료 효과 및 치료 과정의 개선에 관한 사항<br>나. 비용 효과에 관한 사항<br>다. 다른 요양급여와의 대체가능성에 관한 사항<br>라. 국민건강에 대한 잠재적 이득에 관한 사항<br>마. 그 밖에 가목부터 라목까지의 규정에 준하는 사항으로서 보건복지부장관이 적합성 평가를 위하여 특히 필요하다고 인정하는 사항 |
| 평가방법 | 서면평가의 방법으로 실시할 것. 다만, 보건복지부장관이 필요하다고 인정하는 경우에는 현장조사·문헌조사 또는 설문조사 등의 방법을 추가하여 실시할 수 있다. |

㉡ 보건복지부장관은 적합성평가와 관련하여 전문적·심층적 검토가 필요하다고 인정하는 경우에는 보건의료 관련 연구기관·단체 또는 전문가 등에게 그 평가를 의뢰하여 실시할 수 있다.

㉢ 보건복지부장관은 적합성평가를 위하여 필요하다고 인정하는 경우에는 관계 중앙행정기관, 지방자치단체, 「공공기관의 운영에 관한 법률」에 따른 공공기관 또는 보건의료 관련 법인·단체·전문가 등에게 필요한 자료 또는 의견의 제출을 요청할 수 있다.

### (3) 방문요양급여(법 제41조의5)

가입자 또는 피부양자가 질병이나 부상으로 거동이 불편한 경우 등 보건복지부령으로 정하는 사유에 해당하는 경우에는 가입자 또는 피부양자를 직접 방문하여 요양급여를 실시할 수 있다.

**방문요양급여 실시 사유(국민건강보험 요양급여의 기준에 관한 규칙 제8조의3)**

"질병이나 부상으로 거동이 불편한 경우 등 보건복지부령으로 정하는 사유에 해당하는 경우"란 다음의 어느 하나에 해당하여 의료기관을 방문하기 어려운 경우를 말한다.

1. 「장애인 건강권 및 의료접근성 보장에 관한 법률」 제16조 제1항에 따른 장애인 건강 주치의 제도의 대상이 되는 중증장애인
2. 「호스피스 · 완화의료 및 임종과정에 있는 환자의 연명의료결정에 관한 법률」 제2조 제3호에 따른 말기환자(末期患者)
3. 가정형 인공호흡기를 사용하는 등 일정 수준 이상의 의료적 요구가 있어 방문요양급여를 제공받을 필요가 있는 18세 미만 환자
4. 그 밖에 질병, 부상, 출산 등으로 거동이 불편하여 방문요양급여가 필요하다고 보건복지부장관이 정하여 고시하는 경우에 해당하는 사람

### (4) 요양기관(법 제42조)

① 요양급여(간호와 이송은 제외한다)는 다음의 요양기관에서 실시한다. 이 경우 보건복지부장관은 공익이나 국가정책에 비추어 요양기관으로 적합하지 아니한 대통령령으로 정하는 의료기관 등은 요양기관에서 제외할 수 있다.

㉠ 「의료법」에 따라 개설된 의료기관

㉡ 「약사법」에 따라 등록된 약국

㉢ 「약사법」 제91조에 따라 설립된 한국희귀 · 필수의약품센터

㉣ 「지역보건법」에 따른 보건소 · 보건의료원 및 보건지소

㉤ 「농어촌 등 보건의료를 위한 특별조치법」에 따라 설치된 보건진료소

② 보건복지부장관은 효율적인 요양급여를 위하여 필요하면 보건복지부령으로 정하는 바에 따라 시설 · 장비 · 인력 및 진료과목 등 보건복지부령으로 정하는 기준에 해당하는 요양기관을 전문요양기관으로 인정할 수 있다. 이 경우 해당 전문요양기관에 인정서를 발급하여야 한다.

### (5) 비용의 일부부담(법 제44조) 기출 2021 서울시

① 요양급여를 받는 자는 대통령령으로 정하는 바에 따라 비용의 일부(이하 "본인일부부담금"이라 한다)를 본인이 부담한다. 이 경우 선별급여에 대해서는 다른 요양급여에 비하여 본인일부부담금을 상향 조정할 수 있다.

② 본인이 연간 부담하는 본인일부부담금의 총액이 대통령령으로 정하는 금액(이하 "본인부담상한액"이라 한다)을 초과한 경우에는 공단이 그 초과 금액을 부담하여야 한다.

③ 본인부담상한액은 가입자의 소득수준 등에 따라 정한다.

④ 본인일부부담금 총액 산정 방법, 본인부담상한액을 넘는 금액의 지급 방법 및 가입자의 소득수준 등에 따른 본인부담상한액 설정 등에 필요한 사항은 대통령령으로 정한다.

### (6) 요양비(법 제49조)

① 공단은 가입자나 피부양자가 보건복지부령으로 정하는 긴급하거나 그 밖의 부득이한 사유로 요양기관과 비슷한 기능을 하는 기관으로서 보건복지부령으로 정하는 기관(업무정지기간 중인 요양기관을 포함한다. 이하 "준요양기관"이라 한다)에서 질병·부상·출산 등에 대하여 요양을 받거나 요양기관이 아닌 장소에서 출산한 경우에는 그 요양급여에 상당하는 금액을 보건복지부령으로 정하는 바에 따라 가입자나 피부양자에게 요양비로 지급한다.

**보건복지부령으로 정하는 긴급하거나 그 밖의 부득이한 사유(시행규칙 제23조 제1항)**

1. 요양기관을 이용할 수 없거나 요양기관이 없는 경우
2. 만성신부전증 환자가 의사의 처방전에 따라 복막관류액 또는 자동복막투석에 사용되는 소모성 재료를 요양기관 외의 의약품판매업소에서 구입·사용한 경우
3. 산소치료를 필요로 하는 환자가 의사의 산소치료 처방전에 따라 보건복지부장관이 정하여 고시하는 방법으로 산소치료를 받는 경우
4. 당뇨병 환자가 의사의 처방전에 따라 혈당검사 또는 인슐린주사에 사용되는 소모성 재료를 요양기관 외의 의료기기판매업소에서 구입·사용한 경우
5. 신경인성 방광환자가 의사의 처방전에 따라 자가도뇨에 사용되는 소모성 재료를 요양기관 외의 의료기기판매업소에서 구입·사용한 경우
6. 보건복지부장관이 정하여 고시하는 질환이 있는 사람으로서 인공호흡기 또는 기침유발기를 필요로 하는 환자가 의사의 처방전에 따라 인공호흡기 또는 기침유발기를 대여받아 사용하는 경우
7. 수면무호흡증 환자가 의사의 처방전에 따라 양압기(수면 중 좁아진 기도에 지속적으로 공기를 불어 넣어 기도를 확보해 주는 기구를 말한다)를 대여받아 사용하는 경우

② 준요양기관은 보건복지부장관이 정하는 요양비 명세서나 요양 명세를 적은 영수증을 요양을 받은 사람에게 내주어야 하며, 요양을 받은 사람은 그 명세서나 영수증을 공단에 제출하여야 한다.

③ 준요양기관은 요양을 받은 가입자나 피부양자의 위임이 있는 경우 공단에 요양비의 지급을 직접 청구할 수 있다. 이 경우 공단은 지급이 청구된 내용의 적정성을 심사하여 준요양기관에 요양비를 지급할 수 있다.

### (7) 부가급여(법 제50조)

공단은 「국민건강보험법」에서 정한 요양급여 외에 대통령령으로 정하는 바에 따라 임신·출산 진료비, 장제비, 상병수당, 그 밖의 급여를 실시할 수 있다.

### (8) 급여의 제한(법 제53조)

① 공단은 보험급여를 받을 수 있는 사람이 다음의 어느 하나에 해당하면 보험급여를 하지 아니한다.

㉠ 고의 또는 중대한 과실로 인한 범죄행위에 그 원인이 있거나 고의로 사고를 일으킨 경우
㉡ 고의 또는 중대한 과실로 공단이나 요양기관의 요양에 관한 지시에 따르지 아니한 경우
㉢ 고의 또는 중대한 과실로 법 제55조에 따른 문서와 그 밖의 물건의 제출을 거부하거나 질문 또는 진단을 기피한 경우

㉣ 업무 또는 공무로 생긴 질병·부상·재해로 다른 법령에 따른 보험급여나 보상(報償) 또는 보상(補償)을 받게 되는 경우

② 공단은 보험급여를 받을 수 있는 사람이 다른 법령에 따라 국가나 지방자치단체로부터 보험급여에 상당하는 급여를 받거나 보험급여에 상당하는 비용을 지급받게 되는 경우에는 그 한도에서 보험급여를 하지 아니한다.

③ 공단은 가입자가 대통령령으로 정하는 기간(1개월) 이상 다음의 보험료를 체납한 경우 그 체납한 보험료를 완납할 때까지 그 가입자 및 피부양자에 대하여 보험급여를 실시하지 아니할 수 있다. 다만, 월별 보험료의 총체납횟수(이미 납부된 체납보험료는 총체납횟수에서 제외하며, 보험료의 체납기간은 고려하지 아니한다)가 대통령령으로 정하는 횟수 미만(6회)이거나 가입자 및 피부양자의 소득·재산 등이 대통령령으로 정하는 기준 미만인 경우에는 그러하지 아니하다.

㉠ 소득월액보험료

㉡ 세대단위의 보험료

④ 공단은 납부의무를 부담하는 사용자가 보수월액보험료를 체납한 경우에는 그 체납에 대하여 직장가입자 본인에게 귀책사유가 있는 경우에 한하여 ③항의 규정을 적용한다. 이 경우 해당 직장가입자의 피부양자에게도 ③항의 규정을 적용한다.

⑤ 공단으로부터 분할납부 승인을 받고 그 승인된 보험료를 1회 이상 낸 경우에는 보험급여를 할 수 있다. 다만, 분할납부 승인을 받은 사람이 정당한 사유 없이 5회(승인받은 분할납부 횟수가 5회 미만인 경우에는 해당 분할납부 횟수를 말한다) 이상 그 승인된 보험료를 내지 아니한 경우에는 그러하지 아니하다.

⑥ 보험급여를 하지 아니하는 기간(이하 "급여제한기간"이라 한다)에 받은 보험급여는 다음의 어느 하나에 해당하는 경우에만 보험급여로 인정한다.

㉠ 공단이 급여제한기간에 보험급여를 받은 사실이 있음을 가입자에게 통지한 날부터 2개월이 지난 날이 속한 달의 납부기한 이내에 체납된 보험료를 완납한 경우

㉡ 공단이 급여제한기간에 보험급여를 받은 사실이 있음을 가입자에게 통지한 날부터 2개월이 지난 날이 속한 달의 납부기한 이내에 분할납부 승인을 받은 체납보험료를 1회 이상 낸 경우. 다만, 분할납부 승인을 받은 사람이 정당한 사유 없이 5회 이상 그 승인된 보험료를 내지 아니한 경우에는 그러하지 아니하다.

### (9) 급여의 정지(법 제54조)

보험급여를 받을 수 있는 사람이 다음의 어느 하나에 해당하면 그 기간에는 보험급여를 하지 아니한다. 다만, ②항 및 ③항의 경우에는 요양급여(현역병 등에 대한 요양급여비용의 지급)를 실시한다.

① 국외에 체류하는 경우

② 「병역법」에 따른 현역병(지원에 의하지 아니하고 임용된 하사를 포함한다), 전환복무된 사람 및 군간부후보생의 경우

③ 교도소, 그 밖에 이에 준하는 시설에 수용되어 있는 경우

### (10) 급여의 확인(법 제55조)

공단은 보험급여를 할 때 필요하다고 인정되면 보험급여를 받는 사람에게 문서와 그 밖의 물건을 제출하도록 요구하거나 관계인을 시켜 질문 또는 진단하게 할 수 있다.

### (11) 요양비 등의 지급(법 제56조)

공단은 국민건강보험법에 따라 지급의무가 있는 요양비 또는 부가급여의 청구를 받으면 지체 없이 이를 지급하여야 한다.

### (12) 구상권(법 제58조)

① 공단은 제3자의 행위로 보험급여사유가 생겨 가입자 또는 피부양자에게 보험급여를 한 경우에는 그 급여에 들어간 비용 한도에서 그 제3자에게 손해배상을 청구할 권리를 얻는다.
② 보험급여를 받은 사람이 제3자로부터 이미 손해배상을 받은 경우에는 공단은 그 배상액 한도에서 보험급여를 하지 아니한다.

### (13) 수급권 보호(법 제59조)

① 보험급여를 받을 권리는 양도하거나 압류할 수 없다.
② 요양비등수급계좌에 입금된 요양비 등은 압류할 수 없다.

### (14) 현역병 등에 대한 요양급여비용 등의 지급(법 제60조 제1항)

공단은 다음에 해당하는 사람이 요양기관에서 대통령령으로 정하는 치료 등(이하 "요양급여"라 한다)을 받은 경우 그에 따라 공단이 부담하는 비용(이하 "요양급여비용"이라 한다)과 요양비를 법무부장관·국방부장관·경찰청장·소방청장 또는 해양경찰청장으로부터 예탁 받아 지급할 수 있다. 이 경우 법무부장관·국방부장관·경찰청장·소방청장 또는 해양경찰청장은 예산상 불가피한 경우 외에는 연간(年間) 들어갈 것으로 예상되는 요양급여비용과 요양비를 대통령령으로 정하는 바에 따라 미리 공단에 예탁하여야 한다.

① 「병역법」에 따른 현역병(지원에 의하지 아니하고 임용된 하사를 포함한다), 전환복무된 사람 및 군간부후보생
② 교도소, 그 밖에 이에 준하는 시설에 수용되어 있는 경우

### (15) 요양급여비용의 정산(법 제61조)

공단은 「산업재해보상보험법」 제10조에 따른 근로복지공단이 「국민건강보험법」에 따라 요양급여를 받을 수 있는 사람에게 「산업재해보상보험법」 제40조에 따른 요양급여를 지급한 후 그 지급결정이 취소되어 해당 요양급여의 비용을 청구하는 경우에는 그 요양급여가 「국민건강보험법」에 따라 실시할 수 있는 요양급여에 상당한 것으로 인정되면 그 요양급여에 해당하는 금액을 지급할 수 있다.

## 5 건강보험심사평가원

### (1) 설립(법 제62조)

요양급여비용을 심사하고 요양급여의 적정성을 평가하기 위하여 건강보험심사평가원을 설립한다.

### (2) 업무 등(법 제63조) 기출 2014, 2017, 2018 지방직

① 요양급여비용의 심사

② 요양급여의 적정성 평가

③ 심사기준 및 평가기준의 개발

④ ①항부터 ③항까지의 규정에 따른 업무와 관련된 조사연구 및 국제협력

⑤ 다른 법률에 따라 지급되는 급여비용의 심사 또는 의료의 적정성 평가에 관하여 위탁받은 업무

⑥ 그 밖에 「국민건강보험법」 또는 다른 법령에 따라 위탁받은 업무

⑦ 건강보험과 관련하여 보건복지부장관이 필요하다고 인정한 업무

⑧ 그 밖에 보험급여 비용의 심사와 보험급여의 적정성 평가와 관련하여 대통령령으로 정하는 업무

### (3) 진료심사평가위원회(법 제66조)

① 심사평가원의 업무를 효율적으로 수행하기 위하여 심사평가원에 진료심사평가위원회를 둔다.

② 심사위원회는 위원장을 포함하여 90명 이내의 상근 심사위원과 1천명 이내의 비상근 심사위원으로 구성하며, 진료과목별 분과위원회를 둘 수 있다.

## 6 보험료

### (1) 보험료(법 제69조)

건강보험에 소요되는 재원은 보험료, 정부부담금 등에 의해 조달되며, 주된 재원은 보험료에 의한 것이다.

① 보험료의 징수

㉠ 공단은 건강보험사업에 드는 비용에 충당하기 위하여 보험료의 납부의무자로부터 보험료를 징수한다.

㉡ 보험료는 가입자의 자격을 취득한 날이 속하는 달의 다음 달부터 가입자의 자격을 잃은 날의 전날이 속하는 달까지 징수한다. 다만, 가입자의 자격을 매월 1일에 취득한 경우에는 그 달부터 징수한다.

㉢ 보험료를 징수할 때 가입자의 자격이 변동된 경우에는 변동된 날이 속하는 달의 보험료는 변동되기 전의 자격을 기준으로 징수한다. 다만, 가입자의 자격이 매월 1일에 변동된 경우에는 변동된 자격을 기준으로 징수한다.

② 직장가입자의 월별 보험료액 산정

| | |
|---|---|
| 보수월액보험료 | • 직장가입자 : 보수월액×1천분의 80의 범위에서 심의위원회의 의결을 거쳐 대통령령으로 정하는 비율(1만분의 709)<br>• 국외에서 업무에 종사하고 있는 직장가입자 : 보수월액 × 직장가입자에 대한 보험료율의 100분의 50 |
| 소득월액보험료 | • 직장가입자 : 소득월액×1천분의 80의 범위에서 심의위원회의 의결을 거쳐 대통령령으로 정하는 비율(1만분의 709)<br>• 국외에서 업무에 종사하고 있는 직장가입자 : 소득월액×직장가입자에 대한 보험료율의 100분의 50 |

③ 지역가입자의 월별 보험료액 산정

㉠ 세대 단위로 산정한다.

㉡ 지역가입자가 속한 세대의 월별 보험료액 = 보험료부과점수(소득 및 재산을 기준) × 보험료부과점수당 금액(208.4원)

### (2) 보수월액(법 제70조)

① 직장가입자의 보수월액은 직장가입자가 지급받는 보수를 기준으로 하여 산정한다.

② 휴직이나 그 밖의 사유로 보수의 전부 또는 일부가 지급되지 아니하는 가입자(이하 "휴직자 등"이라 한다)의 보수월액보험료는 해당 사유가 생기기 전 달의 보수월액을 기준으로 산정한다.

③ 보수는 근로자 등이 근로를 제공하고 사용자·국가 또는 지방자치단체로부터 지급받는 금품(실비변상적인 성격을 갖는 금품은 제외한다)으로서 대통령령으로 정하는 것을 말한다. 이 경우 보수 관련 자료가 없거나 불명확한 경우 등 대통령령으로 정하는 사유에 해당하면 보건복지부장관이 정하여 고시하는 금액을 보수로 본다.

**보수에 포함되는 금품 등(국민건강보험법 시행령 제33조)**

① 법 제70조 제3항 전단에서 "대통령령으로 정하는 것"이란 근로의 대가로 받은 봉급, 급료, 보수, 세비(歲費), 임금, 상여, 수당, 그 밖에 이와 유사한 성질의 금품으로서 다음 각 호의 것을 제외한 것을 말한다.

1. 퇴직금
2. 현상금, 번역료 및 원고료
3. 「소득세법」에 따른 비과세근로소득. 다만, 「소득세법」 제12조 제3호 차목·파목 및 거목에 따라 비과세되는 소득은 제외한다.

② 법 제70조 제3항 후단에서 "보수 관련 자료가 없거나 불명확한 경우 등 대통령령으로 정하는 사유"란 다음 각 호의 어느 하나에 해당하는 경우를 말한다.

1. 보수 관련 자료가 없거나 불명확한 경우
2. 「최저임금법」 제5조에 따른 최저임금액 등을 고려할 때 보수 관련 자료의 신뢰성이 없다고 공단이 인정하는 경우

③ 보수의 전부 또는 일부가 현물(現物)로 지급되는 경우에는 그 지역의 시가(時價)를 기준으로 공단이 정하는 가액(價額)을 그에 해당하는 보수로 본다.

④ 법 제70조 제3항 후단에 따라 보건복지부장관이 고시하는 금액이 적용되는 기간 중에 사업장 근로자의 보수가 확인되는 경우에는 공단이 확인한 날이 속하는 달의 다음 달부터 그 고시 금액을 적용하지 아니한다.

④ 보수월액의 산정 및 보수가 지급되지 아니하는 사용자의 보수월액의 산정 등에 필요한 사항은 대통령령으로 정한다.

### (3) 소득월액(법 제71조)

소득월액은 보수월액의 산정에 포함된 보수를 제외한 직장가입자의 소득(이하 "보수외 소득"이라 한다)이 대통령령으로 정하는 금액(연간 2,000만원)을 초과하는 경우 다음의 계산식에 따라 산정한다.

(연간 보수외 소득 - 연간 2,000만원) × 1/12

### (4) 보험료부과점수(법 제72조)

① 보험료부과점수는 지역가입자의 소득 및 재산을 기준으로 산정한다. 다만, 대통령령으로 정하는 지역가입자가 실제 거주를 목적으로 대통령령으로 정하는 기준 이하의 주택을 구입 또는 임차하기 위하여 「금융실명거래 및 비밀보장에 관한 법률」 제2조 제1호에 따른 금융회사 등으로부터 대출을 받고 그 사실을 공단에 통보하는 경우에는 해당 대출금액을 대통령령으로 정하는 바에 따라 평가하여 보험료부과점수 산정시 제외한다.

② 보험료부과점수의 산정방법과 산정기준을 정할 때 법령에 따라 재산권의 행사가 제한되는 재산에 대하여는 다른 재산과 달리 정할 수 있다.

③ 지역가입자는 공단에 통보할 때 「신용정보의 이용 및 보호에 관한 법률」 제2조 제1호에 따른 신용정보, 「금융실명거래 및 비밀보장에 관한 법률」 제2조 제2호에 따른 금융자산, 같은 조 제3호에 따른 금융거래의 내용에 대한 자료·정보 중 대출금액 등 대통령령으로 정하는 자료·정보(이하 "금융정보 등"이라 한다)를 공단에 제출하여야 하며, 보험료부과점수 산정을 위하여 필요한 금융정보 등을 공단에 제공하는 것에 대하여 동의한다는 서면을 함께 제출하여야 한다.

### (5) 보험료율 등(법 제73조)

① 직장가입자의 보험료율은 1천분의 80의 범위에서 심의위원회의 의결을 거쳐 대통령령(1만분의 686)으로 정한다.

② 국외에서 업무에 종사하고 있는 직장가입자에 대한 보험료율은 정해진 보험료율의 100분의 50으로 한다.

③ 지역가입자의 보험료부과점수당 금액은 심의위원회의 의결을 거쳐 대통령령으로 정한다.

### (6) 보험료의 면제(법 제74조)

#### ① 직장가입자의 보험료 면제사유

공단은 직장가입자가 다음의 어느 하나에 해당하는 경우[국외에 체류하는 경우는 1개월 이상의 기간으로서 대통령령으로 정하는 기간(3개월) 이상 국외에 체류하는 경우에 한정한다] 그 가입자의 보험료를 면제한다. 다만, 국외에 체류하는 직장가입자의 경우에는 국내에 거주하는 피부양자가 없을 때에만 보험료를 면제한다.

㉠ 국외에 체류하는 경우
㉡ 「병역법」에 따른 현역병(지원에 의하지 아니하고 임용된 하사를 포함한다), 전환복무된 사람 및 군간부후보생에 해당하게 된 경우
㉢ 교도소, 그 밖에 이에 준하는 시설에 수용되어 있는 경우

② 지역가입자의 면제
지역가입자가 ①항의 ㉠, ㉡, ㉢ 어느 하나에 해당하면 그 가입자가 속한 세대의 보험료를 산정할 때 그 가입자의 보험료부과점수를 제외한다.

③ 면제의 적용기간
①항에 따른 보험료의 면제나 ②항에 따라 보험료의 산정에서 제외되는 보험료부과점수에 대하여는 ①항의 ㉠, ㉡, ㉢ 어느 하나에 해당하는 급여정지 사유가 생긴 날이 속하는 달의 다음 달부터 사유가 없어진 날이 속하는 달까지 적용한다. 다만, 다음의 어느 하나에 해당하는 경우에는 그 달의 보험료를 면제하지 아니하거나 보험료의 산정에서 보험료부과점수를 제외하지 아니한다.
㉠ 급여정지 사유가 매월 1일에 없어진 경우
㉡ 국외에 체류하는 경우에 가입자 또는 그 피부양자가 국내에 입국하여 입국일이 속하는 달에 보험급여를 받고 그 달에 출국하는 경우

### (7) 보험료의 경감 등(법 제75조)

① 다음의 어느 하나에 해당하는 가입자 중 보건복지부령으로 정하는 가입자에 대하여는 그 가입자 또는 그 가입자가 속한 세대의 보험료의 일부를 경감할 수 있다.
㉠ 섬·벽지(僻地)·농어촌 등 대통령령으로 정하는 지역에 거주하는 사람
㉡ 65세 이상인 사람
㉢ 「장애인복지법」에 따라 등록한 장애인
㉣ 「국가유공자 등 예우 및 지원에 관한 법률」 제4조 제1항 제4호, 제6호, 제12호, 제15호 및 제17호에 따른 국가유공자
㉤ 휴직자
㉥ 그 밖에 생활이 어렵거나 천재지변 등의 사유로 보험료를 경감할 필요가 있다고 보건복지부장관이 정하여 고시하는 사람

② 보험료 납부의무자가 다음의 어느 하나에 해당하는 경우에는 대통령령으로 정하는 바에 따라 보험료를 감액하는 등 재산상의 이익을 제공할 수 있다.
㉠ 보험료의 납입 고지를 전자문서로 받는 경우
㉡ 보험료를 계좌 또는 신용카드 자동이체의 방법으로 내는 경우

### (8) 보험료의 부담(법 제76조)

① 직장가입자의 보수월액보험료는 직장가입자와 다음의 구분에 따른 자가 각각 보험료액의 100분의 50씩 부담한다. 다만, 직장가입자가 교직원으로서 사립학교에 근무하는 교원이면 보험료액은 그 직장가입자가 100분의 50을, 사립학교의 설립·운영자가 100분의 30을, 국가가 100분의 20을 각각 부담한다.

㉠ 직장가입자가 근로자인 경우에는 근로자가 소속되어 있는 사업장의 사업주
㉡ 직장가입자가 공무원인 경우에는 그 공무원이 소속되어 있는 국가 또는 지방자치단체
㉢ 직장가입자가 교직원(사립학교에 근무하는 교원은 제외한다)인 경우에는 교직원이 소속되어 있는 사립학교를 설립·운영하는 자

② 직장가입자의 소득월액보험료는 직장가입자가 부담한다.

③ 지역가입자의 보험료는 그 가입자가 속한 세대의 지역가입자 전원이 연대하여 부담한다.

④ 직장가입자가 교직원인 경우 사립학교 설립·운영자가 부담액 전부를 부담할 수 없으면 그 부족액을 학교에 속하는 회계에서 부담하게 할 수 있다.

### (9) 보험료 납부의무(법 제77조)

① 직장가입자의 보험료는 다음의 구분에 따라 정한 자가 납부한다.
㉠ 보수월액보험료 : 사용자. 이 경우 사업장의 사용자가 2명 이상인 때에는 그 사업장의 사용자는 해당 직장가입자의 보험료를 연대하여 납부한다.
㉡ 소득월액보험료 : 직장가입자

② 지역가입자의 보험료는 그 가입자가 속한 세대의 지역가입자 전원이 연대하여 납부한다. 다만, 소득 및 재산이 없는 미성년자와 소득 및 재산 등을 고려하여 대통령령으로 정하는 기준에 해당하는 미성년자는 납부의무를 부담하지 아니한다.

③ 사용자는 보수월액보험료 중 직장가입자가 부담하여야 하는 그 달의 보험료액을 그 보수에서 공제하여 납부하여야 한다. 이 경우 직장가입자에게 공제액을 알려야 한다.

**제2차 납부의무(국민건강보험법 제77조의2)**

① 법인의 재산으로 그 법인이 납부하여야 하는 보험료, 연체금 및 체납처분비를 충당하여도 부족한 경우에는 해당 법인에게 보험료의 납부의무가 부과된 날 현재의 무한책임사원 또는 과점주주(「국세기본법」 제39조 각 호의 어느 하나에 해당하는 자를 말한다)가 그 부족한 금액에 대하여 제2차 납부의무를 진다. 다만, 과점주주의 경우에는 그 부족한 금액을 그 법인의 발행주식 총수(의결권이 없는 주식은 제외한다) 또는 출자총액으로 나눈 금액에 해당 과점주주가 실질적으로 권리를 행사하는 주식 수(의결권이 없는 주식은 제외한다) 또는 출자액을 곱하여 산출한 금액을 한도로 한다.

② 사업이 양도·양수된 경우에 양도일 이전에 양도인에게 납부의무가 부과된 보험료, 연체금 및 체납처분비를 양도인의 재산으로 충당하여도 부족한 경우에는 사업의 양수인이 그 부족한 금액에 대하여 양수한 재산의 가액을 한도로 제2차 납부의무를 진다. 이 경우 양수인의 범위 및 양수한 재산의 가액은 대통령령으로 정한다.

### (10) 보험료 등의 징수 순위(법 제85조)

① 보험료 등은 국세와 지방세를 제외한 다른 채권에 우선하여 징수한다.

② 다만, 보험료 등의 납부기한 전에 전세권·질권·저당권 또는 「동산·채권 등의 담보에 관한 법률」에 따른 담보권의 설정을 등기 또는 등록한 사실이 증명되는 재산을 매각할 때에 그 매각대금 중에서 보험료 등을 징수하는 경우 그 전세권·질권·저당권 또는 「동산·채권 등의 담보에 관한 법률」에 따른 담보권으로 담보된 채권에 대하여는 그러하지 아니하다.

# 04 감염병의 예방 및 관리에 관한 법률

## 1 총 칙

(1) 용어의 정의(법 제2조)

① 감염병의 정의

제1급감염병, 제2급감염병, 제3급감염병, 제4급감염병, 기생충감염병, 세계보건기구 감시대상 감염병, 생물테러감염병, 성매개감염병, 인수(人獸)공통감염병 및 의료관련감염병을 말한다.

② 감염병의 구분 및 종류 기출 2014 서울시 기출 2015 지방직

**The 알아보기**

**감염병의 예방 및 관리에 관한 법률의 목적(법 제1조)**

「감염병예방법」은 국민 건강에 위해(危害)가 되는 감염병의 발생과 유행을 방지하고, 그 예방 및 관리를 위하여 필요한 사항을 규정함으로써 국민 건강의 증진 및 유지에 이바지함을 목적으로 한다.

| 구분 | 정의 | 종류 |
|---|---|---|
| 제1급감염병 | 생물테러감염병 또는 치명률이 높거나 집단 발생의 우려가 커서 발생 또는 유행 즉시 신고하여야 하고, 음압격리와 같은 높은 수준의 격리가 필요한 감염병<br>※ 다만, 갑작스러운 국내 유입 또는 유행이 예견되어 긴급한 예방·관리가 필요하여 질병관리청장이 보건복지부장관과 협의하여 지정하는 감염병을 포함한다. | • 에볼라바이러스병 • 마버그열<br>• 라싸열 • 크리미안콩고출혈열<br>• 남아메리카출혈열 • 리프트밸리열<br>• 두창 • 페스트<br>• 탄저 • 보툴리눔독소증<br>• 야토병<br>• 신종감염병증후군<br>• 중증급성호흡기증후군(SARS)<br>• 중동호흡기증후군(MERS)<br>• 동물인플루엔자 인체감염증<br>• 신종인플루엔자<br>• 디프테리아 |
| 제2급감염병 | 전파가능성을 고려하여 발생 또는 유행시 24시간 이내에 신고하여야 하고, 격리가 필요한 감염병<br>※ 다만, 갑작스러운 국내 유입 또는 유행이 예견되어 긴급한 예방·관리가 필요하여 질병관리청장이 보건복지부장관과 협의하여지정하는 감염병을 포함한다.<br>※ **질병관리청장이 보건복지부장관과 협의하여 지정하는 감염병의 종류**<br>• 코로나바이러스감염증-19<br>• 원숭이두창 | • 결핵 • 수두<br>• 홍역 • 콜레라<br>• 장티푸스 • 파라티푸스<br>• 세균성이질 • 장출혈성대장균감염증<br>• A형간염 • 백일해<br>• 유행성이하선염 • 풍진<br>• 폴리오<br>• 수막구균 감염증<br>• b형헤모필루스인플루엔자<br>• 폐렴구균 감염증<br>• 한센병<br>• 성홍열<br>• 반코마이신내성황색포도알균(VRSA) 감염증<br>• 카바페넴내성장내세균속균종(CRE) 감염증<br>• E형간염 |

| 제3급감염병 | 그 발생을 계속 감시할 필요가 있어 발생 또는 유행시 24시간 이내에 신고하여야 하는 감염병<br>※ 다만, 갑작스러운 국내 유입 또는 유행이 예견되어 긴급한 예방·관리가 필요하여 질병관리청장이 보건복지부장관과 협의하여 지정하는 감염병을 포함한다. | • 파상풍<br>• 일본뇌염<br>• 말라리아<br>• 비브리오패혈증<br>• 발진열<br>• 렙토스피라증<br>• 공수병<br>• 황열<br>• 큐열(Q熱)<br>• 라임병<br>• 유비저(類鼻疽)<br>• 치쿤구니야열<br>• 중증열성혈소판감소증후군(SFTS)<br>• 지카바이러스 감염증<br>• 후천성면역결핍증(AIDS)<br>• 크로이츠펠트 – 야콥병(CJD) 및 변종크로이츠펠트 – 야콥병(vCJD)<br>• B형간염<br>• C형간염<br>• 레지오넬라증<br>• 발진티푸스<br>• 쯔쯔가무시증<br>• 브루셀라증<br>• 신증후군출혈열<br>• 뎅기열<br>• 웨스트나일열<br>• 진드기매개뇌염 |
|---|---|---|
| 제4급감염병 | 제1급감염병부터 제3급감염병까지의 감염병 외에 유행 여부를 조사하기 위하여 표본감시 활동이 필요한 감염병 | • 인플루엔자<br>• 회충증<br>• 요충증<br>• 폐흡충증<br>• 수족구병<br>• 클라미디아감염증<br>• 성기단순포진<br>• 첨규콘딜롬<br>• 반코마이신내성장알균(VRE)감염증<br>• 메티실린내성황색포도알균(MRSA) 감염증<br>• 다제내성녹농균(MRPA) 감염증<br>• 다제내성아시네토박터바우마니균(MRAB) 감염증<br>• 장관감염증<br>• 급성호흡기감염증<br>• 해외유입기생충감염증<br>• 엔테로바이러스감염증<br>• 사람유두종바이러스 감염증<br>• 매독(梅毒)<br>• 편충증<br>• 간흡충증<br>• 장흡충증<br>• 임질<br>• 연성하감 |
| 기생충감염병 | 기생충에 감염되어 발생하는 감염병 중 질병관리청장이 고시하는 감염병 | • 회충증<br>• 요충증<br>• 폐흡충증<br>• 해외유입기생충감염증<br>• 편충증<br>• 간흡충증<br>• 장흡충증 |
| 세계보건기구 감시대상 감염병 | 세계보건기구가 국제공중보건의 비상사태에 대비하기 위하여 감시대상으로 정한 질환으로서 질병관리청장이 고시하는 감염병 | • 두창<br>• 폴리오<br>• 신종인플루엔자<br>• 중증급성호흡기증후군(SARS)<br>• 콜레라<br>• 폐렴형 페스트<br>• 황열<br>• 바이러스성 출혈열<br>• 웨스트나일열 |

| 생물테러 감염병 | 고의 또는 테러 등을 목적으로 이용된 병원체에 의하여 발생된 감염병 중 질병관리청장이 고시하는 감염병 | • 탄저<br>• 페스트<br>• 에볼라열<br>• 두창 | • 보툴리눔독소증<br>• 마버그열<br>• 라싸열<br>• 야토병 |
|---|---|---|---|
| 성매개감염병 | 성 접촉을 통하여 전파되는 감염병 중 질병관리청장이 고시하는 감염병 | • 매독<br>• 클라미디아<br>• 성기단순포진<br>• 사람유두종바이러스 감염증 | • 임질<br>• 연성하감<br>• 첨규콘딜롬 |
| 인수공통 감염병 | 동물과 사람간에 서로 전파되는 병원체에 의하여 발생되는 감염병 중 질병관리청장이 고시하는 감염병 | • 장출혈성대장균감염증<br>• 브루셀라증<br>• 공수병<br>• 큐열<br>• 결핵<br>• 동물인플루엔자 인체감염증<br>• 중증급성호흡기증후군(SARS)<br>• 변종크로이츠펠트 – 야콥병(vCJD)<br>• 중증열성혈소판감소증후군(SFTS) | • 일본뇌염<br>• 탄저 |
| 의료관련 감염병 | 환자나 임산부 등이 의료행위를 적용받는 과정에서 발생한 감염병으로서 감시활동이 필요하여 질병관리청장이 고시하는 감염병 | • 반코마이신내성황색포도알균(VRSA) 감염증<br>• 반코마이신내성장알균(VRE)감염증<br>• 메티실린내성황색포도알균(MRSA) 감염증<br>• 다제내성녹농균(MRPA) 감염증<br>• 다제내성아시네토박터바우마니균 (MRAB) 감염증<br>• 카바페넴내성장내세균속균종(CRE) 감염증 | |

### ③ 감염병환자 등

| 감염병환자 | 감염병의 병원체가 인체에 침입하여 증상을 나타내는 사람으로서 진단 기준에 따른 의사, 치과의사 또는 한의사의 진단이나 감염병병원체 확인기관의 실험실 검사를 통하여 확인된 사람 |
|---|---|
| 감염병 의사환자 | 감염병병원체가 인체에 침입한 것으로 의심이 되나 감염병환자로 확인되기 전 단계에 있는 사람 |
| 병원체 보유자 | 임상적인 증상은 없으나 감염병 병원체를 보유하고 있는 사람 |
| 감염병의심자 | 다음의 어느 하나에 해당하는 사람을 말한다.<br>가. 감염병환자, 감염병의사환자 및 병원체보유자(이하 "감염병환자 등"이라 한다)와 접촉하거나 접촉이 의심되는 사람(이하 "접촉자"라 한다)<br>나. 「검역법」 제2조 제7호 및 제8호에 따른 검역관리지역 또는 중점검역관리지역에 체류하거나 그 지역을 경유한 사람으로서 감염이 우려되는 사람<br>다. 감염병병원체 등 위험요인에 노출되어 감염이 우려되는 사람 |

### ④ 기타 감염병 관련 용어의 정의

| 감 시 | 감염병 발생과 관련된 자료 및 매개체에 대한 자료를 체계적이고 지속적으로 수집, 분석 및 해석하고 그 결과를 제때에 필요한 사람에게 배포하여 감염병 예방 및 관리에 사용하도록 하는 일체의 과정 |
|---|---|
| 표본감시 | 감염병 중 감염병환자의 발생빈도가 높아 전수조사가 어렵고 중증도가 비교적 낮은 감염병의 발생에 대하여 감시기관을 지정하여 정기적이고 지속적인 의과학적 감시를 실시하는 것 |

| | |
|---|---|
| 역학조사 | 감염병환자 등이 발생한 경우 감염병의 차단과 확산 방지 등을 위하여 감염병환자등의 발생 규모를 파악하고 감염원을 추적하는 등의 활동과 감염병 예방접종 후 이상반응 사례가 발생한 경우나 감염병 여부가 불분명하나 그 발병원인을 조사할 필요가 있는 사례가 발생한 경우 그 원인을 규명하기 위하여 하는 활동 |
| 예방접종 후 이상반응 | 예방접종 후 그 접종으로 인하여 발생할 수 있는 모든 증상 또는 질병으로서 해당 예방접종과 시간적 관련성이 있는 것 |
| 고위험병원체 | 생물테러의 목적으로 이용되거나 사고 등에 의하여 외부에 유출될 경우 국민 건강에 심각한 위험을 초래할 수 있는 감염병 병원체로서 보건복지부령으로 정하는 것 |
| 관리대상 해외 신종감염병 | 기존 감염병의 변이 및 변종 또는 기존에 알려지지 아니한 새로운 병원체에 의해 발생하여 국제적으로 보건문제를 야기하고 국내 유입에 대비하여야 하는 감염병으로서 질병관리청장이 보건복지부장관과 협의하여 지정하는 것 |
| 의료·방역 물품 | 「약사법」 제2조에 따른 의약품·의약외품, 「의료기기법」 제2조에 따른 의료기기 등 의료 및 방역에 필요한 물품 및 장비로서 질병관리청장이 지정하는 것 |

### (2) 국가 및 지방자치단체의 책무(법 제4조)

#### ① 감염병환자 등의 불이익 금지

국가 및 지방자치단체는 감염병환자 등의 인간으로서의 존엄과 가치를 존중하고 그 기본적 권리를 보호하며, 법률에 따르지 아니하고는 취업 제한 등의 불이익을 주어서는 아니 된다.

#### ② 국가 및 지방자치단체의 사업

국가 및 지방자치단체는 감염병의 예방 및 관리를 위하여 다음의 사업을 수행하여야 한다.

- 감염병의 예방 및 방역대책
- 감염병환자 등의 진료 및 보호
- 감염병 예방을 위한 예방접종계획의 수립 및 시행
- 감염병에 관한 교육 및 홍보
- 감염병에 관한 정보의 수집·분석 및 제공
- 감염병에 관한 조사·연구
- 감염병병원체(감염병병원체 확인을 위한 혈액, 체액 및 조직 등 검체를 포함한다) 수집·검사·보존·관리 및 약제내성 감시
- 감염병 예방 및 관리 등을 위한 전문인력의 양성
- 감염병 예방 및 관리 등의 업무를 수행한 전문인력의 보호
- 감염병 관리정보 교류 등을 위한 국제협력
- 감염병의 치료 및 예방을 위한 의료·방역 물품의 비축
- 감염병 예방 및 관리사업의 평가
- 기후변화, 저출산·고령화 등 인구변동 요인에 따른 감염병 발생조사·연구 및 예방대책 수립
- 한센병의 예방 및 진료 업무를 수행하는 법인 또는 단체에 대한 지원
- 감염병 예방 및 관리를 위한 정보시스템의 구축 및 운영
- 해외 신종감염병의 국내 유입에 대비한 계획 준비, 교육 및 훈련
- 해외 신종감염병 발생 동향의 지속적 파악, 위험성 평가 및 관리대상 해외 신종감염병의 지정
- 관리대상 해외 신종감염병에 대한 병원체 등 정보 수집, 특성 분석, 연구를 통한 예방과 대응체계 마련, 보고서 발간 및 지침(매뉴얼을 포함한다) 고시

③ 정보의 공유

㉠ 국가·지방자치단체(교육감을 포함한다)는 감염병의 효율적 치료 및 확산방지를 위하여 질병의 정보, 발생 및 전파 상황을 공유하고 상호 협력하여야 한다.

㉡ 국가 및 지방자치단체는 「의료법」에 따른 의료기관 및 의료인단체와 감염병의 발생 감시·예방을 위하여 관련 정보를 공유하여야 한다.

### (3) 의료인 등의 책무와 권리(법 제5조)

① 「의료법」에 따른 의료인 및 의료기관의 장 등은 감염병환자의 진료에 관한 정보를 제공받을 권리가 있고, 감염병환자의 진단 및 치료 등으로 인하여 발생한 피해에 대하여 보상받을 수 있다.

② 「의료법」에 따른 의료인 및 의료기관의 장 등은 감염병 환자의 진단·관리·치료 등에 최선을 다하여야 하며, 보건복지부장관, 질병관리청장 또는 지방자치단체의 장의 행정명령에 적극 협조하여야 한다.

③ 「의료법」에 따른 의료인 및 의료기관의 장 등은 국가와 지방자치단체가 수행하는 감염병의 발생 감시와 예방·관리 및 역학조사 업무에 적극 협조하여야 한다.

### (4) 국민의 권리와 의무(법 제6조)

① 국민은 감염병으로 격리 및 치료 등을 받은 경우 이로 인한 피해를 보상받을 수 있다.

② 국민은 감염병 발생 상황, 감염병 예방 및 관리 등에 관한 정보와 대응방법을 알 권리가 있고, 국가와 지방자치단체는 신속하게 정보를 공개하여야 한다.

③ 국민은 의료기관에서 「감염병예방법」에 따른 감염병에 대한 진단 및 치료를 받을 권리가 있고, 국가와 지방자치단체는 이에 소요되는 비용을 부담하여야 한다.

④ 국민은 치료 및 격리조치 등 국가와 지방자치단체의 감염병 예방 및 관리를 위한 활동에 적극 협조하여야 한다.



## 2 기본계획 및 사업

### (1) 감염병 예방 및 관리 계획의 수립 등(법 제7조)

① 기본계획의 수립

㉠ <u>수립·시행권자</u> : 질병관리청장

㉡ <u>수립주기</u> : 감염병의 예방 및 관리에 관한 기본계획을 5년마다 수립·시행하여야 한다.

㉢ <u>기본계획에 포함되어야 하는 사항</u>

ⓐ 감염병 예방·관리의 기본목표 및 추진방향

ⓑ 주요 감염병의 예방·관리에 관한 사업계획 및 추진방법

ⓒ 감염병 대비 의료·방역 물품의 비축 및 관리에 관한 사항

ⓓ 감염병 전문인력의 양성 방안

ⓔ 「의료법」 제3조 제2항 각 호에 따른 의료기관 종별 감염병 위기대응역량의 강화 방안
ⓕ 감염병 통계 및 정보통신기술 등을 활용한 감염병 정보의 관리 방안
ⓖ 감염병 관련 정보의 의료기관간 공유 방안
ⓗ 그 밖에 감염병의 예방 및 관리에 필요한 사항

② 시행계획의 수립·시행

㉠ 특별시장·광역시장·도지사·특별자치도지사(이하 "시·도지사"라 한다)와 시장·군수·구청장(자치구의 구청장을 말한다)은 기본계획에 따라 시행계획을 수립·시행하여야 한다.

㉡ 질병관리청장, 시·도지사 또는 시장·군수·구청장은 기본계획이나 시행계획의 수립·시행에 필요한 자료의 제공 등을 관계 행정기관 또는 단체에 요청할 수 있다.

㉢ 요청받은 관계 행정기관 또는 단체는 특별한 사유가 없으면 이에 따라야 한다.

### (2) 감염병관리사업지원기구의 운영(법 제8조)

① 질병관리청장 및 시·도지사는 기본계획 및 시행계획의 시행과 국제협력 등의 업무를 지원하기 위하여 민간전문가로 구성된 감염병관리사업지원기구를 둘 수 있다.

② 국가 및 지방자치단체는 감염병관리사업지원기구의 운영 등에 필요한 예산을 지원할 수 있다.

### (3) 감염병병원(법 제8조의2)

① 국가는 감염병의 연구·예방, 전문가 양성 및 교육, 환자의 진료 및 치료 등을 위한 시설, 인력 및 연구능력을 갖춘 감염병전문병원 또는 감염병연구병원을 설립하거나 지정하여 운영한다.

② 국가는 감염병환자의 진료 및 치료 등을 위하여 권역별로 36개 이상의 병상(음압병상 및 격리병상을 포함한다)을 갖춘 감염병전문병원을 설립하거나 지정하여 운영한다. 이 경우 인구규모, 지리적 접근성 등을 고려하여 권역을 설정하여야 한다.

### (4) 내성균 관리대책(법 제8조의3)

① 보건복지부장관은 내성균 발생 예방 및 확산 방지 등을 위하여 감염병관리위원회의 심의를 거쳐 내성균 관리대책을 5년마다 수립·추진하여야 한다.

② 내성균 관리대책에는 정책목표 및 방향, 진료환경 개선 등 내성균 확산 방지를 위한 사항 및 감시체계 강화에 관한 사항, 그 밖에 내성균 관리대책에 필요하다고 인정되는 사항이 포함되어야 한다.

### (5) 업무의 협조(법 제8조의4)

① 보건복지부장관은 내성균 관리대책의 수립·시행을 위하여 관계 공무원 또는 관계 전문가의 의견을 듣거나 관계 기관 및 단체 등에 필요한 자료제출 등 협조를 요청할 수 있다.

② 보건복지부장관은 내성균 관리대책의 작성을 위하여 관계 중앙행정기관의 장에게 내성균 관리대책의 정책목표 및 방향과 관련한 자료 또는 의견의 제출 등 필요한 협조를 요청할 수 있다.

③ 협조 요청을 받은 자는 정당한 사유가 없으면 이에 따라야 한다.

### (6) 긴급상황실(법 제8조의5)

질병관리청장은 감염병 정보의 수집·전파, 상황관리, 감염병이 유입되거나 유행하는 긴급한 경우의 초동조치 및 지휘 등의 업무를 수행하기 위하여 상시 긴급상황실을 설치·운영하여야 한다.

### (7) 감염병관리위원회(법 제9조)

① 설 치

감염병의 예방 및 관리에 관한 주요 시책을 심의하기 위하여 질병관리청에 감염병관리위원회를 둔다.

② 심의사항

- 기본계획의 수립
- 감염병 관련 의료 제공
- 감염병에 관한 조사 및 연구
- 감염병의 예방·관리 등에 관한 지식 보급 및 감염병환자 등의 인권 증진
- 해부명령에 관한 사항
- 예방접종의 실시기준과 방법에 관한 사항
- 필수예방접종 및 임시예방접종에 사용되는 의약품(이하 "필수예방접종약품 등"이라 한다)의 사전 비축 및 장기 구매에 관한 사항
- 필수예방접종약품등의 공급의 우선순위 등 분배기준, 그 밖에 필요한 사항의 결정
- 감염병 위기관리대책의 수립 및 시행
- 예방·치료 의료·방역 물품의 사전 비축, 장기 구매 및 생산에 관한 사항
- 의료·방역 물품(「약사법」에 따른 의약품 및 「의료기기법」에 따른 의료기기로 한정한다) 공급의 우선순위 등 분배기준, 그 밖에 필요한 사항의 결정
- 개발 중인 백신 또는 의약품의 구매 및 공급에 필요한 계약에 관한 사항
- 예방접종 등으로 인한 피해에 대한 국가보상에 관한 사항
- 내성균 관리대책에 관한 사항
- 그 밖에 감염병의 예방 및 관리에 관한 사항으로서 위원장이 위원회의 회의에 부치는 사항

③ 위원회의 구성(법 제10조)

| 구 성 | 위원장 1명과 부위원장 1명을 포함하여 30명 이내의 위원으로 구성한다. |
|---|---|
| 위원장 | 질병관리청장 |
| 부위원장 | 위원 중에서 위원장이 지명한다. |
| 위 원 | 다음의 어느 하나에 해당하는 사람 중에서 위원장이 임명하거나 위촉하는 사람으로 한다. 이 경우 공무원이 아닌 위원이 전체 위원의 과반수가 되도록 하여야 한다.<br>1. 감염병의 예방 또는 관리 업무를 담당하는 공무원<br>2. 감염병 또는 감염관리를 전공한 의료인<br>3. 감염병과 관련된 전문지식을 소유한 사람<br>4. 「지방자치법」 제182조에 따른 시·도지사협의체가 추천하는 사람<br>5. 「비영리민간단체 지원법」 제2조에 따른 비영리민간단체가 추천하는 사람<br>6. 그 밖에 감염병에 관한 지식과 경험이 풍부한 사람 |

## 3 신고 및 보고

### (1) 의사 등의 신고(법 제11조) 기출 2018 서울시

① 의사, 치과의사 또는 한의사는 다음의 어느 하나에 해당하는 사실(표본감시 대상이 되는 제4급 감염병으로 인한 경우는 제외한다)이 있으면 소속 의료기관의 장에게 보고하여야 하고, 해당 환자와 그 동거인에게 질병관리청장이 정하는 감염 방지 방법 등을 지도하여야 한다. 다만, 의료기관에 소속되지 아니한 의사, 치과의사 또는 한의사는 그 사실을 관할 보건소장에게 신고하여야 한다.

㉠ 감염병환자 등을 진단하거나 그 사체를 검안(檢案)한 경우

㉡ 예방접종 후 이상반응자를 진단하거나 그 사체를 검안한 경우

㉢ 감염병환자 등이 제1급감염병부터 제3급감염병까지에 해당하는 감염병으로 사망한 경우

㉣ 감염병환자로 의심되는 사람이 감염병병원체 검사를 거부하는 경우

② 감염병병원체 확인기관의 소속 직원은 실험실 검사 등을 통하여 보건복지부령으로 정하는 감염병환자 등을 발견한 경우 그 사실을 그 기관의 장에게 보고하여야 한다.

③ 보고를 받은 의료기관의 장 및 감염병병원체 확인기관의 장은 제1급감염병의 경우에는 즉시, 제2급감염병 및 제3급감염병의 경우에는 24시간 이내에, 제4급감염병의 경우에는 7일 이내에 질병관리청장 또는 관할 보건소장에게 신고하여야 한다.

④ 육군, 해군, 공군 또는 국방부 직할 부대에 소속된 군의관은 ①항의 어느 하나에 해당하는 사실(표본감시 대상이 되는 제4급감염병으로 인한 경우는 제외한다)이 있으면 소속 부대장에게 보고하여야 하고, 보고를 받은 소속 부대장은 제1급감염병의 경우에는 즉시, 제2급감염병 및 제3급감염병의 경우에는 24시간 이내에 관할 보건소장에게 신고하여야 한다.

⑤ 감염병 표본감시기관은 표본감시 대상이 되는 제4급감염병으로 인하여 감염병환자 등을 진단하거나 그 사체를 검안(檢案)한 경우 또는 감염병환자 등이 제1급감염병부터 제3급감염병까지에 해당하는 감염병으로 사망한 경우에 해당하는 사실이 있으면 보건복지부령으로 정하는 바에 따라 질병관리청장 또는 관할 보건소장에게 신고하여야 한다.

### (2) 그 밖의 신고의무자(법 제12조)

① 다음의 어느 하나에 해당하는 사람은 제1급감염병부터 제3급감염병까지에 해당하는 감염병 중 보건복지부령으로 정하는 감염병이 발생한 경우에는 의사, 치과의사 또는 한의사의 진단이나 검안을 요구하거나 해당 주소지를 관할하는 보건소장에게 신고하여야 한다.

㉠ 일반가정에서는 세대를 같이하는 세대주. 다만, 세대주가 부재 중인 경우에는 그 세대원

㉡ 학교, 사회복지시설, 병원, 관공서, 회사, 공연장, 예배장소, 선박・항공기・열차 등 운송수단, 각종 사무소・사업소, 음식점, 숙박업소 또는 그 밖에 여러 사람이 모이는 장소로서 보건복지부령으로 정하는 장소의 관리인, 경영자 또는 대표자

㉢ 「약사법」에 따른 약사・한약사 및 약국개설자

② 신고의무자가 아니더라도 감염병환자 등 또는 감염병으로 인한 사망자로 의심되는 사람을 발견하면 보건소장에게 알려야 한다.

### (3) 보건소장 등의 보고(법 제13조)

① 감염병의 신고를 받은 보건소장은 그 내용을 관할 특별자치도지사 또는 시장・군수・구청장에게 보고하여야 하며, 보고를 받은 특별자치도지사 또는 시장・군수・구청장은 이를 질병관리청장 및 시・도지사에게 각각 보고하여야 한다.

② 보고를 받은 질병관리청장, 시・도지사 또는 시장・군수・구청장은 감염병환자로 의심되는 사람이 감염병병원체 검사를 거부하는 경우(제1급감염병 환자로 의심되는 경우에 한정한다)에 대하여 감염병병원체 검사를 하게 할 수 있다.

### (4) 인수공통감염병의 통보(법 제14조)

① 「가축전염병예방법」 제11조 제1항 제2호에 따라 신고를 받은 국립가축방역기관장, 신고대상 가축의 소재지를 관할하는 시장・군수・구청장 또는 시・도 가축방역기관의 장은 같은 법에 따른 가축전염병 중 다음의 어느 하나에 해당하는 감염병의 경우에는 즉시 질병관리청장에게 통보하여야 한다.

㉠ 탄저

㉡ 고병원성조류인플루엔자

㉢ 광견병

㉣ 그 밖에 대통령령으로 정하는 인수공통감염병(동물인플루엔자)

② 통보를 받은 질병관리청장은 감염병의 예방 및 확산 방지를 위하여 「감염병예방법」에 따른 적절한 조치를 취하여야 한다.

③ 신고 또는 통보를 받은 행정기관의 장은 신고자의 요청이 있는 때에는 신고자의 신원을 외부에 공개하여서는 아니 된다.

### (5) 감염병환자 등의 파악 및 관리(법 제15조)

보건소장은 관할구역에 거주하는 감염병환자 등에 관하여 신고를 받았을 때에는 보건복지부령으로 정하는 바에 따라 기록하고 그 명부(전자문서를 포함한다)를 관리하여야 한다.

## 4 감염병감시 및 역학조사 등

### (1) 감염병 표본감시 등(법 제16조)

① 질병관리청장은 감염병의 표본감시를 위하여 질병의 특성과 지역을 고려하여 「보건의료기본법」에 따른 보건의료기관이나 그 밖의 기관 또는 단체를 감염병 표본감시기관으로 지정할 수 있다.

② 질병관리청장, 시・도지사 또는 시장・군수・구청장은 지정받은 감염병 표본감시기관의 장에게 감염병의 표본감시와 관련하여 필요한 자료의 제출을 요구하거나 감염병의 예방・관리에 필요한 협조를 요청할 수 있다. 이 경우 표본감시기관은 특별한 사유가 없으면 이에 따라야 한다.

③ 질병관리청장, 시·도지사 또는 시장·군수·구청장은 수집한 정보 중 국민 건강에 관한 중요한 정보를 관련 기관·단체·시설 또는 국민들에게 제공하여야 한다.

④ 질병관리청장, 시·도지사 또는 시장·군수·구청장은 표본감시활동에 필요한 경비를 표본감시기관에 지원할 수 있다.

⑤ 질병관리청장은 표본감시기관이 다음의 어느 하나에 해당하는 경우에는 그 지정을 취소할 수 있다.

㉠ 표본감시 관련 자료 제출 요구 또는 협조 요청에 따르지 아니하는 경우

㉡ 폐업 등으로 감염병 표본감시 업무를 수행할 수 없는 경우

㉢ 그 밖에 감염병 표본감시 업무를 게을리하는 등 보건복지부령으로 정하는 경우

⑥ 표본감시의 대상이 되는 감염병은 제4급감염병으로 하고, 표본감시기관의 지정 및 지정취소의 사유 등에 관하여 필요한 사항은 보건복지부령으로 정한다.

⑦ 질병관리청장은 감염병이 발생하거나 유행할 가능성이 있어 관련 정보를 확보할 긴급한 필요가 있다고 인정하는 경우 「공공기관의 운영에 관한 법률」에 따른 공공기관 중 대통령령으로 정하는 공공기관의 장에게 정보 제공을 요구할 수 있다. 이 경우 정보 제공을 요구받은 기관의 장은 정당한 사유가 없는 한 이에 따라야 한다.

> "대통령령으로 정하는 공공기관"이란 「국민건강보험법」에 따른 건강보험심사평가원 및 국민건강보험공단을 말한다.

### (2) 감염병병원체 확인기관(법 제16조의2)

① 다음의 기관(이하 "감염병병원체 확인기관"이라 한다)은 실험실 검사 등을 통하여 감염병병원체를 확인할 수 있다.

㉠ 질병관리청

㉡ 국립검역소

㉢ 「보건환경연구원법」 제2조에 따른 보건환경연구원

㉣ 「지역보건법」 제10조에 따른 보건소

㉤ 「의료법」 제3조에 따른 의료기관 중 진단검사의학과 전문의가 상근(常勤)하는 기관

㉥ 「고등교육법」 제4조에 따라 설립된 의과대학 중 진단검사의학과가 개설된 의과대학

㉦ 「결핵예방법」 제21조에 따라 설립된 대한결핵협회(결핵환자의 병원체를 확인하는 경우만 해당한다)

㉧ 「민법」 제32조에 따라 한센병환자 등의 치료·재활을 지원할 목적으로 설립된 기관(한센병환자의 병원체를 확인하는 경우만 해당한다)

㉨ 인체에서 채취한 검사물에 대한 검사를 국가, 지방자치단체, 의료기관 등으로부터 위탁받아 처리하는 기관 중 진단검사의학과 전문의가 상근하는 기관

② 질병관리청장은 감염병병원체 확인의 정확성·신뢰성을 확보하기 위하여 감염병병원체 확인기관의 실험실 검사능력을 평가하고 관리할 수 있다.

### (3) 실태조사(법 제17조)

① 실태조사의 실시 및 공표

질병관리청장 및 시·도지사는 감염병의 관리 및 감염 실태와 내성균 실태를 파악하기 위하여 실태조사를 실시하고, 그 결과를 공표하여야 한다.

② 자료의 제출 또는 의견의 진술

질병관리청장 및 시·도지사는 조사를 위하여 의료기관 등 관계 기관·법인 및 단체의 장에게 필요한 자료의 제출 또는 의견의 진술을 요청할 수 있다. 이 경우 요청을 받은 자는 정당한 사유가 없으면 이에 협조하여야 한다.

③ 실태조사에 포함되어야 할 사항(시행규칙 제15조 제1항)

| 구분 | 내용 |
|---|---|
| 의료기관 감염관리 실태조사 | 가. 「의료법」 제47조에 따라 의료기관에 두는 감염관리위원회와 감염관리실의 설치·운영 등에 관한 사항<br>나. 의료기관의 감염관리 인력·장비 및 시설 등에 관한 사항<br>다. 의료기관의 감염관리체계에 관한 사항<br>라. 의료기관의 감염관리 교육 및 감염예방에 관한 사항<br>마. 그 밖에 의료기관의 감염관리에 관하여 질병관리청장이 특히 필요하다고 인정하는 사항 |
| 감염병 실태조사 | 가. 감염병환자 등의 연령별·성별·지역별 분포 등에 관한 사항<br>나. 감염병환자 등의 임상적 증상 및 경과 등에 관한 사항<br>다. 감염병환자 등의 진단·검사·처방 등 진료정보에 관한 사항<br>라. 감염병의 진료 및 연구와 관련된 인력·시설 및 장비 등에 관한 사항<br>마. 감염병에 대한 각종 문헌 및 자료 등의 조사에 관한 사항<br>바. 그 밖에 감염병의 관리를 위하여 질병관리청장이 특히 필요하다고 인정하는 사항 |
| 내성균 실태조사 | 가. 항생제 사용 실태에 관한 사항<br>나. 내성균의 유형 및 발생경로 등에 관한 사항<br>다. 내성균의 연구와 관련된 인력·시설 및 장비 등에 관한 사항<br>라. 내성균에 대한 각종 문헌 및 자료 등의 조사에 관한 사항<br>마. 그 밖에 내성균의 관리를 위하여 질병관리청장이 특히 필요하다고 인정하는 사항 |

④ 실태조사의 실시 주기(시행규칙 제15조 제2항)

다음의 구분에 따른다. 다만, 질병관리청장 또는 시·도지사가 필요하다고 인정하는 경우에는 ㉠ 및 ㉡에 해당하는 실태조사를 수시로 실시할 수 있다.

㉠ 의료기관의 감염관리 실태조사 : 3년

㉡ 감염병 실태조사 : 3년

㉢ 내성균 실태조사 : 매년

⑤ 실태조사의 방법(시행규칙 제15조 제3항)

㉠ 감염병환자 등 또는 내성균과 관련된 환자에 대한 설문조사 및 검체(檢體) 검사

㉡ 의료기관의 진료기록부 등에 대한 자료조사

㉢ 국민건강보험 및 의료급여 청구 명세 등에 대한 자료조사

㉣ 일반 국민에 대한 표본 설문조사 및 검체 검사

⑥ 실태조사의 의뢰 및 공표(시행규칙 제15조 제4항, 제5항)

㉠ 질병관리청장 또는 시・도지사는 실태조사를 전문연구기관・단체나 관계 전문가에게 의뢰하여 실시할 수 있다.

㉡ 질병관리청장 또는 시・도지사는 실태조사의 결과를 질병관리청 또는 시・도의 인터넷 홈페이지 등에 공표해야 한다.

## (4) 역학조사(법 제18조)

① 실시방법

질병관리청장, 시・도지사 또는 시장・군수・구청장은 감염병이 발생하여 유행할 우려가 있거나, 감염병 여부가 불분명하나 발병원인을 조사할 필요가 있다고 인정하면 지체 없이 역학조사를 하여야 하고, 그 결과에 관한 정보를 필요한 범위 에서 해당 의료기관에 제공하여야 한다. 다만, 지역확산 방지 등을 위하여 필요한 경우 다른 의료기관에 제공하여야 한다.

② 역학조사반의 설치

질병관리청장, 시・도지사 또는 시장・군수・구청장은 역학조사를 하기 위하여 역학조사반을 각각 설치하여야 한다.

③ 역학조사시의 금지행위

누구든지 질병관리청장, 시・도지사 또는 시장・군수・구청장이 실시하는 역학조사에서 다음의 행위를 하여서는 아니 된다.

㉠ 정당한 사유 없이 역학조사를 거부・방해 또는 회피하는 행위

㉡ 거짓으로 진술하거나 거짓 자료를 제출하는 행위

㉢ 고의적으로 사실을 누락・은폐하는 행위

④ 역학조사에 포함되어야 할 내용(시행령 제12조 제1항)

㉠ 감염병환자 등 및 감염병의심자의 인적 사항

㉡ 감염병환자 등 및 감염병의심자의 발병일 및 발병 장소

㉢ 감염병의 감염원인 및 감염경로

㉣ 감염병환자 등 및 감염병의심자에 관한 진료기록

㉤ 그 밖에 감염병의 원인 규명과 관련된 사항

⑤ 역학조사의 시기(시행령 제13조)

역학조사는 다음의 구분에 따라 해당 사유가 발생하면 실시한다.

| 실시권자 | 실시시기 |
|---|---|
| 질병관리청장 | 가. 둘 이상의 시・도에서 역학조사가 동시에 필요한 경우<br>나. 감염병 발생 및 유행 여부에 관한 조사가 긴급히 필요한 경우<br>다. 시・도지사의 역학조사가 불충분하였거나 불가능하다고 판단되는 경우 |
| 시・도지사 또는 시장・군수・구청장 | 가. 관할 지역에서 감염병이 발생하여 유행할 우려가 있는 경우<br>나. 관할 지역 밖에서 감염병이 발생하여 유행할 우려가 있는 경우로서 그 감염병이 관할구역과 역학적 연관성이 있다고 의심되는 경우<br>다. 관할 지역에서 예방접종 후 이상반응 사례가 발생하여 그 원인 규명을 위한 조사가 필요한 경우 |

⑥ 역학조사의 요청(법 제18조의2)

㉠ 「의료법」에 따른 따른 의료인 또는 의료기관의 장은 감염병 또는 알 수 없는 원인으로 인한 질병이 발생하였거나 발생할 것이 우려되는 경우 질병관리청장 또는 시・도지사에게 역학조사를 실시할 것을 요청할 수 있다.

㉡ 요청을 받은 질병관리청장 또는 시・도지사는 역학조사의 실시 여부 및 그 사유 등을 지체 없이 해당 의료인 또는 의료기관 개설자에게 통지하여야 한다.

⑦ 역학조사인력의 양성(법 제18조의3, 제60조의2 제3항)

질병관리청장은 다음에 해당하는 사람에 대하여 정기적으로 역학조사에 관한 교육・훈련을 실시할 수 있다.

㉠ 방역, 역학조사 또는 예방접종 업무를 담당하는 공무원

㉡ 「의료법」 제2조 제1항에 따른 의료인

㉢ 그 밖에 「약사법」 제2조 제2호에 따른 약사, 「수의사법」 제2조 제1호에 따른 수의사 등 감염병・역학 관련 분야의 전문가

⑧ 자료제출 요구 등(법 제18조의4)

㉠ 질병관리청장은 역학조사 등을 효율적으로 시행하기 위하여 관계 중앙행정기관의 장, 대통령령으로 정하는 기관・단체 등에 대하여 역학조사에 필요한 자료제출을 요구할 수 있다.

㉡ 질병관리청장은 역학조사를 실시하는 경우 필요에 따라 관계 중앙행정기관의 장에게 인력 파견 등 필요한 지원을 요청할 수 있다.

㉢ 자료제출 요구 및 지원 요청 등을 받은 자는 특별한 사정이 없으면 이에 따라야 한다.

### (5) 건강진단(법 제19조)

성매개감염병의 예방을 위하여 종사자의 건강진단이 필요한 직업으로 보건복지부령으로 정하는 직업에 종사하는 자와 성매개감염병에 감염되어 그 전염을 매개할 상당한 우려가 있다고 시장・군수・구청장이 인정한 자는 보건복지부령으로 정하는 바에 따라 성매개감염병에 관한 건강진단을 받아야 한다.

### (6) 해부명령(법 제20조)

① 질병관리청장은 국민 건강에 중대한 위협을 미칠 우려가 있는 감염병으로 사망한 것으로 의심이 되어 시체를 해부(解剖)하지 아니하고는 감염병 여부의 진단과 사망의 원인규명을 할 수 없다고 인정하면 그 시체의 해부를 명할 수 있다.

② 해부를 하려면 미리 「장사 등에 관한 법률」 제2조 제16호에 따른 연고자(선순위자가 없는 경우에는 그 다음 순위자를 말한다. 이하 "연고자"라 한다)의 동의를 받아야 한다. 다만, 소재불명 및 연락두절 등 미리 연고자의 동의를 받기 어려운 특별한 사정이 있고 해부가 늦어질 경우 감염병 예방과 국민 건강의 보호라는 목적을 달성하기 어렵다고 판단되는 경우에는 연고자의 동의를 받지 아니하고 해부를 명할 수 있다.

③ 질병관리청장은 감염병 전문의, 해부학, 병리학 또는 법의학을 전공한 사람을 해부를 담당하는 의사로 지정하여 해부를 하여야 한다.

④ 해부는 사망자가 걸린 것으로 의심되는 감염병의 종류별로 질병관리청장이 정하여 고시한 생물학적 안전 등급을 갖춘 시설에서 실시하여야 한다.

### (7) 시신의 장사방법 등(법 제20조의2)

① 질병관리청장은 감염병환자 등이 사망한 경우(사망 후 감염병 병원체를 보유하였던 것으로 확인된 사람을 포함한다) 감염병의 차단과 확산 방지 등을 위하여 필요한 범위에서 그 시신의 장사방법 등을 제한할 수 있다.

② 질병관리청장은 제한을 하려는 경우 연고자에게 해당 조치의 필요성 및 구체적인 방법·절차 등을 미리 설명하여야 한다.

③ 질병관리청장은 화장시설의 설치·관리자에게 조치에 협조하여 줄 것을 요청할 수 있으며, 요청을 받은 화장시설의 설치·관리자는 이에 적극 협조하여야 한다.

## 5 고위험병원체

### (1) 고위험병원체의 분리, 분양·이동 및 이동신고(법 제21조)

① 감염병환자, 식품, 동식물, 그 밖의 환경 등으로부터 고위험병원체를 분리한 자는 지체 없이 고위험병원체의 명칭, 분리된 검체명, 분리 일자 등을 질병관리청장에게 신고하여야 한다.

② 고위험병원체를 분양·이동받으려는 자는 사전에 고위험병원체의 명칭, 분양 및 이동계획 등을 질병관리청장에게 신고하여야 한다.

③ 고위험병원체를 이동하려는 자는 사전에 고위험병원체의 명칭과 이동계획 등을 질병관리청장에게 신고하여야 한다.

④ 질병관리청장은 신고를 받은 경우 그 내용을 검토하여 「감염병예방법」에 적합하면 신고를 수리하여야 한다.

⑤ 질병관리청장은 고위험병원체의 분리신고를 받은 경우 현장조사를 실시할 수 있다.

⑥ 고위험병원체를 보유·관리하는 자는 매년 고위험병원체 보유현황에 대한 기록을 작성하여 질병관리청장에게 제출하여야 한다.

### (2) 고위험병원체의 반입 허가 등(법 제22조)

① 감염병의 진단 및 학술 연구 등을 목적으로 고위험병원체를 국내로 반입하려는 자는 다음의 요건을 갖추어 질병관리청장의 허가를 받아야 한다.

㉠ 고위험병원체 취급시설을 설치·운영하거나 고위험병원체 취급시설을 설치·운영하고 있는 자와 고위험병원체 취급시설을 사용하는 계약을 체결할 것

㉡ 고위험병원체의 안전한 수송 및 비상조치 계획을 수립할 것

㉢ 보건복지부령으로 정하는 요건을 갖춘 고위험병원체 전담관리자를 둘 것

② 허가받은 사항을 변경하려는 자는 질병관리청장의 허가를 받아야 한다. 다만, 대통령령으로 정하는 경미한 사항을 변경하려는 경우에는 질병관리청장에게 신고하여야 한다.

> **"대통령령으로 정하는 경미한 사항"(시행령 제18조)**
> 1. 고위험병원체의 반입 허가를 받은 자(자연인인 경우로 한정한다)의 성명 · 주소 및 연락처
> 2. 고위험병원체의 반입 허가를 받은 자(법인인 경우로 한정한다)의 명칭 · 주소 및 연락처와 그 대표자의 성명 및 연락처
> 3. 고위험병원체 전담관리자의 성명 · 직위 및 연락처

③ 위험병원체의 반입 허가를 받은 자가 해당 고위험병원체를 인수하여 이동하려면 대통령령으로 정하는 바에 따라 그 인수 장소를 지정하고 이동계획을 질병관리청장에게 미리 신고하여야 한다. 이 경우 질병관리청장은 그 내용을 검토하여 「감염병예방법」에 적합하면 신고를 수리하여야 한다.

④ 질병관리청장은 허가를 받은 자가 다음의 어느 하나에 해당하는 경우에는 그 허가를 취소할 수 있다. 다만, ㉠ 또는 ㉡에 해당하는 경우에는 그 허가를 취소하여야 한다. 〈2021.10.19. 신설〉

㉠ 속임수나 그 밖의 부정한 방법으로 허가를 받은 경우

㉡ 허가를 받은 날부터 1년 이내에 제3항에 따른 인수 신고를 하지 않은 경우

㉢ ①항의 요건을 충족하지 못하는 경우

### (3) 고위험병원체의 안전관리 등(법 제23조)

① 고위험병원체를 검사, 보유, 관리 및 이동하려는 자는 그 검사, 보유, 관리 및 이동에 필요한 시설(이하 "고위험병원체 취급시설"이라 한다)을 설치 · 운영하거나 고위험병원체 취급시설을 설치 · 운영하고 있는 자와 고위험병원체 취급시설을 사용하는 계약을 체결하여야 한다.

② 고위험병원체 취급시설을 설치 · 운영하려는 자는 고위험병원체 취급시설의 안전관리 등급별로 질병관리청장의 허가를 받거나 질병관리청장에게 신고하여야 한다. 이 경우 고위험병원체 취급시설을 설치 · 운영하려는 자가 둘 이상인 경우에는 공동으로 허가를 받거나 신고하여야 한다.

③ 허가를 받은 자는 허가받은 사항을 변경하려면 변경허가를 받아야 한다. 다만, 대통령령으로 정하는 경미한 사항을 변경하려면 변경신고를 하여야 한다.

> **"대통령령으로 정하는 경미한 사항"(시행령 제19조3 제3항)**
> 1. 고위험병원체 취급시설을 설치 · 운영하는 자(자연인인 경우로 한정한다)의 성명 · 주소 및 연락처
> 2. 고위험병원체 취급시설을 설치 · 운영하는 자(법인인 경우로 한정한다)의 명칭 · 주소 및 연락처와 그 대표자의 성명 · 연락처
> 3. 고위험병원체 취급시설의 설치 · 운영 책임자, 고위험병원체의 전담관리자 및 생물안전관리책임자의 성명 · 연락처

④ 신고한 자는 신고한 사항을 변경하려면 변경신고를 하여야 한다.

⑤ 허가를 받거나 신고한 자는 고위험병원체 취급시설을 폐쇄하는 경우 그 내용을 질병관리청장에게 신고하여야 한다.

⑥ 질병관리청장은 신고를 받은 경우 그 내용을 검토하여 「감염병예방법」에 적합하면 신고를 수리하여야 한다.

⑦ 허가를 받거나 신고한 자는 고위험병원체 취급시설의 안전관리 등급에 따라 대통령령으로 정하는 안전관리 준수사항을 지켜야 한다.

**"대통령령으로 정하는 안전관리 준수사항"(시행령 제19조6 제1항)**

1. 고위험병원체 취급시설의 설치·운영 책임자, 고위험병원체의 전담관리자 및 생물안전관리책임자를 둘 것
2. 고위험병원체의 검사·보유·관리 및 이동과 관련된 안전관리에 대한 사항을 심의하기 위하여 고위험병원체 취급시설에 외부전문가, 생물안전관리책임자 등으로 구성되는 심의기구를 설치·운영할 것
3. 고위험병원체는 보존 단위용기에 고위험병원체의 이름, 관리번호 등 식별번호, 제조일 등 관련 정보를 표기하여 보안 잠금장치가 있는 별도의 보존상자 또는 보존장비에 보존할 것
4. 고위험병원체의 취급구역 및 보존구역에 대한 출입제한 및 고위험병원체의 취급을 확인할 수 있는 보안시스템을 운영할 것
5. 고위험병원체를 불활성화(폐기하지 아니하면서 영구적으로 생존하지 못하게 하는 처리를 말한다)하여 이용하려는 경우에는 심의기구의 심의를 거칠 것
6. 허가 및 신고수리 기준을 준수할 것

⑧ 질병관리청장은 고위험병원체를 검사, 보유, 관리 및 이동하는 자가 안전관리 준수사항 및 허가 및 신고 기준을 지키고 있는지 여부 등을 점검할 수 있다.

⑨ 고위험병원체 취급시설의 안전관리 등급, 설치·운영 허가 및 신고의 기준과 절차, 폐쇄 신고의 기준과 절차 등에 필요한 사항은 대통령령으로 정한다.

### (4) 고위험병원체 취급시설의 허가취소 등(법 제23조의2)

① 질병관리청장은 고위험병원체 취급시설 설치·운영의 허가를 받거나 신고를 한 자가 다음 각 호의 어느 하나에 해당하는 경우에는 그 허가를 취소하거나 고위험병원체 취급시설의 폐쇄를 명하거나 1년 이내의 기간을 정하여 그 시설의 운영을 정지하도록 명할 수 있다. 다만, ㉠에 해당하는 경우에는 허가를 취소하거나 고위험병원체 취급시설의 폐쇄를 명하여야 한다.

㉠ 속임수나 그 밖의 부정한 방법으로 허가를 받거나 신고한 경우

㉡ 변경허가를 받지 아니하거나 변경신고를 하지 아니하고 허가 내용 또는 신고 내용을 변경한 경우

㉢ 안전관리 준수사항을 지키지 아니한 경우

㉣ 허가 또는 신고의 기준에 미달한 경우

② 허가가 취소되거나 고위험병원체 취급시설의 폐쇄명령을 받은 자는 보유하고 있는 고위험병원체를 90일 이내에 폐기하고 그 결과를 질병관리청장에게 보고하여야 한다. 다만, 질병관리청장은 본문에 따라 고위험병원체를 폐기 및 보고하여야 하는 자가 천재지변 등 부득이한 사유로 기한 내에 처리할 수 없어 기한의 연장을 요청하는 경우에는 90일의 범위에서 그 기한을 연장할 수 있다.

③ 허가가 취소되거나 고위험병원체 취급시설의 폐쇄명령을 받은 자가 보유하고 있는 고위험병원체를 ②항의 기한 이내에 폐기 및 보고하지 아니하는 경우에는 질병관리청장은 해당 고위험병원체를 폐기할 수 있다.

### (5) 생물테러감염병병원체의 보유허가 등(법 제23조의3)

① 감염병의 진단 및 학술연구 등을 목적으로 생물테러감염병을 일으키는 병원체 중 보건복지부령으로 정하는 병원체(이하 "생물테러감염병병원체"라 한다)를 보유하고자 하는 자는 사전에 질병관리청장의 허가를 받아야 한다. 다만, 감염병의사환자로부터 생물테러감염병병원체를 분리한 후 보유하는 경우 등 대통령령으로 정하는 부득이한 사정으로 사전에 허가를 받을 수 없는 경우에는 보유 즉시 허가를 받아야 한다.

② 국내반입허가를 받은 경우에는 허가를 받은 것으로 본다.

③ 허가받은 사항을 변경하고자 하는 경우에는 질병관리청장의 변경허가를 받아야 한다. 다만, 고위험병원체를 취급하는 사람의 변경 등 대통령령으로 정하는 경미한 사항을 변경하려는 경우에는 질병관리청장에게 변경신고를 하여야 한다.

**"대통령령으로 정하는 경미한 사항"(시행령 제19조9)**

1. 생물테러감염병병원체의 보유허가를 받은 자(자연인인 경우로 한정한다)의 성명・주소 및 연락처
2. 생물테러감염병병원체의 보유허가를 받은 자(법인인 경우로 한정한다)의 명칭・주소 및 연락처와 그 대표자의 성명 및 연락처
3. 고위험병원체 전담관리자의 성명・직위 및 연락처

④ 질병관리청장은 생물테러감염병병원체의 보유허가를 받은 자가 속임수나 그 밖의 부정한 방법으로 허가를 받은 경우에는 그 허가를 취소하여야 한다.

### (6) 고위험병원체의 취급 기준(법 제23조의4)

① 고위험병원체는 다음의 어느 하나에 해당하는 사람만 취급할 수 있다.

㉠ 「고등교육법」 제2조 제4호에 따른 전문대학 이상의 대학에서 보건의료 또는 생물 관련 분야를 전공하고 졸업한 사람 또는 이와 동등한 학력을 가진 사람

㉡ 「고등교육법」 제2조 제4호에 따른 전문대학 이상의 대학을 졸업한 사람 또는 이와 동등 이상의 학력을 가진 사람으로서 보건의료 또는 생물 관련 분야 외의 분야를 전공하고 2년 이상의 보건의료 또는 생물 관련 분야의 경력이 있는 사람

㉢ 「초・중등교육법」 제2조 제3호에 따른 고등학교・고등기술학교를 졸업한 사람 또는 이와 동등 이상의 학력을 가진 사람으로서 4년 이상의 보건의료 또는 생물 관련 분야의 경력이 있는 사람

② 누구든지 ①항의 어느 하나에 해당하지 아니하는 사람에게 고위험병원체를 취급하도록 하여서는 아니 된다.

### (7) 고위험병원체 취급 교육(법 제23조의5)

① 고위험병원체를 취급하는 사람은 고위험병원체의 안전한 취급을 위하여 매년 필요한 교육을 받아야 한다.

② 질병관리청장은 교육을 보건복지부령으로 정하는 전문 기관 또는 단체에 위탁할 수 있다.

## 6 예방접종

### (1) 필수예방접종(법 제24조)

① 필수예방접종의 실시

특별자치도지사 또는 시장・군수・구청장은 다음의 질병에 대하여 관할 보건소를 통하여 "필수예방접종"을 실시하여야 한다.

- 디프테리아
- 백일해
- 파상풍
- B형간염
- 풍진
- 일본뇌염
- 폐렴구균
- A형간염
- 폴리오
- 홍역
- 결핵
- 유행성이하선염
- 수두
- b형헤모필루스인플루엔자
- 인플루엔자
- 사람유두종바이러스 감염증
- 그 밖에 질병관리청장이 감염병의 예방을 위하여 필요하다고 인정하여 지정하는 감염병

③ 필수예방접종의 위탁

특별자치도지사 또는 시장・군수・구청장은 필수예방접종업무를 대통령령으로 정하는 바에 따라 관할구역 안에 있는 「의료법」에 따른 의료기관에 위탁할 수 있다.

④ 사전 통지

특별자치도지사 또는 시장・군수・구청장은 필수예방접종 대상 아동 부모에게 보건복지부령으로 정하는 바에 따라 필수예방접종을 사전에 알려야 한다. 이 경우 「개인정보보호법」 제24조에 따른 고유식별정보를 처리할 수 있다.

### (2) 임시예방접종(법 제25조)

① 임시예방접종의 실시

특별자치도지사 또는 시장・군수・구청장은 다음의 어느 하나에 해당하면 관할 보건소를 통하여 "임시예방접종"을 하여야 한다.

㉠ 질병관리청장이 감염병 예방을 위하여 특별자치도지사 또는 시장・군수・구청장에게 예방접종을 실시할 것을 요청한 경우

㉡ 특별자치도지사 또는 시장・군수・구청장이 감염병 예방을 위하여 예방접종이 필요하다고 인정하는 경우

② 예방접종의 공고(법 제26조)

특별자치도지사 또는 시장・군수・구청장은 임시예방접종을 할 경우에는 예방접종의 일시 및 장소, 예방접종의 종류, 예방접종을 받을 사람의 범위를 정하여 미리 공고하여야 한다. 다만, 예방접종의 실시기준 등이 변경될 경우에는 그 변경 사항을 미리 공고하여야 한다.

### (3) 예방접종 내역의 사전확인(법 제26조의2)

① 보건소장 및 예방접종업무를 위탁받은 의료기관의 장은 예방접종을 하기 전에 예방접종을 받으려는 사람 본인 또는 법정대리인의 동의를 받아 해당 예방접종을 받으려는 사람의 예방접종 내역을 확인하여야 한다. 다만, 예방접종을 받으려는 사람 또는 법정대리인의 동의를 받지 못한 경우에는 그러하지 아니하다.

② 예방접종을 확인하는 경우 예방접종통합관리시스템을 활용하여 그 내역을 확인할 수 있다.

### (4) 예방접종 기록의 보존 및 보고 등(법 제28조)

① 특별자치도지사 또는 시장・군수・구청장은 필수예방접종 및 임시예방접종을 하거나, 보고를 받은 경우에는 보건복지부령으로 정하는 바에 따라 예방접종에 관한 기록을 작성・보관하여야 하고, 그 내용을 시・도지사 및 질병관리청장에게 각각 보고하여야 한다.

② 특별자치도지사나 시장・군수・구청장이 아닌 자가 「감염병예방법」에 따른 예방접종을 하면 보건복지부령으로 정하는 바에 따라 특별자치도지사 또는 시장・군수・구청장에게 보고하여야 한다.

### (5) 예방접종에 관한 역학조사(법 제29조)

질병관리청장, 시・도지사 또는 시장・군수・구청장은 다음의 구분에 따라 조사를 실시하고, 예방접종 후 이상반응 사례가 발생하면 그 원인을 밝히기 위하여 역학조사를 하여야 한다.

| 실시권자 | 조사내용 |
|---|---|
| 질병관리청장 | 예방접종의 효과 및 예방접종 후 이상반응에 관한 조사 |
| 시・도지사 또는 시장・군수・구청장 | 예방접종 후 이상반응에 관한 조사 |

### (6) 예방접종피해조사반(법 제30조)

① 설치목적

예방접종으로 인한 질병・장애・사망의 원인 규명 및 피해 보상 등을 조사하고, 제3자의 고의 또는 과실 유무를 조사하기 위함이다.

② 예방접종피해조사반의 설치 및 구성

질병관리청에 예방접종피해조사반을 두며, 예방접종피해조사반은 10명 이내의 반원으로 구성한다.

### (7) 예방접종 완료 여부의 확인(법 제31조)

① 특별자치도지사 또는 시장 · 군수 · 구청장은 초등학교와 중학교의 장에게 「학교보건법」 제10조에 따른 예방접종 완료 여부에 대한 검사 기록을 제출하도록 요청할 수 있다

② 특별자치도지사 또는 시장 · 군수 · 구청장은 「유아교육법」에 따른 유치원의 장과 「영유아보육법」에 따른 어린이집의 원장에게 영유아의 예방접종 여부를 확인하도록 요청할 수 있다.

③ 특별자치도지사 또는 시장 · 군수 · 구청장은 제출 기록 및 확인 결과를 확인하여 예방접종을 끝내지 못한 영유아, 학생 등이 있으면 그 영유아 또는 학생 등에게 예방접종을 하여야 한다.

### (8) 예방접종의 실시주간 및 실시기준 등(법 제32조 제1항)

① 질병관리청장은 국민의 예방접종에 대한 관심을 높여 감염병에 대한 예방접종을 활성화하기 위하여 예방접종주간을 설정할 수 있다.

② 누구든지 거짓이나 그 밖의 부정한 방법으로 예방접종을 받아서는 아니 된다.

### (9) 예방접종약품의 생산 및 비축

① 예방접종약품의 계획 생산(법 제33조)

㉠ 질병관리청장은 예방접종약품의 국내 공급이 부족하다고 판단되는 경우 등 보건복지부령으로 정하는 경우에는 예산의 범위에서 감염병의 예방접종에 필요한 수량의 예방접종약품을 미리 계산하여 「약사법」 제31조에 따른 의약품 제조업자에게 생산하게 할 수 있으며, 예방접종약품을 연구하는 자 등을 지원할 수 있다.

㉡ 질병관리청장은 보건복지부령으로 정하는 바에 따라 예방접종약품의 생산에 드는 비용의 전부 또는 일부를 해당 의약품 제조업자에게 미리 지급할 수 있다.

② 필수예방접종약품등의 비축 등(법 제33조의2)

㉠ 질병관리청장은 필수예방접종 및 임시예방접종이 원활하게 이루어질 수 있도록 하기 위하여 필요한 필수예방접종약품등을 위원회의 심의를 거쳐 미리 비축하거나 장기 구매를 위한 계약을 미리 할 수 있다.

㉡ 질병관리청장은 비축한 필수예방접종약품등의 공급의 우선순위 등 분배기준, 그 밖에 필요한 사항을 위원회의 심의를 거쳐 정할 수 있다.

③ 필수예방접종약품등의 생산 계획 등의 보고(법 제33조의3)

「약사법」 제31조 및 제42조에 따른 품목허가를 받거나 신고를 한 자 중 필수예방접종의약품등을 생산 · 수입하거나 하려는 자는 보건복지부령으로 정하는 바에 따라 필수예방접종약품 등의 생산 · 수입 계획(계획의 변경을 포함한다) 및 실적을 질병관리청장에게 보고하여야 한다.

### (10) 예방접종통합관리시스템의 구축 · 운영 등(법 제33조의4)

① 질병관리청장은 예방접종업무에 필요한 각종 자료 또는 정보의 효율적 처리와 기록 · 관리업무의 전산화를 위하여 예방접종통합관리시스템(이하 "통합관리시스템"이라 한다)을 구축 · 운영하여야 한다.

② 질병관리청장은 통합관리시스템을 구축 · 운영하기 위하여 다음의 자료를 수집 · 관리 · 보유할 수 있으며, 관련 기관 및 단체에 필요한 자료의 제공을 요청할 수 있다. 이 경우 자료의 제공을 요청받은 기관 및 단체는 정당한 사유가 없으면 이에 따라야 한다.

㉠ 예방접종 대상자의 인적사항(「개인정보보호법」 제24조에 따른 고유식별정보 등 대통령령으로 정하는 개인정보를 포함한다)

㉡ 예방접종을 받은 사람의 이름, 접종명, 접종일시 등 예방접종 실시 내역

㉢ 예방접종 위탁 의료기관 개설 정보, 예방접종 피해보상 신청 내용 등 그 밖에 예방접종업무를 하는 데에 필요한 자료로서 대통령령으로 정하는 자료

**심화Tip** **대통령령으로 정하는 자료**

1. 예방접종업무를 위탁받은 의료기관의 개설정보
2. 예방접종 피해보상 신청내용에 관한 자료
3. 예방접종을 하는 데에 현저히 곤란한 질병이나 질환 또는 감염병의 관리 등에 관한 정보

③ 보건소장 및 예방접종업무를 위탁받은 의료기관의 장은 「감염병예방법」에 따른 예방접종을 하면 예방접종을 받은 사람의 이름, 접종명, 접종일시 등 예방접종 실시 내역의 정보를 대통령령으로 정하는 바에 따라 통합관리시스템에 입력하여야 한다.

④ 질병관리청장은 대통령령으로 정하는 바에 따라 통합관리시스템을 활용하여 예방접종 대상 아동 부모에게 자녀의 예방접종 내역을 제공하거나 예방접종증명서 발급을 지원할 수 있다. 이 경우 예방접종 내역 제공 또는 예방접종증명서 발급의 적정성을 확인하기 위하여 법원행정처장에게 「가족관계의 등록 등에 관한 법률」 제11조에 따른 등록전산정보자료를 요청할 수 있으며, 법원행정처장은 정당한 사유가 없으면 이에 따라야 한다.

⑤ 통합관리시스템은 예방접종업무와 관련된 다음의 정보시스템과 전자적으로 연계하여 활용할 수 있다.

㉠ 「초 · 중등교육법」 제30조의4에 따른 교육정보시스템

㉡ 「유아교육법」 제19조의2에 따른 유아교육정보시스템

㉢ 「전자정부법」 제9조에 따른 통합전자민원창구 등 그 밖에 보건복지부령으로 정하는 정보시스템

⑥ 정보의 보호 및 관리에 관한 사항은 「감염병예방법」에서 규정된 것을 제외하고는 「개인정보보호법」의 규정에 따른다.

## 7 감염 전파의 차단 조치

### (1) 감염병 위기관리대책의 수립·시행(법 제34조)

① 수립·시행의 목적

보건복지부장관 및 질병관리청장은 감염병의 확산 또는 해외 신종감염병의 국내 유입으로 인한 재난상황에 대처하기 위하여 위원회의 심의를 거쳐 "감염병 위기관리대책"을 수립·시행하여야 한다.

② 감염병 위기관리대책에 포함되어야 하는 사항 기출 2017 지방직

㉠ 재난상황 발생 및 해외 신종감염병 유입에 대한 대응체계 및 기관별 역할

㉡ 재난 및 위기상황의 판단, 위기경보 결정 및 관리체계

㉢ 감염병 위기시 동원하여야 할 의료인 등 전문인력, 시설, 의료기관의 명부 작성

㉣ 의료·방역 물품의 비축방안 및 조달방안

㉤ 재난 및 위기상황별 국민행동요령, 동원 대상 인력, 시설, 기관에 대한 교육 및 도상연습 등 실제 상황대비 훈련

㉥ 감염취약계층에 대한 유형별 보호조치 방안 및 사회복지시설의 유형별·전파상황별 대응 방안

㉦ 그 밖에 재난상황 및 위기상황 극복을 위하여 필요하다고 보건복지부장관이 인정하는 사항

③ 시·도별 감염병 위기관리대책의 수립 등(법 제35조)

㉠ 질병관리청장은 수립한 감염병 위기관리대책을 시·도지사에게 알려야 한다.

㉡ 시·도지사는 통보된 감염병 위기관리대책에 따라 특별시·광역시·도·특별자치도(이하 "시·도"라 한다)별 감염병 위기관리대책을 수립·시행하여야 한다.

**재난시 의료인에 대한 거짓 진술 등의 금지(법 제35조의2)**

누구든지 감염병에 관하여 「재난 및 안전관리 기본법」 제38조 제2항에 따른 주의 이상의 예보 또는 경보가 발령된 후에는 의료인에 대하여 의료기관 내원(內院)이력 및 진료이력 등 감염 여부 확인에 필요한 사실에 관하여 거짓 진술, 거짓 자료를 제출하거나 고의적으로 사실을 누락·은폐하여서는 아니 된다.

④ 훈련의 실시

보건복지부장관 및 질병관리청장은 감염병 위기관리대책에 따른 정기적인 훈련을 실시하여야 한다.

### (2) 감염병위기시 정보공개(법 제34조의2)

① 질병관리청장, 시·도지사 및 시장·군수·구청장은 국민의 건강에 위해가 되는 감염병 확산으로 인하여 「재난 및 안전관리 기본법」 제38조 제2항에 따른 주의 이상의 위기경보가 발령되면 감염병 환자의 이동경로, 이동수단, 진료의료기관 및 접촉자 현황 등 국민들이 감염병 예방을 위하여 알아야 하는 정보를 정보통신망 게재 또는 보도자료 배포 등의 방법으로 신속히 공개하여야 한다. 다만, 성별, 나이, 그 밖에 감염병 예방과 관계없다고 판단되는 정보로서 대통령령으로 정하는 정보는 제외하여야 한다.

"대통령령으로 정하는 정보"(시행령 제22조의2 제1항)
1. 성 명
2. 읍·면·동 단위 이하의 거주지 주소
3. 그 밖에 질병관리청장이 감염병별 특성을 고려하여 감염병의 예방과 관계없다고 정하는 정보

② 질병관리청장, 시·도지사 및 시장·군수·구청장은 공개한 정보가 그 공개목적의 달성 등으로 공개될 필요가 없어진 때에는 지체 없이 그 공개된 정보를 삭제하여야 한다.

③ 누구든지 공개된 사항이 다음의 어느 하나에 해당하는 경우에는 질병관리청장, 시·도지사 또는 시장·군수·구청장에게 서면이나 말로 또는 정보통신망을 이용하여 이의신청을 할 수 있다.
㉠ 공개된 사항이 사실과 다른 경우
㉡ 공개된 사항에 관하여 의견이 있는 경우

④ 질병관리청장, 시·도지사 또는 시장·군수·구청장은 신청한 이의가 상당한 이유가 있다고 인정하는 경우에는 지체 없이 공개된 정보의 정정 등 필요한 조치를 하여야 한다.

### (3) 감염병관리기관의 지정 등(법 제36조)

① 보건복지부장관, 질병관리청장 또는 시·도지사는 보건복지부령으로 정하는 바에 따라 「의료법」 제3조에 따른 의료기관을 감염병관리기관으로 지정하여야 한다.

② 시장·군수·구청장은 보건복지부령으로 정하는 바에 따라 「의료법」에 따른 의료기관을 감염병관리기관으로 지정할 수 있다.

③ 지정받은 의료기관(이하 "감염병관리기관"이라 한다)의 장은 감염병을 예방하고 감염병환자등을 진료하는 시설(이하 "감염병관리시설"이라 한다)을 설치하여야 한다. 이 경우 보건복지부령으로 정하는 일정규모 이상의 감염병관리기관에는 감염병의 전파를 막기 위하여 전실(前室) 및 음압시설 등을 갖춘 1인 병실을 보건복지부령으로 정하는 기준에 따라 설치하여야 한다.

**심화Tip 감염병관리시설 등의 설치 기준 등(시행규칙 제31조)**

감염병관리시설, 격리소·요양소 또는 진료소의 설치 기준은 다음과 같으며, 그 밖의 세부 사항은 질병관리청장이 정한다.

1. **감염병관리시설**
   가. 300개 이상의 병상을 갖춘 감염병관리기관 : 별표 4의2의 기준에 적합한 음압병실을 1개 이상 설치할 것
   나. 300개 미만의 병상을 갖춘 감염병관리기관 : 외부와 격리된 진료실 또는 격리된 병실을 1개 이상 설치할 것
2. **격리소·요양소**
   「의료법 시행규칙」 제34조에 따른 의료기관의 시설 기준 중 의원에 해당하는 시설을 갖추거나 임시숙박시설 및 간이진료시설을 갖출 것
3. **진료소**
   「의료법 시행규칙」 제34조에 따른 의료기관의 시설 기준 중 의원에 해당하는 시설을 갖추거나 「지역보건법」 제13조에 따른 보건지소일 것

④ 보건복지부장관, 질병관리청장, 시・도지사 또는 시장・군수・구청장은 감염병관리시설의 설치 및 운영에 드는 비용을 감염병관리기관에 지원하여야 한다.
⑤ 감염병관리기관이 아닌 의료기관이 감염병관리시설을 설치・운영하려면 보건복지부령으로 정하는 바에 따라 특별자치도지사 또는 시장・군수・구청장에게 신고하여야 한다. 이 경우 특별자치도지사 또는 시장・군수・구청장은 그 내용을 검토하여 「감염병예방법」에 적합하면 신고를 수리하여야 한다.
⑥ 보건복지부장관, 질병관리청장, 시・도지사 또는 시장・군수・구청장은 감염병 발생 등 긴급 상황 발생시 감염병관리기관에 진료개시 등 필요한 사항을 지시할 수 있다.

### (4) 감염병위기시 감염병관리기관의 설치 등(법 제37조)

① 보건복지부장관, 질병관리청장, 시・도지사 또는 시장・군수・구청장은 감염병환자가 대량으로 발생하거나 지정된 감염병관리기관만으로 감염병환자 등을 모두 수용하기 어려운 경우에는 다음의 조치를 취할 수 있다.
㉠ 지정된 감염병관리기관이 아닌 의료기관을 일정 기간 동안 감염병관리기관으로 지정
㉡ 격리소・요양소 또는 진료소의 설치・운영
② 지정된 감염병관리기관의 장은 보건복지부령으로 정하는 바에 따라 감염병관리시설을 설치하여야 한다.
③ 보건복지부장관, 질병관리청장, 시・도지사 또는 시장・군수・구청장은 감염병관리시설의 설치 및 운영에 드는 비용을 감염병관리기관에 지원하여야 한다.
④ 지정된 감염병관리기관의 장은 정당한 사유없이 명령을 거부할 수 없다.
⑤ 보건복지부장관, 질병관리청장, 시・도지사 또는 시장・군수・구청장은 감염병 발생 등 긴급 상황 발생시 감염병관리기관에 진료개시 등 필요한 사항을 지시할 수 있다.

### (5) 감염병환자 등의 입소 거부 금지(법 제38조)

감염병관리기관은 정당한 사유 없이 감염병환자등의 입소(入所)를 거부할 수 없다.

### (6) 감염병관리시설 등의 설치 및 관리방법(법 제39조)

감염병관리시설 및 격리소・요양소 또는 진료소의 설치 및 관리방법 등에 관하여 필요한 사항은 보건복지부령으로 정한다.

### (7) 감염병의심자 격리시설 지정(법 제39조의3)

① 시・도지사는 감염병 발생 또는 유행시 감염병의심자를 격리하기 위한 시설(이하 "감염병의심자 격리시설"이라 한다)을 지정하여야 한다. 다만, 「의료법」 제3조에 따른 의료기관은 감염병의심자 격리시설로 지정할 수 없다.
② 질병관리청장 또는 시・도지사는 감염병의심자가 대량으로 발생하거나 지정된 감염병의심자 격리시설만으로 감염병의심자를 모두 수용하기 어려운 경우에는 감염병의심자 격리시설로 지정되지 아니한 시설을 일정 기간 동안 감염병의심자 격리시설로 지정할 수 있다.

### (8) 생물테러감염병 등에 대비한 의료·방역 물품의 비축(법 제40조)

① 질병관리청장은 생물테러감염병 및 그 밖의 감염병의 대유행이 우려되면 위원회의 심의를 거쳐 예방·치료 의료·방역 물품의 품목을 정하여 미리 비축하거나 장기 구매를 위한 계약을 미리 할 수 있다.

② 질병관리청장은 「약사법」 제31조 제2항에도 불구하고 생물테러감염병이나 그 밖의 감염병의 대유행이 우려되면 예방·치료 의약품을 정하여 의약품 제조업자에게 생산하게 할 수 있다.

③ 질병관리청장은 예방·치료 의약품의 효과와 이상반응에 관하여 조사하고, 이상반응 사례가 발생하면 역학조사를 하여야 한다.

**감염병 대비 의료·방역 물품 공급의 우선순위 등 분배기준(법 제40조의2)**

질병관리청장은 생물테러감염병이나 그 밖의 감염병의 대유행에 대비하여 비축하거나 생산한 의료·방역 물품(「약사법」에 따른 의약품 및 「의료기기법」에 따른 의료기기로 한정한다) 공급의 우선순위 등 분배기준, 그 밖에 필요한 사항을 위원회의 심의를 거쳐 정할 수 있다. 이 경우 분배기준을 정할 때에는 다음의 어느 하나에 해당하는 지역에 의료·방역 물품이 우선 분배될 수 있도록 노력하여야 한다.

1. 감염병 확산으로 인하여 「재난 및 안전관리기본법」 제60조에 따른 특별재난지역으로 선포된 지역
2. 감염병이 급속히 확산하거나 확산될 우려가 있는 지역으로서 치료병상 현황, 환자 중증도 등을 고려하여 질병관리청장이 정하는 지역

### (9) 수출금지 등(법 제40조의3)

① 보건복지부장관은 제1급감염병의 유행으로 그 예방·방역 및 치료에 필요한 의료·방역 물품 중 보건복지부령으로 정하는 물품의 급격한 가격상승 또는 공급부족으로 국민건강을 현저하게 저해할 우려가 있을 때에는 그 물품의 수출이나 국외 반출을 금지할 수 있다.

② 보건복지부장관은 금지를 하려면 미리 관계 중앙행정기관의 장과 협의하여야 하고, 금지 기간을 미리 정하여 공표하여야 한다.

### (10) 지방자치단체의 감염병 대비 의료·방역 물품의 비축(법 제40조의4)

시·도지사 또는 시장·군수·구청장은 감염병의 확산 또는 해외 신종감염병의 국내 유입으로 인한 재난상황에 대처하기 위하여 감염병 대비 의료·방역 물품을 비축·관리하고, 재난상황 발생시 이를 지급하는 등 필요한 조치를 취할 수 있다.

### (11) 감염병관리통합정보시스템(법 제40조의5)

① 질병관리청장은 감염병의 예방·관리·치료 업무에 필요한 각종 자료 또는 정보의 효율적 처리와 기록·관리 업무의 전산화를 위하여 감염병환자등, 「의료법」에 따른 의료인, 의약품 및 장비 등을 관리하는 감염병관리통합정보시스템(이하 "감염병정보시스템"이라 한다)을 구축·운영할 수 있다.

② 질병관리청장은 감염병정보시스템을 구축·운영하기 위하여 다음의 자료를 수집·관리·보유 및 처리할 수 있으며, 관련 기관 및 단체에 필요한 자료의 입력 또는 제출을 요청할 수 있다. 이 경우 자료의 입력 또는 제출을 요청받은 기관 및 단체는 정당한 사유가 없으면 이에 따라야 한다.

㉠ 감염병환자 등의 인적사항(「개인정보보호법」 제24조에 따른 고유식별정보 등 대통령령으로 정하는 개인정보를 포함한다)

㉡ 감염병 치료내용, 그 밖에 감염병환자 등에 대한 예방·관리·치료 업무에 필요한 자료로서 대통령령으로 정하는 자료

③ 감염병정보시스템은 다음의 정보시스템과 전자적으로 연계하여 활용할 수 있다. 이 경우 연계를 통하여 수집할 수 있는 자료 또는 정보는 감염병환자 등에 대한 예방·관리·치료 업무를 위한 것으로 한정한다.

㉠ 「주민등록법」 제28조 제1항에 따른 주민등록전산정보를 처리하는 정보시스템

㉡ 「지역보건법」 제5조 제1항에 따른 지역보건의료정보시스템

㉢ 「식품안전기본법」 제24조의2에 따른 통합식품안전정보망

㉣ 「가축전염병 예방법」 제3조의3에 따른 국가가축방역통합정보시스템

㉤ 「재난 및 안전관리 기본법」 제34조에 따른 재난관리자원공동활용시스템

㉥ 그 밖에 대통령령으로 정하는 정보시스템

### (12) 감염병환자 등의 관리(법 제41조)

① 감염병 중 특히 전파 위험이 높은 감염병으로서 <u>제1급감염병 및 질병관리청장이 고시한 감염병</u>에 걸린 감염병환자 등은 감염병관리기관, 감염병전문병원 및 감염병관리시설을 갖춘 의료기관(이하 "감염병관리기관 등"이라 한다)에서 입원치료를 받아야 한다.

**감염병관리기관, 감염병전문병원 및 감염병관리시설을 갖춘 의료기관에서 입원치료를 받아야 하는 감염병의 종류**

- 결핵
- 콜레라
- 파라티푸스
- 장출혈성대장균감염증
- 폴리오
- 성홍열
- 원숭이두창
- 홍역
- 장티푸스
- 세균성이질
- A형간염
- 수막구균 감염증
- 코로나바이러스감염증-19

② 질병관리청장, 시·도지사 또는 시장·군수·구청장은 다음의 어느 하나에 해당하는 사람에게 자가(自家)치료, 설치·운영하는 시설에서의 치료(이하 "시설치료"라 한다) 또는 의료기관 입원치료를 하게 할 수 있다.

㉠ 의사가 자가치료 또는 시설치료가 가능하다고 판단하는 사람

㉡ 입원치료 대상자가 아닌 사람

㉢ 감염병의심자

③ 보건복지부장관, 질병관리청장, 시·도지사 또는 시장·군수·구청장은 다음의 어느 하나에 해당하는 경우 치료 중인 사람을 다른 감염병관리기관 등이나 감염병관리기관 등이 아닌 의료기관으로 전원(轉院)하거나, 자가 또는 설치·운영하는 시설로 이송(이하 "전원 등"이라 한다)하여 치료받게 할 수 있다.

㉠ 중증도의 변경이 있는 경우

㉡ 의사가 입원치료의 필요성이 없다고 판단하는 경우

㉢ 격리병상이 부족한 경우 등 질병관리청장이 전원 등의 조치가 필요하다고 인정하는 경우

④ 감염병환자 등은 ③항에 따른 조치를 따라야 하며, 정당한 사유 없이 이를 거부할 경우 치료에 드는 비용은 본인이 부담한다.

### (13) 사업주의 협조의무(법 제41조의2)

① 사업주는 근로자가 「감염병예방법」에 따라 입원 또는 격리되는 경우 「근로기준법」 제60조(연차유급휴가) 외에 그 입원 또는 격리기간 동안 유급휴가를 줄 수 있다. 이 경우 사업주가 국가로부터 유급휴가를 위한 비용을 지원 받을 때에는 유급휴가를 주어야 한다.

② 사업주는 유급휴가를 이유로 해고나 그 밖의 불리한 처우를 하여서는 아니 되며, 유급휴가 기간에는 그 근로자를 해고하지 못한다. 다만, 사업을 계속할 수 없는 경우에는 그러하지 아니하다.

③ 국가는 유급휴가를 위한 비용을 지원할 수 있다.

### (14) 감염병에 관한 강제처분(법 제42조)

① 질병관리청장, 시·도지사 또는 시장·군수·구청장은 해당 공무원으로 하여금 다음의 어느 하나에 해당하는 감염병환자 등이 있다고 인정되는 주거시설, 선박·항공기·열차 등 운송수단 또는 그 밖의 장소에 들어가 필요한 조사나 진찰을 하게 할 수 있으며, 그 진찰 결과 감염병환자 등으로 인정될 때에는 동행하여 치료받게 하거나 입원시킬 수 있다.

㉠ 제1급감염병

㉡ 제2급감염병 중 결핵, 홍역, 콜레라, 장티푸스, 파라티푸스, 세균성이질, 장출혈성대장균감염증, A형간염, 수막구균 감염증, 폴리오, 성홍열 또는 <u>질병관리청장이 정하는 감염병</u>

**제2급감염병 중 질병관리청장이 정하는 감염병의 종류**
- 코로나바이러스감염증-19
- 원숭이두창

㉢ 제3급감염병 중 보건복지부장관이 정하는 감염병

㉣ 세계보건기구 감시대상 감염병

② 질병관리청장, 시·도지사 또는 시장·군수·구청장은 제1급감염병이 발생한 경우 해당 공무원으로 하여금 감염병의심자에게 다음의 조치를 하게 할 수 있다. 이 경우 해당 공무원은 감염병 증상 유무를 확인하기 위하여 필요한 조사나 진찰을 할 수 있다.

㉠ 자가(自家) 또는 시설에 격리

㉡ 격리에 필요한 이동수단의 제한

㉢ 유선 · 무선 통신, 정보통신기술을 활용한 기기 등을 이용한 감염병의 증상 유무 확인이나 위치정보의 수집. 이 경우 위치정보의 수집은 격리된 사람으로 한정한다.

㉣ 감염 여부 검사

③ 질병관리청장, 시 · 도지사 또는 시장 · 군수 · 구청장은 조사나 진찰 결과 감염병환자 등으로 인정된 사람에 대해서는 해당 공무원과 동행하여 치료받게 하거나 입원시킬 수 있다.

④ 질병관리청장, 시 · 도지사 또는 시장 · 군수 · 구청장은 조사 · 진찰이나 검사를 거부하는 사람(이하 "조사거부자"라 한다)에 대해서는 해당 공무원으로 하여금 감염병관리기관에 동행하여 필요한 조사나 진찰을 받게 하여야 한다.

⑤ 조사 · 진찰 · 격리 · 치료 또는 입원 조치를 하거나 동행하는 공무원은 그 권한을 증명하는 증표를 지니고 이를 관계인에게 보여주어야 한다.

⑥ 질병관리청장, 시 · 도지사 또는 시장 · 군수 · 구청장은 조사 · 진찰 · 격리 · 치료 또는 입원 조치를 위하여 필요한 경우에는 관할 경찰서장에게 협조를 요청할 수 있다. 이 경우 요청을 받은 관할 경찰서장은 정당한 사유가 없으면 이에 따라야 한다.

⑦ 질병관리청장, 시 · 도지사 또는 시장 · 군수 · 구청장은 조사거부자를 자가 또는 감염병관리시설에 격리할 수 있으며, 조사 · 진찰 결과 감염병환자 등으로 인정될 때에는 감염병관리시설에서 치료받게 하거나 입원시켜야 한다.

⑧ 질병관리청장, 시 · 도지사 또는 시장 · 군수 · 구청장은 감염병의심자 또는 조사거부자가 감염병환자 등이 아닌 것으로 인정되면 격리 조치를 즉시 해제하여야 한다.

⑨ 질병관리청장, 시 · 도지사 또는 시장 · 군수 · 구청장은 조사거부자를 치료 · 입원시킨 경우 그 사실을 조사거부자의 보호자에게 통지하여야 한다. 이 경우 통지의 방법 · 절차 등에 관하여 필요한 사항은 제43조를 준용한다.

⑩ 정당한 사유 없이 격리 조치가 해제되지 아니하는 경우 감염병의심자 및 조사거부자는 구제청구를 할 수 있으며, 그 절차 및 방법 등에 대해서는 「인신보호법」을 준용한다. 이 경우 "감염병의심자 및 조사거부자"는 "피수용자"로, 격리 조치를 명한 "질병관리청장, 시 · 도지사 또는 시장 · 군수 · 구청장"은 "수용자"로 본다(다만, 「인신보호법」 제6조 제1항 제3호는 적용을 제외한다).

⑪ 조사 · 진찰 · 격리 · 치료를 하는 기관의 지정 기준, 감염병의심자에 대한 격리나 증상 여부 확인 방법 등 필요한 사항은 대통령령으로 정한다.

⑫ 수집된 위치정보의 저장 · 보호 · 이용 및 파기 등에 관한 사항은 「위치정보의 보호 및 이용 등에 관한 법률」을 따른다.

### (15) 감염병환자 등의 입원 통지(법 제43조 제1항)

질병관리청장, 시 · 도지사 또는 시장 · 군수 · 구청장은 감염병환자 등이 입원치료가 필요한 경우에는 그 사실을 입원치료 대상자와 그 보호자에게 통지하여야 한다.

**격리자에 대한 격리 통지(법 제43조의2)**

질병관리청장, 시 · 도지사 또는 시장 · 군수 · 구청장은 제42조 제2항 · 제3항 및 제7항, 제47조 제3호 또는 제49조 제1항 제14호에 따른 입원 또는 격리 조치를 할 때에는 그 사실을 입원 또는 격리 대상자와 그 보호자에게 통지하여야 한다.

### (16) 수감 중인 환자의 관리(법 제44조)

교도소장은 수감자로서 감염병에 감염된 자에게 감염병의 전파를 차단하기 위한 조치와 적절한 의료를 제공하여야 한다.

### (17) 업무 종사의 일시 제한(법 제45조)

① 감염병환자 등은 보건복지부령으로 정하는 바에 따라 업무의 성질상 일반인과 접촉하는 일이 많은 직업에 종사할 수 없고, 누구든지 감염병환자 등을 그러한 직업에 고용할 수 없다.

② 성매개감염병에 관한 건강진단을 받아야 할 자가 건강진단을 받지 아니한 때에는 제19조에 따른 직업에 종사할 수 없으며, 해당 영업을 영위하는 자는 건강진단을 받지 아니한 자를 그 영업에 종사하게 하여서는 아니 된다

### (18) 건강진단 및 예방접종 등의 조치(법 제46조)

질병관리청장, 시·도지사 또는 시장·군수·구청장은 보건복지부령으로 정하는 바에 따라 다음의 어느 하나에 해당하는 사람에게 건강진단을 받거나 감염병 예방에 필요한 예방접종을 받게 하는 등의 조치를 할 수 있다.

① 감염병환자 등의 가족 또는 그 동거인

② 감염병 발생지역에 거주하는 사람 또는 그 지역에 출입하는 사람으로서 감염병에 감염되었을 것으로 의심되는 사람

③ 감염병환자 등과 접촉하여 감염병에 감염되었을 것으로 의심되는 사람

### (19) 감염병 유행에 대한 방역 조치(법 제47조)

질병관리청장, 시·도지사 또는 시장·군수·구청장은 감염병이 유행하면 감염병 전파를 막기 위하여 다음에 해당하는 모든 조치를 하거나 그에 필요한 일부 조치를 하여야 한다.

① 감염병환자 등이 있는 장소나 감염병 병원체에 오염되었다고 인정되는 장소에 대한 다음의 조치

㉠ 일시적 폐쇄

㉡ 일반 공중의 출입금지

㉢ 해당 장소내 이동제한

㉣ 그 밖에 통행차단을 위하여 필요한 조치

② 의료기관에 대한 업무 정지

③ 감염병 병원체에 감염되었다고 의심되는 사람을 적당한 장소에 일정한 기간 입원 또는 격리시키는 것

④ 감염병 병원체에 오염되었거나 오염되었다고 의심되는 물건을 사용·접수·이동하거나 버리는 행위 또는 해당 물건의 세척을 금지하거나 태우거나 폐기처분하는 것

⑤ 감염병 병원체에 오염된 장소에 대한 소독이나 그 밖에 필요한 조치를 명하는 것

⑥ 일정한 장소에서 세탁하는 것을 막거나 오물을 일정한 장소에서 처리하도록 명하는 것

[사례]
중동호흡기증후군(MERS)이 유행하는 지역을 여행한 갑(甲)이 귀국한 경우 현재 증상은 없으나 검역 법령에 따라 갑(甲)의 거주지역 지방자치단체장에게 이 사람의 건강상태를 감시하도록 요청할 때 최대 감시기간은 14일이다. 즉 「검역법」상 감시 또는 격리기간은 보건복지부령으로 정하는 해당 검역 감염병의 최대 잠복기간을 초과할 수 없다. 중동호흡기증후군(MERS)의 경우 14일이다(검역법 제17조 제3항, 동법 시행규칙 제14조의3 제6호). 기출 2022 서울시

(20) 오염장소 등의 소독 조치(법 제48조 제1항)

육군·해군·공군 소속 부대의 장, 국방부직할부대의 장 및 그 밖의 신고의무자(법 제12조 제1항 각 호)의 어느 하나에 해당하는 사람은 감염병환자등이 발생한 장소나 감염병병원체에 오염되었다고 의심되는 장소에 대하여 의사, 한의사 또는 관계 공무원의 지시에 따라 소독이나 그 밖에 필요한 조치를 하여야 한다.

## 8 예방 조치

(1) 감염병의 예방 조치(법 제49조)

① 질병관리청장, 시·도지사 또는 시장·군수·구청장은 감염병을 예방하기 위하여 다음에 해당하는 모든 조치를 하거나 그에 필요한 일부 조치를 하여야 하며, 보건복지부장관은 감염병을 예방하기 위하여 제2호, 제2호의2부터 제2호의4까지, 제12호 및 제12호의2에 해당하는 조치를 할 수 있다.

1. 관할 지역에 대한 교통의 전부 또는 일부를 차단하는 것
2. 흥행, 집회, 제례 또는 그 밖의 여러 사람의 집합을 제한하거나 금지하는 것

2의2. 감염병 전파의 위험성이 있는 장소 또는 시설의 관리자·운영자 및 이용자 등에 대하여 출입자 명단 작성, 마스크 착용 등 방역지침의 준수를 명하는 것

2의3. 버스·열차·선박·항공기 등 감염병 전파가 우려되는 운송수단의 이용자에 대하여 마스크 착용 등 방역지침의 준수를 명하는 것

2의4. 감염병 전파가 우려되어 지역 및 기간을 정하여 마스크 착용 등 방역지침 준수를 명하는 것

3. 건강진단, 시체 검안 또는 해부를 실시하는 것
4. 감염병 전파의 위험성이 있는 음식물의 판매·수령을 금지하거나 그 음식물의 폐기나 그 밖에 필요한 처분을 명하는 것
5. 인수공통감염병 예방을 위하여 살처분(殺處分)에 참여한 사람 또는 인수공통감염병에 드러난 사람 등에 대한 예방조치를 명하는 것
6. 감염병 전파의 매개가 되는 물건의 소지·이동을 제한·금지하거나 그 물건에 대하여 폐기, 소각 또는 그 밖에 필요한 처분을 명하는 것
7. 선박·항공기·열차 등 운송 수단, 사업장 또는 그 밖에 여러 사람이 모이는 장소에 의사를 배치하거나 감염병 예방에 필요한 시설의 설치를 명하는 것
8. 공중위생에 관계있는 시설 또는 장소에 대한 소독이나 그 밖에 필요한 조치를 명하거나 상수도·하수도·우물·쓰레기장·화장실의 신설·개조·변경·폐지 또는 사용을 금지하는 것

9. 쥐, 위생해충 또는 그 밖의 감염병 매개동물의 구제(驅除) 또는 구제시설의 설치를 명하는 것
10. 일정한 장소에서의 어로(漁撈)・수영 또는 일정한 우물의 사용을 제한하거나 금지하는 것
11. 감염병 매개의 중간 숙주가 되는 동물류의 포획 또는 생식을 금지하는 것
12. 감염병 유행기간 중 의료인・의료업자 및 그 밖에 필요한 의료관계요원을 동원하는 것
12의2. 감염병 유행기간 중 의료기관 병상, 연수원・숙박시설 등 시설을 동원하는 것
13. 감염병병원체에 오염되었거나 오염되었을 것으로 의심되는 시설 또는 장소에 대한 소독이나 그 밖에 필요한 조치를 명하는 것
14. 감염병의심자를 적당한 장소에 일정한 기간 입원 또는 격리시키는 것

② 시・도지사 또는 시장・군수・구청장은 ①항 제8호 및 제10호에 따라 식수를 사용하지 못하게 하려면 그 사용금지기간 동안 별도로 식수를 공급하여야 하며, ①항 제1호・제2호・제6호・제8호・제10호 및 제11호에 따른 조치를 하려면 그 사실을 주민에게 미리 알려야 한다.
③ 시・도지사 또는 시장・군수・구청장은 ①항 제2호의2의 조치를 따르지 아니한 관리자・운영자에게 해당 장소나 시설의 폐쇄를 명하거나 3개월 이내의 기간을 정하여 운영의 중단을 명할 수 있다. 다만, 운영중단 명령을 받은 자가 그 운영중단기간 중에 운영을 계속한 경우에는 해당 장소나 시설의 폐쇄를 명하여야 한다.
④ 장소나 시설의 폐쇄 또는 운영 중단 명령을 받은 관리자・운영자는 정당한 사유가 없으면 이에 따라야 한다.
⑤ 시・도지사 또는 시장・군수・구청장은 폐쇄 명령에도 불구하고 관리자・운영자가 그 운영을 계속하는 경우에는 관계 공무원에게 해당 장소나 시설을 폐쇄하기 위한 다음의 조치를 하게 할 수 있다.
㉠ 해당 장소나 시설의 간판이나 그 밖의 표지판의 제거
㉡ 해당 장소나 시설이 폐쇄된 장소나 시설임을 알리는 게시물 등의 부착
⑥ 장소나 시설의 폐쇄를 명한 시・도지사 또는 시장・군수・구청장은 위기경보 또는 방역지침의 변경으로 장소 또는 시설 폐쇄의 필요성이 없어진 경우, 「재난 및 안전관리기본법」 제11조의 지역위원회 심의를 거쳐 폐쇄 중단 여부를 결정할 수 있다.
⑦ 행정처분의 기준은 그 위반행위의 종류와 위반 정도 등을 고려하여 보건복지부령으로 정한다.

### (2) 감염취약계층의 보호 조치(법 제49조의2)

① 보건복지부장관, 시・도지사 또는 시장・군수・구청장은 호흡기와 관련된 감염병으로부터 저소득층과 사회복지시설을 이용하는 어린이, 노인, 장애인 및 기타 보건복지부령으로 정하는 대상(이하 "감염취약계층"이라 한다)을 보호하기 위하여 「재난 및 안전관리기본법」 제38조 제2항에 따른 주의 이상의 위기경보가 발령된 경우 감염취약계층에게 의료・방역 물품(「약사법」에 따른 의약외품으로 한정한다) 지급 등 필요한 조치를 취할 수 있다.
② 질병관리청장, 시・도지사 또는 시장・군수・구청장은 「재난 및 안전관리기본법」 제38조 제2항에 따른 주의 이상의 위기경보가 발령된 경우 감염취약계층이 이용하는 「사회복지사업법」 제2조 제4호의 사회복지시설에 대하여 소독이나 그 밖에 필요한 조치를 명할 수 있다.
③ 감염병의 종류, 감염취약계층의 범위 및 지급절차 등에 관하여 필요한 사항은 보건복지부령으로 정한다.

### (3) 의료인, 환자 및 의료기관 보호를 위한 한시적 비대면 진료(법 제49조의3)

① 의료업에 종사하는 의료인(「의료법」 제2조에 따른 의료인 중 의사·치과의사·한의사만 해당한다)은 감염병과 관련하여 「재난 및 안전관리 기본법」 제38조 제2항에 따른 심각 단계 이상의 위기경보가 발령된 때에는 환자, 의료인 및 의료기관 등을 감염의 위험에서 보호하기 위하여 필요하다고 인정하는 경우 「의료법」 제33조 제1항에도 불구하고 보건복지부장관이 정하는 범위에서 유선·무선·화상통신, 컴퓨터 등 정보통신기술을 활용하여 의료기관 외부에 있는 환자에게 건강 또는 질병의 지속적 관찰, 진단, 상담 및 처방을 할 수 있다.

② 보건복지부장관은 위원회의 심의를 거쳐 한시적 비대면 진료의 지역, 기간 등 범위를 결정한다.

### (4) 그 밖의 감염병 예방 조치(법 제50조)

① 육군·해군·공군 소속 부대의 장, 국방부직할부대의 장 및 제12조 제1항 제2호에 해당하는 사람은 감염병환자 등이 발생하였거나 발생할 우려가 있으면 소독이나 그 밖에 필요한 조치를 하여야 하고, 특별자치도지사 또는 시장·군수·구청장과 협의하여 감염병 예방에 필요한 추가 조치를 하여야 한다.

> **제12조 제1항 제2호에 해당하는 사람**
> 학교, 사회복지시설, 병원, 관공서, 회사, 공연장, 예배장소, 선박·항공기·열차 등 운송수단, 각종 사무소·사업소, 음식점, 숙박업소 또는 그 밖에 여러 사람이 모이는 장소로서 보건복지부령으로 정하는 장소의 관리인, 경영자 또는 대표자

② 교육부장관 또는 교육감은 감염병 발생 등을 이유로 「학교보건법」 제2조 제2호의 학교에 대하여 「초·중등교육법」 제64조에 따른 휴업 또는 휴교를 명령하거나 「유아교육법」 제31조에 따른 휴업 또는 휴원을 명령할 경우 질병관리청장과 협의하여야 한다.

### (5) 소독 의무(법 제51조)

① 특별자치도지사 또는 시장·군수·구청장은 감염병을 예방하기 위하여 청소나 소독을 실시하거나 쥐, 위생해충 등의 구제조치(이하 "소독"이라 한다)를 하여야 한다. 이 경우 소독은 사람의 건강과 자연에 유해한 영향을 최소화하여 안전하게 실시하여야 한다.

② 소독의 기준과 방법은 보건복지부령으로 정한다.

③ 공동주택, 숙박업소 등 여러 사람이 거주하거나 이용하는 시설 중 대통령령으로 정하는 시설을 관리·운영하는 자는 보건복지부령으로 정하는 바에 따라 감염병 예방에 필요한 소독을 하여야 한다.

④ 소독을 하여야 하는 시설의 관리·운영자는 소독업의 신고를 한 자에게 소독하게 하여야 한다. 다만, 「공동주택관리법」 제2조 제1항 제15호에 따른 주택관리업자가 소독장비를 갖추었을 때에는 그가 관리하는 공동주택은 직접 소독할 수 있다.

### (6) 소독의 실시 등(법 제54조)

① 소독업자는 보건복지부령으로 정하는 기준과 방법에 따라 소독하여야 한다.

② 소독업자가 소독하였을 때에는 보건복지부령으로 정하는 바에 따라 그 소독에 관한 사항을 기록·보존하여야 한다.

## 9 방역관, 역학조사관, 검역위원 및 예방위원 등

### (1) 방역관(법 제60조 및 시행령 제25조)

① 임 명

질병관리청장 및 시·도지사는 감염병 예방 및 방역에 관한 업무를 담당하는 방역관을 소속 공무원 중에서 임명한다. 다만, 감염병 예방 및 방역에 관한 업무를 처리하기 위하여 필요한 경우에는 시장·군수·구청장이 방역관을 소속 공무원 중에서 임명할 수 있다.

② 업 무

방역관은 다음의 업무를 담당한다. 다만, 질병관리청 소속 방역관은 감염병 예방을 위한 전문인력의 양성 업무도 담당한다.

㉠ 감염병의 예방 및 방역대책
㉡ 감염병환자 등의 진료 및 보호
㉢ 감염병 예방을 위한 예방접종계획의 수립 및 시행
㉣ 감염병에 관한 교육 및 홍보
㉤ 감염병에 관한 정보의 수집·분석 및 제공
㉥ 감염병에 관한 조사·연구
㉦ 감염병병원체(감염병병원체 확인을 위한 혈액, 체액 및 조직 등 검체를 포함한다) 수집·검사·보존·관리 및 약제내성 감시

③ 조치권한

방역관은 감염병의 국내 유입 또는 유행이 예견되어 긴급한 대처가 필요한 경우 감염병의 예방 및 방역대책 및 감염병환자 등의 진료 및 보호 업무를 수행하기 위하여 통행의 제한 및 주민의 대피, 감염병의 매개가 되는 음식물·물건 등의 폐기·소각, 의료인 등 감염병 관리인력에 대한 임무부여 및 방역물자의 배치 등 감염병 발생지역의 현장에 대한 조치권한을 가진다.

④ 방역관의 조치에 대한 협조

감염병 발생지역을 관할하는 「국가경찰과 자치경찰의 조직 및 운영에 관한 법률」 제12조 및 제13조에 따른 경찰관서 및 「소방기본법」 제3조에 따른 소방관서의 장, 「지역보건법」 제10조에 따른 보건소의 장 등 관계 공무원 및 그 지역 내의 법인·단체·개인은 정당한 사유가 없으면 방역관의 조치에 협조하여야 한다.

### (2) 역학조사관(법 제60조의2) 기출 2016 지방직

① 인 원

㉠ 감염병 역학조사에 관한 사무를 처리하기 위하여 질병관리청 소속 공무원으로 100명 이상, 시・도 소속 공무원으로 각각 2명 이상의 역학조사관을 두어야 한다. 이 경우 시・도 역학조사관 중 1명 이상은 「의료법」 제2조 제1항에 따른 의료인 중 의사로 임명하여야 한다.

㉡ 시장・군수・구청장은 역학조사에 관한 사무를 처리하기 위하여 필요한 경우 소속 공무원으로 역학조사관을 둘 수 있다. 다만, 인구수 등을 고려하여 보건복지부령으로 정하는 기준을 충족하는 시・군・구의 장은 소속 공무원으로 1명 이상의 역학조사관을 두어야 한다.

② 임 명

역학조사관은 다음의 어느 하나에 해당하는 사람으로서 역학조사 교육・훈련 과정을 이수한 사람 중에서 임명한다.

㉠ 방역, 역학조사 또는 예방접종 업무를 담당하는 공무원

㉡ 「의료법」 제2조 제1항에 따른 의료인

㉢ 그 밖에 「약사법」 제2조 제2호에 따른 약사, 「수의사법」 제2조 제1호에 따른 수의사 등 감염병・역학 관련 분야의 전문가

③ 역학조사관의 업무(시행령 제26조 제2항)

㉠ 역학조사 계획 수립

㉡ 역학조사 수행 및 결과 분석

㉢ 역학조사 실시 기준 및 방법의 개발

㉣ 역학조사 기술지도

㉤ 역학조사 교육훈련

㉥ 감염병에 대한 역학적인 연구

④ 감염병 유행에 대한 방역 조치

역학조사관은 감염병의 확산이 예견되는 긴급한 상황으로서 즉시 조치를 취하지 아니하면 감염병이 확산되어 공중위생에 심각한 위해를 가할 것으로 우려되는 경우 일시적으로 다음의 조치(법 제47조 제1호 각 목)를 할 수 있다.

㉠ 일시적 폐쇄

㉡ 일반 공중의 출입금지

㉢ 해당 장소내 이동제한

㉣ 그 밖에 통행차단을 위하여 필요한 조치

⑤ 역학조사관의 조치에 대한 협조

「국가경찰과 자치경찰의 조직 및 운영에 관한 법률」 제12조 및 제13조에 따른 경찰관서 및 「소방기본법」 제3조에 따른 소방관서의 장, 「지역보건법」 제10조에 따른 보건소의 장 등 관계 공무원은 정당한 사유가 없으면 역학조사관의 조치에 협조하여야 한다.

⑥ 역학조사관의 보고

역학조사관은 감염병 유행에 대한 방역 조치를 한 경우 즉시 질병관리청장, 시・도지사 또는 시장・군수・구청장에게 보고하여야 한다.

⑦ 예산의 지원
질병관리청장, 시·도지사 또는 시장·군수·구청장은 임명된 역학조사관에게 예산의 범위에서 직무 수행에 필요한 비용 등을 지원할 수 있다

### (3) 한시적 종사명령(법 제60조의3)

① 질병관리청장 또는 시·도지사는 감염병의 유입 또는 유행이 우려되거나 이미 발생한 경우 기간을 정하여 「의료법」 제2조 제1항의 의료인에게 감염병관리기관으로 지정된 의료기관 또는 설립되거나 지정된 감염병전문병원 또는 감염병연구병원에서 방역업무에 종사하도록 명할 수 있다.

② 질병관리청장, 시·도지사 또는 시장·군수·구청장은 감염병이 유입되거나 유행하는 긴급한 경우 「의료법」 제2조 제1항에 따른 의료인 또는 그 밖에 「약사법」 제2조 제2호에 따른 약사, 「수의사법」 제2조 제1호에 따른 수의사 등에 해당하는 자를 기간을 정하여 방역관으로 임명하여 방역업무를 수행하게 할 수 있다.

③ 질병관리청장, 시·도지사 또는 시장·군수·구청장은 감염병의 유입 또는 유행으로 역학조사인력이 부족한 경우 「의료법」 제2조 제1항에 따른 의료인 또는 그 밖에 「약사법」 제2조 제2호에 따른 약사, 「수의사법」 제2조 제1호에 따른 수의사 등에 해당하는 자를 기간을 정하여 역학조사관으로 임명하여 역학조사에 관한 직무를 수행하게 할 수 있다.

④ 질병관리청장, 시·도지사 또는 시장·군수·구청장이 임명한 방역관 또는 역학조사관은 「국가공무원법」 제26조의5에 따른 임기제공무원으로 임용된 것으로 본다.

### (4) 검역위원(법 제61조)

① 시·도지사는 감염병을 예방하기 위하여 필요하면 검역위원을 두고 검역에 관한 사무를 담당하게 하며, 특별히 필요하면 운송수단 등을 검역하게 할 수 있다.

② 검역위원은 ①항에 따른 사무나 검역을 수행하기 위하여 운송수단 등에 무상으로 승선하거나 승차할 수 있다.

### (5) 예방위원(법 제62조)

① 특별자치도지사 또는 시장·군수·구청장은 감염병이 유행하거나 유행할 우려가 있으면 특별자치도 또는 시·군·구(자치구를 말한다)에 감염병 예방 사무를 담당하는 예방위원을 둘 수 있다.

② 예방위원은 무보수로 한다. 다만, 특별자치도 또는 시·군·구의 인구 2만명당 1명의 비율로 유급위원을 둘 수 있다.

### (6) 한국건강관리협회(법 제63조)

① 기생충감염병에 관한 조사·연구 등 예방사업을 수행하기 위하여 한국건강관리협회를 둔다.

② 협회는 법인으로 한다.

③ 협회에 관하여는 「감염병예방법」에서 정한 사항 외에는 「민법」 중 사단법인에 관한 규정을 준용한다.

## 10 경 비

### (1) 특별자치도 · 시 · 군 · 구가 부담할 경비(법 제64조)

다음의 경비는 특별자치도와 시 · 군 · 구가 부담한다.

① 한센병의 예방 및 진료 업무를 수행하는 법인 또는 단체에 대한 지원 경비의 일부
② 예방접종에 드는 경비
③ 의료기관이 예방접종을 하는데 드는 경비의 전부 또는 일부
④ 특별자치도지사 또는 시장 · 군수 · 구청장이 지정한 감염병관리기관의 감염병관리시설의 설치 · 운영에 드는 경비
⑤ 특별자치도지사 또는 시장 · 군수 · 구청장이 설치한 격리소 · 요양소 또는 진료소 및 지정된 감염병관리기관의 감염병관리시설 설치 · 운영에 드는 경비
⑥ 감염병 유행에 대한 방역 조치에 따른 교통 차단 또는 입원으로 인하여 생업이 어려운 사람에 대한 「국민기초생활 보장법」 제2조 제6호에 따른 최저보장수준 지원
⑦ 특별자치도 · 시 · 군 · 구에서 실시하는 소독이나 그 밖의 조치에 드는 경비
⑧ 특별자치도지사 또는 시장 · 군수 · 구청장이 의사를 배치하거나 의료인 · 의료업자 · 의료관계요원 등을 동원하는데 드는 수당 · 치료비 또는 조제료
⑨ 특별자치도지사 또는 시장 · 군수 · 구청장이 동원한 의료기관 병상, 연수원 · 숙박시설 등 시설의 운영비 등 경비
⑩ 감염병의 예방 조치에 따른 식수 공급에 드는 경비
⑪ 예방위원의 배치에 드는 경비
⑫ 특별자치도지사 또는 시장 · 군수 · 구청장이 실시하는 심리지원에 드는 경비
⑬ 특별자치도지사 또는 시장 · 군수 · 구청장이 위탁하여 관계 전문기관이 심리지원을 실시하는데 드는 경비
⑭ 그 밖에 「감염병예방법」에 따라 특별자치도 · 시 · 군 · 구가 실시하는 감염병 예방 사무에 필요한 경비

### (2) 시 · 도가 부담할 경비(법 제65조)

다음의 경비는 시 · 도가 부담한다.

① 한센병의 예방 및 진료 업무를 수행하는 법인 또는 단체에 대한 지원 경비의 일부
② 시 · 도지사가 지정한 감염병관리기관의 감염병관리시설의 설치 · 운영에 드는 경비
③ 시 · 도지사가 설치한 격리소 · 요양소 또는 진료소 및 지정된 감염병관리기관의 감염병관리시설 설치 · 운영에 드는 경비
④ 시 · 도지사가 지정한 감염병의심자 격리시설의 설치 · 운영에 드는 경비
⑤ 내국인 감염병환자 등의 입원치료, 조사, 진찰 등에 드는 경비
⑥ 건강진단, 예방접종 등에 드는 경비
⑦ 감염병의 예방 조치에 따른 교통 차단으로 생업이 어려운 자에 대한 「국민기초생활 보장법」 제2조 제6호에 따른 최저보장수준 지원

⑧ 감염병의 예방 조치에 따라 시・도지사가 의료인・의료업자・의료관계요원 등을 동원하는데 드는 수당・치료비 또는 조제료
⑨ 감염병의 예방 조치에 따라 시・도지사가 동원한 의료기관 병상, 연수원・숙박시설 등 시설의 운영비 등 경비
⑩ 감염병의 예방 조치에 따른 식수 공급에 드는 경비
⑪ 시・도지사가 실시하는 심리지원에 드는 경비
⑫ 시・도지사가 위탁하여 관계 전문기관이 심리지원을 실시하는데 드는 경비
⑬ 시・도지사가 의료인 등을 방역업무에 종사하게 하는데 드는 수당 등 경비
⑭ 검역위원의 배치에 드는 경비
⑮ 그 밖에 「감염병예방법」에 따라 시・도가 실시하는 감염병 예방 사무에 필요한 경비

### (3) 시・도가 보조할 경비(법 제66조)

시・도(특별자치도는 제외한다)는 시・군・구가 부담할 경비에 관하여 대통령령으로 정하는 바에 따라 보조하여야 한다.

**시・도(특별자치도는 제외한다)의 경비 보조액은 시・군・구가 부담하는 금액의 3분의 2로 한다(시행령 제27조).**

### (4) 국고 부담 경비(법 제67조)

다음의 경비는 국가가 부담한다.

① 감염병환자 등의 진료 및 보호에 드는 경비
② 감염병 교육 및 홍보를 위한 경비
③ 감염병 예방을 위한 전문인력의 양성에 드는 경비
④ 표본감시활동에 드는 경비
⑤ 역학조사인력의 교육・훈련에 드는 경비
⑥ 해부에 필요한 시체의 운송과 해부 후 처리에 드는 경비
⑦ 시신의 장사를 치르는데 드는 경비
⑧ 예방접종약품의 생산 및 연구 등에 드는 경비
⑨ 필수예방접종약품등의 비축에 드는 경비
⑩ 보건복지부장관 또는 질병관리청장이 지정한 감염병관리기관의 감염병관리시설의 설치・운영에 드는 경비
⑪ 보건복지부장관 및 질병관리청장이 설치한 격리소・요양소 또는 진료소 및 지정된 감염병관리기관의감염병관리시설 설치・운영에 드는 경비
⑫ 질병관리청장이 지정한 감염병의심자 격리시설의 설치・운영에 드는 경비
⑬ 생물테러감염병 등에 대비하여 위원회의 심의를 거친 품목의 비축 또는 장기구매를 위한 계약에 드는 경비
⑭ 감염병의 예방 조치에 따라 국가가 의료인・의료업자・의료관계요원 등을 동원하는데 드는 수당・치료비 또는 조제료

⑮ 감염병 유행기간 중 국가가 동원한 의료기관 병상, 연수원·숙박시설 등 시설의 운영비 등 경비
⑯ 국가가 의료인 등을 방역업무에 종사하게 하는데 드는 수당 등 경비
⑰ 국가가 실시하는 심리지원에 드는 경비
⑱ 국가가 위탁하여 관계 전문기관이 심리지원을 실시하는데 드는 경비
⑲ 예방접종 등으로 인한 피해보상을 위한 경비

### (5) 국가가 보조할 경비(법 제68조)

국가는 다음의 경비를 보조하여야 한다.

① 한센병의 예방 및 진료 업무를 수행하는 법인 또는 단체에 대한 지원 경비의 일부
② 시·도가 부담할 경비 및 시·도가 보조할 경비의 2분의 1 이상

### (6) 본인으로부터 징수할 수 있는 경비(법 제69조)

특별자치도지사 또는 시장·군수·구청장은 보건복지부령으로 정하는 바에 따라 감염병환자 등의 관리 및 감염병에 관한 강제처분에 따른 입원치료비 외에 본인의 지병이나 본인에게 새로 발병한 질환 등으로 입원, 진찰, 검사 및 치료 등에 드는 경비를 본인이나 그 보호자로부터 징수할 수 있다.

**외국인의 비용 부담(법 제69조의2)**
질병관리청장은 국제관례 또는 상호주의 원칙 등을 고려하여 외국인인 감염병환자등 및 감염병의심자에 대한 치료비 및 조사·진찰·치료·입원 및 격리에 드는 경비를 본인에게 전부 또는 일부 부담하게 할 수 있다. 다만, 국내에서 감염병에 감염된 것으로 확인된 외국인에 대해서는 그러하지 아니하다.

### (7) 손실보상(법 제70조)

① 보건복지부장관, 시·도지사 및 시장·군수·구청장은 다음의 어느 하나에 해당하는 손실을 입은 자에게 손실보상심의위원회의 심의·의결에 따라 그 손실을 보상하여야 한다.
㉠ 감염병관리기관의 지정 또는 격리소 등의 설치·운영으로 발생한 손실
㉡ 감염병의심자 격리시설의 설치·운영으로 발생한 손실
㉢ 「감염병예방법」에 따른 조치에 따라 감염병환자, 감염병의사환자 등을 진료한 의료기관의 손실
㉣ 「감염병예방법」에 따른 의료기관의 폐쇄 또는 업무 정지 등으로 의료기관에 발생한 손실
㉤ 제47조 제1호, 제4호 및 제5호, 제48조 제1항, 제49조 제1항 제4호, 제6호부터 제10호까지, 제12호, 제12호의2 및 제13호에 따른 조치로 인하여 발생한 손실
㉥ 감염병환자 등이 발생·경유하거나 질병관리청장, 시·도지사 또는 시장·군수·구청장이 그 사실을 공개하여 발생한 「국민건강보험법」 제42조에 따른 요양기관의 손실로서 제1호부터 제4호까지의 손실에 준하고, 손실보상심의위원회가 심의·의결하는 손실

② 손실보상금을 받으려는 자는 보건복지부령으로 정하는 바에 따라 손실보상 청구서에 관련 서류를 첨부하여 보건복지부장관, 시·도지사 또는 시장·군수·구청장에게 청구하여야 한다.

③ 보상액을 산정함에 있어 손실을 입은 자가 「감염병예방법」 또는 관련 법령에 따른 조치의무를 위반하여 그 손실을 발생시켰거나 확대시킨 경우에는 보상금을 지급하지 아니하거나 보상금을 감액하여 지급할 수 있다.

④ 보상의 대상·범위와 보상액의 산정, 지급 제외 및 감액의 기준 등에 관하여 필요한 사항은 대통령령으로 정한다.

### (8) 의료인 또는 의료기관 개설자에 대한 재정적 지원(법 제70조의3 제1항)

질병관리청장, 시·도지사 및 시장·군수·구청장은 「감염병예방법」에 따른 감염병의 발생 감시, 예방·관리 및 역학조사업무에 조력한 의료인, 의료기관 개설자 또는 약사에 대하여 예산의 범위에서 재정적 지원을 할 수 있다

### (9) 감염병환자 등에 대한 생활지원(법 제70조의4)

① 질병관리청장, 시·도지사 및 시장·군수·구청장은 「감염병예방법」에 따라 입원 또는 격리된 사람에 대하여 예산의 범위에서 치료비, 생활지원 및 그 밖의 재정적 지원을 할 수 있다.

② 시·도지사 및 시장·군수·구청장은 입원 또는 격리된 및 의료인이 입원 또는 격리조치, 감염병의 발생 감시, 예방·관리 및 역학조사업무에 조력 등으로 자녀에 대한 돌봄 공백이 발생한 경우 「아이돌봄 지원법」에 따른 아이돌봄서비스를 제공하는 등 필요한 조치를 하여야 한다.

### (10) 손실보상금의 긴급지원(법 제70조의5)

보건복지부장관, 시·도지사 및 시장·군수·구청장은 심의위원회의 심의·의결에 따라 제70조 제1항 각 호(손실보상)의 어느 하나에 해당하는 손실을 입은 자로서 경제적 어려움으로 자금의 긴급한 지원이 필요한 자에게 제70조 제1항에 따른 손실보상금의 일부를 우선 지급할 수 있다.

### (11) 심리지원(법 제70조의6)

① 보건복지부장관, 시·도지사 또는 시장·군수·구청장은 감염병환자 등과 그 가족, 감염병의 심자, 감염병 대응 의료인, 그 밖의 현장대응인력에 대하여 「정신건강증진 및 정신질환자 복지서비스 지원에 관한 법률」 제15조의2에 따른 "심리지원"을 할 수 있다.

② 보건복지부장관, 시·도지사 또는 시장·군수·구청장은 심리지원을 「정신건강증진 및 정신질환자 복지서비스 지원에 관한 법률」 제15조의2에 따른 국가트라우마센터 또는 대통령령으로 정하는 관계 전문기관에 위임 또는 위탁할 수 있다.

③ 현장대응인력의 범위와 심리지원에 관하여 필요한 사항은 대통령령으로 정한다.

### (12) 예방접종 등에 따른 피해의 국가보상(법 제71조)

① 국가는 필수 및 임시예방접종을 받은 사람 또는 생물테러감염병 등에 대비하여 생산된 예방·치료 의약품을 투여받은 사람이 그 예방접종 또는 예방·치료 의약품으로 인하여 질병에 걸리거나 장애인이 되거나 사망하였을 때에는 대통령령으로 정하는 기준과 절차에 따라 다음의 구분에 따른 보상을 하여야 한다.

㉠ 질병으로 진료를 받은 사람(본인) : 진료비 전액 및 정액 간병비

㉡ 장애인이 된 사람(본인) : 일시보상금

㉢ 사망한 사람 : 대통령령으로 정하는 유족[배우자(사실상 혼인관계에 있는 사람을 포함한다), 자녀, 부모, 손자·손녀, 조부모, 형제자매]에 대한 일시보상금 및 장제비

② 보상받을 수 있는 질병, 장애 또는 사망은 예방접종약품의 이상이나 예방접종 행위자 및 예방·치료 의약품 투여자 등의 과실 유무에 관계없이 해당 예방접종 또는 예방·치료 의약품을 투여받은 것으로 인하여 발생한 피해로서 질병관리청장이 인정하는 경우로 한다.

③ 질병관리청장은 보상청구가 있은 날부터 120일 이내에 ②항에 따른 질병, 장애 또는 사망에 해당하는지를 결정하여야 한다. 이 경우 미리 위원회의 의견을 들어야 한다.

### (13) 손해배상청구권과의 관계 등(법 제72조)

① 국가는 예방접종약품의 이상이나 예방접종 행위자, 예방·치료 의약품의 투여자 등 제3자의 고의 또는 과실로 인하여 피해보상을 하였을 때에는 보상액의 범위에서 보상을 받은 사람이 제3자에 대하여 가지는 손해배상청구권을 대위한다.

② 예방접종을 받은 자, 예방·치료 의약품을 투여받은 자 또는 유족이 제3자로부터 손해배상을 받았을 때에는 국가는 그 배상액의 범위에서 보상금을 지급하지 아니하며, 보상금을 잘못 지급하였을 때에는 해당 금액을 국세 징수의 예에 따라 징수할 수 있다.

**손해배상청구권(법 제72조의2)**

보건복지부장관, 질병관리청장, 시·도지사 및 시장·군수·구청장은 이 법을 위반하여 감염병을 확산시키거나 확산 위험성을 증대시킨 자에 대하여 입원치료비, 격리비, 진단검사비, 손실보상금 등 「감염병예방법」에 따른 예방 및 관리 등을 위하여 지출된 비용에 대해 손해배상을 청구할 권리를 갖는다.

### (14) 국가보상을 받을 권리의 양도 등 금지(법 제73조)

보상받을 권리는 양도하거나 압류할 수 없다.

# 05 국민건강증진법

## 1 총 칙

(1) 정의(법 제2조)

> **The 알아보기**
>
> **국민건강증진법의 목적(법 제1조)**
>
> 「국민건강증진법」은 국민에게 건강에 대한 가치와 책임의식을 함양하도록 건강에 관한 바른 지식을 보급하고 스스로 건강생활을 실천할 수 있는 여건을 조성함으로써 국민의 건강을 증진함을 목적으로 한다.

① 국민건강증진사업
보건교육, 질병예방, 영양개선, 신체활동장려, 건강관리 및 건강생활의 실천 등을 통하여 국민의 건강을 증진시키는 사업을 말한다.

② 보건교육
개인 또는 집단으로 하여금 건강에 유익한 행위를 자발적으로 수행하도록 하는 교육을 말한다.

③ 영양개선
개인 또는 집단이 균형된 식생활을 통하여 건강을 개선시키는 것을 말한다.

④ 신체활동장려
개인 또는 집단이 일상생활 중 신체의 근육을 활용하여 에너지를 소비하는 모든 활동을 자발적으로 적극 수행하도록 장려하는 것을 말한다.

⑤ 건강관리
개인 또는 집단이 건강에 유익한 행위를 지속적으로 수행함으로써 건강한 상태를 유지하는 것을 말한다.

⑥ 건강친화제도
근로자의 건강증진을 위하여 직장내 문화 및 환경을 건강친화적으로 조성하고, 근로자가 자신의 건강관리를 적극적으로 수행할 수 있도록 교육, 상담 프로그램 등을 지원하는 것을 말한다.

(2) 책임(법 제3조)

① 국가 및 지방자치단체는 건강에 관한 국민의 관심을 높이고 국민건강을 증진할 책임을 진다.
② 모든 국민은 자신 및 가족의 건강을 증진하도록 노력하여야 하며, 타인의 건강에 해를 끼치는 행위를 하여서는 아니 된다.

(3) 보건의 날(법 제3조의2)

① 보건에 대한 국민의 이해와 관심을 높이기 위하여 매년 4월 7일을 보건의 날로 정하며, 보건의 날부터 1주간을 건강주간으로 한다.
② 국가와 지방자치단체는 보건의 날의 취지에 맞는 행사 등 사업을 시행하도록 노력하여야 한다.

### (4) 국민건강증진종합계획의 수립(법 제4조) 기출 2022 서울시

① 보건복지부장관은 국민건강증진정책심의위원회의 심의를 거쳐 국민건강증진종합계획을 5년마다 수립하여야 한다. 이 경우 미리 관계중앙행정기관의 장과 협의를 거쳐야 한다.

② 국민건강증진종합계획에 포함되어야 할 사항

㉠ 국민건강증진의 기본목표 및 추진방향

㉡ 국민건강증진을 위한 주요 추진과제 및 추진방법

㉢ 국민건강증진에 관한 인력의 관리 및 소요재원의 조달방안

㉣ 국민건강증진기금의 운용방안

㉤ 아동・여성・노인・장애인 등 건강취약 집단이나 계층에 대한 건강증진 지원방안

㉥ 국민건강증진 관련 통계 및 정보의 관리 방안

㉦ 그 밖에 국민건강증진을 위하여 필요한 사항

### (5) 실행계획의 수립 등(법 제4조의2)

① 보건복지부장관, 관계중앙행정기관의 장, 특별시장・광역시장・특별자치시장・도지사・특별자치도지사(이하 "시・도지사"라 한다) 및 시장・군수・구청장(자치구의 구청장에 한한다)은 종합계획을 기초로 하여 소관 주요시책의 "실행계획"을 매년 수립・시행하여야 한다.

② 국가는 실행계획의 시행에 필요한 비용의 전부 또는 일부를 지방자치단체에 보조할 수 있다.

### (6) 계획수립의 협조(법 제4조의3)

① 보건복지부장관, 관계중앙행정기관의 장, 시・도지사 및 시장・군수・구청장은 종합계획과 실행계획의 수립・시행을 위하여 필요한 때에는 관계 기관・단체 등에 대하여 자료 제공 등의 협조를 요청할 수 있다.

② 협조요청을 받은 관계 기관・단체 등은 특별한 사유가 없는 한 이에 응하여야 한다.

### (7) 국민건강증진정책심의위원회(법 제5조)

① 설 치

국민건강증진에 관한 주요사항을 심의하기 위하여 보건복지부에 국민건강증진정책심의위원회를 둔다.

② 위원회의 심의사항

㉠ 종합계획

㉡ 국민건강증진기금의 연도별 운용계획안・결산 및 평가

㉢ 2 이상의 중앙행정기관이 관련되는 주요 국민건강증진시책에 관한 사항으로서 관계중앙행정기관의 장이 심의를 요청하는 사항

㉣ 「국민영양관리법」 제9조에 따른 심의사항

㉤ 다른 법령에서 위원회의 심의를 받도록 한 사항

㉥ 그 밖에 위원장이 심의에 부치는 사항

③ 위원회의 구성과 운영

| 구 성 | 위원장 1인 및 부위원장 1인을 포함한 15인 이내의 위원으로 구성한다. |
|---|---|
| 위원장 | 보건복지부차관 |
| 부위원장 | 위원장이 공무원이 아닌 위원 중에서 지명한 자 |
| 위 원 | 국민건강증진 · 질병관리에 관한 학식과 경험이 풍부한 자, 「소비자기본법」에 따른 소비자 단체 및 「비영리민간단체 지원법」에 따른 비영리민간단체가 추천하는 자, 관계공무원 중에서 보건복지부장관이 위촉 또는 지명한다. |

### (8) 한국건강증진개발원의 설립 및 운영(법 제5조의3)

① 설 립

보건복지부장관은 국민건강증진기금의 효율적인 운영과 국민건강증진사업의 원활한 추진을 위하여 필요한 정책 수립의 지원과 사업평가 등의 업무를 수행할 수 있도록 "한국건강증진개발원"을 설립한다.

② 수행업무

㉠ 국민건강증진 정책수립을 위한 자료개발 및 정책분석
㉡ 종합계획 수립의 지원
㉢ 위원회의 운영지원
㉣ 제24조에 따른 기금의 관리 · 운용의 지원 업무
㉤ 제25조 제1항 제1호부터 제10호까지의 사업에 관한 업무
㉥ 국민건강증진사업의 관리, 기술 지원 및 평가
㉦ 「지역보건법」 제7조부터 제9조까지에 따른 지역보건의료계획에 대한 기술 지원
㉧ 「지역보건법」 제24조에 따른 보건소의 설치와 운영에 필요한 비용의 보조
㉨ 국민건강증진과 관련된 연구과제의 기획 및 평가
㉩ 「농어촌 등 보건의료를 위한 특별조치법」 제2조의 공중보건의사의 효율적 활용을 위한 지원
㉪ 지역보건사업의 원활한 추진을 위한 지원
㉫ 그 밖에 국민건강증진과 관련하여 보건복지부장관이 필요하다고 인정한 업무

③ 설립등기

개발원은 법인으로 하고, 주된 사무소의 소재지에 설립등기를 함으로써 성립한다.

④ 재 원

개발원은 국민건강증진기금, 정부출연금, 기부금, 그 밖의 수입금 등을 재원으로 한다.

⑤ 예산 지원

정부는 개발원의 운영에 필요한 예산을 지급할 수 있다.

⑥ 준용 규정

개발원에 관하여 「국민건강증진법」과 「공공기관의 운영에 관한 법률」에서 정한 사항 외에는 「민법」 중 재단법인에 관한 규정을 준용한다.

## 2 국민건강의 관리

### (1) 건강친화 환경 조성 및 건강생활의 지원 등(법 제6조)

① 국가 및 지방자치단체는 건강친화 환경을 조성하고, 국민이 건강생활을 실천할 수 있도록 지원하여야 한다.

② 국가는 혼인과 가정생활을 보호하기 위하여 혼인 전에 혼인 당사자의 건강을 확인하도록 권장하여야 한다.

③ 건강확인의 내용 및 절차에 관하여 필요한 사항은 보건복지부령으로 정한다.

### (2) 건강친화기업 인증

① 건강친화인증(법 제6조의2)

㉠ 보건복지부장관은 건강친화 환경의 조성을 촉진하기 위하여 건강친화제도를 모범적으로 운영하고 있는 기업에 대하여 건강친화인증(이하 "인증"이라 한다)을 할 수 있다.

㉡ 인증을 받고자 하는 자는 대통령령으로 정하는 바에 따라 보건복지부장관에게 신청하여야 한다.

㉢ 인증을 받은 기업은 보건복지부령으로 정하는 바에 따라 인증의 표시를 할 수 있다.

㉣ 인증을 받지 아니한 기업은 인증표시 또는 이와 유사한 표시를 하여서는 아니 된다.

㉤ 국가 및 지방자치단체는 인증을 받은 기업에 대하여 대통령령으로 정하는 바에 따라 행정적·재정적 지원을 할 수 있다.

㉥ 인증의 기준 및 절차는 대통령령으로 정한다.

② 인증의 유효기간(법 제6조의3)

㉠ 인증의 유효기간은 인증을 받은 날부터 3년으로 하되, 대통령령으로 정하는 바에 따라 그 기간을 연장할 수 있다.

㉡ 인증의 연장신청에 필요한 사항은 보건복지부령으로 정한다.

③ 인증의 취소(법 제6조의4)

㉠ 보건복지부장관은 인증을 받은 기업이 다음의 어느 하나에 해당하면 보건복지부령으로 정하는 바에 따라 그 인증을 취소할 수 있다. 다만, 거짓이나 그 밖의 부정한 방법으로 인증을 받은 경우에는 인증을 취소하여야 한다.

ⓐ 거짓이나 그 밖의 부정한 방법으로 인증을 받은 경우

ⓑ 인증기준에 적합하지 아니하게 된 경우

㉡ 보건복지부장관은 거짓이나 그 밖의 부정한 방법으로 인증을 받아 인증이 취소된 기업에 대해서는 그 취소된 날부터 3년이 지나지 아니한 경우에는 인증을 하여서는 아니 된다.

㉢ 보건복지부장관은 인증을 취소하고자 하는 경우에는 청문을 실시하여야 한다.

### (3) 건강도시의 조성 등(법 제6조의5) 〈시행일 : 2023.12.22.〉

① 국가와 지방자치단체는 지역사회 구성원들의 건강을 실현하도록 시민의 건강을 증진하고 도시의 물리적·사회적 환경을 지속적으로 조성·개선하는 도시(이하 "건강도시"라 한다)를 이루도록 노력하여야 한다.

② 보건복지부장관은 지방자치단체가 건강도시를 구현할 수 있도록 건강도시지표를 작성하여 보급하여야 한다.

③ 보건복지부장관은 건강도시 조성 활성화를 위하여 지방자치단체에 행정적·재정적 지원을 할 수 있다.

④ 그 밖에 건강도시지표의 작성 및 보급 등에 관하여 필요한 사항은 보건복지부령으로 정한다.

### (4) 광고의 금지 등(법 제7조)

① 보건복지부장관은 국민건강의식을 잘못 이끄는 광고를 한 자에 대하여 그 내용의 변경 등 시정을 요구하거나 금지를 명할 수 있다.

② 보건복지부장관이 광고내용의 변경 또는 광고의 금지를 명할 수 있는 광고는 다음과 같다.

㉠ 의학 또는 과학적으로 검증되지 아니한 건강비법 또는 심령술의 광고

㉡ 그 밖에 건강에 관한 잘못된 정보를 전하는 광고로서 대통령령이 정하는 광고

③ 광고내용의 기준, 변경 또는 금지절차 기타 필요한 사항은 대통령령으로 정한다.

### (5) 금연 및 절주운동 등

① 금연 및 절주운동(법 제8조)

㉠ 국가 및 지방자치단체는 국민에게 담배의 직접흡연 또는 간접흡연과 과다한 음주가 국민건강에 해롭다는 것을 교육·홍보하여야 한다.

㉡ 국가 및 지방자치단체는 금연 및 절주에 관한 조사·연구를 하는 법인 또는 단체를 지원할 수 있다.

㉢ 「주류 면허 등에 관한 법률」에 의하여 주류제조의 면허를 받은 자 또는 주류를 수입하여 판매하는 자는 대통령령이 정하는 주류의 판매용 용기에 과다한 음주는 건강에 해롭다는 내용과 임신 중 음주는 태아의 건강을 해칠 수 있다는 내용의 경고문구를 표기하여야 한다.

㉣ 경고문구의 표시내용, 방법 등에 관하여 필요한 사항은 보건복지부령으로 정한다.

② 주류광고의 제한·금지 특례(법 제8조의2)

㉠ 「주류 면허 등에 관한 법률」에 따라 주류 제조면허나 주류 판매업면허를 받은 자 및 주류를 수입하는 자를 제외하고는 주류에 관한 광고를 하여서는 아니 된다.

㉡ 광고 또는 그에 사용되는 광고물은 다음의 사항을 준수하여야 한다.

ⓐ 음주자에게 주류의 품명·종류 및 특징을 알리는 것 외에 주류의 판매촉진을 위하여 경품 및 금품을 제공한다는 내용을 표시하지 아니할 것

ⓑ 직접적 또는 간접적으로 음주를 권장 또는 유도하거나 임산부 또는 미성년자의 인물, 목소리 혹은 음주하는 행위를 묘사하지 아니할 것

ⓒ 운전이나 작업 중에 음주하는 행위를 묘사하지 아니할 것

ⓓ 경고문구를 광고와 주류의 용기에 표기하여 광고할 것. 다만, 경고문구가 표기되어 있지 아니한 부분을 이용하여 광고를 하고자 할 때에는 경고문구를 주류의 용기하단에 별도로 표기하여야 한다.

ⓔ 음주가 체력 또는 운동 능력을 향상시킨다거나 질병의 치료 또는 정신건강에 도움이 된다는 표현 등 국민의 건강과 관련하여 검증되지 아니한 내용을 주류광고에 표시하지 아니할 것

ⓕ 그 밖에 대통령령으로 정하는 광고의 기준에 관한 사항

㉢ 보건복지부장관은 「주세법」에 따른 주류의 광고가 ②항 ㉡의 기준을 위반한 경우 그 내용의 변경 등 시정을 요구하거나 금지를 명할 수 있다.

③ 절주문화 조성 및 알코올 남용·의존 관리(법 제8조의3)

㉠ 국가 및 지방자치단체는 절주문화 조성 및 알코올 남용·의존의 예방 및 치료를 위하여 노력하여야 하며, 이를 위한 조사·연구 또는 사업을 추진할 수 있다.

㉡ 다음의 사항에 대한 자문을 위하여 보건복지부장관 소속으로 음주폐해예방위원회를 두며, 그 구성 및 운영 등에 필요한 사항은 보건복지부령으로 정한다.

ⓐ 절주문화 조성을 위한 정책 수립

ⓑ 주류의 광고기준 마련에 관한 사항

ⓒ 알코올 남용·의존의 예방 및 관리를 위한 사항

ⓓ 그 밖에 음주폐해 감소를 위하여 필요한 사항

㉢ 보건복지부장관은 5년마다 「정신건강증진 및 정신질환자 복지서비스 지원에 관한 법률」 제10조에 따른 실태조사와 연계하여 알코올 남용·의존 실태조사를 실시하여야 한다.

④ 금주구역 지정(법 제8조의4)

㉠ 지방자치단체는 음주폐해 예방과 주민의 건강증진을 위하여 필요하다고 인정하는 경우 조례로 다수인이 모이거나 오고가는 관할구역 안의 일정한 장소를 금주구역으로 지정할 수 있다.

㉡ 지정된 금주구역에서는 음주를 하여서는 아니 된다.

㉢ 특별자치시장·특별자치도지사·시장·군수·구청장은 지정된 금주구역을 알리는 안내표지를 설치하여야 한다. 이 경우 금주구역 안내표지의 설치 방법 등에 필요한 사항은 보건복지부령으로 정한다.

### (6) 금연을 위한 조치(법 제9조) 기출 2015 지방직

① 「담배사업법」에 의한 지정소매인 기타 담배를 판매하는 자는 대통령령이 정하는 장소 외에서 담배자동판매기를 설치하여 담배를 판매하여서는 아니 된다.

② 대통령령이 정하는 장소에 담배자동판매기를 설치하여 담배를 판매하는 자는 보건복지부령이 정하는 바에 따라 성인인증장치를 부착하여야 한다.

**담배자동판매기의 설치가 허용되는 장소(시행령 제15조 제1항)**

1. 미성년자 등을 보호하는 법령에서 19세 미만의 자의 출입이 금지되어 있는 장소
2. 지정소매인 기타 담배를 판매하는 자가 운영하는 점포 및 영업장의 내부
3. 공중이 이용하는 시설 중 흡연자를 위해 설치한 흡연실. 다만, 담배자동판매기를 설치하는 자가 19세 미만의 자에게 담배자동판매기를 이용하지 못하게 할 수 있는 흡연실로 한정한다.

③ 다음 공중이 이용하는 시설의 소유자・점유자 또는 관리자는 해당 시설의 전체를 금연구역으로 지정하고 금연구역을 알리는 표지를 설치하여야 한다. 이 경우 흡연자를 위한 흡연실을 설치할 수 있으며, 금연구역을 알리는 표지와 흡연실을 설치하는 기준・방법 등은 보건복지부령으로 정한다.

- 국회의 청사
- 정부 및 지방자치단체의 청사
- 「법원조직법」에 따른 법원과 그 소속 기관의 청사
- 「공공기관의 운영에 관한 법률」에 따른 공공기관의 청사
- 「지방공기업법」에 따른 지방공기업의 청사
- 「유아교육법」・「초・중등교육법」에 따른 학교[교사(校舍)와 운동장 등 모든 구역을 포함한다]
- 「고등교육법」에 따른 학교의 교사
- 「의료법」에 따른 의료기관, 「지역보건법」에 따른 보건소・보건의료원・보건지소
- 「영유아보육법」에 따른 어린이집
- 「청소년활동 진흥법」에 따른 청소년수련관, 청소년수련원, 청소년문화의집, 청소년특화시설, 청소년야영장, 유스호스텔, 청소년이용시설 등 청소년활동시설
- 「도서관법」에 따른 도서관
- 「어린이놀이시설 안전관리법」에 따른 어린이놀이시설
- 「학원의 설립・운영 및 과외교습에 관한 법률」에 따른 학원 중 학교교과교습학원과 연면적 1천제곱미터 이상의 학원
- 공항・여객부두・철도역・여객자동차터미널 등 교통 관련 시설의 대합실・승강장, 지하보도 및 16인승 이상의 교통수단으로서 여객 또는 화물을 유상으로 운하는 것
- 「자동차관리법」에 따른 어린이운송용 승합자동차
- 연면적 1천제곱미터 이상의 사무용건축물, 공장 및 복합용도의 건축물
- 「공연법」에 따른 공연장으로서 객석수 300석 이상의 공연장
- 「유통산업발전법」에 따라 개설등록된 대규모점포와 같은 법에 따른 상점가 중 지하도에 있는 상점가
- 「관광진흥법」에 따른 관광숙박업소
- 「체육시설의 설치・이용에 관한 법률」에 따른 체육시설로서 1천명 이상의 관객을 수용할 수 있는 체육시설과 같은 법 제10조에 따른 체육시설업에 해당하는 체육시설로서 실내에 설치된 체육시설
- 「사회복지사업법」에 따른 사회복지시설
- 「공중위생관리법」에 따른 목욕장
- 「게임산업진흥에 관한 법률」에 따른 청소년게임제공업소, 일반게임제공업소, 인터넷컴퓨터게임시설제공업소 및 복합유통게임제공업소
- 「식품위생법」에 따른 식품접객업 중 영업장의 넓이가 보건복지부령으로 정하는 넓이 이상인 휴게음식점영업소, 일반음식점영업소 및 제과점영업소와 같은 법에 따른 식품소분・판매업 중 보건복지부령으로 정하는 넓이 이상인 실내 휴게공간을 마련하여 운영하는 식품자동판매기 영업소
- 「청소년보호법」에 따른 만화대여업소
- 그 밖에 보건복지부령으로 정하는 시설 또는 기관

④ 특별자치시장·특별자치도지사·시장·군수·구청장은 「주택법」 제2조 제3호에 따른 공동주택의 거주 세대 중 2분의 1 이상이 그 공동주택의 복도, 계단, 엘리베이터 및 지하주차장의 전부 또는 일부를 금연구역으로 지정하여 줄 것을 신청하면 그 구역을 금연구역으로 지정하고, 금연구역임을 알리는 안내표지를 설치하여야 한다. 이 경우 금연구역 지정 절차 및 금연구역 안내표지 설치 방법 등은 보건복지부령으로 정한다.

⑤ 특별자치시장·특별자치도지사·시장·군수·구청장은 흡연으로 인한 피해 방지와 주민의 건강 증진을 위하여 다음에 해당하는 장소를 금연구역으로 지정하고, 금연구역임을 알리는 안내표지를 설치하여야 한다. 이 경우 금연구역 안내표지 설치 방법 등에 필요한 사항은 보건복지부령으로 정한다.

㉠ 「유아교육법」에 따른 유치원 시설의 경계선으로부터 10미터 이내의 구역(일반 공중의 통행·이용 등에 제공된 구역을 말한다)

㉡ 「영유아보육법」에 따른 어린이집 시설의 경계선으로부터 10미터 이내의 구역(일반 공중의 통행·이용 등에 제공된 구역을 말한다)

⑥ 지방자치단체는 흡연으로 인한 피해 방지와 주민의 건강 증진을 위하여 필요하다고 인정하는 경우 조례로 다수인이 모이거나 오고가는 관할 구역 안의 일정한 장소를 금연구역으로 지정할 수 있다.

⑦ 누구든지 지정된 금연구역에서 흡연하여서는 아니 된다.

⑧ 특별자치시장·특별자치도지사·시장·군수·구청장은 공중이 이용하는 시설의 소유자·점유자 또는 관리자가 다음의 어느 하나에 해당하면 일정한 기간을 정하여 그 시정을 명할 수 있다.

㉠ 금연구역을 지정하지 아니하거나 금연구역을 알리는 표지를 설치하지 아니한 경우

㉡ 금연구역을 알리는 표지 또는 흡연실의 설치 기준·방법 등을 위반한 경우

### (7) 담배에 관한 경고문구 등 표시(법 제9조의2)

① 「담배사업법」에 따른 담배의 제조자 또는 수입판매업자(이하 "제조자 등"이라 한다)는 담배갑포장지 앞면·뒷면·옆면 및 대통령령으로 정하는 광고(판매촉진 활동을 포함한다)에 다음의 내용을 인쇄하여 표기하여야 한다. 다만, <u>흡연의 폐해를 나타내는 내용의 경고그림(사진을 포함)</u>의 표기는 담배갑포장지에 한정하되 앞면과 뒷면에 하여야 한다.

㉠ 흡연의 폐해를 나타내는 내용의 경고그림(사진을 포함한다)

㉡ 흡연이 폐암 등 질병의 원인이 될 수 있다는 내용 및 다른 사람의 건강을 위협할 수 있다는 내용의 경고문구

㉢ 타르 흡입량은 흡연자의 흡연습관에 따라 다르다는 내용의 경고문구

㉣ 담배에 포함된 다음의 발암성 물질

ⓐ 나프틸아민

ⓑ 니켈

ⓒ 벤젠

ⓓ 비닐 크롤라이드

ⓔ 비소

ⓕ 카드뮴

㉤ 보건복지부령으로 정하는 금연상담전화의 전화번호

② 경고그림과 경고문구는 담배갑포장지의 경우 그 넓이의 100분의 50 이상에 해당하는 크기로 표기하여야 한다. 이 경우 경고그림은 담배갑포장지 앞면, 뒷면 각각의 넓이의 100분의 30 이상에 해당하는 크기로 하여야 한다.

③ 위 ①, ②항에서 정한 사항 외의 경고그림 및 경고문구 등의 내용과 표기 방법·형태 등의 구체적인 사항은 대통령령으로 정한다. 다만, 경고그림은 사실적 근거를 바탕으로 하고, 지나치게 혐오감을 주지 아니하여야 한다.

④ 위의 규정에도 불구하고 전자담배 등 대통령령으로 정하는 담배에 제조자 등이 표기하여야 할 경고그림 및 경고문구 등의 내용과 그 표기 방법·형태 등은 대통령령으로 따로 정한다.

### (8) 가향물질 함유 표시 제한(법 제9조의3)

제조자 등은 담배에 연초 외의 식품이나 향기가 나는 물질(이하 "가향물질"이라 한다)을 포함하는 경우 이를 표시하는 문구나 그림·사진을 제품의 포장이나 광고에 사용하여서는 아니 된다.

### (9) 담배에 관한 광고의 금지 또는 제한(법 제9조의4)

① 담배에 관한 광고 방법

㉠ 지정소매인의 영업소 내부에서 보건복지부령으로 정하는 광고물을 전시(展示) 또는 부착하는 행위. 다만, 영업소 외부에 그 광고내용이 보이게 전시 또는 부착하는 경우에는 그러하지 아니하다.

㉡ 품종군별로 연간 10회 이내(1회당 2쪽 이내)에서 잡지[「잡지 등 정기간행물의 진흥에 관한 법률」에 따라 등록 또는 신고되어 주 1회 이하 정기적으로 발행되는 제책(製冊)된 정기간행물 및 「신문 등의 진흥에 관한 법률」에 따라 등록된 주 1회 이하 정기적으로 발행되는 신문과 「출판문화산업 진흥법」에 따른 외국간행물로서 동일한 제호로 연 1회 이상 정기적으로 발행되는 것(이하 "외국정기간행물"이라 한다)을 말하며, 여성 또는 청소년을 대상으로 하는 것은 제외한다]에 광고를 게재하는 행위. 다만, 보건복지부령으로 정하는 판매부수 이하로 국내에서 판매되는 외국정기간행물로서 외국문자로만 쓰여져 있는 잡지인 경우에는 광고게재의 제한을 받지 아니한다.

㉢ 사회·문화·음악·체육 등의 행사(여성 또는 청소년을 대상으로 하는 행사는 제외한다)를 후원하는 행위. 이 경우 후원하는 자의 명칭을 사용하는 외에 제품광고를 하여서는 아니 된다.

㉣ 국제선의 항공기 및 여객선, 그 밖에 보건복지부령으로 정하는 장소 안에서 하는 광고

② 제조자 등의 담배에 관한 광고

㉠ 제조자 등은 담배광고를 「담배사업법」에 따른 도매업자 또는 지정소매인으로 하여금 하게 할 수 있다. 이 경우 도매업자 또는 지정소매인이 한 광고는 제조자 등이 한 광고로 본다.

㉡ 제조자 등은 담배에 관한 광고가 위배되지 아니하도록 자율적으로 규제하여야 한다.

③ 담배광고 또는 그에 사용되는 광고물의 준수사항

㉠ 흡연자에게 담배의 품명·종류 및 특징을 알리는 정도를 넘지 아니할 것

㉡ 비흡연자에게 직접적 또는 간접적으로 흡연을 권장 또는 유도하거나 여성 또는 청소년의 인물을 묘사하지 아니할 것

㉢ 표기하는 흡연 경고문구의 내용 및 취지에 반하는 내용 또는 형태가 아닐 것

㉣ 국민의 건강과 관련하여 검증되지 아니한 내용을 표시하지 아니할 것. 이 경우 광고내용의 사실 여부에 대한 검증 방법·절차 등 필요한 사항은 대통령령으로 정한다.

④ 위반광고에 대한 시정조치 요청

보건복지부장관은 문화체육관광부장관에게 위반한 광고가 게재된 외국정기간행물의 수입업자에 대하여 시정조치 등을 할 것을 요청할 수 있다.

### (10) 건강생활실천협의회(법 제10조)

① 시·도지사 및 시장·군수·구청장은 건강생활의 실천운동을 추진하기 위하여 지역사회의 주민·단체 또는 공공기관이 참여하는 건강생활실천협의회를 구성하여야 한다.

② 건강생활실천협의회의 조직 및 운영에 관하여 필요한 사항은 지방자치단체의 조례로 정한다.

### (11) 보건교육

① 보건교육의 관장(법 제11조)

보건복지부장관은 국민의 보건교육에 관하여 관계중앙행정기관의 장과 협의하여 이를 총괄한다.

② 보건교육의 실시 등(법 제12조)

㉠ 국가 및 지방자치단체는 모든 국민이 올바른 보건의료의 이용과 건강한 생활습관을 실천할 수 있도록 그 대상이 되는 개인 또는 집단의 특성·건강상태·건강의식 수준 등에 따라 적절한 보건교육을 실시한다.

㉡ 국가 또는 지방자치단체는 국민건강증진사업관련 법인 또는 단체 등이 보건교육을 실시할 경우 이에 필요한 지원을 할 수 있다.

㉢ 보건복지부장관, 시·도지사 및 시장·군수·구청장은 보건교육을 실시하는 국민건강증진사업관련 법인 또는 단체 등에 대하여 보건교육의 계획 및 그 결과에 관한 자료를 요청할 수 있다.

### (12) 영양개선(법 제15조)

① 국가 및 지방자치단체는 국민의 영양상태를 조사하여 국민의 영양개선방안을 강구하고 영양에 관한 지도를 실시하여야 한다.

② 국가 및 지방자치단체는 국민의 영양개선을 위하여 다음의 사업을 행한다.

㉠ 영양교육사업

㉡ 영양개선에 관한 조사·연구사업

㉢ 기타 영양개선에 관하여 보건복지부령이 정하는 사업

## (13) 국민영양조사 등

### ① 국민영향조사(법 제16조)

㉠ 질병관리청장은 보건복지부장관과 협의하여 국민의 건강상태·식품섭취·식생활조사 등 국민의 영양에 관한 조사(이하 "국민영양조사"라 한다)를 정기적으로 실시한다.

㉡ 특별시·광역시 및 도에는 국민영양조사와 영양에 관한 지도업무를 행하게 하기 위한 공무원을 두어야 한다.

㉢ 국민영양조사를 행하는 공무원은 그 권한을 나타내는 증표를 관계인에게 내보여야 한다.

㉣ 국민영양조사의 내용 및 방법 기타 국민영양조사와 영양에 관한 지도에 관하여 필요한 사항은 대통령령으로 정한다.

### ② 국민영양조사의 주기(시행령 제19조)

국민영양조사는 매년 실시한다.

### ③ 조사대상(시행령 제20조)

㉠ 질병관리청장은 보건복지부장관과 협의하여 매년 구역과 기준을 정하여 선정한 가구 및 그 가구원에 대하여 영양조사를 실시한다.

㉡ 질병관리청장은 보건복지부장관과 협의하여 노인·임산부등 특히 영양개선이 필요하다고 판단되는 사람에 대해서는 따로 조사기간을 정하여 영양조사를 실시할 수 있다.

㉢ 관할 시·도지사는 조사대상으로 선정된 가구와 조사대상이 된 사람에게 이를 통지해야 한다.

### ④ 조사항목(시행령 제21조)

영양조사는 건강상태조사·식품섭취조사 및 식생활조사로 구분하여 행한다.

| 구 분 | 조사항목 |
|---|---|
| 건강상태조사 | • 신체상태<br>• 영양관계 증후<br>• 그 밖에 건강상태에 관한 사항 |
| 식품섭취조사 | • 조사가구의 일반사항<br>• 일정한 기간의 식사상황<br>• 일정한 기간의 식품섭취상황 |
| 식생활조사 | • 가구원의 식사 일반사항<br>• 조사가구의 조리시설과 환경<br>• 일정한 기간에 사용한 식품의 가격 및 조달방법 |

## (14) 신체활동장려사업

### ① 신체활동장려사업의 계획 수립·시행(법 제16조의2)

국가 및 지방자치단체는 신체활동장려에 관한 사업 계획을 수립·시행하여야 한다.

### ② 신체활동장려사업(법 제16조의3 제1항)

국가 및 지방자치단체는 국민의 건강증진을 위하여 신체활동을 장려할 수 있도록 다음의 사업을 한다.

㉠ 신체활동장려에 관한 교육사업

㉡ 신체활동장려에 관한 조사·연구사업

㉢ 그 밖에 신체활동장려를 위하여 대통령령으로 정하는 사업

### (15) 구강건강사업

① 구강건강사업의 계획수립 · 시행(법 제17조)

국가 및 지방자치단체는 구강건강에 관한 사업의 계획을 수립 · 시행하여야 한다.

② 구강건강사업(법 제18조 제1항)

국가 및 지방자치단체는 국민의 구강질환의 예방과 구강건강의 증진을 위하여 다음의 사업을 행한다.

㉠ 구강건강에 관한 교육사업

㉡ 수돗물불소농도조정사업

㉢ 구강건강에 관한 조사 · 연구사업

㉣ 기타 구강건강의 증진을 위하여 대통령령이 정하는 사업(시행령 제23조)

ⓐ 충치예방을 위한 치아홈메우기사업

ⓑ 불소용액양치사업

ⓒ 구강건강의 증진을 위하여 보건복지부령이 정하는 사업

③ 구강건강사업의 내용 등(시행규칙 제18조)

㉠ 시 · 도지사 또는 시장 · 군수 · 구청장은 구강건강실태를 조사하여 지역주민의 구강건강증진을 위한 사업을 시행하여야 한다.

㉡ 시 · 도지사 또는 시장 · 군수 · 구청장이 수돗물에 대한 불소농도조정사업을 시행하고자 할 때에는 미리 보건복지부장관과 협의하여야 한다.

㉢ 수돗물에 대한 불소농도조정사업 · 불소용액양치사업 등 구강건강사업의 관리기준 및 운영방법은 보건복지부장관이 정한다.

### (16) 건강증진사업 등(법 제19조) 기출 2021 서울시

① 국가 및 지방자치단체는 국민건강증진사업에 필요한 요원 및 시설을 확보하고, 그 시설의 이용에 필요한 시책을 강구하여야 한다.

② 특별자치시장 · 특별자치도지사 · 시장 · 군수 · 구청장은 지역주민의 건강증진을 위하여 보건복지부령이 정하는 바에 의하여 보건소장으로 하여금 다음의 사업을 하게 할 수 있다.

㉠ 보건교육 및 건강상담

㉡ 영양관리

㉢ 신체활동장려

㉣ 구강건강의 관리

㉤ 질병의 조기발견을 위한 검진 및 처방

㉥ 지역사회의 보건문제에 관한 조사 · 연구

㉦ 기타 건강교실의 운영 등 건강증진사업에 관한 사항

③ 보건소장이 ㉠ 보건교육 및 건강상담, ㉡ 영양관리, ㉢ 신체활동장려 ㉣ 구강건강의 관리, ㉤ 질병의 조기발견을 위한 검진 및 처방의 업무를 행한 때에는 이용자의 개인별 건강상태를 기록하여 유지 · 관리하여야 한다.

④ 건강증진사업에 필요한 시설 · 운영에 관하여는 보건복지부령으로 정한다.

### (17) 시·도건강증진사업지원단 설치 및 운영 등(법 제19조의2)

① 시·도지사는 실행계획의 수립 및 건강증진사업의 효율적인 업무 수행을 지원하기 위하여 시·도건강증진사업지원단(이하 "지원단"이라 한다)을 설치·운영할 수 있다.

② 시·도지사는 지원단 운영을 건강증진사업에 관한 전문성이 있다고 인정하는 법인 또는 단체에 위탁할 수 있다. 이 경우 시·도지사는 그 운영에 필요한 경비의 전부 또는 일부를 지원할 수 있다.

③ 위 ①항 및 ②항에서 규정한 사항 외에 지원단의 설치·운영 및 위탁 등에 관하여 필요한 사항은 보건복지부령으로 정한다.

### (18) 검 진

① 검진(법 제20조, 시행규칙 제20조)

국가는 건강증진을 위하여 필요한 경우에 보건복지부령이 정하는 바에 의하여 국민에 대하여 건강검진을 실시할 수 있다.

㉠ 국가가 건강검진을 실시하는 경우에는 특별자치시장·특별자치도지사·시장·군수·구청장으로 하여금 보건소장이 이를 실시하도록 하여야 한다. 다만, 필요한 경우에는 「의료법」에 의한 종합병원 및 병원(치과병원 및 한방병원을 포함) 또는 보건복지부장관이 정하여 고시하는 보건교육 관련 법인 또는 단체에 위탁하여 실시하게 할 수 있다.

㉡ 건강검진은 연령별·대상별로 검진항목을 정하여 실시하여야 한다.

② 검진결과의 공개금지(법 제21조)

건강검진을 한 자 또는 검진기관에 근무하는 자는 국민의 건강증진사업의 수행을 위하여 불가피한 경우를 제외하고는 정당한 사유 없이 검진결과를 공개하여서는 아니 된다.



## 3 국민건강증진기금

### (1) 기금의 설치 등(법 제22조)

① 기금의 설치

보건복지부장관은 국민건강증진사업의 원활한 추진에 필요한 재원을 확보하기 위하여 국민건강증진기금(이하 "기금"이라 한다)을 설치한다.

② 기금의 재원

기금은 다음의 재원으로 조성한다.

㉠ 「담배사업법」 제2조에 따른 부담금

㉡ 기금의 운용 수익금

### (2) 국민건강증진부담금의 부과·징수 등

① 부담금의 부과·징수(법 제23조)

㉠ 보건복지부장관은 「지방세법」 제47조 제4호 및 제6호에 따른 제조자 및 수입판매업자가 판매하는 같은 조 제1호에 따른 담배(「지방세법」에 따라 담배소비세가 면제되는 것 및 담배소비세액이 공제 또는 환급되는 것은 제외한다)에 다음의 구분에 따른 부담금을 부과·징수한다.

- **궐련** : 20개비당 841원
- **전자담배**

| 니코틴 용액을 사용하는 경우 | 1밀리리터당 525원 |
|---|---|
| 연초 및 연초 고형물을 사용하는 경우 | • 궐련형 : 20개비당 750원<br>• 기타 유형 : 1그램당 73원 |

- **파이프담배** : 1그램당 30.2원
- **엽궐련(葉卷煙)** : 1그램당 85.8원
- **각련(刻煙)** : 1그램당 30.2원
- **씹는 담배** : 1그램당 34.4원
- **냄새 맡는 담배** : 1그램당 21.4원
- **물담배** : 1그램당 1050.1원
- **머금는 담배** : 1그램당 534.5원

㉡ 제조자 및 수입판매업자는 매월 1일부터 말일까지 제조장 또는 보세구역에서 반출된 담배의 수량과 산출된 부담금의 내역에 관한 자료를 다음 달 15일까지 보건복지부장관에게 제출하여야 한다.

㉢ 보건복지부장관은 자료를 제출 받은 때에는 그 날부터 5일 이내에 부담금의 금액과 납부기한 등을 명시하여 해당 제조자 및 수입판매업자에게 납부고지를 하여야 한다.

㉣ 제조자 및 수입판매업자는 납부고지를 받은 때에는 납부고지를 받은 달의 말일까지 이를 납부하여야 한다.

㉤ 보건복지부장관은 부담금을 납부하여야 할 자가 납부기한 이내에 부담금을 내지 아니하는 경우 납부기한이 지난 후 10일 이내에 30일 이상의 기간을 정하여 독촉장을 발부하여야 하며, 체납된 부담금에 대해서는 「국세기본법」 제47조의4를 준용하여 가산금을 징수한다.

㉥ 보건복지부장관은 독촉을 받은 자가 그 기간 이내에 부담금과 가산금을 납부하지 아니한 때에는 국세체납처분의 예에 의하여 이를 징수한다.

㉦ 담배의 구분에 관하여는 담배의 성질과 모양, 제조과정 등을 기준으로 하여 대통령령으로 정한다.

② 부담금의 납부담보(법 제23조의2)

㉠ 보건복지부장관은 부담금의 납부 보전을 위하여 대통령령이 정하는 바에 따라 제조자 및 수입판매업자에게 담보의 제공을 요구할 수 있다.

㉡ 보건복지부장관은 담보제공의 요구를 받은 제조자 및 수입판매업자가 담보를 제공하지 아니하거나 요구분의 일부만을 제공한 경우 특별시장·광역시장·특별자치시장·특별자치도지사·시장·군수 및 세관장에게 담배의 반출금지를 요구할 수 있다.

㉢ 담배의 반출금지 요구를 받은 특별시장·광역시장·특별자치시장·특별자치도지사·시장·군수 및 세관장은 이에 응하여야 한다.

③ 부담금 부과 · 징수의 협조(법 제23조의3)

㉠ 보건복지부장관은 부담금의 부과 · 징수와 관련하여 필요한 경우에는 중앙행정기관 · 지방자치단체 그 밖의 관계 기관 · 단체 등에 대하여 자료제출 등의 협조를 요청할 수 있다.

㉡ 협조요청을 받은 중앙행정기관 · 지방자치단체 그 밖의 관계 기관 · 단체 등은 특별한 사유가 없는 한 이에 응하여야 한다.

㉢ 보건복지부장관에게 제출되는 자료에 대하여는 사용료 · 수수료 등을 면제한다.

### (3) 기금의 관리 · 운용(법 제24조)

① 기금은 보건복지부장관이 관리 · 운용한다.

② 보건복지부장관은 기금의 운용성과 및 재정상태를 명확히 하기 위하여 대통령령이 정하는 바에 의하여 회계처리하여야 한다.

③ 기금의 관리 · 운용 기타 필요한 사항은 대통령령으로 정한다.

### (4) 기금의 사용 등(법 제25조)

① 기금은 다음의 사업에 사용한다.

㉠ 금연교육 및 광고, 흡연피해 예방 및 흡연피해자 지원 등 국민건강관리사업

㉡ 건강생활의 지원사업

㉢ 보건교육 및 그 자료의 개발

㉣ 보건통계의 작성 · 보급과 보건의료관련 조사 · 연구 및 개발에 관한 사업

㉤ 질병의 예방 · 검진 · 관리 및 암의 치료를 위한 사업

㉥ 국민영양관리사업

㉦ 신체활동장려사업

㉧ 구강건강관리사업

㉨ 시 · 도지사 및 시장 · 군수 · 구청장이 행하는 건강증진사업

㉩ 공공보건의료 및 건강증진을 위한 시설 · 장비의 확충

㉪ 기금의 관리 · 운용에 필요한 경비

㉫ 그 밖에 국민건강증진사업에 소요되는 경비로서 대통령령이 정하는 사업

ⓐ 만성퇴행성 질환의 관리사업

ⓑ 법 제27조의 규정에 의한 지도 · 훈련사업

ⓒ 건강증진을 위한 체육활동 지원사업

ⓓ 금연지도원 제도 운영 등 지역사회 금연 환경 조성 사업

**지도 · 훈련(법 제27조 제1항)**
보건복지부장관 또는 질병관리청장은 보건교육을 담당하거나 국민영양조사 및 영양에 관한 지도를 담당하는 공무원 또는 보건복지부령이 정하는 단체 및 공공기관에 종사하는 담당자의 자질향상을 위하여 필요한 지도와 훈련을 할 수 있다.

② 보건복지부장관은 기금을 ①항의 사업에 사용함에 있어서 아동 · 청소년 · 여성 · 노인 · 장애인 등에 대하여 특별히 배려 · 지원할 수 있다.

③ 보건복지부장관은 기금을 ①항의 사업에 사용함에 있어서 필요한 경우에는 보조금으로 교부할 수 있다.

CHAPTER 11 보건의료관계법규

# 출제예상문제

## 01 의료법

**01** 의료인이 아닌 사람은?

① 약 사
② 의 사
③ 한의사
④ 간호사

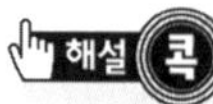

"의료인"이란 보건복지부장관의 면허를 받은 의사·치과의사·한의사·조산사 및 간호사를 말한다(의료법 제2조 제1항).

**02** 우리나라 「의료법」에 규정된 의료기관에 해당하는 것을 모두 고르면? 기출 2010 지방직

ㄱ. 요양병원
ㄴ. 보건소
ㄷ. 조산원
ㄹ. 노인병원

① ㄱ, ㄴ, ㄷ
② ㄱ, ㄷ
③ ㄴ, ㄹ
④ ㄹ

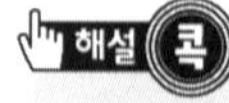

의료기관(의료법 제3조 제2항)

| 구 분 | 종 류 |
|---|---|
| 의원급 의료기관 | 의원, 치과의원, 한의원 |
| 조산원 | 조산사가 조산과 임산부 및 신생아를 대상으로 보건활동과 교육·상담을 하는 의료기관 |
| 병원급 의료기관 | 병원, 치과병원, 한방병원, 요양병원[「장애인복지법」 제58조 제1항 제4호에 따른 의료재활시설로서 병원 등(법 제3조의2)의 요건을 갖춘 의료기관을 포함한다], 정신병원, 종합병원 |

## 03 「의료법」에 규정되어 있는 의료기관에 관한 내용으로 옳은 것은? 기출 2017 지방직 변형

① 의원급 의료기관은 주로 입원환자를 대상으로 한다.

② 조산원은 조산사가 조산과 임산부 및 신생아를 대상으로 보건활동과 교육・상담을 하는 곳이다.

③ 상급종합병원은 보건복지부령으로 정하는 10개 이상의 진료과목을 갖추면 된다.

④ 의원급 의료기관은 의사 및 치과의사만이 개설할 수 있다.

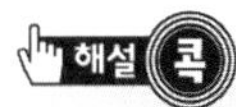

② 의료법 제3조 제2항 제2호
① 의원급 의료기관은 주로 외래환자를 대상으로 한다.
③ 상급종합병원은 보건복지부령으로 정하는 20개 이상의 진료과목을 갖추면 된다.
④ 의원급 의료기관은 의사, 치과의사 또는 한의사가 개설할 수 있다.

## 04 300병상을 초과하는 종합병원에서 설치해야 할 필수진료과목을 모두 고르면?

기출 2012 지방직

| | |
|---|---|
| ㄱ. 영상의학과 | ㄴ. 피부과 |
| ㄷ. 산부인과 | ㄹ. 치과 |
| ㅁ. 비뇨기과 | ㅂ. 응급의학과 |
| ㅅ. 정신건강의학과 | ㅇ. 소아청소년과 |

① ㄱ, ㄴ, ㄷ, ㄹ, ㅇ

② ㄱ, ㄷ, ㄹ, ㅅ, ㅇ

③ ㄱ, ㄷ, ㅁ, ㅂ, ㅅ

④ ㄴ, ㄹ, ㅁ, ㅅ, ㅇ

해설 콕

종합병원의 요건(의료법 제3조의3 제1항)

| 구 분 | 필수진료과목 |
|---|---|
| 100병상 이상 300병상 이하인 경우 | 내과・외과・소아청소년과・산부인과 중 3개 진료과목, 영상의학과, 마취통증의학과와 진단검사의학과 또는 병리과를 포함한 7개 이상의 진료과목을 갖추고, 각 진료과목마다 전속하는 전문의를 둘 것 |
| 300병상을 초과하는 경우 | 내과, 외과, **소아청소년과**, **산부인과**, **영상의학과**, 마취통증의학과, 진단검사의학과 또는 병리과, **정신건강의학과** 및 **치과**를 포함한 9개 이상의 진료과목을 갖추고, 각 진료과목마다 전속하는 전문의를 둘 것 |

## 05 「의료법」상 우리나라 보건의료기관 시설과 인력 기준에 대한 설명으로 가장 옳은 것은?

기출 2020 서울시

① 상급종합병원은 9개 이상의 진료과목이 개설되어야 한다.
② 치과병원과 요양병원은 30병상 이상의 입원시설이 필요하다.
③ 100병상을 초과하는 종합병원에는 반드시 치과가 포함되어야 한다.
④ 종합병원에 설치되는 필수진료과목에는 전속하는 전문의가 있어야 한다.

해설 콕

④ 의료법 제3조의3 제1항
① 상급종합병원은 20개 이상의 진료과목이 개설되어야 한다(의료법 제3조의4 제1항 제1호).
② 종합병원 · 병원 · 요양병원은 입원환자 100명 이상(병원 · 요양병원의 경우는 30명 이상)을 수용할 수 있는 입원시설이 필요하다(의료법 시행규칙 별표 3).
③ 300병상을 초과하는 종합병원에는 반드시 치과가 포함되어야 한다(의료법 제3조의3 제1항 제3호).

## 06 종합병원에 대한 설명으로 옳은 것은?

기출 2010 지방직

① 종합병원은 의사, 치과의사, 한의사가 개설할 수 있다.
② 종합병원은 입원환자 30인 이상 수용할 수 있는 시설을 갖추어야 한다.
③ 종합병원의 진료과목은 300병상을 초과할 경우 내과 및 치과 등을 포함한 9개 이상 갖추어야 한다.
④ 종합병원은 진료과목마다 전속하는 일반의사를 갖추어야 한다.

해설 콕

300병상을 초과하는 경우에는 내과, 외과, 소아청소년과, 산부인과, 영상의학과, 마취통증의학과, 진단검사의학과 또는 병리과, 정신건강의학과 및 치과를 포함한 9개 이상의 진료과목을 갖추고, 각 진료과목마다 전속하는 전문의를 두어야 한다(의료법 제3조의3 제1항 제3호).
① 의사는 종합병원 · 병원 · 요양병원 또는 의원을, 치과의사는 치과병원 또는 치과의원을, 한의사는 한방병원 · 요양병원 또는 한의원을, 조산사는 조산원만을 개설할 수 있다(의료법 제33조 제2항).
② 종합병원은 100개 이상의 병상을 갖추어야 한다(의료법 제3조의3 제1항).
④ 종합병원은 진료과목마다 전속하는 전문의를 두어야 한다(의료법 제3조의3 제1항 제2호 및 제3호).

## 07 우리나라의 보건의료기관 설치기준에 대한 설명으로 옳은 것은? 기출 2011 지방직

① 종합병원은 병상이 80개 이상이어야 한다.
② 읍, 면 단위별로 보건진료소가 설치되어야 한다.
③ 병원과 치과병원의 병상은 30개 이상이어야 한다.
④ 300병상을 초과하는 종합병원에는 정신건강의학과와 치과가 개설되어야 한다.

해설 콕

④ 의료법 제3조의3 제1항 제3호
① 종합병원은 병상이 100개 이상이어야 한다(의료법 제3조의3 제1항 제1호).
② 보건진료소는 「농어촌 등 보건의료를 위한 특별조치법」에 근거하여 리(里)단위의 오・벽지에 설치하도록 되어 있다(농어촌 등 보건의료를 위한 특별조치법 시행규칙 제17조).
③ 30개 이상의 병상은 병원과 한방병원만 해당한다(의료법 제3조의2).

## 08 「의료법」 제3조의4의 상급종합병원에 대한 설명으로 옳지 않은 것은? 기출 2011 지방직

① 중증질환에 대하여 난이도가 높은 의료행위를 전문적으로 하는 종합병원을 말한다.
② 보건복지부는 3년마다 기관에 대한 평가를 직접 시행해야 한다.
③ 보건복지부령으로 정한 전문과에는 반드시 전속 전문의가 배치되어야 한다.
④ 질병군별 환자구성 비율이 보건복지부령으로 정하는 기준을 충족해야 한다.

해설 콕

보건복지부장관은 평가업무를 관계 전문기관 또는 단체에 위탁할 수 있다(의료법 제3조의4 제4항).

## 09 다음 보기 중 「의료법」에 의한 상급종합병원의 요건으로 옳지 않은 것은? 기출 2015 지방직

① 보건복지부령으로 정하는 인력・시설・장비 등을 갖추어야 한다.
② 10개 이상의 진료과목을 갖추고, 각 진료과목마다 전문의를 두어야 한다.
③ 전문의가 되려는 자를 수련시키는 기관이어야 한다.
④ 질병군별 환자구성비율이 보건복지부령으로 정하는 기준을 충족해야 한다.

해설 콕

20개 이상의 진료과목을 갖추고, 각 진료과목마다 전속하는 전문의를 두어야 한다(의료법 제3조의4 제1항 제1호).

CHAPTER 11 보건의료관계법규

정답 05 ④ 06 ③ 07 ④ 08 ② 09 ②

## 10 다음 중 「의료법 시행규칙」에서 규정하는 진료에 관한 기록보존 연한으로 옳지 않은 것은?

기출 2017 지방직

① 환자 명부 - 5년
② 검사소견기록 - 5년
③ 간호기록부 - 5년
④ 처방전 - 5년

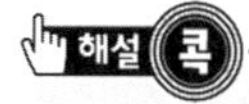

처방전의 기록보존 연한은 2년이다(의료법 시행규칙 제15조).

## 11 진료기록부 등의 보존기간이 모두 옳은 것은?

기출 2018 서울시

① 처방전(2년), 진료기록부(5년), 조산기록부(5년)
② 환자명부(5년), 진단서(3년), 간호기록부(5년)
③ 수술기록부(5년), 처방전(3년), 방사선사진 및 소견서(5년)
④ 진단서(3년), 검사내용 및 검사소견기록(3년), 수술기록부(10년)

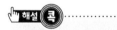

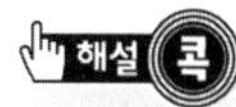

진료기록부 등의 보존기간(의료법 시행규칙 제15조)

| | |
|---|---|
| 2년 | 처방전 |
| 3년 | 진단서 등의 부본(**진단서**·사망진단서 및 시체검안서 등을 따로 구분하여 보존할 것) |
| 5년 | **환자명부**, 검사내용 및 검사소견기록, 방사선 사진(영상물을 포함한다) 및 그 소견서, **간호기록부**, 조산기록부 |
| 10년 | 진료기록부, 수술기록부 |

## 12 「의료법」에서 병원을 개설할 때 거쳐야 할 절차는?

기출 2017 지방직

① 시·도지사에게 신고
② 시·도지사에게 허가
③ 시장·군수·구청장에게 신고
④ 시장·군수·구청장에게 허가

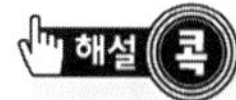

종합병원·병원·치과병원·한방병원·요양병원 또는 정신병원을 개설하려면 시·도 의료기관개설위원회의 심의를 거쳐 보건복지부령으로 정하는 바에 따라 시·도지사의 허가를 받아야 한다(의료법 제33조 제4항).

**13** 〈보기〉의 운영기준을 준수해야 하는 기관은? 기출 2018 서울시

- 의사는 연평균 1일 입원환자 80명까지는 2명, 80명 초과 입원환자는 매 40명마다 1명이 근무하여야 함(한의사 포함)
- 간호사는 연평균 1일 입원환자 6명마다 1명이 근무하여야 함
- 간호조무사는 간호사 정원의 2/3 범위에서 근무 가능함

① 요양원 ② 병 원
③ 한방병원 ④ 요양병원

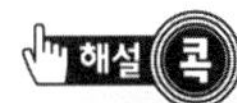

주요 의료기관별 의사 · 간호사의 정원(의료법 시행규칙 별표 5)

| 구 분 | 종합병원 · 병원 · 의원 | 한방병원 | 요양병원 |
|---|---|---|---|
| 의 사 | 연평균 1일 입원환자를 20명으로 나눈 수(이 경우 소수점은 올림). 외래환자 3명은 입원환자 1명으로 환산함 | 추가하는 진료과목당 1명(법 제43조 제2항에 따라 의과 진료과목을 설치하는 경우) | 연평균 1일 입원환자 80명까지는 2명으로 하되, 80명을 초과하는 입원환자는 매 40명마다 1명을 기준으로 함(한의사를 포함하여 환산함). 외래환자 3명은 입원환자 1명으로 환산함 |
| 간호사 | 연평균 1일 입원환자를 2.5명으로 나눈 수(이 경우 소수점은 올림). 외래환자 12명은 입원환자 1명으로 환산함 | 연평균 1일 입원환자를 5명으로 나눈 수(이 경우 소수점은 올림). 외래환자 12명은 입원환자 1명으로 환산함 | 연평균 1일 입원환자 6명마다 1명을 기준으로 함(다만, 간호조무사는 간호사 정원의 3분의 2 범위 내에서 둘 수 있음). 외래환자 12명은 입원환자 1명으로 환산함 |



**14** 다음 중 「의료법령」 상 지방자치단체장에게 신고 또는 승인받아야 하는 경우를 모두 고르면? 기출 2012 지방직

ㄱ. 의원을 개설한 의사 A씨는 2개월간의 해외출장을 이유로 의사 B씨에게 진료를 맡기려고 한다.
ㄴ. 병원에 진단용 방사선 발생장치를 설치 · 운영하고자 한다.
ㄷ. 병원의 노사분규로 인하여 1개월 이상 휴업하고자 한다.

① ㄱ, ㄴ ② ㄱ, ㄷ
③ ㄴ, ㄷ ④ ㄱ, ㄴ, ㄷ

정답 10 ④ 11 ② 12 ② 13 ④ 14 ④

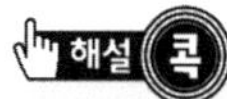

ㄱ. 의원을 개설한 의사 A씨는 2개월간의 해외출장을 이유로 의사 B씨에게 진료를 맡기려고 할 경우 시장·군수·구청장에게 변경신고서를 제출하여야 한다(의료법 시행규칙 제26조 제1항 제2호).

ㄴ. 진단용 방사선 발생장치를 설치·운영하려는 의료기관은 보건복지부령으로 정하는 바에 따라 시장·군수·구청장에게 신고하여야 하며, 보건복지부령으로 정하는 안전관리기준에 맞도록 설치·운영하여야 한다(의료법 제37조 제1항).

ㄷ. 의료기관 개설자는 의료업을 폐업하거나 1개월 이상 휴업(입원환자가 있는 경우에는 1개월 미만의 휴업도 포함한다)하려면 보건복지부령으로 정하는 바에 따라 관할 시장·군수·구청장에게 신고하여야 한다(의료법 제40조 제1항).

## 15 우리나라 의료기관 인증제도에 대한 설명으로 가장 옳지 않은 것은?

기출 2018 서울시

① 의료기관 인증제는 모든 의료기관을 대상으로 하고 있으며, 모든 의료기관은 3년마다 의무적으로 인증신청을 하여야 한다.

② 요양병원은 의무적으로 인증신청을 하도록 「의료법」에 명시되어 있다.

③ 상급종합병원으로 지정받고자 하는 병원급 의료기관은 인증을 받아야 한다.

④ 전문병원으로 지정받고자 하는 병원급 의료기관은 인증을 받아야 한다.

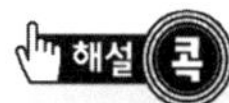

요양병원을 제외한 병원급 이상의 의료기관은 자율적으로 인증을 신청할 수 있으며, 요양병원의 장은 「의료법」에 따라 의무적으로 인증신청을 하여야 한다(의료법 제58조의4 제1항, 제2항). 보건복지부장관은 평가 결과와 인증등급을 활용하여 의료기관에 대해 상급종합병원 지정, 전문병원 지정 등의 조치를 할 수 있다.

## 16 우리나라 의료기관 인증제도에 대한 설명으로 옳은 것은?

기출 2017 지방직

① 인증등급은 인증, 조건부인증으로만 구분한다.

② 인증의 유효기간은 4년, 조건부인증의 경우에는 1년이다.

③ 인증은 종합병원급 이상 의료기관이 자율적으로 인증을 신청한다.

④ 인증원의 장은 의료기관 인증 신청을 접수한 날부터 15일 내에 해당 의료기관의 장과 협의하여 조사일정을 정하고 이를 통보해야 한다.

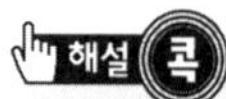

② 의료법 제58조의3 제5항

① 인증등급은 인증, 조건부인증, 불인증으로 구분된다(의료법 제58조의3 제4항).

③ 인증은 종합병원뿐만 아니라, 병원급 이상 의료기관인 병원, 치과병원, 한방병원, 요양병원 등도 신청이 가능하다.

④ 인증원의 장은 의료기관 인증 신청을 접수한 날부터 30일 내에 해당 의료기관의 장과 협의하여 조사일정을 정하고 이를 통보하여야 한다(의료법 시행규칙 제64조의2).

## 17 「의료법」상 의료기관 인증기준 및 방법에 대한 설명으로 가장 옳지 않은 것은?

기출 2022 서울시

① 인증기준에 환자의 권리와 안전, 환자 만족도 등을 포함한다.
② 인증등급은 인증, 조건부인증 및 불인증으로 구분한다.
③ 인증의 유효기간은 5년이며, 조건부인증의 유효기간은 1년이다.
④ 조건부인증은 유효기간 내에 보건복지부령에 따라 재인증을 받아야 한다.

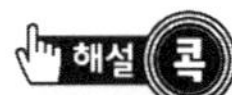

인증의 유효기간은 4년으로 한다. 다만, 조건부인증의 경우에는 유효기간을 1년으로 한다(의료법 제58조의3 제3항).
① 의료법 제58조의3 제1항
② 의료법 제58조의3 제2항
④ 의료법 제58조의3 제4항

## 18 「의료법」 제62조에서 의료기관 회계기준을 규정한 이유로 적절한 것은?

기출 2011 지방직

① 계속성 확보
② 투명성 확보
③ 안정성 확보
④ 유동성 확보

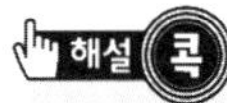

의료기관 개설자는 의료기관 회계를 투명하게 하도록 노력하여야 한다(의료법 제62조 제1항).

## 19 보건복지부장관의 면허 취득 대상자가 아닌 자는?

기출 2010 지방직

① 임상병리사
② 치과기공사
③ 간호조무사
④ 방사선사

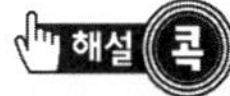

간호조무사는 국가시험에 합격한 후 보건복지부장관의 자격인정을 받아야 한다(의료법 제80조 제1항).
①, ②, ④ 등의 의료기사가 되려면 의료기사 등의 국가시험에 합격한 후 보건복지부장관의 면허를 받아야 한다(의료기사 등에 관한 법률 제4조).



정답 15 ① 16 ② 17 ③ 18 ② 19 ③

## 20 보건의료인에 대한 설명 중 가장 옳지 않은 것은?

기출 2018 서울시

① 응급구조사가 되려는 사람은 보건복지부장관의 면허를 받아야 한다.
② 치과기공사가 되려는 사람은 보건복지부장관의 면허를 받아야 한다.
③ 보건교육사가 되려는 사람은 보건복지부장관의 자격증을 교부받아야 한다.
④ 간호조무사가 되려는 사람은 보건복지부장관의 자격인정을 받아야 한다.

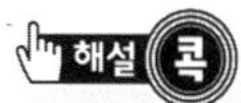


응급구조사가 되려는 사람은 보건복지부장관이 실시하는 시험에 합격한 후 보건복지부장관의 자격인정을 받아야 한다(응급의료에 관한 법률 제36조 제2항).

② 의료기사(임상병리사, 방사선사, 물리치료사, 작업치료사, 치과기공사 및 치과위생사)등이 되려면 의료기사 등의 국가시험에 합격한 후 보건복지부장관의 면허를 받아야 한다.
③ 보건복지부장관은 국민건강증진 및 보건교육에 관한 전문지식을 가진 자에게 보건교육사의 자격증을 교부할 수 있다.
④ 간호조무사가 되려는 사람은 보건복지부령으로 정하는 교육과정을 이수하고 간호조무사 국가시험에 합격한 후 보건복지부장관의 자격인정을 받아야 한다.

## 21 「응급의료에 관한 법령」상 응급환자의 진료비 미수금 대지급(대불)에 대한 설명으로 옳지 않은 것은?

기출 2012 지방직

① 미수금이란 응급환자에게 응급의료를 제공하고 그 비용을 받지 못하였을 때, 그 비용 중 환자 본인이 부담하여야 하는 금액을 말한다.
② 대지급금을 구상함에 있어 상환이 불가능한 대지급금은 결손으로 처리할 수 있다.
③ 응급환자 진료비 미수금대불청구서는 국민건강보험공단이사장에게 제출한다.
④ 응급의료기금은 응급환자 진료비 미수금의 대지급에 사용할 수 있다.

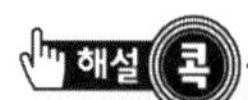

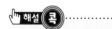

응급환자 진료비 미수금대불청구서는 건강보험심사평가원장에게 제출하여야 한다(응급의료에 관한 법률 시행규칙 제10조 제1항).

① 응급의료에 관한 법률 제22조 제1항
② 응급의료에 관한 법률 제22조 제7항
④ 응급의료에 관한 법률 제21조 제1호

## 02 지역보건법 및 의료급여법

**01** 「지역보건법」에 의거하여 국가와 서울시는 지역사회 건강실태조사를 실시하고 있다. 이에 대한 설명으로 가장 옳지 않은 것은? 기출 2018 서울시

① 지방자치단체의 장은 매년 보건소를 통해 조사를 실시한다.
② 조사 항목에는 건강검진, 예방접종 등 질병 예방에 관한 내용이 포함된다.
③ 일반적으로 표본조사이지만, 필요시 전수조사를 실시할 수 있다.
④ 건강검진은 실측을 통해 통상 2년에 1회 실시하나, 사무직이 아닐 경우 1년에 1회 실시한다.

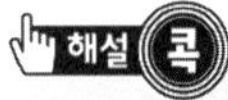


건강검진의 주기 및 횟수는 「지역보건법」이 아닌 「국민건강보험법」에 규정된 내용이다.
① 지역보건법 시행령 제2조 제2항
② 지역보건법 시행령 제2조 제4항 제2호
③ 지역보건법 시행령 제2조 제3항

**02** 지역보건의료계획에 포함되어야 할 내용을 모두 고르면? 기출 2010 지방직

| | |
|---|---|
| ㄱ. 보건의료자원의 조달 | ㄴ. 보건의료 수요의 측정 |
| ㄷ. 보건의료의 전달체계 | ㄹ. 보건의료비 절감대책 |

① ㄱ, ㄴ, ㄷ　　② ㄱ, ㄷ
③ ㄴ, ㄹ　　④ ㄹ

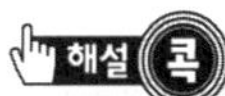


지역보건의료계획에 포함되어야 할 내용(지역보건법 제7조 제1항)
1. 보건의료 수요의 측정
2. 지역보건의료서비스에 관한 장기·단기 공급대책
3. 인력·조직·재정 등 보건의료자원의 조달 및 관리
4. 지역보건의료서비스의 제공을 위한 전달체계 구성 방안
5. 지역보건의료에 관련된 통계의 수집 및 정리



정답 20 ① 21 ③ / 01 ④ 02 ①

**03** 「지역보건법」의 지역보건의료계획에 대한 내용으로 옳은 것은? 기출 2017 지방직

① 지역보건의료에 관련된 통계의 수집 및 정리

② 의료비 상승 억제 정책 연구

③ 지역보건의료계획을 5년마다 수립

④ 국민의료비 측정

해설 콕

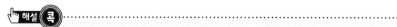

① 지역보건법 제7조 제1항 제5호

②・④ 의료비에 대한 내용은 관련이 없다.

③ 지역보건의료계획을 4년마다 수립하여야 한다.

**04** 「지역보건법 시행령」에 의한 시・군・구 지역보건의료계획의 내용으로 옳은 것은? 기출 2014 서울시

① 정신질환 등의 치료를 위한 전문치료시설의 수급에 관한 사항

② 시・군・구의 지역보건의료기관의 설치・운영의 지원에 관한 사항

③ 의료기관의 병상수급에 관한 사항

④ 지역보건의료기관과 민간의료기관간의 기능 분담 및 발전 방향

⑤ 시・군・구의 지역보건의료기관 인력의 교육훈련에 관한 사항

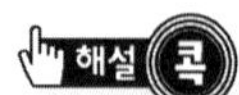

①・②・③・⑤는 특별시장・광역시장・도지사 및 특별자치시장・특별자치도지사가 수립하는 지역보건의료계획의 내용이다.

지역보건의료계획의 세부 내용(지역보건법 시행령 제4조 제1항, 제2항)

① 특별시장・광역시장・도지사(이하 "시・도지사"라 한다) 및 특별자치시장・특별자치도지사가 수립하는 "지역보건의료계획"에 다음 각 호의 내용을 포함시켜야 한다.

1. 지역보건의료계획의 달성 목표
2. 지역현황과 전망
3. 지역보건의료기관과 보건의료 관련기관・단체간의 기능 분담 및 발전 방향
4. 보건소의 기능 및 업무의 추진계획과 추진현황
5. 지역보건의료기관의 인력・시설 등 자원 확충 및 정비 계획
6. 취약계층의 건강관리 및 지역주민의 건강 상태 격차 해소를 위한 추진계획
7. 지역보건의료와 사회복지사업 사이의 연계성 확보 계획
8. 의료기관의 병상(病床)의 수요・공급
9. 정신질환 등의 치료를 위한 전문치료시설의 수요・공급
10. 특별자치시・특별자치도・시・군・구 지역보건의료기관의 설치・운영 지원
11. 시・군・구 지역보건의료기관 인력의 교육훈련
12. 지역보건의료기관과 보건의료 관련기관・단체간의 협력・연계
13. 그 밖에 시・도지사 및 특별자치시장・특별자치도지사가 지역보건의료계획을 수립함에 있어서 필요하다고 인정하는 사항

② 시장・군수・구청장은 지역보건의료계획에 제1호부터 제7호까지의 내용을 포함시켜야 한다.

## 05 「지역보건법」에서 제시된 보건소의 기능 및 업무에 해당하지 않는 것은? 기출 2021 서울시

① 난임의 예방 및 관리
② 감염병의 예방 및 관리
③ 지역보건의료정책의 기획, 조사·연구 및 평가
④ 보건의료 수요의 측정

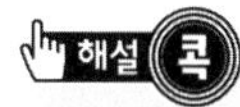

보건의료 수요의 측정은 지역보건의료계획에 포함되는 사항이다(지역보건법 제7조 제1항 제1호).

보건소의 기능 및 업무(지역보건법 제11조 제1항)

1. 건강 친화적인 지역사회 여건의 조성
2. 지역보건의료정책의 기획, 조사·연구 및 평가
3. 보건의료인 및 「보건의료기본법」 제3조 제4호에 따른 보건의료기관 등에 대한 지도·관리·육성과 국민보건 향상을 위한 지도·관리
4. 보건의료 관련기관·단체, 학교, 직장 등과의 협력체계 구축
5. 지역주민의 건강증진 및 질병예방·관리를 위한 다음 각 목의 지역보건의료서비스의 제공
   가. 국민건강증진·구강건강·영양관리사업 및 보건교육
   나. 감염병의 예방 및 관리
   다. 모성과 영유아의 건강유지·증진
   라. 여성·노인·장애인 등 보건의료 취약계층의 건강유지·증진
   마. 정신건강증진 및 생명존중에 관한 사항
   바. 지역주민에 대한 진료, 건강검진 및 만성질환 등의 질병관리에 관한 사항
   사. 가정 및 사회복지시설 등을 방문하여 행하는 보건의료 및 건강관리사업
   아. 난임의 예방 및 관리



## 06 「지역보건법」에 명시된 보건소의 주요업무는? 기출 2009 지방직

① 성인보건사업
② 가족위생 및 보험급여
③ 구강건강 및 영양관리사업
④ 비응급의료에 관한 사항

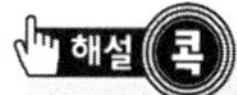

보건소는 지역주민의 건강증진 및 질병예방·관리를 위한 국민건강증진·구강건강·영양관리사업 및 보건교육의 지역보건의료서비스를 제공한다(지역보건법 제11조 제1항 제5호 가목).

정답 03 ① 04 ④ 05 ④ 06 ③

## 07 「지역보건법」에 의한 보건소의 업무에 해당되지 않는 것은?

① 감염병의 예방 및 관리
② 영양관리사업
③ 지역보건의료정책의 기획, 조사·연구 및 평가
④ 의약품의 안전성관리

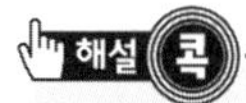

의약품의 안전성관리는 식품의약품안전처의 업무에 해당한다.

## 08 우리나라의 지역보건행정조직에 대한 설명으로 옳지 않은 것은? 기출 2012 지방직

① 보건소는 시·군·구별로 1개소씩 설치하며, 필요한 지역에 추가로 설치할 수 있다.
② 보건소 중 「의료법」에 의한 병원의 요건을 갖춘 경우에는 '보건의료원'이라는 명칭을 사용할 수 있다.
③ 보건진료소는 「농어촌 등 보건의료를 위한 특별조치법」에 근거하여 설치한다.
④ 인구 500명 미만인 의료취약지역은 지방자치단체장의 승인을 받아 보건진료소를 설치할 수 있다.

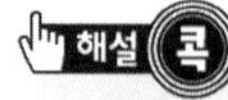

보건진료소의 설치(농어촌 등 보건의료를 위한 특별조치법 시행규칙 제17조 제1항)

| 구분 | 내용 |
|---|---|
| 원 칙 | 보건진료소는 의료 취약지역을 인구 500명 이상(도서지역은 300명 이상) 5천명 미만을 기준으로 구분한 하나 또는 여러 개의 리·동을 관할구역으로 하여 주민이 편리하게 이용할 수 있는 장소에 설치한다. |
| 예 외 | 군수(읍·면 지역에 보건진료소를 설치·운영하는 도농복합형태의 시의 시장 및 관할구역의 도서지역에 보건진료소를 설치·운영하는 시장·구청장을 포함한다)는 인구 500명 미만(도서지역은 300명 미만)인 의료취약지역 중 보건진료소가 필요하다고 인정되는 지역이 있는 경우에는 **보건복지부장관의 승인**을 받아 그 지역에 보건진료소를 설치할 수 있다. |

① 지역보건법 제10조 제1항
② 지역보건법 제12조
③ 「농어촌 등 보건의료를 위한 특별조치법」 제15조

## 09 보건소 및 보건지소에 관한 설명으로 옳지 않은 것은?

기출 2009 지방직

① 보건소는 시・군・구별로 1개소씩 설치한다.

② 보건소장은 지역주민의 보건의료에 필요하다고 인정하는 경우에 보건지소를 설치할 수 있다.

③ 보건소 중 「의료법」 규정에 의한 병원 요건을 갖춘 경우에 '보건의료원' 명칭을 사용할 수 있다.

④ 지역주민의 보건의료를 위하여 특별히 필요하다고 인정되는 경우에는 대통령령으로 정하는 기준에 따라 해당 지방자치단체의 조례로 보건소를 추가로 설치할 수 있다.

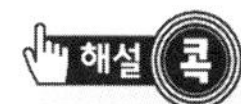

지방자치단체는 보건소의 업무수행을 위하여 필요하다고 인정하는 경우에는 대통령령으로 정하는 기준에 따라 해당 지방자치단체의 조례로 보건지소를 설치할 수 있다(지역보건법 제13조).

①・④ 지역주민의 건강을 증진하고 질병을 예방・관리하기 위하여 시・군・구에 1개소의 보건소(보건의료원을 포함한다)를 설치한다. 다만, 시・군・구의 인구가 30만 명을 초과하는 등 지역주민의 보건의료를 위하여 특별히 필요하다고 인정되는 경우에는 대통령령으로 정하는 기준에 따라 해당 지방자치단체의 조례로 보건소를 추가로 설치할 수 있다(지역보건법 제10조 제1항).

③ 지역보건법 제12조

## 10 「농어촌 등 보건의료를 위한 특별조치법」 및 동법 시행규칙상 보건진료소에 대한 설명으로 가장 옳은 것은?

기출 2020 서울시

① 보건진료소 설치・운영은 시・도지사만이 할 수 있다.

② 보건진료 전담공무원은 24주 이상의 직무교육을 받은 사람이어야 한다.

③ 보건진료 전담공무원은 의사 면허를 가진 자만이 할 수 있다.

④ 보건진료소는 의료취약지역을 인구 100명 이상 3천명 미만을 기준으로 구분한 하나 또는 여러 개의 리・동을 관할구역으로 하여 주민이 편리하게 이용할 수 있는 장소에 설치한다.

해설 콕

① 시장[도농복합형태의 시의 시장을 말하며, 읍・면 지역에서 보건진료소를 설치・운영하는 경우만 해당한다] 또는 군수가 보건진료소를 설치・운영할 수 있다. 다만, 시・구의 관할구역의 도서지역에는 해당 시장・구청장이 보건진료소를 설치・운영할 수 있다(농어촌 등 보건의료를 위한 특별조치법 제15조 제1항).

②・③ 보건진료 전담공무원은 간호사・조산사 면허를 가진 사람으로서 보건복지부장관이 실시하는 24주 이상의 직무교육을 받은 사람이어야 한다(농어촌 등 보건의료를 위한 특별조치법 제16조 제1항).

④ 보건진료소는 의료 취약지역을 인구 500명 이상(도서지역은 300명 이상) 5천명 미만을 기준으로 구분한 하나 또는 여러 개의 리・동을 관할구역으로 하여 주민이 편리하게 이용할 수 있는 장소에 설치한다(농어촌 등 보건의료를 위한 특별조치법 시행규칙 제17조 제1항).



정답 07 ④ 08 ④ 09 ② 10 ②

## 11 「의료급여법」상의 부양의무자의 범위로 올바른 것은?

① 수급권자의 1촌 직계혈족 및 그 배우자
② 수급권자의 배우자 및 직계비속
③ 수급권자의 배우자 및 형제자매
④ 수급권자의 4촌 이내 혈족 및 그 배우자

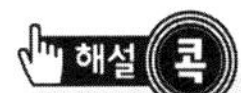

"부양의무자"란 수급권자를 부양할 책임이 있는 사람으로서 수급권자의 1촌 직계혈족 및 그 배우자를 말한다(의료급여법 제2조 제3호).

## 12 우리나라의 의료급여제도에 관한 설명으로 옳지 않은 것은? 기출 2017 지방직

① 보건지소는 1차 의료급여기관에 해당한다.
② 진료비 심사기관은 건강보험심사평가원이다.
③ 의료급여사업의 보장기관은 보건복지부이다.
④ 「국민기초생활보장법」에 의한 의료급여 수급권자는 1종과 2종으로 구분한다.

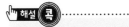

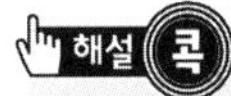

의료급여에 관한 업무는 수급권자의 거주지를 관할하는 특별시장·광역시장·도지사와 시장·군수·구청장이 한다(의료급여법 제5조 제1항).
① 「지역보건법」에 따라 설치된 보건소·보건의료원 및 보건지소는 1차 의료급여기관에 해당된다(의료급여법 제9조 제2항 제1호 나목).
② 국민건강보험법 제63조 제1항
④ 의료급여법 시행령 제3조 제1항

## 13 「의료급여법」상 의료급여기관은?

ㄱ. 「의료법」에 의한 의료기관
ㄴ. 「지역보건법」에 따른 보건소
ㄷ. 「약사법」에 의한 등록된 약국
ㄹ. 「정신보건법」에 의한 정신보건센터

① ㄱ, ㄴ
② ㄱ, ㄹ
③ ㄴ, ㄷ
④ ㄱ, ㄴ, ㄷ

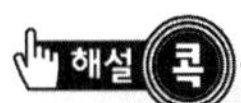

의료급여기관의 종류(의료급여법 제9조 제1항)
1. 「의료법」에 따라 개설된 의료기관
2. 「지역보건법」에 따라 설치된 보건소·보건의료원 및 보건지소
3. 「농어촌 등 보건의료를 위한 특별조치법」에 따라 설치된 보건진료소
4. 「약사법」에 따라 개설등록된 약국 및 같은 법 제91조에 따라 설립된 한국희귀·필수의약품센터

## 14 국가 건강검진사업에 대한 설명으로 옳지 않은 것은?

기출 2011 지방직 변형

① 직장가입자 및 세대주인 지역가입자는 일반건강검진 대상자가 된다.
② 20세 이상인 지역가입자 및 20세 이상인 피부양자는 일반건강검진 대상자이다.
③ 위암, 대장암, 간암, 유방암, 자궁경부암은 암검진 대상질환이다.
④ 「의료법」에 따른 모든 의료기관은 국가 건강검진기관이다.

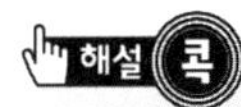

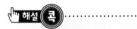

건강검진은 「건강검진기본법」 제14조에 따라 지정받은 검진기관에서 실시한다(건강검진실시기준 제7조).
①·② 「국민건강보험법」 제52조 제2항 제1호
③ 「암관리법 시행령」 제8조 제1항

CHAPTER 11 보건의료관계법규

## 15 「암관리법 시행령」상 국민건강보험공단에서 실시하는 5대 암검진에 관한 내용으로 옳은 것은?

기출 2016 지방직

① 대장암 : 50세 이상 남녀, 1년마다 주기적 검진
② 위암 : 50세 이상 남녀, 2년마다 주기적 검진
③ 자궁경부암 : 30세 이상 여성, 2년마다 주기적 검진
④ 간암 : 40세 이상 B형 간염 바이러스 양성자, 1년마다 주기적 검진

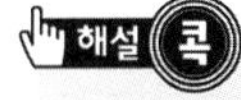

「암관리법 시행령」 별표 1 참조
① **대장암** : 50세 이상 남녀, 검진주기 1년
② **위암** : 40세 이상의 남녀, 검진주기 2년
③ **자궁경부암** : 20세 이상의 여성, 검진주기 2년
④ **간암** : 40세 이상의 남·여 중 간암 발생 고위험군, 검진주기 6개월

정답 11 ① 12 ③ 13 ④ 14 ④ 15 ①

## 03 국민건강보험법

**01** 다음 중 「국민건강보험법」의 목적에서 보험급여의 범위가 아닌 것은?

① 건강증진
② 부상에 대한 예방·진단·치료·재활
③ 출산 및 사망
④ 고의사고

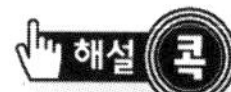


「국민건강보험법」은 국민의 질병·부상에 대한 예방·진단·치료·재활과 출산·사망 및 건강증진에 대하여 보험급여를 실시함으로써 국민보건 향상과 사회보장 증진에 이바지함을 목적으로 한다(국민건강보험법 제1조). 단, 보험가입자의 고의 및 중과실이 있는 경우는 보험급여를 하지 않는다(국민건강보험법 제53조 제1항 제1호).

**02** 건강보험정책에 관한 사항을 심의·의결하기 위하여 보건복지부장관 소속으로 있는 건강보험정책심의위원회에 관한 설명으로 가장 옳은 것은? 기출 2014 서울시

① 심의위원회 위원의 임기는 2년으로 한다.
② 심의위원회의 운영 등에 필요한 사항은 보건복지부령으로 정한다.
③ 심의위원회의 위원장은 보건복지부장관이다.
④ 근로자단체 및 사용자단체가 추천하는 위원은 각 3명이다.
⑤ 위원장 1명과 부위원장 1명을 포함하여 25명의 위원으로 구성한다.

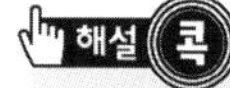


⑤ 국민건강보험법 제4조 제2항
① 심의위원회 위원의 임기는 3년으로 한다.
② 심의위원회의 운영 등에 필요한 사항은 대통령령으로 정한다.
③ 심의위원회의 위원장은 보건복지부차관이다.
④ 근로자단체 및 사용자단체가 추천하는 위원은 각 2명이다.

## 03 건강보험은 사회보장제도의 일환으로 시행되므로 국내거주 국민이라면 가입이 강제되고 있다. 다음 중 예외적으로 그 대상에서 제외되는 자는?

① 3인 미만의 근로자를 채용하고 있는 사업장의 사업주
② 의료급여 대상자
③ 당일 출생한 신생아
④ 당일 사망한 사망자

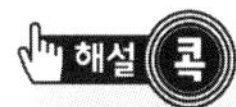


적용제외자(국민건강보험법 제5조 제1항)
1. 「의료급여법」에 따라 의료급여를 받는 사람(수급권자)
2. 「독립유공자예우에 관한 법률」 및 「국가유공자 등 예우 및 지원에 관한 법률」에 따라 의료보호를 받는 사람. 다만, 다음의 어느 하나에 해당하는 사람은 가입자 또는 피부양자가 된다.
   가. 유공자 등 의료보호대상자 중 건강보험의 적용을 보험자에게 신청한 사람
   나. 건강보험을 적용받고 있던 사람이 유공자 등 의료보호대상자로 되었으나 건강보험의 적용배제신청을 보험자에게 하지 아니한 사람

## 04 「국민건강보험법」상 피부양자 적용대상에서 제외되는 자는?

① 직장가입자의 배우자
② 직장가입자의 직계존속(배우자의 직계존속 포함)
③ 직장가입자의 직계비속(배우자의 직계비속 포함)
④ 직장가입자의 대리인

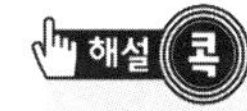


피부양자(국민건강보험법 제5조 제2항)
피부양자는 다음의 어느 하나에 해당하는 사람 중 직장가입자에게 주로 생계를 의존하는 사람으로서 소득 및 재산이 보건복지부령으로 정하는 기준 이하에 해당하는 사람을 말한다.
1. 직장가입자의 배우자
2. 직장가입자의 직계존속(배우자의 직계존속을 포함한다)
3. 직장가입자의 직계비속(배우자의 직계비속을 포함한다)과 그 배우자
4. 직장가입자의 형제・자매

피부양자 자격의 인정기준(국민건강보험법 시행규칙 제2조 제1항)
1. 별표 1에 따른 부양요건에 해당할 것
2. 별표 1의2에 따른 소득 및 재산요건에 해당할 것



정답 01 ④ 02 ⑤ 03 ② 04 ④

## 05 국민건강보험의 보험자는 누구인가?

① 건강보험심사평가원
② 국민건강보험공단
③ 행정안전부장관
④ 보건복지부장관

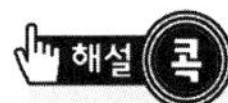

건강보험의 보험자는 국민건강보험공단으로 한다(국민건강보험법 제13조).

## 06 국민건강보험공단의 업무가 아닌 것은?

① 가입자 및 피부양자의 자격관리
② 요양기관의 요양급여비용 심사
③ 보험급여 비용의 지급
④ 건강보험에 관한 교육훈련 및 홍보

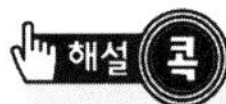

요양기관의 요양급여비용 심사는 건강보험심사평가원의 업무에 해당한다(국민건강보험법 제63조 제1항 제1호).

국민건강보험공단의 업무(국민건강보험법 제14조)

1. 가입자 및 피부양자의 자격관리
2. 보험료와 그 밖에 이 법에 따른 징수금의 부과·징수
3. 보험급여의 관리
4. 가입자 및 피부양자의 질병의 조기발견·예방 및 건강관리를 위하여 요양급여 실시 현황과 건강검진 결과 등을 활용하여 실시하는 예방사업으로서 대통령령으로 정하는 사업
5. 보험급여 비용의 지급
6. 자산의 관리·운영 및 증식사업
7. 의료시설의 운영
8. 건강보험에 관한 교육훈련 및 홍보
9. 건강보험에 관한 조사연구 및 국제협력
10. 이 법에서 공단의 업무로 정하고 있는 사항
11. 「국민연금법」, 「고용보험 및 산업재해보상보험의 보험료징수 등에 관한 법률」, 「임금채권보장법」 및 「석면피해구제법」(이하 "징수위탁근거법"이라 한다)에 따라 위탁받은 업무
12. 그 밖에 이 법 또는 다른 법령에 따라 위탁받은 업무
13. 그 밖에 건강보험과 관련하여 보건복지부장관이 필요하다고 인정한 업무

## 07 「국민건강보험법」에서 규정하고 있는 요양급여에 해당하지 않는 것은? 기출 2022 서울시

① 이 송 ② 예방 · 재활

③ 진찰 · 검사 ④ 간병 · 간호

해설 콕

요양급여(국민건강보험법 제41조 제1항)

가입자와 피부양자의 질병, 부상, 출산 등에 대하여 다음 각 호의 요양급여를 실시한다.

1. 진찰 · 검사
2. 약제(藥劑) · 치료재료의 지급
3. 처치 · 수술 및 그 밖의 치료
4. 예방 · 재활
5. 입 원
6. 간 호
7. 이송(移送)

## 08 다음 중 「국민건강보험법」에서 규정하는 보험급여 중 요양급여가 아닌 것은?

기출 2017 지방직

① 치료재료의 지급 ② 장제비

③ 이 송 ④ 예방과 재활

해설 콕

**부가급여** : 임신 · 출산 진료비, 장제비, 상병수당, 그 밖의 급여

## 09 「국민건강보험법」에 의하여 지급되는 부가급여에 해당되는 것은?

① 건강 검진료 ② 감염병 진료비

③ 출산 진료비 ④ 중증외상 진료비

해설 콕

공단은 「국민건강보험법」에서 정한 요양급여 외에 대통령령으로 정하는 바에 따라 임신 · 출산 진료비, 장제비, 상병수당, 그 밖의 급여를 실시할 수 있다(국민건강보험법 제50조).

정답 05 ② 06 ② 07 ④ 08 ② 09 ③

## 10 「국민건강보험법」상 우리나라의 건강보험에 대한 설명으로 가장 옳지 않은 것은?

**기출** 2021 서울시

① 본인부담액의 연간 총액이 개인별 상한액을 넘는 경우 건강보험심사평가원에서 초과액을 환급하며, 이를 '본인부담금환급금제도'라고 한다.

② 공단은 임신·출산 진료비 등 부가급여를 실시할 수 있으며, 해당 비용을 결제할 수 있는 이용권을 발급할 수 있다.

③ 경제성 또는 치료효과성이 불확실하여 추가적인 근거가 필요하거나 경제성이 낮아도 가입자와 피부양자의 건강회복에 잠재적 이득이 있는 경우, 선별급여로 지정하여 실시할 수 있다.

④ 「의료법」 제35조에 따라 개설된 부속의료기관은 요양기관에서 제외할 수 있다.

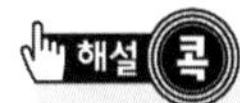

본인부담액의 연간 총액이 개인별 상한액을 넘는 경우 공단에서 부담하며, 이를 '본인부담상한액제도'라고 한다(국민건강보험법 제44조 제2항).
'본인부담금환급금제도'는 요양기관(병원, 약국 등)이 청구한 진료비를 심사한 결과 법령기준을 초과하거나 착오로 더 받은 본인부담금을 공단이 요양기관에 지급할 진료비용에서 해당 금액만큼 공제한 뒤 진료받은 분에게 돌려주는 제도이다.
② 국민건강보험법 제50조
③ 국민건강보험법 제41조의4 제1항
④ 국민건강보험법 시행령 제18조 제1항 제1호

## 11 요양급여와 관련하여 비용을 심사하고 급여의 적정성을 평가하는 기관으로 가장 옳은 것은?

**기출** 2018 서울시

① 보건복지부
② 국민건강보험공단
③ 건강보험심사평가원
④ 보건소

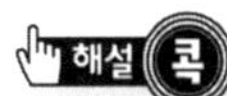

요양급여비용의 심사 및 요양급여의 적정성 평가는 건강보험심사평가원의 업무에 해당한다(국민건강보험법 제63조 제1항 제1호, 제2호).

건강보험심사평가원의 업무(국민건강보험법 제63조 제1항)
1. 요양급여비용의 심사
2. 요양급여의 적정성 평가
3. 심사기준 및 평가기준의 개발
4. 제1호부터 제3호까지의 규정에 따른 업무와 관련된 조사연구 및 국제협력
5. 다른 법률에 따라 지급되는 급여비용의 심사 또는 의료의 적정성 평가에 관하여 위탁받은 업무
6. 그 밖에 이 법 또는 다른 법령에 따라 위탁받은 업무
7. 건강보험과 관련하여 보건복지부장관이 필요하다고 인정한 업무
8. 그 밖에 보험급여 비용의 심사와 보험급여의 적정성 평가와 관련하여 대통령령으로 정하는 업무

## 12 「국민건강보험 요양급여의 기준에 관한 규칙」상 상급종합병원에 요양급여의뢰서를 제출해야만 2단계 요양급여를 받을 수 있는 경우는?

기출 2016 지방직

① 분만의 경우

② 치과에서 요양급여를 받는 경우

③ 혈우병 환자가 요양급여를 받는 경우

④ 상급종합병원 근무자의 배우자가 요양급여를 받는 경우

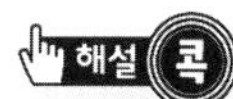


가입자 등이 상급종합병원에서 2단계 요양급여를 받고자 하는 때에는 상급종합병원에서의 요양급여가 필요하다는 의사소견이 기재된 건강진단·건강검진결과서 또는 요양급여의뢰서를 건강보험증 또는 신분증명서(주민등록증, 운전면허증 및 여권을 말한다)와 함께 제출하여야 한다(국민건강보험 요양급여의 기준에 관한 규칙 제2조 제3항).

가입자 등이 상급종합병원에서 1단계 요양급여를 받을 수 있는 경우(국민건강보험 요양급여의 기준에 관한 규칙 제2조 제3항)

1. 「응급의료에 관한 법률」 제2조 제1호에 해당하는 응급환자인 경우
2. 분만의 경우
3. 치과에서 요양급여를 받는 경우
4. 「장애인복지법」 제32조에 따른 등록 장애인 또는 단순 물리치료가 아닌 작업치료·운동치료 등의 재활치료가 필요하다고 인정되는 자가 재활의학과에서 요양급여를 받는 경우
5. 가정의학과에서 요양급여를 받는 경우
6. 당해 요양기관에서 근무하는 가입자가 요양급여를 받는 경우
7. 혈우병 환자가 요양급여를 받는 경우

## 13 건강보험심사평가원의 업무에 해당하는 것은?

기출 2014 서울시

① 건강보험급여 비용의 지급

② 요양급여의 적정성 평가

③ 가입자 및 피부양자 자격관리

④ 건강보험에 관한 교육 훈련

⑤ 가입자 건강유지증진을 위한 예방사업

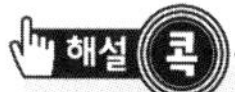


② 국민건강보험법 제63조 제1항 제2호

①·③·④·⑤는 국민건강보험공단의 업무이다(국민건강보험법 제14조).



정답 10 ① 11 ③ 12 ④ 13 ②

## 14 다음 중 보수월액 산정의 기준이 되는 보수에 해당하는 것은?

① 번역료 및 원고료 ② 퇴직금
③ 수 당 ④ 현상금

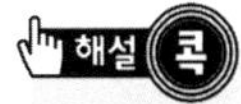

보수월액의 산정의 기준이 되는 보수는 근로의 대가로 받은 봉급, 급료, 보수, 세비(歲費), 임금, 상여, 수당, 그 밖에 이와 유사한 성질의 금품이다(국민건강보험법 제70조 제3항 및 시행령 제33조 제1항). 그러나 퇴직금, 현상금, 번역료 및 원고료 또는 「소득세법」에 따른 비과세근로소득은 제외한다.

## 15 건강보험료의 부과점수 산정에 포함되는 것은?

① 성 별 ② 재 산
③ 생활수준 ④ 경제활동참가율

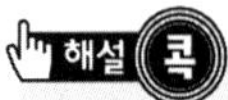

보험료부과점수는 지역가입자의 소득 및 재산을 기준으로 산정한다(국민건강보험법 제72조 제1항).

## 16 국민건강보험 가입자의 보험료 일부를 경감할 수 있는 자로 옳지 않은 것은?

**기출** 2010 지방직

① 섬·벽지·농어촌 등 대통령령이 정하는 지역에 거주하는 자
② 60세 이상인 자
③ 「장애인복지법」에 따라 등록한 장애인
④ 휴직자

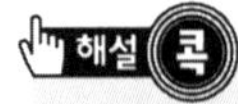

보험료의 경감 등(국민건강보험법 제75조 제1항)
다음의 어느 하나에 해당하는 가입자 중 보건복지부령으로 정하는 가입자에 대하여는 그 가입자 또는 그 가입자가 속한 세대의 보험료의 일부를 경감할 수 있다.

1. 섬·벽지(僻地)·농어촌 등 대통령령으로 정하는 지역에 거주하는 사람
2. 65세 이상인 사람
3. 「장애인복지법」에 따라 등록한 장애인
4. 「국가유공자 등 예우 및 지원에 관한 법률」 제4조 제1항 제4호, 제6호, 제12호, 제15호 및 제17호에 따른 국가유공자
5. 휴직자
6. 그 밖에 생활이 어렵거나 천재지변 등의 사유로 보험료를 경감할 필요가 있다고 보건복지부장관이 정하여 고시하는 사람

# 04 감염병의 예방 및 관리에 관한 법률

**01** 전파가능성을 고려하여 발생 또는 유행시 24시간 이내에 신고하여야 하고, 격리가 필요한 감염병으로 바르게 연결된 것은? 기출 2014 서울시 변형

① 파상풍, 장출혈성대장균감염증
② 레지오넬라증, 말라리아
③ 폴리오, b형헤모필루스인플루엔자
④ 일본뇌염, 페스트
⑤ 성홍열, 디프테리아

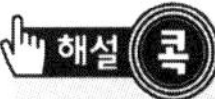

제2급감염병(폴리오, b형헤모필루스인플루엔자)에 대한 설명이다.
① 파상풍 – 제3급, 장출혈성대장균감염증 – 제2급
② 레지오넬라증, 말라리아 – 제3급
④ 일본뇌염 – 제3급, 페스트 – 제1급
⑤ 성홍열 – 제2급, 디프테리아 – 제1급

**02** 다음 중 보건복지부에서 고시하고 있는 인수공통감염병에 해당하는 것으로만 묶인 것은? 기출 2014 서울시

| | |
|---|---|
| ㄱ. 중증급성호흡기증후군 | ㄴ. 페스트 |
| ㄷ. 브루셀라증 | ㄹ. 탄저 |
| ㅁ. 구제역 | ㅂ. 장출혈성대장균감염증 |

① ㄱ, ㄴ
② ㄴ, ㄷ, ㅁ
③ ㄱ, ㄷ, ㄹ, ㅂ
④ ㄱ, ㄷ, ㄹ, ㅁ, ㅂ
⑤ ㄱ, ㄴ, ㄷ, ㄹ, ㅁ, ㅂ

해설 콕

인수공통감염병(질병관리청장이 지정하는 감염병의 종류 제5호)
- 장출혈성대장균감염증
- 브루셀라증
- 공수병
- 중증급성호흡기증후군(SARS)
- 큐열
- 중증열성혈소판감소증후군(SFTS)
- 일본뇌염
- 탄저
- 동물인플루엔자 인체감염증
- 변종크로이츠펠트–야콥병(vCJD)
- 결핵



정답 14 ③ 15 ② 16 ② / 01 ③ 02 ③

**03** **소속 의사에게 감염병을 보고받은 의료기관의 장이 즉시 관할 보건소장에게 신고하여야 하는 법정 감염병으로 옳은 것은?** 기출 2018 서울시 변형

① 세균성이질 ② 수 두

③ 폐흡충증 ④ 두 창

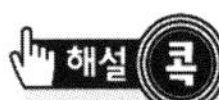

소속 의사로부터 감염병을 보고를 받은 의료기관의 장 및 감염병병원체 확인기관의 장은 제1급감염병의 경우에는 즉시, 제2급감염병 및 제3급감염병의 경우에는 24시간 이내에, 제4급감염병의 경우에는 7일 이내에 질병관리청장 또는 관할 보건소장에게 신고하여야 한다(감염병예방법 제11조 제3항).

① 세균성이질(제2급)
② 수두(제2급)
③ 폐흡충증(제4급)
④ 두창(제1급)

**04** **다음 중 제1급감염병에 대한 설명으로 옳지 않은 것은?** 기출 2019 서울시 변형

① 생물테러감염병 또는 치명률이 높거나 집단 발생의 우려가 커서 발생 또는 유행 즉시 신고하여야 하는 감염병이다.

② 음압격리와 같은 높은 수준의 격리가 필요하다.

③ 갑작스러운 국내 유입 또는 유행이 예견되어 긴급한 예방·관리가 필요하여 질병관리청장이 보건복지부장관과 협의하여 지정하는 감염병을 포함한다.

④ 결핵, 페스트, 홍역 등이 포함된다.

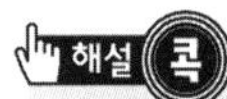

결핵·홍역은 제2급감염병에 속한다.

제1급감염병(감염병예방법 제2조 제2호)
생물테러감염병 또는 치명률이 높거나 집단 발생의 우려가 커서 발생 또는 유행 즉시 신고하여야 하고, 음압격리와 같은 높은 수준의 격리가 필요한 감염병으로서 다음의 감염병을 말한다. 다만, 갑작스러운 국내 유입 또는 유행이 예견되어 긴급한 예방·관리가 필요하여 질병관리청장이 보건복지부장관과 협의하여 지정하는 감염병을 포함한다.

- 에볼라바이러스병
- 마버그열
- 라싸열
- 크리미안콩고출혈열
- 남아메리카출혈열
- 리프트밸리열
- 두창
- 페스트
- 탄저
- 보툴리눔독소증
- 야토병
- 신종감염병증후군
- 중증급성호흡기증후군(SARS)
- 중동호흡기증후군(MERS)
- 동물인플루엔자 인체감염증
- 신종인플루엔자
- 디프테리아

**05** 고의 또는 테러 등을 목적으로 이용된 병원체에 의하여 발생된 감염병을 바르게 정의한 것은? 기출 2015 지방직 변형

① 생물테러감염병 ② 인수공통감염병
③ 제2급감염병 ④ 제1급감염병

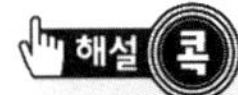


생물테러감염병
고의 또는 테러 등을 목적으로 이용된 병원체에 의하여 발생된 감염병 중 질병관리청장이 고시하는 감염병을 말한다.

**06** 예방접종에 관한 역학조사를 할 수 있는 사람으로 바르게 묶인 것은?

| ㄱ. 시·도지사 | ㄴ. 시장·군수·구청장 |
|---|---|
| ㄷ. 질병관리청장 | ㄹ. 보건소장 |

① ㄱ, ㄴ, ㄷ ② ㄱ, ㄷ
③ ㄴ, ㄹ ④ ㄱ, ㄴ, ㄷ, ㄹ

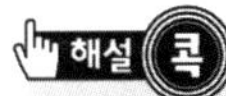


예방접종에 관한 역학조사(감염병예방법 제29조)
질병관리청장, 시·도지사 또는 시장·군수·구청장은 다음의 구분에 따라 조사를 실시하고, 예방접종 후 이상반응 사례가 발생하면 그 원인을 밝히기 위하여 역학조사를 하여야 한다.

1. **질병관리청장** : 예방접종의 효과 및 예방접종 후 이상반응에 관한 조사
2. **시·도지사 또는 시장·군수·구청장** : 예방접종 후 이상반응에 관한 조사

**07** 예방접종에 관한 기록을 작성·보관하며, 초등학교장에게 예방접종 완료 여부에 대한 검사 기록을 제출하도록 요청할 수 있는 사람은?

① 보건복지부장관 ② 질병관리청장
③ 시·도지사 ④ 시장·군수·구청장

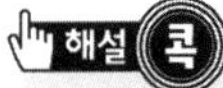


특별자치도지사 또는 시장·군수·구청장은 초등학교와 중학교의 장에게 「학교보건법」 제10조에 따른 예방접종 완료 여부에 대한 검사 기록을 제출하도록 요청할 수 있다(감염병예방법 제31조 제1항).

CHAPTER 11 보건의료관계법규

정답 03 ④ 04 ④ 05 ① 06 ① 07 ④

## 08 「감염병의 예방 및 관리에 관한 법률」에서 규정하는 감염병 위기관리대책에 해당하지 않는 것은?

기출 2017 지방직

① 재난 및 위기상황의 판단, 위기경보 결정 및 관리체계
② 의료·방역 물품의 비축방안 및 조달방안
③ 예방접종
④ 해외 신종감염병 유입에 대한 대응체계 및 기관별 역할

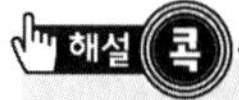

예방접종에 관한 사항은 포함되지 않는다.

감염병 위기관리대책에 포함되어야 하는 사항(감염병예방법 제34조 제2항)

1. 재난상황 발생 및 해외 신종감염병 유입에 대한 대응체계 및 기관별 역할
2. 재난 및 위기상황의 판단, 위기경보 결정 및 관리체계
3. 감염병위기시 동원하여야 할 의료인 등 전문인력, 시설, 의료기관의 명부 작성
4. 의료·방역 물품의 비축방안 및 조달방안
5. 재난 및 위기상황별 국민행동요령, 동원 대상 인력, 시설, 기관에 대한 교육 및 도상연습 등 실제 상황대비 훈련
6. 감염취약계층에 대한 유형별 보호조치 방안 및 사회복지시설의 유형별·전파상황별 대응방안
7. 그 밖에 재난상황 및 위기상황 극복을 위하여 필요하다고 보건복지부장관이 인정하는 사항

## 09 감염병관리기관이 아닌 의료기관이 감염병관리시설을 설치·운영하려면 어떤 절차를 밟아야 하는가?

① 보건복지부장관에게 신고
② 시·도지사의 허가
③ 시장·군수·구청장에게 신고
④ 관할 보건소장의 허가

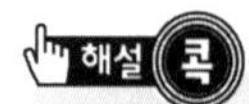

감염병관리기관이 아닌 의료기관이 감염병관리시설을 설치·운영하려면 보건복지부령으로 정하는 바에 따라 특별자치도지사 또는 시장·군수·구청장에게 신고하여야 한다. 이 경우 특별자치도지사 또는 시장·군수·구청장은 그 내용을 검토하여 「감염병예방법」에 적합하면 신고를 수리하여야 한다(감염병예방법 제36조 제5항).

## 10 감염병관리기관을 설치할 수 있는 권한을 가진 자만을 고른 것은?

ㄱ. 시장・군수・구청장
ㄴ. 보건복지부장관
ㄷ. 시・도지사
ㄹ. 질병관리청장

① ㄱ, ㄴ, ㄷ ② ㄱ, ㄷ
③ ㄴ, ㄹ ④ ㄱ, ㄴ, ㄷ, ㄹ

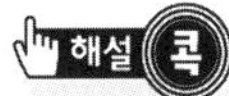


감염병 위기시 감염병관리기관의 설치(감염병예방법 제37조 제1항)
보건복지부장관, 질병관리청장, 시・도지사 또는 시장・군수・구청장은 감염병환자가 대량으로 발생하거나 지정된 감염병관리기관만으로 감염병환자 등을 모두 수용하기 어려운 경우에는 다음의 조치를 취할 수 있다.

1. 지정된 감염병관리기관이 아닌 의료기관을 일정 기간 동안 감염병관리기관으로 지정
2. 격리소・요양소 또는 진료소의 설치・운영

## 11 다음 중 생물테러감염병의 대유행이 우려시 취할 수 있는 행동으로 바르게 묶인 것은?

ㄱ. 예방・치료 의료・방역 물품의 품목을 정하여 미리 비축할 수 있다.
ㄴ. 의약품 제조업자에게 예방・치료 의약품을 정하여 생산하게 할 수 있다.
ㄷ. 예방・치료 의약품의 효과와 이상반응에 관해 조사해야 한다.
ㄹ. 이상반응 사례가 발생하면 역학조사를 해야 한다.

① ㄱ, ㄴ, ㄷ ② ㄱ, ㄷ
③ ㄴ, ㄹ ④ ㄱ, ㄴ, ㄷ, ㄹ

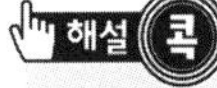


생물테러감염병 등에 대비한 행동(감염병예방법 제40조)

- 질병관리청장은 생물테러감염병 및 그 밖의 감염병의 대유행이 우려되면 위원회의 심의를 거쳐 예방・치료 의료・방역 물품의 품목을 정하여 미리 비축하거나 장기 구매를 위한 계약을 미리 할 수 있다.
- 질병관리청장은 「약사법」 제31조에도 불구하고 생물테러감염병이나 그 밖의 감염병의 대유행이 우려되면 예방・치료 의약품을 정하여 의약품 제조업자에게 생산하게 할 수 있다.
- 질병관리청장은 예방・치료 의약품의 효과와 이상반응에 관하여 조사하고, 이상반응 사례가 발생하면 역학조사를 하여야 한다.

정답 08 ③ 09 ③ 10 ④ 11 ④

## 12 다음 중 강제처분이 가능한 감염병에 해당하지 않는 것은?

① 콜레라
② 폴리오
③ 홍 역
④ 인플루엔자

**해설 콕**

강제처분이 가능한 감염병(감염병예방법 제42조 제1항)
- 제1급감염병
- 제2급감염병 중 결핵, 홍역, 콜레라, 장티푸스, 파라티푸스, 세균성이질, 장출혈성대장균감염증, A형간염, 수막구균 감염증, 폴리오, 성홍열 또는 보건복지부장관이 정하는 감염병
- 제3급감염병 중 보건복지부장관이 정하는 감염병
- 세계보건기구 감시대상 감염병

## 13 교도소에서 감염병의 전파 차단을 위해 의료를 제공해야 하는 사람은?

① 시장・군수・구청장
② 관할 보건소장
③ 교도소장
④ 시・도지사

**해설 콕**

교도소장은 수감자로서 감염병에 감염된 자에게 감염병의 전파를 차단하기 위한 조치와 적절한 의료를 제공하여야 한다(감염병예방법 제44조).

## 14 감염병을 예방하기 위한 조치에 해당하지 않는 것은?

① 관할 지역에 대한 교통의 전부 또는 일부를 차단하는 것
② 흥행, 집회, 제례 또는 그 밖의 여러 사람의 집합을 제한하거나 금지하는 것
③ 시체 검안 또는 해부를 금지하는 것
④ 감염병 전파의 위험성이 있는 음식물의 판매・수령을 금지하거나 그 음식물의 폐기나 그 밖에 필요한 처분을 명하는 것

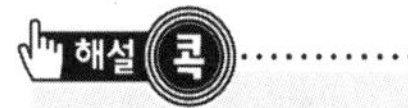


건강진단, 시체 검안 또는 해부를 실시하는 조치를 하여야 한다(감염병예방법 제49조 제1항 제3호).

**15** **다음 중 「감염병의 예방 및 관리에 관한 법률」 및 관계법령에서 역학조사반에 대한 내용으로 옳지 않은 것은?** 기출 2016 지방직

① 중앙역학조사반은 30명 이내, 시・도역학조사반은 20명 이내로 구성한다.
② 질병관리청 소속 방역관은 감염병 관련 분야의 경험이 풍부한 4급 이상 공무원 중에서 임명한다.
③ 시・군・구 소속 방역관은 감염병 관련 분야의 경험이 풍부한 5급 이상 공무원 중에서 임명할 수 있다.
④ 방역관은 감염병의 국내 유입 또는 유행이 예견되어 긴급한 대처가 필요한 경우 통행을 제한할 수 있다.

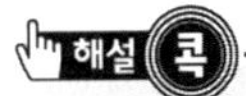

중앙역학조사반은 30명 이상, 시・도역학조사반 및 시・군・구역학조사반은 각각 20명 이내의 반원으로 구성하고, 각 역학조사반의 반장은 방역관 또는 역학조사관으로 한다(감염병예방법 시행령 제15조 제2항).
②・③ 감염병예방법 시행령 제25조 제1항
④ 감염병예방법 제60조 제3항

**16** **중동호흡기증후군(MERS)이 유행하는 지역을 여행한 갑(甲)이 귀국하였다. 현재 증상은 없으나 검역법령에 따라 갑(甲)의 거주지역 지방자치단체장에게 이 사람의 건강상태를 감시하도록 요청할 때 최대 감시기간은?** 기출 2022 서울시

① 5일 ② 6일
③ 10일 ④ 14일

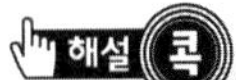

감시 또는 격리기간은 보건복지부령으로 정하는 해당 검역감염병의 최대 잠복기간을 초과할 수 없다(검역법 제17조 제3항). 중동호흡기증후군(MERS)의 경우 14일이다(검역법 시행규칙 제14조의3 제6호).



정답 12 ④ 13 ③ 14 ③ 15 ① 16 ④

## 05 국민건강증진법

**01** 「국민건강증진법」에서 규정하고 있는 국민건강증진사업의 범위로 옳은 것을 모두 고른 것은?

기출 2014 서울시

| | |
|---|---|
| ㄱ. 보건교육 | ㄴ. 질병예방 |
| ㄷ. 건강생활의 실천 | ㄹ. 영양개선 |

① ㄱ, ㄴ, ㄷ
② ㄱ, ㄷ
③ ㄴ, ㄹ
④ ㄹ
⑤ ㄱ, ㄴ, ㄷ, ㄹ

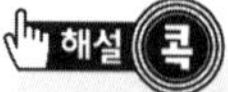


"국민건강증진사업"이라 함은 보건교육, 질병예방, 영양개선, 신체활동장려, 건강관리 및 건강생활의 실천 등을 통하여 국민의 건강을 증진시키는 사업을 말한다(국민건강증진법 제2조 제1호).

**02** 국민건강증진종합계획에 포함되지 않는 사항은?

① 건강보험의 중장기 재정 전망 및 운영
② 국민건강증진의 기본목표 및 추진방향
③ 국민건강증진을 위한 주요 추진과제 및 추진방법
④ 국민건강증진에 관한 인력의 관리 및 소요재원의 조달방안

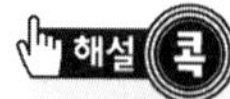


건강보험의 중장기 재정 전망 및 운영은 국민건강보험종합계획에 포함되어야 하는 사항이다(국민건강보험법 제3조의2 제2항 제3호).

국민건강증진종합계획에 포함되어야 할 사항(국민건강증진법 제4조 제2항)

1. 국민건강증진의 기본목표 및 추진방향
2. 국민건강증진을 위한 주요 추진과제 및 추진방법
3. 국민건강증진에 관한 인력의 관리 및 소요재원의 조달방안
4. 국민건강증진기금의 운용방안
5. 아동·여성·노인·장애인 등 건강취약 집단이나 계층에 대한 건강증진 지원방안
6. 국민건강증진 관련 통계 및 정보의 관리 방안
7. 그 밖에 국민건강증진을 위하여 필요한 사항

## 03 「국민건강증진법」상 국민건강증진종합계획을 수립하여야 하는 자는? **기출** 2022 서울시

① 보건복지부장관 ② 질병관리청장
③ 시 · 도지사 ④ 관할 보건소장

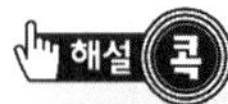

보건복지부장관은 국민건강증진정책심의위원회의 심의를 거쳐 국민건강증진종합계획을 5년마다 수립하여야 한다. 이 경우 미리 관계중앙행정기관의 장과 협의를 거쳐야 한다(국민건강증진법 제4조 제1항).

## 04 국민건강증진기금의 효율적인 운영과 국민건강증진사업의 원활한 추진을 위하여 필요한 정책 수립의 지원과 사업평가 등의 업무를 수행할 수 있도록 설립된 기관은?

① 국민건강보험심사평가원 ② 국민건강증진정책심의위원회
③ 한국건강증진개발원 ④ 국민건강증진기금원

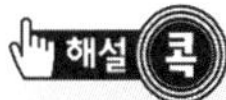

보건복지부장관은 국민건강증진기금의 효율적인 운영과 국민건강증진사업의 원활한 추진을 위하여 필요한 정책 수립의 지원과 사업평가 등의 업무를 수행할 수 있도록 한국건강증진개발원을 설립한다(국민건강증진법 제5조의3 제1항).

CHAPTER 11 보건의료관계법규

## 05 다음 중 「국민건강증진법」상에 따른 위원회의 구성과 운영에 관한 내용으로 옳지 않은 것은?

① 위원회는 위원장 1인 및 부위원장 1인을 포함한 15인 이내의 위원으로 구성한다.
② 위원장은 보건복지부차관이 되고, 부위원장은 위원장이 공무원이 아닌 위원 중에서 지명한 자가 된다.
③ 국민건강증진 · 질병관리에 관한 학식과 경험이 풍부한 자는 위원으로 위촉 또는 지명될 수 있다.
④ 영리민간단체가 추천하는 자는 위원으로 위촉 또는 지명될 수 있다.

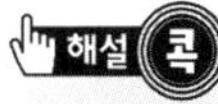

위원은 국민건강증진 · 질병관리에 관한 학식과 경험이 풍부한 자, 「소비자기본법」에 따른 소비자단체 및 「비영리민간단체 지원법」에 따른 비영리민간단체가 추천하는 자, 관계공무원 중에서 보건복지부장관이 위촉 또는 지명한다(국민건강증진법 제5조의2 제3항).

정답 01 ⑤ 02 ① 03 ① 04 ③ 05 ④

## 06 국민건강증진정책심의위원회 위원의 임기 및 운영에 대한 설명으로 옳지 않은 것은?

① 위원의 임기는 2년이며, 연임할 수 있다.
② 위원회의 위원장은 위원회를 대표하고 위원회의 사무를 총괄한다.
③ 위원회는 심의사항을 전문적으로 연구・검토하기 위하여 분야별로 전문위원회를 둘 수 있다.
④ 위원회는 무급으로 활동하므로 회의에 출석하는 경우에도 수당과 여비를 지급받지 않는다.

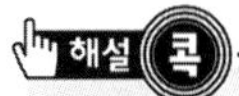


위원회 회의에 출석한 위원에게 예산의 범위 안에서 수당 및 여비를 지급할 수 있다. 다만, 공무원인 위원이 그 소관업무와 직접 관련하여 출석하는 경우에는 그러하지 아니하다(국민건강증진법 시행령 제5조).

## 07 「국민건강증진법」에서 규정하는 금연을 위한 조치사항에 해당하지 않는 것은?

기출 2015 지방직

① 지정된 금연구역에서는 누구든지 흡연을 하면 안 된다.
② 담배판매자는 담배자동판매기에 성인인증장치를 부착하여야 한다.
③ 지방자치단체는 관할 구역 안의 일정장소를 금연구역으로 지정할 수 있다.
④ 공중이 이용하는 시설 전체가 금연구역으로 지정되면 흡연실을 설치할 수 없다.

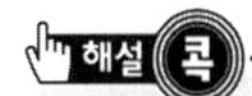


공중이 이용하는 시설의 소유자・점유자 또는 관리자는 해당 시설의 전체를 금연구역으로 지정하고 금연구역을 알리는 표지를 설치하여야 한다. 이 경우 흡연자를 위한 흡연실을 설치할 수 있다(국민건강증진법 제9조 제4항).

## 08 「국민건강증진법」상 담배의 경고그림과 경고문구는 담배갑포장지의 경우 그 넓이의 몇 분의 몇 이상에 해당하는 크기로 표기하여야 하는가?

① 100분의 40
② 100분의 50
③ 100분의 60
④ 100분의 80

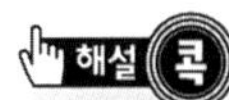


경고그림과 경고문구는 담배갑포장지의 경우 그 넓이의 100분의 50 이상에 해당하는 크기로 표기하여야 한다. 이 경우 경고그림은 담배갑포장지 앞면, 뒷면 각각의 넓이의 100분의 30 이상에 해당하는 크기로 하여야 한다(국민건강증진법 제9조의2 제2항).

## 09 다음 중 「국민건강증진법」상 담배광고에 대한 설명으로 옳지 않은 것은?

① 지정소매인의 영업소 내부에서 보건복지부령으로 정하는 광고물을 전시 또는 부착하는 것은 허용된다.

② 품종군별로 연간 20회 이내(1회당 2쪽 이내)에서 잡지에 광고를 게재하는 행위는 허용된다.

③ 국제선의 항공기 및 여객선, 그 밖에 보건복지부령으로 정하는 장소 안에서 하는 광고는 허용된다.

④ 보건복지부령으로 정하는 판매부수 이하로 국내에서 판매되는 외국정기간행물로서 외국문자로만 쓰여져 있는 잡지인 경우에는 광고게재의 제한을 받지 아니한다.

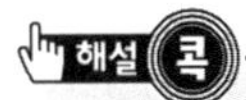


품종군별로 연간 10회 이내(1회당 2쪽 이내)에서 잡지에 광고를 게재하는 행위는 허용된다(국민건강증진법 제9조의4 제1항 제2호).

## 10 「국민건강증진법」상 영양조사 중 '건강상태조사'에 해당하는 사항은 무엇인가?

① 조사가구의 일반사항

② 일정한 기간의 식사상황

③ 영양관계 증후

④ 가구원의 식사 일반사항

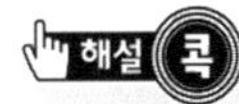


영양조사 중 건강상태조사에 해당하는 사항은 '영양관계 증후'이다.

영양조사(국민건강증진법 시행령 제21조)

| 구 분 | 조사항목 |
|---|---|
| 건강상태조사 | • 신체상태<br>• **영양관계 증후**<br>• 그 밖에 건강상태에 관한 사항 |
| 식품섭취조사 | • 조사가구의 일반사항<br>• 일정한 기간의 식사상황<br>• 일정한 기간의 식품섭취상황 |
| 식생활조사 | • 가구원의 식사 일반사항<br>• 조사가구의 조리시설과 환경<br>• 일정한 기간에 사용한 식품의 가격 및 조달방법 |



정답 06 ④ 07 ④ 08 ② 09 ② 10 ③

## 11 「국민건강증진법」상 국가 및 지방자치단체가 행하는 구강건강사업에 해당하지 않는 것은?

① 영양관리사업

② 구강건강에 관한 교육사업

③ 수돗물불소농도조정사업

④ 구강건강에 관한 조사 · 연구사업

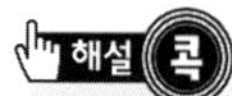

구강건강사업(국민건강증진법 제18조 제1항)

1. 구강건강에 관한 교육사업
2. 수돗물불소농도조정사업
3. 구강건강에 관한 조사 · 연구사업
4. 기타 구강건강의 증진을 위하여 대통령령이 정하는 사업
   - 충치예방을 위한 치아홈메우기사업
   - 불소용액양치사업
   - 구강건강의 증진을 위하여 보건복지부령이 정하는 사업

## 12 「국민건강증진법」에서 제시하고 있는 건강증진사업 내용으로 가장 옳지 않은 것은?

기출 2021 서울시

① 보건교육 및 건강상담

② 지역사회의 보건문제에 관한 조사

③ 영양관리

④ 질병의 조기치료를 위한 조치

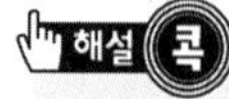

건강증진사업 내용(국민건강증진법 제19조 제2항)

1. 보건교육 및 건강상담
2. 영양관리
3. 신체활동장려
4. 구강건강의 관리
5. 질병의 조기발견을 위한 검진 및 처방
6. 지역사회의 보건문제에 관한 조사 · 연구
7. 기타 건강교실의 운영 등 건강증진사업에 관한 사항

## 13 다음 중 가장 많은 국민건강증진부담금이 부과되는 것은?

① 전자담배(니코틴 용액 사용) 1밀리리터
② 파이프담배 1그램
③ 씹는 담배 1그램
④ 머금는 담배 1그램

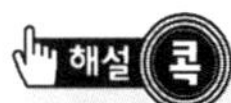

머금는 담배는 1그램당 534.5원으로 보기 지문 중 가장 많은 부담금이 부과된다(국민건강증진법 제23조 제1항 제9호).
① **니코틴 용액을 사용하는 전자담배** : 1밀리리터당 525원
② **파이프담배** : 1그램당 30.2원
③ **씹는 담배** : 1그램당 34.4원

## 14 「국민건강증진법」상 국민건강증진기금을 사용할 수 있는 사업이 아닌 것은?

① 금연교육 및 광고, 흡연피해 예방 및 흡연피해자 지원 등 국민건강관리사업
② 질병의 예방·검진·관리 및 암의 치료를 위한 사업
③ 구강건강관리사업
④ 비만예방관리사업

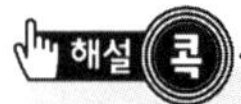

기금의 사용(국민건강증진법 제25조 제1항)
1. 금연교육 및 광고, 흡연피해 예방 및 흡연피해자 지원 등 국민건강관리사업
2. 건강생활의 지원사업
3. 보건교육 및 그 자료의 개발
4. 보건통계의 작성·보급과 보건의료관련 조사·연구 및 개발에 관한 사업
5. 질병의 예방·검진·관리 및 암의 치료를 위한 사업
6. 국민영양관리사업
7. 신체활동장려사업
8. 구강건강관리사업
9. 시·도지사 및 시장·군수·구청장이 행하는 건강증진사업
10. 공공보건의료 및 건강증진을 위한 시설·장비의 확충
11. 기금의 관리·운용에 필요한 경비
12. 그 밖에 국민건강증진사업에 소요되는 경비로서 대통령령이 정하는 사업
    - 만성퇴행성 질환의 관리사업
    - 법 제27조의 규정에 의한 지도·훈련사업
    - 건강증진을 위한 체육활동 지원사업
    - 금연지도원 제도 운영 등 지역사회 금연 환경 조성 사업



정답 11 ① 12 ④ 13 ④ 14 ④

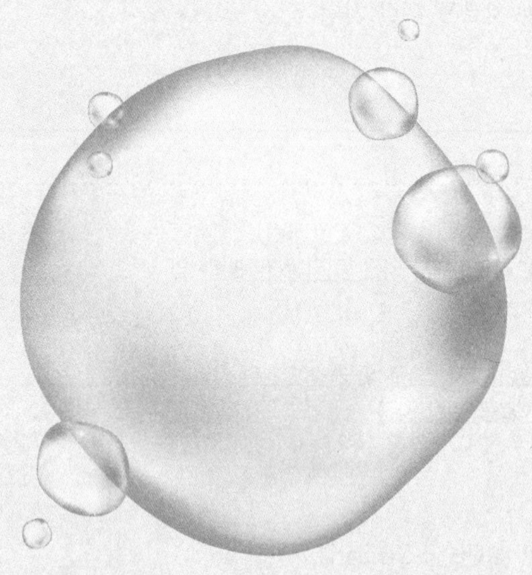

모든 전사 중 가장 강한 전사는 이 두 가지,

시간과 인내다.

– 레프 톨스토이 –

# 2023 SD에듀 보건행정 단기완성

| | |
|---|---|
| **개정5판1쇄 발행** | 2023년 04월 10일(인쇄 2023년 03월 22일) |
| **초 판 발 행** | 2018년 03월 05일(인쇄 2018년 02월 13일) |
| **발 행 인** | 박영일 |
| **책 임 편 집** | 이해욱 |
| **편 저** | 보건교육행정연구회 |
| **편 집 진 행** | 서정인 |
| **표지디자인** | 박수영 |
| **편집디자인** | 김민설 · 윤준호 |
| **발 행 처** | (주)시대고시기획 |
| **출 판 등 록** | 제 10-1521호 |
| **주 소** | 서울시 마포구 큰우물로 75 [도화동 538 성지 B/D] 9F |
| **전 화** | 1600-3600 |
| **팩 스** | 02-701-8823 |
| **홈 페 이 지** | www.sdedu.co.kr |
| **I S B N** | 979-11-383-4628-3 (13510) |
| **정 가** | 29,000원 |

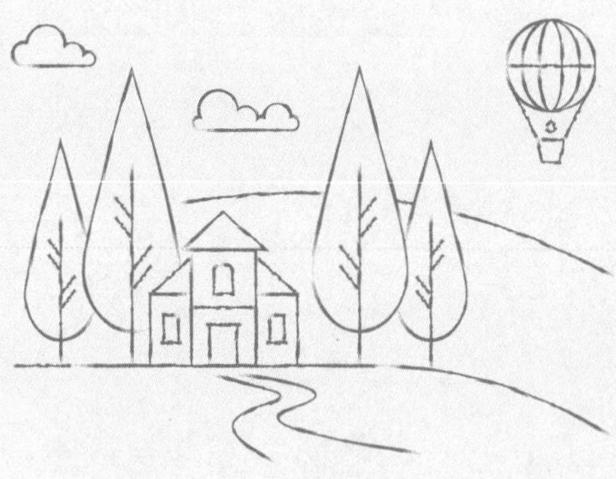

행운이란 100%의 노력 뒤에 남는 것이다.

– 랭스턴 콜먼(Langston Coleman) –

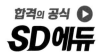

핵심이론

+

출제예상문제

+

최신 기출문제

**SD에듀**

# 보건행정 단기완성

**핵심이론**

기출문제를 철저히 분석하여 핵심이론을 구성하였으며, 중요사항은 다양한 도표를 활용하여 수록하였습니다.

**출제예상문제**

기출문제 및 그와 유사한 문제유형으로 구성한 출제예상문제를 통해 실전 감각을 향상시킬 수 있습니다.

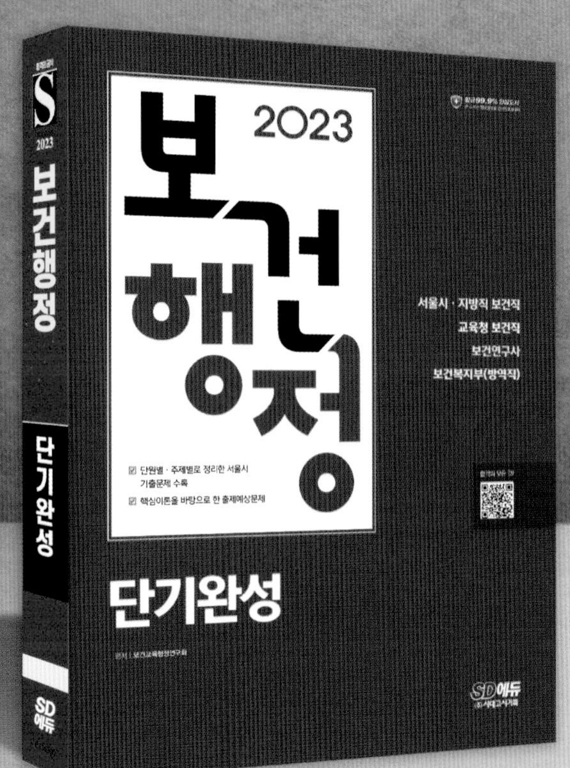